MEDICINA
DE URGENCIAS
de bolsillo

5.ª edición

Editada por
RICHARD D. ZANE, MD, FAAEM
Professor and Chair
Department of Emergency Medicine
University of Colorado School of Medicine
Aurora, Colorado

JOSHUA M. KOSOWSKY, MD, FACEP
Assistant Professor
Department of Emergency Medicine
Harvard Medical School
Boston, Massachusetts

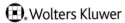 Wolters Kluwer

Philadelphia • Baltimore • New York • London
Buenos Aires • Hong Kong • Sydney • Tokyo

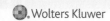

Av. Carrilet, 3, 9.a planta, Edificio D - Ciutat de la Justícia
08902 L'Hospitalet de Llobregat, Barcelona (España)
Tel.: 93 344 47 18   Fax: 93 344 47 16   e-mail: consultas@wolterskluwer.com

Revisión científica
Bardo Andrés Lira Mendoza
Especialista en Medicina de Urgencias con Diplomado en Medicina de Aviación
Investigador de Accidentes de Aviación y Factores Humanos, UNAM
Adscrito al Servicio de Urgencias del Hospital General de Zona 32 "Dr. Mario Madrazo
Navarro", México

Traducción: Wolters Kluwer
Dirección editorial: Carlos Mendoza
Editora de desarrollo: Cristina Segura Flores
Gerente de mercadotecnia: Simon Kears
Cuidado de la edición: Doctores de Palabras
Adaptación de portada: ZasaDesign / Alberto Sandoval
Impresión: Quad, Reproducciones Fotomecánicas, S.A. de C.V./ Impreso en México

Se han adoptado las medidas oportunas para confirmar la exactitud de la información presentada y describir la práctica más aceptada. No obstante, los autores, los redactores y el editor no son responsables de los errores u omisiones del texto ni de las consecuencias que se deriven de la aplicación de la información que incluye, y no dan ninguna garantía, explícita o implícita, sobre la actualidad, integridad o exactitud del contenido de la publicación. Esta publicación contiene información general relacionada con tratamientos y asistencia médica que no debería utilizarse en pacientes individuales sin antes contar con el consejo de un profesional médico, ya que los tratamientos clínicos que se describen no pueden considerarse recomendaciones absolutas y universales.

El editor ha hecho todo lo posible para confirmar y respetar la procedencia del material que se reproduce en este libro y su copyright. En caso de error u omisión, se enmendará en cuanto sea posible. Algunos fármacos y productos sanitarios que se presentan en esta publicación solo tienen la aprobación de la Food and Drug Administration (FDA) para uso limitado al ámbito experimental. Compete al profesional sanitario averiguar la situación de cada fármaco o producto sanitario que pretenda utilizar en su práctica clínica, por lo que aconsejamos consultar con las autoridades sanitarias competentes.

Derecho a la propiedad intelectual (C. P. Art. 270)
Se considera delito reproducir, plagiar, distribuir o comunicar públicamente, en todo o en parte, con ánimo de lucro y en perjuicio de terceros, una obra literaria, artística o científica, o su transformación, interpretación o ejecución artística fijada en cualquier tipo de soporte o comunicada a través de cualquier medio, sin la autorización de los titulares de los correspondientes derechos de propiedad intelectual o de sus cesionarios.

Reservados todos los derechos.
Copyright de la edición en español © 2023 Wolters Kluwer

ISBN de la edición en español: 978-84-19284-12-9

Depósito legal: M-21659-2022
Edición en español de la obra original en lengua inglesa *Pocket Emergency Medicine*, 5.ª edición, editada por Richard D. Zane y Joshua M. Kosowsky y publicada por Wolters Kluwer
Copyright © 2022 Wolters Kluwer

Two Commerce Square
2001 Market Street
Philadelphia, PA 19103
ISBN de la edición original: 978-1-9751-9072-9

QUADM1122

COLABORADORES

Smitha Bhaumik, MD
Resident Physician
Department of Emergency Medicine
University of Colorado School of Medicine
Aurora, Colorado

Henrik Galust, MD
Resident Physician
Department of Emergency Medicine
University of Colorado School of Medicine
Aurora, Colorado

Madeline Schwid, MD
Chief Resident
Harvard Affiliated Emergency Medicine Residency at Mass General Brigham
Boston, Massachusetts

Imikomobong (Micky) Ekopimo Ibia, MD
Chief Resident
Harvard Affiliated Emergency Medicine Residency at Mass General Brigham
Boston, Massachusetts

AGRADECIMIENTOS

Nunca podré agradecer lo suficiente a mis padres por haberme dado las herramientas necesarias para desarrollar con éxito una carrera en la medicina académica, y a mi familia, cuyo apoyo, amor e inagotable paciencia es la base de todo esto.

RICHARD D. ZANE, MD

A mi padre, que me enseñó lo que significa ser un maestro clínico, un profesor experto y un hombre honorable.

JOSHUA M. KOSOWSKY, MD

PREFACIO

Desde marzo de 2020, mientras la pandemia cambiaba para siempre el mundo, la práctica de la medicina de urgencias también cambió para siempre. Este libro es para todos aquellos que estuvieron en esa primera línea listos para lo que viniera, incluso si esto los puso en peligro. Estamos más que orgullosos de ser uno de ustedes. Gracias por lo que han hecho y siguen haciendo.

Ahora, más que nunca, el cuidado de nuestros pacientes depende de disponer de información precisa, procesable y accesible en tiempo real. Ahora en su 5.ª edición, *Medicina de urgencias de bolsillo* sigue siendo la referencia esencial para los médicos ocupados en la primera línea de la atención de urgencias. A diferencia de los textos tradicionales, *Medicina de urgencias de bolsillo* está diseñado para ser utilizado a la cabecera del paciente, organizado en torno a los signos y síntomas de presentación reflejando el proceso de pensamiento de los clínicos: desde la anamnesis y la exploración física hasta las pruebas de diagnóstico diferencial; desde las pruebas y la terapéutica hasta la derivación a otras áreas. A lo largo del texto se destacan los consejos clínicos y las actualizaciones en la práctica médica (incluyendo secciones adicionales sobre COVID-19).

Este libro ha sido redactado por cuatro dedicados residentes de medicina de urgencias de la Universidad de Colorado y de la Universidad de Harvard, y editado por profesores de alto nivel; el texto ha sido actualizado y referenciado con gran detalle, manteniendo al mismo tiempo la facilidad de uso fundamental tan apreciada por los clínicos ocupados. Esperamos que nuestros lectores encuentren en esta edición de *Medicina de urgencias de bolsillo* una valiosa herramienta para su práctica diaria.

RICHARD D. ZANE, MD
JOSHUA M. KOSOWSKY, MD

CONTENIDO

SECCIÓN V: NEUROLÓGICO

SECCIÓN VI: RENAL Y GENITOURINARIO

SECCIÓN VII: OBSTÉTRICO

SECCIÓN VIII: CUTÁNEO

SECCIÓN IX: ENDOCRINO Y METABÓLICO

DOLOR TORÁCICO

Abordaje
- Inmediato: todos los dolores torácicos (DTo) no triviales reciben acceso i.v., O_2 (si hay hipoxia), monitorización cardiaca, ECG y RxT
  - Comparar cada ECG con anteriores, repetir c/15-20 min si hay alta sospecha de SCA; considerar derivaciones der +/− posteriores si hay alta sospecha (*véase Electrocardiografía*)
- Hx: obtener anamnesis completa del dolor (posición, calidad, radiación, intensidad, tiempo, síntomas asociados, factores de alivio y exacerbación, factores de riesgo (FaR) cardiaco (p. ej., para EAC, enf aórtica, EP, etc.), pruebas cardiacas previas (cronología y resultados de la última prueba de esfuerzo, cateterismo, ECO) y eventos/procedimientos cardiacos previos (p. ej., IM, RVC, valvuloplastia, AGC, etc.)
- Tx empírico: AAS 325 mg (si se considera SCA y baja sospecha de SCA), NTG para el dolor (a menos que haya isquemia en el lado der, hipotensión, inhibidor de PDE)
- Estratificar el riesgo para los Dx considerados: SCA (HEART, TIMI, GRACE o PURSUIT), EP (Wells, PERC), DAo (ADD-RS, Puntuación de riesgo de detección de disección aórtica)

Causas frecuentes o potencialmente mortales del DTo agudo	
Fisiopatología	**Etiología**
Cardiaca	SCA (AI/IMSEST, IMEST), angina de Prinzmetal/inducida por cocaína, miocarditis, pericarditis, taponamiento cardiaco, pericarditis constrictiva, ICC/EP agudo, Qx post-IM
Vascular	EP, DAo, aneurisma de aorta torácica, hipertensión pulmonar
Pulmonar	Neumonía, NT, derrame pleural/empiema, pleuritis, infarto pulmonar
GI	ERGE, espasmo esofágico, desgarro de Mallory-Weiss, Sx de Boerhaave, UGD, enf biliar, pancreatitis
Musculo-esquelética	Esguince/contusión MESQ, costocondritis, artrosis/radiculopatía
Varios	Herpes zóster, ansiedad, crisis torácica de células falciformes

ELECTROCARDIOGRAFÍA

Abordaje
- Comprobar siempre: el pte, la fecha y la colocación de derivaciones correctos; calibración (mV, velocidad del papel)
- Determinar la frecuencia, el ritmo, el eje
- Ondas (P, Q, R, S, T, U) y segmentos (intervalos PR, QRS, QT y ST)
- Bloqueos de la conducción y del haz
- Agrandamiento auricular, hipertrofia ventricular
- Isquemia/infarto
- Varios (estigmas de anomalías electrolíticas, síncope, tox, marcapasos, EP, etc.)

Orientación: calibración y estandarización de ECG	
Calibración del voltaje	• El voltaje estándar del ECG suele ajustarse con una caja de calibración que abarca dos grandes cuadrados verticales (10 mm de altura) y es igual a 1 mV (10 mm/mV): 1 caja vertical pequeña = 0.1 mV
Velocidad de registro del papel	• La velocidad estándar del papel de ECG suele ser de 25 mm/s: • Caja horizontal grande (5 mm de ancho) = 200 ms (0.2 s) • Caja horizontal pequeña (1 mm de ancho) = 40 ms (0.04 s)

Determinación de la frecuencia cardiaca (normal = 60-100 lpm)	
Abordaje rápido	• Número de líneas verticales en negrita entre ondas R adyacentes: 0 = 300 lpm, 1 = 150 lpm, 2 = 100 lpm, 3 = 75 lpm, 4 = 60 lpm, 5 = 50 lpm
Abordaje matemático	• Multiplicar el número de complejos QRS en el ECG por 6 (a una velocidad de papel estándar de 25 mm/s), cada ECG registra 10 s de actividad

Determinación del ritmo (véase también sección sobre disritmia)

• Determinar el ritmo cardiaco es un proceso complejo que requiere la síntesis de otros rasgos de la interpretación del ECG (sobre todo la frecuencia, el eje, los intervalos y las ondas/segmentos)
• Las preguntas clave para ayudar a reducir el Dxd de las disritmias incluyen:
  1. ¿La frecuencia es lenta (p. ej., bradiarritmia) o rápida (p. ej., taquiarritmia)?
  2. ¿El QRS es estrecho (p. ej., TSV) o amplio (p. ej., aberrancia, ventricular, trastorno electrolítico)?
  3. ¿El ritmo es regular (p. ej., AA, TSV, TV) o irregular (p. ej., FA, AA con bloqueo variable, TAM, TV polimórfica)?
  4. ¿Están presentes las ondas P? (Si están ausentes: FA vs. causa nodal/unión)
  5. ¿Cada onda P viene seguida de un QRS y cada QRS va precedido de una onda P?
  6. En algunas taquiarritmias, ¿hay respuesta a las maniobras vagales o a la adenosina?

Determinación del eje (eje QRS normal= –30° a +90°, +en la derivación I y aVF)		
Tipo	**Definición**	**Causas**
Desviación del eje izq	QRS entre –30° y –90° (QRS+ en la derivación I, QRS– en aVF)	HVI, BRI, IM inferior, HBAI, preexcitación ventricular con vía accesoria posterosep-tal (SWPW)
Desviación del eje der	QRS entre +90° y +180° (QRS– en la derivación I, QRS+ en aVF)	HVD, IM lateral, HBPI, preexcitación ventri-cular con vía accesoria de pared libre (SWPW), EPOC, dextrocardia
Desviación extrema del eje	QRS entre +180° y –90° (QRS– en la derivación I, QRS– en aVF)	Taquicardia ventricular, hiperpotasemia, IM apical, HVD

Formas de onda y segmentos del ECG	
Tipo	**Definición**
Onda P	• Representa la despolarización auricular (la 1.ª mitad representa la despolarización auricular der predominante y la segunda mitad la despolarización auricular izq); se observa mejor en las derivaciones II y V1 • Normal: duración < 0.12 s, amplitud ≤ 0.2 mV (frontal) o ≤ 0.1 mV (transversal), eje vertical en I, II, aVF y V2-V4 e invertido en aVR • Puede estar ausente (FA, TSV), de forma aberrante (TA, TAM, AA)
Intervalo PR	• Representa el tiempo entre el inicio de la despolarización auricular (inicio de P) y el inicio de la despolarización ventricular (inicio de QRS); la región isoeléctrica representa la conducción en el nodo AV, el haz de His, las ramas del haz y las fibras de Purkinje • Normal: duración normal 0.12-0.20 s (120-200 ms)
Onda Q	• Se define como cualquier desviación negativa inicial; representa el inicio de la despolarización ventricular (de izq a der del tabique) • Normal: el Q pequeño puede ser normal en todas las derivaciones EXCEPTO V1, V2, V3; el Q grande puede ser una variante normal en la derivación III y aVR • Q patológico: cualquier Q V1-V3, Q > 0.04 s (1 mm) y ≥ 0.2 mV (2 mm); o cualquier Q > 25% del complejo QRS
Onda R	• Se define como cualquier desviación positiva dentro del QRS; normalmente, el R debe ser mayor de S →V3-V4 (llamado progresión de la onda R [POR]) • Patología sugerida por una mala POR (HVI, BRI, HBAI, ante-IM, SWPW, EPOC, trastorno infiltrativo, etc.), POR temprana/R dominante en V1-V2 (HVD, BRD, post-IM, SWPW, MCOH, etc.), R dominante en aVR (ATC)
Complejo QRS	• Representa la despolarización ventricular (1.ª mitad: tabique y VD; 2.ª mitad: VI) • Duración normal 0.06-0.11 s (60-110 ms) medida en la derivación con el complejo QRS más ancho (véase Causas de la duración anómala de los intervalos) • Patología sugerida por la prolongación (véase Causas de QRS prolongado más abajo) o el bajo voltaje (R + S < 0.5 mV en las derivaciones de las extremidades o < 0.1 mV precordiales); sugiere la presencia de líquido [derrame pericárdico/pleural], aire [EPOC] o exceso de grasa/tejido [obesidad, MCP infiltrante, mixedema])
Segmento ST	• Representa la meseta desde el final de la despolarización ventricular (final de S) hasta el inicio de la repolarización (comienzo de T); el punto de unión de QRS y ST se denomina punto J • Normalmente isoeléctrico con segmento TP • Patología sugerida por la elevación de ST (≥ 0.2 mV en derivaciones precordiales contiguas, ≥ 0.1 mV en derivaciones de los miembros y ≥ 0.5 mV en derivaciones del lado y posteriores) o depresión (depresión horizontal o descendente ≥ 0.05 mV en dos derivaciones contiguas) (véase Causas de la elevación de ST)
Onda T	• Representa la repolarización ventricular • Morfología normalmente lisa y redonda, positiva en todas las derivaciones excepto aVR; puede ser bifásica en V1/V2; la amplitud suele ser 2/3 de la de la onda R • Patología sugerida por inversiones de T en I, II, aVL, V2-V6 (BR, HVI con patrón de tensión, signo de Wellens, isquemia miocárdica, miopericarditis, contusión cardiaca, PVM, HSA, hipopotasemia, efecto de la digoxina) o morfología de T en pico (hiperpotasemia, isquemia miocárdica temprana)
Onda U	• Pequeña onda que sigue a la onda T; representa la repolarización prolongada de las células de la capa media del miocardio, las «células M» • Amplitud normal < 1.5 mm de altura o ~10% en la amplitud de la onda T • Patología sugerida por U prominente (hipopotasemia/hipocalcemia, bradicardia sinusal, HVI, PVM, hipertiroidismo, etc.)
Intervalo QT	• Medido desde el inicio del complejo QRS hasta el final de la onda T; representa la duración de la activación eléctrica y la recuperación del ventrículo • Duración normal de 390-450 ms en los hombres; 390-460 ms en las mujeres (véase Causas de la duración anómala de los intervalos)

Intervalos normales y causas de su duración anómala			
Tipo	**Normal**	**Acortado**	**Prolongado**
PR	120-200 ms	↑ tono simpático, MP auricular ectópico, preexcitación (SWPW)	BAV1-3°, meds (digoxina, ATC, BB)
QRS	60-110 ms	↑ tono simpático, TSV, electrolitos (↓ K, ↓ Ca)	BR, conducción ventricular (incluyendo marcapasos), miocardiopatías, electrolitos (↑ K) y canalopatías, meds (antiarrítmicos, ATC), hipotermia
QTc	390-450 ms (M)ᵃ 390-460 ms (F)ᵃ	↑ tono simpático, tox por digoxina, electrolitos (↓ K, ↑ Ca), Sx de QT corto congénito	Lesión miocárdica: miocarditis, IAM, electrolitos (↓ K, ↓ Ca, ↓ Mg), hipotiroidismo, hipotermia, prolapso de la válvula mitral, aumento de la PIC, meds (antiarrítmicos, psicóticos, antihistamínicos; quinolonas, macrólidos, metadona, etc.), Sx de QT largo

ᵃVarias fórmulas calculan el QTc: [1] QTc = QT/√RR; [2] QTc = QT/RR^{1/3}; [3] QTc = QT + 0.154 × (1 − RR).

Retrasos en la conducción	
Categoría	**Definición**
BRD	1. Duración del QRS ≥ 120 ms (≥ 100-120 ms = BRD «incompleto») 2. QRS tardío intrinsecoide (tiempo pico de la onda R > 0.05 s) en forma de M (rsr', rSr', rSR') en V1-V3 («orejas de conejo») 3. Intrinsecoide temprano, onda S ancha y terminal en I, aVL, V5-V6 Causas: IM, desgaste del hemicardio derecho (EP, HTN pulmonar), mioperi-carditis, MCP, fibrosis endomiocárdica, enf Chagas, CC (CIA, CIV, TF)
BRI	1. QRS ≥ 120 ms (≥ 100-120 ms = BRI incompleto) 2. Onda R ancha y con muescas y onda Q ausente en V5-V6, I, aVL 3. Intrinsecoide tardío (tiempo pico de la onda R > 0.06 s) en V5-V6 4. Onda S ancha en V1 con complejo rS o QS Causas: IM anterior, HVI, PMC, hiperpotasemia, tox por digoxina
HBAI	1. Duración del QRS ≤ 120 ms 2. DEI (normalmente ≥ −60°) 3. Patrón qR en I y aVL 4. Patrón rS en II, III y aVF 5. Intrinsecoide tardío (tiempo pico de la onda R > 0.045 s) en aVL 6. Aumento del voltaje del QRS en las derivaciones de los miembros Causas: IM agudo o remoto, EAo, SAOS, MCP, fibrosis endomiocárdica, Chagas, CC
HBPI	1. Duración del QRS ≤ 120 ms 2. DED (normalmente ≥+120°) sin hallazgo de HVD 3. Patrón rS en I y aVL 4. Patrón qR en II, III y aVF 5. Intrinsecoide tardío (tiempo pico de la onda R > 0.045 s) en aVF Causas: corazón pulmonar agudo, EAC por enf de Lenègre, MCP, fibrosis endomiocárdica, Chagas, hiperpotasemia
Bloqueo bifascicular	BRD con FA solitaria o HBPI Causas similares a HBAI
Bloqueo trifascicular	Incompleto: bloqueo bifascicular con BAV o BRD de 1-2° con alternancia de HBAI/HBPI Completo: bloqueo bifascicular con BAV 3°
Retraso en la conducción intraventricular	1. Duración del QRS > 110 ms 2. Formas de onda típicas de BRD y BRI no presentes

Anomalía auricular e hipertrofia ventricular	
Tipo	**Definición**
DAD (P pulmonale)	1. P ≥ 0.15 mV en V1/V2 2. P ≥ 0.25 mV en II, III o aVF 3. Duración de la onda P < 0.12 s 4. Eje de la onda P (> 75-90°)
	Causas: insuf tricuspídea, EsPul; HTA pulmonar (p. ej., EPI, EPOC, ICC); CIA, CIV
DAI	1. Onda P negativa terminal en V1 > 0.04 s y > 0.01 mV 2. Duración entre picos de las muescas de la onda P > 0.04 s (en II) 3. Duración de la onda P > 0.12 s
	Causas: EMI/IsM, EAo; ICC; HTA, MCOH
HVD	1. Agrandamiento de la aurícula derecha 2. Desviación del eje derecho 3. Onda S en I + onda Q en III 4. R en V1 > 0.7 mV o S en V5 o V6 > 0.7 mV 5. Complejo QR en V1 o rsR' en V1 con R' > 1 mV (con duración del QRS < 120 ms)
HVI (BMJ 2007;355(7622):711; Circulation 1987;75(3):565)	Índice Sokolow-Lyon: onda S en V1 + onda R en V5 o V6 ≥ 3.50 mV (Sen 22%, Esp 100%) Índice de voltaje de Cornell: onda R aVL + onda S en V3 > 2 mV (mujeres), > 2.8 mV (hombres) (Sen 42%, Esp 96%) (Proc Bayl Univ Med Cent) 2010;23(1):79–82)

Causas y morfologías de la elevación del ST (NEJM 2003;349:2128–2135)	
Diferencial	**Comentarios**
IMEST	Convexo hacia arriba; distribución coronaria; ondas T grandes
Angina de Prinzmetal	Como el anterior (IMEST), pero transitorio debido a la etiología del espasmo coronario
Mio/pericarditis	Cóncavo hacia arriba; difuso (puede ser regional); +/– depresión de PR
EP masiva	Conducciones inferiores y anteroseptales
Aneurisma del VI	Cóncavo o convexo; común en precordio; ondas Q ± patológicas; ondas T más pequeñas en comparación con el IMEST
BRI	Cóncavo, generalmente discordante con el QRS
HVI	Cóncavo, otras características de la HVI presentes
Hiperpotasemia	Se ve junto con otras características de hiperpotasemia
Brugada	Suele ser incompleto BRD, DED, rSR' y elevación del ST descendente en V1,V2
Normal (sobre todo hombres jóvenes)	Cóncavo, observado en hombres jóvenes sanos, más marcado en V2
Repolarización temprana	Más marcada en V4, con muescas en el punto J; presencia de ondas T verticales altas
Cardioversión	Se observa 1-2 min después de la CVCC; puede ser marcadamente elevada

SÍNDROME CORONARIO AGUDO

Panorama general
- Abordaje del pte con angina de pecho: *véase sección Dolor torácico*
- **Angina crónica estable:** molestia torácica subesternal (dolor, opresión, presión) de menos de 10 min de duración, provocada por el esfuerzo o el estrés y aliviada por el reposo o la NTG, y no progresiva (es decir, estable) durante largos periodos (*véase* tabla; compárese con la angina inestable [AII]), no se considera SCA
  - La angina crónica debe ser un Dx de exclusión en el SU (tras revisar los resultados más recientes de la prueba de esfuerzo o del cateterismo), ya que los ptes a menudo acuden a los SU porque sus síntomas empeoran en cierta medida

Clasificación de la angina de pecho de la Canadian Cardiovascular Society (CCS)	
Grado	**Descripción** (Circulation 1976;54:522)
Grado I	Angina de pecho con esfuerzo intenso o rápido o prolongado
Grado II	*Ligera limitación de la actividad ordinaria.* Angina solo con actividad física vigorosa
Grado III	*Limitación marcada.* La angina se produce con las actividades de la vida diaria
Grado IV	*Limitación grave.* Angina con cualquier actividad o en reposo

- **Síndrome coronario agudo:** espectro clínico que va desde la AI hasta el IM (IMSEST e IMEST); debido a la placa vulnerable o de alto riesgo que se rompe en la capa fibrosa causando trombogénesis y desequilibrio final entre el suministro y la demanda de O_2 del miocardio (p. ej., isquemia tisular)
- **Infarto de miocardio** (*véase Definición universal*): muerte de las células del miocardio debido a la hipoxia del tejido miocárdico, que provoca la liberación aguda de biomarcadores cardiacos intracelulares
  - Una vez diagnosticado, es importante considerar subtipo y etiología (*véanse tablas siguientes*)
    - El Dxd del IM es amplio: no siempre secundario a rotura aguda de la placa (*véase tabla siguiente*)
  - El ↑ troponina no siempre es un IM: considere causas no isquémicas (*véase tabla siguiente*)

Definición universal de infarto de miocardio *(Circulation 2018;138:e618–e651)*
Lesión miocárdica
Detección de un aumento o disminución de los biomarcadores cardiacos con al menos un valor por encima del límite superior de referencia del percentil 99
Infarto de miocardio
Detección de un aumento o disminución de los biomarcadores cardiacos con al menos un valor por encima del límite superior de referencia del percentil 99 (lesión miocárdica) asociado con: • **Síntomas:** síntomas de isquemia   • **ECG:** nuevos o presuntos cambios significativos en el ST-T, BRI, Q   • **Imagenología:** nueva pérdida de miocardio viable o movimiento anómalo regional de la pared   • **Patología:** identificación de anomalía intracoronaria por angiografía o autopsia

Clasificación universal de los IM	
Tipo 1	IM espontáneo relacionado con rotura de placa ateroesclerótica, ulceración, erosión o disección con trombosis intraluminal resultante en una o más arterias coronarias (AC)
Tipo 2	IM secundario a un desequilibrio isquémico entre el suministro o la demanda de O_2 del miocardio (espasmo de AC, disección, embolia, disritmia, hipotensión)
Tipo 3	IM con resultado de muerte cuando los biomarcadores no están disponibles
Tipo 4a	IM relacionado con la AGC < 48 h después del procedimiento principal
Tipo 4b	IM relacionado con la trombosis de la endoprótesis (*stent*)
Tipo 4c	IM relacionado con la reestenosis tras la AGC
Tipo 5	IM relacionado con RVC

Diferencial para la lesión e infarto de miocardio *(Circulation 2018;138:e618–e651)*		
Causas		**Ejemplos**
Lesión isquémica	Rotura de la placa ateroesclerótica	Causa más frecuente de SCA 1°
	Disección de la arteria coronaria	1° (espontánea, embarazo) o 2° (DAo tipo A con disección retrógrada de la ACD, post-AGC)
	Espasmo de la arteria coronaria	Variante de Prinzmetal, inducida por la cocaína
	Embolia de la arteria coronaria	Trombo, endocarditis, mixoma
	Placa ateroesclerótica fija con mayor demanda de O_2	↑ FC, ↑ PA, estenosis aórtica (↑ demanda de O_2) ↓ PA, anemia, hipoxia (↓ suministro de O_2)
Lesión no isquémica		Miocarditis, contusión, enf infiltrativa, inducida por med, ICC, MCP, procedimiento, sepsis, ERC, ACV, EP

Anamnesis

- Síntomas típicos de angina de pecho: presión, dolor o tensión subesternal; a menudo se irradia a cuello, mandíbula o brazos; se precipita con el esfuerzo y se alivia con el reposo o la NTG
  - Síntomas asociados: disnea, diaforesis, n/v, palpitaciones, aturdimiento
  - Hasta el 23% de los IM carecen de los típicos síntomas anginosos (*AJC* 1973;32:1); los FaR de la presentación atípica incluyen mujer, adulto mayor, DM, etnia no blanca, demencia
- Características de interés: nuevo, en reposo o *in crescendo* (frecuencia, gravedad, duración, umbral ↓)

Valor de los síntomas específicos en el diagnóstico del IM			
Descriptor del dolor	*LR (IC 95%)*	*Descriptor del dolor*	*LR (IC 95%)*
Aumento de la probabilidad de IM		**Reducción de la probabilidad de IM**	
Irradiación: brazo/hombro derecho	4.7 (1.9-12)	Descrito como pleurítico	0.2 (0.1-0.3)
Irradiación: brazos/hombros bilateral	4.1 (2.5-6.5)	Descrito como posicional	0.3 (0.2-0.5)
Esfuerzo	2.4 (1.5-3.8)	Descrito como agudo	0.3 (0.2-0.5)
Irradiación al brazo izq	2.3 (1.7-3.1)	Reproducible con palpación	0.3 (0.2-0.4)
Asociado con diaforesis	2 (1.9-2.2)	Ubicación inframamaria	0.8 (0.7-0.9)
Asociado con n/v	1.9 (1.7-2.3)	En reposo	0.8 (0.6-0.9)
Peor con angina previa o similar a un IM previo	1.8 (1.6-2)		
Descrito como presión	1.3 (1.2-1.5)		

Exploración física
- Puede no ser notable, a menos que haya hipotensión, bloqueo/arritmia cardiacos, EP
- Útil para evaluar otras causas: PA bilateral del MS (DAo), examen pulmonar (ICC, NT, neumonía), examen abdominal (causas biliares y pancreáticas), PTT de la pared torácica, erupción (zóster)

Evaluación
- **ECG:** revisar siempre a los 10 min, si los síntomas cambian, a las 6-12 h; comparar con los valores basales; si el dolor persiste o hay cambios, repetir siempre a los 15-20 min; considerar ECG posterior (derivaciones V7-V9) en pte con ECG inicial no concluyente para descartar un IMEST en la circunfleja izquierda
- Cambios en la isquemia aguda: ↑ o ↓ en el ST o nueva OTI en la distribución anatómica, nuevo BRI, ondas T hiperagudas

Distribución anatómica de los hallazgos del ECG asociados con IM		
Área anatómica	**Derivaciones de ECG**	**Arteria coronaria**
Septal	V1-V2	DAI proximal[1,2]
Anterior	V3-V4	DAI
Apical	V5-V6	DAI, ACI o ACD distales
Lateral	I, aVL, V5-V6	ACI
Anterolateral	aVR	AC principal izq
Inferior[3]	II, III, aVF	ACD (~85%), ACI (~15%)
VD	V1-V2 y V4R (más sensibles)	ACD proximal
Posterior	Depresión ST V1-V2	ACD o ACI (obtener derivaciones posteriores)

[1]Sx de Wellens: ondas T bifásicas en V2-V3; específico de lesión crítica prox de la DAI.
[2]Patrón de De Winter: depresión del ST y ondas T máximas en las derivaciones precordiales, específicas de la oclusión de la DAI.
[3]Obtener siempre las derivaciones del lado der en el IMEST inferior para evaluar el infarto del VD.

- Antiguos cambios isquémicos: Q o MPOR (indica la presencia de EAC, aunque no se conozca el antecedente)
- Criterios de Sgarbossa modificados: utilizados para identificar el IMEST en presencia de un antiguo BRI (*véase tabla*)

Criterios de Sgarbossa modificados para identificar el IM en presencia de un BRI antiguo
≥ 1 derivación con ≥ 1 mm de elevación de ST concordante con el QRS
≥ 1 derivación con ≥ 1 mm de descenso de ST concordante en V1-V3
≥ 1 derivación en cualquier lugar con ≥ 1 mm de elevación de ST y ≥ 25% de elevación en comparación con la profundidad de la onda S precedente

Los criterios modificados resultaron ser más sensibles que los criterios ponderados originales (80% vs. 49%) con una especificidad similar (99% vs. 100% [*Am Heart J* 2015;170(6):1255–64]).

- **Labs:** biomarcadores cardiacos, QS7, BH, coagulación, G&C (si se planea una intervención), tox (si se sospecha de cocaína)
- **RxT:** útil para descartar otras causas de DTo; revisar los pulmones, la silueta cardiaca, el mediastino
- **ECO transtorácica (ETT):** si el ECG no es interpretable (BRI anterior, con marcapasos) y la sospecha de SCA es alta, puede obtenerse una ETT para evaluar las anomalías del movimiento de la pared (AMP) regionales; una AMP (+) en un pte con DTo en curso puede sugerir el beneficio de una AGC anterior (*J Am Coll Cardiol* 2014;64(24):e139–e228)
- **Pruebas de estratificación del riesgo:** *véase sección sobre las Pruebas de estratificación del riesgo*

Biomarcadores cardiacos
- Troponina (I o T): ↑ Sen y Esp en comparación con la CK-MB y la mioglobina; se prefiere el ensayo de alta sensibilidad al de troponina estándar
- Los protocolos para la medición en serie de la troponina estándar y de alta sensibilidad varían en función del centro (*véanse protocolos de muestra más abajo, en el apartado de remisión*)
- Si la Tpn inicial es positiva (p. ej., ERC), Δ Tpn > +20% sugiere una nueva lesión miocárdica (si no hay LRA)
- Causas de biomarcadores altos sin relación con el IM: miopericarditis; tox por fármacos; enf neuro aguda (p. ej., HIC); contusión miocárdica; desajuste de la oferta y demanda de O_2 secundario a taquiarritmia, ICC, HTA, hipotensión, EP, sepsis, quemaduras, insuf resp

- Los ensayos de TpnI-AS pueden detectar los valores de TpnI mucho antes, pero también pueden detectar procesos no necróticos (p. ej., apoptosis normal) y, por lo tanto, pueden ser positivos incluso en algunos individuos sanos
  - Debido a la menor Esp, los Δ en la Tpn-AS seriada pueden tener mayor importancia clínica que la propia elevación para el SCA (*J Am Coll Cardiol* 2014;64(24):e139–e228), aunque las elevaciones absolutas pueden tener valor pronóstico (*J Am Heart Assoc* 2014;3(1):e000403)

Tratamiento
- Administrar AAS si se considera un SCA y no hay contraindicación (descenso del 50-70% en M/IM para AI/IMSEST (*NEJM* 1988;319(17):1105–1111); descenso del 23% en la muerte en el IMEST (*Lancet* 1988;2(8607):349–360)
  - La única contraindicación estricta para el AAS es tener una alergia verdadera (anafilaxia)
- **Angina crónica estable:** AAS (NNT = 50 en pte con EAC conocida o sospechada), control de la PA, estatina de moderada a alta intensidad apoyada por DECA (*NEJM* 2016;374:1167–1176; *Lancet* 2009;373(9678):1849–1860)
- **SCA:** *véase* AI/IMSEST y IMEST para más detalles
- **Control del dolor:** dirigido a la causa subyacente, NTG (sublingual, infusión), opiáceos, AINE, paracetamol PRN

Remisión
- Admitir todos los IMEST, IMSEST y AI (*véase* AI/IMCEST e IMEST para más detalles)
- Para ptes con antecedentes no diagnósticos, ECG y biomarcadores: estratificar el riesgo con la puntuación HEART
  - HEART (puntuación ≤ 3) > TIMI y GRACE en la predicción de eventos cardiacos adversos mayores dentro de 30 días (Sen 99%, VPN 98%) (*Int J Cardiol* 2016;221:759; 2017;227:656)

Puntuación HEART para pte con DTo en el SU (*Neth Heart J* 2008;16(6):191–196)			
Anamnesis		**Troponina**	
Sospecha alta	2 pts	≥ 3× límite normal	2 pts
Sospecha moderada	1 pt	> 1 a < 3× límite normal	1 pt
Sospecha ligera/ausente	0 pts	≤ límite normal	0 pts
ECG		**Factores de riesgo[a]**	
Depresiones significativas del ST	2 pts	≥ 3 factores de riesgo[b]	2 pts
Repolarización inespecífica	1 pt	1 o 2 factores de riesgo	1 pt
Normal	0 pts	Sin factores de riesgo	0 pts
Edad		[a]Los factores de riesgo son: DM actual, fumador actual o reciente (< 1 mes), HTA, HLD, HxF EAC, obesidad [b]Dar 2 pts por AGC, IM, AVC o una EAP	
≥ 65 años	2 pts		
> 45 a < 65 años	1 pt		
≤ 45 años	0 pts		
Puntuación total, valor pronóstico y remisión			
Puntuación 0-3	EACG 2.5% en las próximas 6 sem	Alta a domicilio con seguimiento	
Puntuación 4-6	EACG 20.3% durante las siguientes 6 sem	Observación y pruebas de estratificación del riesgo	
Puntuación 7-10	EACG 72.7% durante las siguientes 6 sem	Ingreso para cateterismo temprano	

- **Muestra de protocolo de ensayo de troponina estándar:** realice una troponina inicial y repita a las 3-6 h de la llegada, y a las 6 h (+/− 12 h) si la sospecha de SCA es intermedia o alta; si es positiva, continúe midiendo hasta que los valores alcancen el pico y la tendencia sea descendente; estratifique el riesgo con la puntuación HEART para la derivación (*J Am Coll Cardiol* 2014;64(24):e139–e228)

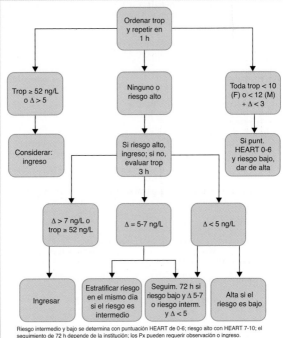

Figura 1-1 Ejemplo de protocolo de la prueba de la troponina de alta sensibilidad
(*Crit Pathw Cardiol* 2019;18(1):1)

Ordenar trop y repetir en 1 h

Trop ≥ 52 ng/L o Δ > 5

Ninguno o riesgo alto

Toda trop < 10 (F) o < 12 (M) + Δ < 3

Considerar: ingreso

Si riesgo alto, ingreso; si no, evaluar trop 3 h

Si punt. HEART 0-6 y riesgo bajo, dar de alta

Δ > 7 ng/L o trop ≥ 52 ng/L

Δ = 5-7 ng/L

Δ < 5 ng/L

Ingresar

Estratificar riesgo en el mismo día si el riesgo es intermedio

Seguim. 72 h si riesgo bajo y Δ 5-7 o riesgo interm. y Δ < 5

Alta si el riesgo es bajo

Riesgo intermedio y bajo se determina con puntuación HEART de 0-6; riesgo alto con HEART 7-10; el seguimiento de 72 h depende de la institución; los Px pueden requerir observación o ingreso.

- Si el riesgo es bajo (HEART 0-3) y el DTo dura más de 3-6 h, la troponina única parece ser tan segura como la administrada en serie para los ptes que van a ser dados de alta (*JAMA Netw Open* 2021;4(2):e2037930)

IMEST: PANORAMA GENERAL Y TRATAMIENTO

Definición
- Oclusión completa aguda de la arteria coronaria (por lo general, proximal) debido a un trombo inestable, que provoca isquemia transmural y necrosis miocárdica; se caracteriza por angina o equivalente, suele presentarse en reposo y > 30 min, ECG con elevaciones del ST y troponina (+)
- **Criterios del ECG:** ≥ 0.1 mV de nueva elevación del ST en el punto J en cualquier derivación excepto V2-V3, y ≥ 0.5 mV en las derivaciones del lado der y posteriores en al menos 2 derivaciones contiguas
- Para las derivaciones V2-V3: ≥ 0.2 mV en hombres ≥ 40, ≥ 0.25 mV en hombres < 40, ≥ 0.15 mV en mujeres

Abordaje terapéutico (*Circulation* 2013;127(4):529–555)
- Iniciar terapias médicas tempranas (AAS, heparina, nitratos PRN, O₂ PRN, analgesia)
  - El tratamiento antitrombótico/adyuvante no debe retrasar el traslado para la ACP

- **Reperfusión:** decisión inmediata respecto a la disponibilidad de AGC 1°
  - Se prefiere la ACP o el traslado a un hospital con capacidad de AGC para todos los ptes, **excepto** si se espera que el tiempo entre el PCM y la ACP sea > 120 min
  - Se puede preferir la fibrinólisis si se espera un retraso hasta la ACP > 120 min (*Circulation* 2011;124:2512–2521); tiempo objetivo desde el PCM hasta la lisis: < 30 min
  - Si se espera que el tiempo entre el PCM y la ACP sea > 120 min, se prefiere la ACP si se sabe de la existencia de una contraindicación a la lisis, si el retraso desde el inicio de los síntomas es > 3 h (las lisis tienen una eficacia ↓ con retrasos ↑), si el pte es de alto riesgo (choque, clase Kilip ≥ 3), si el Dx de IMEST es dudoso (p. ej., DAo con disección de la ACD) (*J Am Coll Cardiol* 2009;54(23):2205–2241)
  - Si se planifica una AGC, llamar a cardiología/lab de AGC lo antes posible (incluso antes de que el pte llegue al SU, si los SMU lo notifican previamente)
  - Si se traslada por AGC, llame a transf con antelación y asegúrese de que el tiempo entre la puerta y el balón sea < 90 min
- Monitorizar y tratar las complicaciones (p. ej., bloqueo cardiaco total, choque cardiogénico, EP, arritmias)

Terapias médicas complementarias

- **Analgesia:** la morfina se usaba de forma generalizada, pero puede conllevar un mayor riesgo de resultados adversos; utilice opiáceos solo si es absolutamente necesario (*Am Heart J* 2005;149(6):1043–1049)
- **O₂ complementario:** no hay beneficio y puede causar daño, posiblemente secundario a la formación de radicales libres; usar solo en ptes hipóxicos con Sat O₂ < 90% (*Cochrane Database Syst Rev* 2013;8:CD007160)
- **Nitratos:** no se ha demostrado un beneficio de mortalidad a largo plazo, pero puede mejorar los síntomas; dosis típica 0.4 mg s.l. c/5 min × 3; contraindicado con PA ↓, infarto del VD, inh PDE dentro de las últimas 24-48 h (*Cochrane Database Syst Rev* 2009 ;4:CD006743)
- **Tx antiplaquetario:** administrar siempre AAS (162-325 mg v.o./i.v.r.), ↓ 23% en muerte vs. placebo (*Lancet* 1988;2:349); beneficio adicional de otros antiplaquetarios (*véase tabla*); todos los ptes deben recibir antiplaquetarios adicionales en el SU o en la sala de cateterismo
- **Tx antitrombótico:** *véanse* las tablas siguientes para conocer los regímenes recomendados
- **Estatinas:** las estatinas antes del procedimiento pueden ↓ el riesgo de IM periprocedimiento (atorvastatina 80 mg) (*Circulation* 2011;123(15):1622)
- **Bloqueadores β:** los BB i.v. tempranos ↓ TV/FV y reinfarto de forma aguda y ↑ FEVI a largo plazo, pero también ↑ choque cardiogénico agudo (sobre todo si > 70 años, PAS < 120 mm Hg, FC > 110 lpm); administrar BB v.o. dentro de las 24 h del IMEST; considerar BB i.v. de forma aguda si no hay contraindicación o isquemia en curso (*Int J Cardiol* 2013;168(2):915–921; 2017;228:295–302; *Lancet* 2005;366:1622)

Fibrinólisis

- **Indicaciones:** IMEST Y aparición de síntomas < 12 h antes Y tiempo entre PCM y ACP > 120 min; puede considerarse hasta 24 h después del inicio de los síntomas si estos persisten y hay una gran área de miocardio en riesgo o inestabilidad hemodinámica y no se dispone de ACP
  - No está indicada para la depresión del ST, a menos que se sospeche de un verdadero IM posterior o cuando haya una elevación del ST en aVR
- **Objetivo:** el tiempo entre la puerta y la aguja debe ser ≤ 30 min
- **Beneficios:** ↓ ~20% de mortalidad en el IM anterior o en el nuevo BRI; ↓ 10% de mortalidad en el IM
- **Riesgos:** HIC (< 1%), los grupos de alto riesgo son los adultos mayores (~2% si > 75 años), las mujeres, bajo peso
- Lisis específica de fibrina (tPA con carga frontal) ↓ 14% mortalidad vs. estreptocinasa (SK) (1% ac Δ *NEJM* 1993;329:673), aunque ↑ HIC (0.7% vs. 0.5%); los líticos en bolo de 3.ª generación son más fáciles de administrar, pero no son más seguros o eficaces

| Contraindicaciones (CI) de la fibrinólisis en el IMEST (*Circulation* 2013;127(4):529–555) ||
CI absolutas	CI relativas
Neoplasia intracraneal, aneurisma, MAV	Cualquier vía intracraneal activa conocida que no figure en las CI absolutas
Hx de hemorragia intracraneal	
Hx de Qx intracraneal/espinal en los últimos 2 meses	Hx de ACV isq > 3 meses antes
	UGD activa, embarazo o demencia
Hx de ACV isq/TCE contuso en últimos 3 meses, excepto si ocurrió en las últimas 4.5 h	Uso actual de anticoagulantes orales
	Hx de trauma o Qx mayor en las últimas 3 sem
Hemorragia interna activa o trastorno hemorrágico	Hx de hemorragia interna reciente en las últimas 2-4 sem
Sospecha de disección aórtica	Hx de HTA grave mal controlada, o PAS > 180 o PAD > 110 en la presentación
HTA grave (no responde al Tx i.v.)	
Si se está considerando el uso de SK: uso previo de SK en los últimos 6 meses	RCP traumática o prolongada (> 10 min)
	Punciones vasculares no compresibles

Terapias adyuvantes para la fibrinólisis en el IMEST (*Circulation* 2013;127(4):529–555)	
Inhibidor del receptor P2Y12 (dosis de carga)	**Clopidogrel:** 300 mg para ptes ≤ 75 años, 75 mg para ptes > 75 años; ↑ permeabilidad arterial, ↓ EACG si se administra con AAS; considerar la posibilidad de aplazar la decisión a cardiología si existe la posibilidad de que se necesite una RVC (*NEJM* 2005;352:1179; *Lancet* 2005;366:1607)
Tx antitrombótico	**HNF:** bolo i.v. de 60 U/kg (máx. 4000 U) y luego gtt en 12 U/kg/h (máx. 1000 U); mantener TTPa ~50-70 s × 48 h o hasta revasc
	Enoxaparina: si < 75 años, 30 mg i.v. en bolo, y 15 min después, 1 mg/kg s.c. c/12h; si > 75 años, sin bolo, 0.75 mg/kg s.c. c/12h; si CrCl < 30 mL/min, 1 mg/kg c/24 h; continuar 8 días o hasta revasc; no hay diferencia de mortalidad comparado con HNF, puede ↓ IM recurrente y necesidad de revasc urgente, pero también ↑ hemorragia (*NEJM* 2006;354:1477–1488)
	Fondaparinux: inicialmente 2.5 mg i.v., luego 2.5 mg s.c. al día siguiente; continuar × 8 días o hasta revasc; especialmente útil si hay TPIH; CI si CrCl < 30; puede ↓ mortalidad sin ↑ sangrado comparado con HNF (*JAMA* 2006;295(13):1519–1530)

Fibrinolíticos para el IMEST (*Circulation* 2013;127(4):529–555)		
Fármaco	**Dosificación**	**Permeabilidad, 90 min**
Tenecteplasa (TNK-tPA)	Bolo i.v. único: < 60 kg (30 mg), 60-69 kg (35 mg), 70-79 kg (40 mg), 80-89 kg (45 mg), ≥ 90 kg (50 mg)	85%
Reteplasa (rPA)	10 U + 10 U bolo i.v. con 30 min de diferencia	84%
Alteplasa (tPA)	Bolo de 15 mg, infusión de 0.75 mg/kg durante 30 min (máx. 50 mg), luego 0.5 mg/kg (máx. 35 mg) durante 60 min; la dosis total no debe superar los 100 mg	73-84%
Estreptocinasa	1.5 millones de U i.v. durante 30-60 min	60-68%

Indicaciones de traslado para la AGC después de la fibrinólisis
- Choque cardiogénico o insuf cardiaca aguda grave: transf inmediata independientemente del tiempo transcurrido desde el inicio de los síntomas (se puede transfundir incluso > 48 h después del IM); ↓ mortalidad a 6 meses con transf inmediata (*NEJM* 1999;341:625–634)
- Reperfusión/reoclusión fallida: la transf urgente para AGC de rescate ↓ insuf cardiaca y IM recurrente, con tendencia a ↓ mortalidad (*Circulation* 2013;127(4):529–555; *NEJM* 2005;353:2758)
- Cualquier pte: como parte de una estrategia invasiva en ptes estables después de una fibrinólisis exitosa; idealmente la AGC se realiza > 3 h y < 24 h después de la fibrinólisis; mayor beneficio en ptes de alto riesgo
  - Angiografía de rutina ± AGC a las 24 h de la lisis exitosa: ↓ M/IM/revasc (*Lancet* 2004;364:1045)

AGC primario (*NEJM* 2007;356:47)
- **Indicaciones:** inicio del IMEST < 12 h antes; inicio del IMEST < 12 h si hay CI para los fibrinolíticos, independientemente del tiempo de retraso desde el PCM; presencia de insuf cardiaca aguda grave o choque cardiogénico; isquemia en curso 12-24 h
- **Objetivo:** puerta a balón en < 90 min por parte de un operario experto en un centro de gran volumen
- **Beneficios:** ↓ 27% muerte, ↓ 65% reinfarto, ↓ 54% ACV, ↓ 95% HIC vs. lisis (*Lancet* 2003;361:13)
- La AGC dentro de las 3 h de la lisis en ptes estables (sin reperfusión fallida) puede causar daños (*Lancet* 2006;367:569; *Lancet* 2006;367:579; *NEJM* 2008;358:2205)

Terapias adyuvantes para la AGC en el IMEST (*Circulation* 2013;127(4):529–555)	
Inhibidor del receptor P2Y12 (dosis de carga)	**Clopidogrel:** carga de 600 mg; ↓ tamaño del infarto, función cardiaca, trombosis de la endoprótesis, y ↓ EACG a 30 días vs. carga de 300 mg (*J Am Coll Cardiol* 2011;58(15):1592–1599; *Lancet* 2010;376(9748):1233–1243), pero ↑ hemorragia y estancia en la UCI si es necesario una RVC urgente (*Am Heart J* 2011;161(2):404–410); discutir con cardiología si es posible una RVC antes de 5 días
	Prasugrel: carga de 60 mg; ↓ complicaciones isquémicas leves pero ↑ hemorragia vs. clopidogrel; mejor si es joven y sin necesidad de Qx en el año siguiente; evitar si Hx de ACV/AIT (*NEJM* 2007;357:2001; TRITON-TIMI, *Lancet* 2009;373:732)
	Ticagrelor: carga de 180 mg; leve ↓ de mortalidad, IM, ACV vs. clopidogrel, pero ↑ hemorragias sin relación con el procedimiento (p. ej., HIC) (*NEJM* 2009;361:1045-1057)
Tx antitrombótico	**HNF:** bolo i.v. 50-70 U/kg, luego 12 U/kg/h (máx. 1000 U/h); mantener TTPa ~50-70 s; puede necesitar dosis más altas
	Bivalirudina: 0.75 mg/kg i.v. en bolo, luego 1.75 mg/kg/h en infusión con o sin HNF; preferible a la HNF con GP IIb/IIIa en ptes con alto riesgo de hemorragia; útil si hay TPIH

Nota: la guía de la ACCF/AHA para el Tx del IMEST recomienda el uso de inh de GP IIb/IIIa (abciximab, tirofibán o eptifibatida) en determinados ptes, aunque a menudo se realiza en la sala de cateterismo.

Remisión

- Si no hay AGC disponible: traslado a un centro con capacidad de AGC independientemente de la decisión de recurrir a los líticos
- Si hay AGC disponible: ingreso en la sala de cateterismo → UC/cardiología

ANGINA INESTABLE/IMSEST: PANORAMA GENERAL Y TRATAMIENTO

Definición

- Patogenia: trombo coronario no oclusivo sobre placa preexistente, que provoca obstrucción dinámica y progresiva, inflamación e isquemia
  - La lesión coronaria puede estar localizada proximal o distalmente para la AI, generalmente distal para el IMSEST
- **Angina inestable:** cualquier angina de pecho de nueva aparición (si es de gravedad CCS III-IV), que se produzca en reposo (si dura > 20 min), o que vaya *in crescendo* (frecuencia, gravedad, duración, o que se desencadene más fácilmente), pero *que carezca* de elevaciones del ST y de troponina positiva
- **IMSEST:** similar a la AI, pero caracterizada por una troponina positiva
- **Criterios del ECG:** ninguno; puede tener ECG normal, descenso de ST territorial, OTI o CNEST

Abordaje terapéutico (*Circulation* 2014;130(25):e344)

- Iniciar terapias médicas tempranas (AAS, heparina, nitratos PRN, O_2 PRN, analgesia)
- Determinar el riesgo con las puntuaciones de riesgo TIMI o GRACE para orientar el momento de la angiografía: temprana o tardía (*véase sección siguiente*) (*Eur Heart J* 2005;26(9):865–872)
- Monitorizar y tratar las complicaciones (p. ej., bloqueo cardiaco total, choque cardiogénico, EP, arritmias)

Tx invasivo temprano vs. abordaje conservador (*J Am Coll Cardiol* 2014;64(24):e139–e228)

- En última instancia, el abordaje lo decide el cardiólogo intervencionista con base en múltiples factores: puntuación de riesgo, riesgos del procedimiento, resultados de la angiografía reciente, estabilidad y síntomas clínicos, objetivos individuales del pte, etc.

Selección de la angiografía y momento oportuno en la AI/IMSEST	
(*Circulation* 2014;130(25):e344)	
Inmediata (< 2 h) invasiva	Inestabilidad hemodinámica
	TV o FV sostenida
	Signos o síntomas de insuf cardiaca o insuf mitral nueva o que empeora
	Angina persistente
Selectiva (Tx med, AGC PRN) invasiva	Puntuación de bajo riesgo (p. ej., TIMI 0-1, GRACE < 109)
	Ptes femeninos de bajo riesgo con troponina negativa
	Preferencia del pte o del médico en ausencia de características de alto riesgo
Invasiva temprana (< 24 h)	Ninguno de los anteriores, pero de alto riesgo (TIMI ≥ 3, puntuación GRACE > 140)
	Aumento temporal de la troponina
	Descenso de ST nuevo o presuntamente nuevo en el ECG
Invasiva diferida (25-72 h)	Ninguna de las anteriores pero DM
	Insuficiencia renal (TFG < 60 mL/min)
	Función sistólica del VI reducida (FE < 0.40)
	Angina postinfarto temprana
	AGC en los últimos 6 meses
	RVC previa
	Puntuación de riesgo medio (TIMI 2, GRACE 109–140)

- **Abordaje conservador («invasivo selectivo»):** mejor para ptes inicialmente estabilizados sin puntuaciones de alto riesgo, síntomas continuos, arritmias, insuf cardiaca; beneficio marginal pero ↑ riesgos del abordaje invasivo temprano (*Cochrane Database Syst Rev* 2016;26(5):CD004815) (*Cochrane Database Syst Rev* 2016;26(5):CD004815)
  - Terapias médicas (*véase arriba*) durante 48 h como mínimo, prueba de esfuerzo antes del alta
  - Angiografía solamente si hay isquemia recurrente, arritmias, insuf cardiaca, prueba de esfuerzo positiva
- **Abordaje invasivo temprano:** en el metaanálisis, no ↓ mortalidad por todas las causas/IM no fatal, puede ↓ riesgo de IM, angina refractaria y reingreso a los 6-12 meses comparado con abordaje conservador; sin embargo, también ↑ riesgo de hemorragia e IM asociado con el procedimiento (*Cochrane Database Syst Rev* 2016;26(5):CD004815)
- Los ptes de mayor riesgo son los que más se benefician de una angiografía más temprana (*J Am Coll Cardiol* 2013;61(23):e179–e347; *NEJM* 2009;360:2165–2175), como se refleja en las directrices anteriores

Puntuación de riesgo GRACE para la AI/IMEST (BMJ 2006;333(7578):1091)

Edad (años)

≤ 30	0 pts	40-49	25 pts	60-69	58 pts	80-89	91 pts
30-39	8 pts	50-59	41 pts	70-79	75 pts	≥ 90	100 pts

Frecuencia cardiaca (lpm)

≤ 50	0 pts	70-89	9 pts	110-149	24 pts	≥ 200	46 pts
50-69	3 pts	90-109	15 pts	150-199	38 pts		

Presión arterial sistólica (mm Hg)

≤ 80	58 pts	100-119	43 pts	140-159	24 pts	≥ 200	0 pts
80-99	53 pts	120-139	34 pts	160-199	10 pts		

Clase Killip

I (sin insuficiencia cardiaca)	0 pts	III (crepitaciones en todo el campo pulmonar)	39 pts
II (crepitaciones en los campos pulmonares inferiores)	20 pts	IV (choque cardiogénico)	59 pts

Valor de creatinina sérica (mg/dL)

0-0.38	1 pt	0.80-1.19	7 pts	1.59-1.90	13 pts	≥ 4	28 pts
0.39-0.79	4 pts	1.20-1.58	10 pts	2.0-3.99	21 pts		

Paro cardiaco al ingreso		Desviación del ST		↑ de la troponina	
Sí	0 pts	Sí	0 pts	Sí	0 pts
No	39 pts	No	28 pts	No	14 pts

Clasificación del riesgo y pronóstico

Puntuación total ≤ 100	Riesgo bajo	Muerte intrahospitalaria < 1%
Puntuación total 101-170	Riesgo medio	Muerte intrahospitalaria 1-9%
Puntuación total ≥ 171	Alto riesgo	Muerte intrahospitalaria > 9%

Puntuación de riesgo TIMI para AI/IMEST (JAMA 2000;284:825)

Edad ≥ 65 años	1 pt	Angina intensa (≥ 2 episodios en 24 h)	1 pt
≥ 3 factores de riesgo para EAC	1 pt	Desviación de ST ≥ 0.5 mm	1 pt
EAC conocida (estenosis ≥ 50%)	1 pt	Marcador cardiaco (+) (Tpn, CK-MB)	1 pt
Uso de AAS en los últimos 7 días	1 pt		

Clasificación del riesgo y riesgo de muerte/IM/revascularización urgente a 14 días

Pts total	Riesgo a 14 días: M/IM/revasc (%)	Pts total	Riesgo a 14 días: M/IM/revasc (%)
0-1 pts	5	4 pts	20
2 pts	8	5 pts	26
3 pts	13	6-7 pts	41

Terapias médicas complementarias (Circulation 2014;130(25):e344)

- **Analgesia, O₂ suplementario, nitratos, estatinas, BB:** *véase* la sección anterior, *igual que las terapias médicas complementarias para el IMEST*
- **Tx antiplaquetario:** administrar siempre AAS (162-325 mg v.o./v.r.)
  - **Si es alérgico al AAS:** carga de 300-600 mg de clopidogrel (independientemente del abordaje de la AGC)
  - **Independientemente del abordaje de la AGC:** inhibidor P2Y₁₂ (clopidogrel 300-600 mg de carga o ticagrelor 180 mg de carga); ticagrelor es preferible debido a la reducción de la mortalidad (NEJM 2009;361:1045); considerar inhibidor de la GP IIb/IIIa (eptifibatida o tirofibán)
  - No es concluyente el beneficio de la administración en el SU (vs. sala de cateterismo/unidad de hospitalización) de la TAPD, ya sea en el abordaje invasivo temprano o en el conservador, aunque en general el Tx temprano es mejor si el Dx de AI/IMSEST es seguro y el riesgo de hemorragia es bajo
- **Tx antitrombótico:** *véase* la tabla para conocer los regímenes recomendados; continuar hasta la angiografía (abordaje invasivo temprano) o 48 h s/su estancia hospitalaria (abordaje conservador, si los resultados de la prueba de esfuerzo indican que no se requiere angiografía); mantener la anticoagulación si está en Tx con warfarina con el INR < 2.0; los anticoagulantes tienen un beneficio a corto plazo (HNF ↓ mortalidad 33-56% a las 2-12 sem), pero el beneficio a largo plazo no está claro, ya que el proceso de enf se reanuda una vez que se interrumpe la anticoagulación

Tx antitrombótico en la AI/IMSEST (Circulation 2014;130(25):e344)

HNF: bolo i.v. de 60 U/kg (máx. 4 000 U) y luego gtt a 12 U/kg/h (máx. 1 000 U), mantener TTPa en ~50-70 s × 48 h o hasta revasc

Enoxaparina: 1 mg/kg s.c. c/12 h; si CrCl < 30 mL/min, 1 mg/kg c/24 h; continuar durante la hospitalización o hasta la AGC

Bivalirudina: bolo de 0.1 mg/kg i.v., luego infusión de 0.25 mg/kg/h (solo para pte con estrategia invasiva temprana), preferible sola a la HNF con inh de GP IIb/IIIa en ptes con alto riesgo de hemorragia

Fondaparinux: inicialmente 2.5 mg i.v., luego 2.5 mg s.c. diarios, continuados durante toda la hospitalización o hasta la AGC; si se realiza la AGC, añadir HNF o bivalirudina debido al riesgo de trombosis del catéter; preferible si hay TPIH o riesgo de hemorragia ↑

Remisión

- Ingreso en la UC/cardiología en función del riesgo, la estabilidad clínica y el riesgo de arritmia
- Si hay AI, puntuación de bajo riesgo, Tpn (–), ECG no diagnóstico: considerar el ingreso en una unidad torácica/observación para realizar pruebas de troponina seriadas y pruebas de esfuerzo; ingreso si hay síntomas recurrentes, Δ ECG, Tpn (+)

PRUEBAS DE ESTRATIFICACIÓN DE RIESGO

Abordaje

- **Definición:** evaluación no invasiva de la EAC obstructiva en ptes de bajo riesgo con DTo agudo relacionado con SCA
- Resultado generalmente cualitativo («positivo» vs. «negativo») para la isquemia
- **Indicaciones:** determinar la EAC obstructiva, evaluar Δ en el estado clínico en el pte con EAC obstructiva conocida, localizar la isquemia en pte con EAC obstructiva sintomática conocida
- **Contraindicaciones:** enfermedad aguda grave, IAM en las últimas 48 h, IAM de alto riesgo, otros Dx críticos (EP, DAo, miopericarditis, ICC aguda descompensada, arritmias, EA grave)
- Los ptes de bajo riesgo (HEART 0-3, TIMI 0-1, GRACE < 109) pueden ser dados de alta con seguridad sin prueba de esfuerzo si se puede programar una prueba de esfuerzo ambulatoria
  - La prueba de esfuerzo en el SU en los ptes de bajo riesgo es de bajo rendimiento y alto costo (*Am J Cardiol* 2015;116(2):204–207)
  - El riesgo de EACG a los 6 meses es bajo y puede no variar independientemente de que el pte reciba una prueba de esfuerzo en el SU (*Crit Pathw Cardiol* 2016;15(4):145–151)51)
  - La puntuación HEART puede identificar el mayor grupo de ptes de bajo riesgo con el mismo nivel de seguridad vs. las puntuaciones TIMI y GRACE (*Int J Cardiol* 2017;227:656–661)

Prueba de esfuerzo en caminadora

- El pte corre en caminadora; la monitorización incluye ECG, síntomas, Δ hemodinámicos (FC, PA)
  - La prueba «Dx» requiere que el pte alcance al menos 85% de la FC predicha:
    FCp = 220 – edad
- **Características de la prueba:** Sen 68%, Esp 77% (*NEJM* 2011;344(24):1840–1845)
- **Ventajas:** menor costo de las pruebas de estratificación del riesgo
- **Inconvenientes:** requiere un ECG normal en reposo; Sen y Esp ↓ si el pte es de bajo riesgo; Sen y Esp ↓ en las mujeres; ↓ Sen si se han administrado antiisquémicos (BB, digoxina, vasodilatadores, anti-HTA ~2 días antes de la prueba, si es posible)

Prueba de esfuerzo farmacológico/con ejercicio con SPECT

- Isquemia inducida por fármacos (dobutamina, adenosina, dipiridamol) o ejercicio; los radiomarcadores (p. ej., sestamibi) entran en las células miocárdicas y reflejan la perfusión regional; la captación del marcador durante el esfuerzo que se resuelve con el tiempo sugiere un área viable de isquemia tisular; el defecto fijo sugiere un infarto existente
- **Características de la prueba:** SPECT con adenosina Sen 90%, Esp 75%; con dipiridamol Sen 89%, Esp 65%; con dobutamina Sen 82%, Esp 75% (*Am Heart J* 2001;142(6):934–944)
- **Beneficios:** se puede utilizar si el ECG de referencia es anómalo o no se puede hacer ejercicio; puede localizar la isquemia
- **Desventajas:** más costosa que el esfuerzo por ejercicio; ↓ Sen y Esp en mujeres; ↓ Sen si no se discontinúan los antiisquémicos (discontinuar BB, digoxina, vasodilatadores, fármacos anti-HTN ~2 días antes de la prueba, si es posible); requiere radioisótopos y personal para administrarlos

Prueba de esfuerzo farmacológico/ejercicio con ultrasonido

- Isquemia inducida por fármacos (dobutamina, adenosina, dipiridamol) o ejercicio; ecocardiografía realizada para evaluar las AMP regionales en comparación con el reposo
- **Características:** ECO con adenosina Sen 72%, Esp 91%; ECO con dipiridamol Sen 70%, Esp 93%; ECO con dobutamina Sen 80%, Esp 84% (*Am Heart J* 2001;142(6):934–944)
- **Beneficios:** se puede usar si no se dispone de un ECG de referencia o no se puede hacer ejercicio; puede localizar la isquemia; ofrece información sobre la FEVI y la función valvular
- **Desventajas:** más $$$ que el esfuerzo por ejercicio; ↓ Sen si no se suspenden los antiisquémicos (suspender BB, digoxina, vasodilatadores, anti-HTA ~ 2 días antes de la prueba si es posible); variabilidad del técnico; se requiere lesión que implique > 20% de la pared para detectarla

Angiografía coronaria por TC (*Eur Heart J* 2016;37(30):2397–2405)

- Angio-TC de las arterias coronarias; imágenes cronometradas junto con la FC; evalúa la carga y la gravedad de la EAC, la presencia de calcificación de la AC; no evalúa: perfusión miocárdica
- **Características de la prueba:** Sen 85-99%, Esp 64-97%, VPN > 95%
- **Ventajas:** ↓ estancia y ↓ costos vs. las pruebas de esfuerzo convencionales; muy útil para ptes de riesgo bajo o intermedio y ECG/biomarcadores seriados normales; puede evaluar la función global y regional del VI (*Circulation* 2006;114:1761; *JACC* 2008;48:1475; *NEJM* 2012;366(15):393; 2012;367(4):299)
- **Desventajas:** ↑ riesgo de hacer pruebas posteriores (secundario a ↓ Esp y detección de hallazgos incidentales), exposición a la radiación, requiere bradicardia relativa (a menudo BB)
  - Menos eficaz para descartar la EAC obstructiva en los ptes con alta probabilidad previa a la prueba y alta puntuación de calcio (*J Am Coll Cardiol* 2012;59(4):379)
- La combinación de troponina convencional única negativa y angio-TC coronaria negativa tiene un riesgo equivalente de EACG a los 28 días vs. la prueba de esfuerzo convencional

Remisión
- Estudio de calidad inadecuada: discutir el caso con cardiología
- Calidad adecuada + resultado negativo + riesgo bajo: alta con seguimiento
- Calidad adecuada + resultado negativo + riesgo intermedio: consulta con cardiol posible alta con seguimiento
- Calidad adecuada + resultado positivo: discutir con cardiología, ingresar
- Para un estudio adecuado con resultados de pruebas de alto riesgo, considerar la angiografía coronaria, ± ingreso en función de la presentación clínica

Consejos y alertas
- Falsos positivos: una prueba de estratificación de riesgo positiva en un pte que acudió al SU con DTo no significa necesariamente que este sea secundario a EAC; sobre todo si la PPP es baja y hay otras causas posibles
  - Causas: enf valvular, MCH, HTA, fístula AV, anemia, GC bajo, EPOC, BR
- Falsos negativos: una prueba de estratificación de riesgo (−) en un pte que acudió al SU con DTo no significa que este no fuera secundario a EAC, sobre todo si la PPP es alta

CATETERISMO CARDIACO

Panorama general
- **Indicaciones:** SCA (véase IMEST y AI/IMSEST sobre el momento de hacer la AGC); resultado de prueba de esfuerzo de alto riesgo O de prueba de esfuerzo de riesgo indeterminado y PPP alta para EAC obstructiva; angina persistente a pesar del Tx; descartar EAC en los ptes con DTo con sospecha de causa no ateroesclerótica (espasmo) o disfunción sistólica con sospecha de causa no isquémica (ni-MCP); tras RCE en pte con paro por cardiaco (véanse criterios abajo)
  - Se recomienda una AGC posparo si hay IMEST o ausencia de múltiples características desfavorables (paro no presenciado, sin RCP por parte de un auxiliar, ritmo inicial sin FV, > 30 min hasta la RCE, RCP en curso, paro no cardiaco/traumático, pH < 7.2, lactato > 7, edad > 85, ERET); decisión individualizada para cada caso (J Am Coll Cardiol 2015;66(1):62–73)
  - Ensayo COACT: la estrategia de angiografía inmediata no es superior a la angiografía diferida para ptes reanimados con paro cardiaco extrahospitalario sin IMEST (JAMA Cardiol 2020;5:1358)
- Tipos de intervenciones coronarias percutáneas:
  - Angioplastia con balón (AB): eficaz pero ↑ riesgo de disección de AC y reestenosis secundaria a remodelado
  - Endoprótesis metálica sin revestimiento (EMSR): ↓ reestenosis, repetición de revasc y EACG comparado con AB, pero puede ↑ IM (la mayoría periprocedimiento), no Δ M (Am Heart J 2006;151(3):682–689); requiere TAPD × 4 semanas y AAS de por vida
  - Endoprótesis farmacoactiva: ↓ reestenosis y repetición de revasc vs. EMSR, pero no Δ M/IM durante 6 años (NEJM 2016;375;1242–1252); requiere TAPD × 1 año y AAS de por vida

Complicaciones posteriores a la AGC
- **Hemorragia (sitio de acceso femoral):** aplicar presión, revertir/parar la anticoagulación
- **Sangrado (retroperitoneo):** puede consultar por dolor de espalda, ± caída del Hct, ↓ PA, ↑ FC; obtener TC abdominal/pélvico; revertir/parar la anticoagulación, consultar con RI/Qx
- **Daño vascular (seudoaneurisma):** dolor, masa que se expande, soplo sistólico; obtener ECO; Tx con compresión manual, ± inyección de trombina/Qx
- **Daño vascular (fístula AV):** puede presentarse con síntomas secundarios a ↓ perfusión al MI (secundario a émbolos, disección, trombo), soplo continuo, ↓ pulsos distales; obtener ECO ± angiograma; consultar cardiol o Qx para reparación (percutánea o quirúrgica)
- **Insuficiencia renal:** secundaria a contraste, se produce a las 24 h, picos a los 3-5 días
- **Trombosis de la endoprótesis:** se presenta con DTo agudo y elevación del ST; consultar cardiol/RI para cateterismo urgente; puede ser más común en EMSR que en EPFA (JACC Cardiovasc Interv 2015;8(12):1552–1562); por lo general, secundaria a endoprótesis subexpandida, disección o por discontinuar receta de antiplaquetarios (JAMA 2005;293:2126)
- **Estenosis de la endoprótesis:** se presenta con retorno subagudo o crónico de los síntomas de angina previos meses después de la AGC (por 10% con SCA); ocurre secundaria a remodelado posprocedimiento, no a la ateroesclerosis; a pesar de los avances, aún ocurre en > 10% de los casos (AB > EMSR > EPFA) (BMJ 2015;351:h5392)

COMPLICACIONES DESPUÉS DE UN IM

Complicaciones inmediatas
- **Disfunción sistólica del VI/choque cardiogénico:** común en el IAM izq (sobre todo anterior); Dx con IY, RxT o ECOPC (líneas B bilaterales, ↓ FE); Tx para O₂ para hipoxia, ↓ precarga (NTG s.l. → gtt), ↓ posgarga (nitroprusiato; IECA i.v. si hay CI; evitar reflejo hidral secundario a ↑ FC), inotropía PRN (norepi > dopamina secundario a menos arritmias [NEJM 2010;362(9):779–789]; ± dobutamina, sobre todo si la RVP es alta), diuréticos, ajuste cuidadoso de la PEEP (si está intubado), reperfusión (líticos/ACP), puede ser necesario un BCPAO en el sala de cateterismo (Lancet 2000;356(9231):749–756)
- **Disfunción sistólica del VD/choque cardiogénico:** común en el IAM del VD; Dx con derivaciones del lado der, ECOPC (pocas líneas B, ↑ cociente VD:VI, VCI dilatada); Tx con O₂

para la hipoxia, ↑ precarga (LIV hasta que no responda a los líquidos; continuar LIV puede volver la situación más grave), ↓ resistencia vascular pulmonar (RVP) (broncodilatadores, inh NO o prostaciclinas), inotropo PRN (milrinona > norepi), minimizar PEEP/VT (si está intubado), reperfusión de urgencia (lítica/ACP) (*J Am Coll Cardiol* 2010;56(18):1435–1446)

- **Taquiarritmias (TV/FV, FA):** la isquemia causa circuitos de reentrada en el miocardio; colocar parches de desfibrilación en el pte inmediatamente después de su llegada; si es inestable, tratar según el ACLS; si la TV es estable, tratar con BB/estabilizar membrana por vía i.v. (amiodarona, metoprolol); evaluar y reponer electrolitos; reperfusión de urgencia (lítica/ACP)
- **Bradiarritmias (bloqueo cardiaco):** el bloqueo cardiaco puede ser secundario a fuerte tono vagal (bloqueo 1° del NAV) o isquemia en el nodo AV (bloqueo 1-3° del NAV); colocar almohadillas de marcapasos en el pte inmediatamente al llegar; Tx con LIV (para la PA), atropina, MP transcutáneo/transvenoso si es inestable; reperfusión de urgencia (lisis/ACP)

Complicaciones tempranas (*Am J Emerg Med* 2019;37(6):1175)

- **Expansión del infarto, reinfarto, isquemia postinfarto:** por lo general, en los 4 días posteriores al IM; puede presentarse de forma similar al IM inicial, pero el diagnóstico es más sutil: Δ ECG (evolución normal del IM anterior vs. nueva isquemia, Tpn (+) (puede ser ↓ que en el IM anterior; sugiere nueva isquemia), CK-MB (+) (sugiere nueva isquemia); Tx como con SCA; discutir con cardiología; dependiendo de la gestión previa (ACP vs. líticos; ABV vs. EMSR/EPFA), puede necesitar ACP
- **Rotura de la pared ventricular:** a menudo en los 2-7 días después del IM; FaR: ↑ edad, mujer, infarto anterior, ↑ tensión de la pared (↑ FC, ↑ poscarga); ocurren en la unión del tejido normal y el infartado; se presenta con muerte súbita, AESP, deterioro. Dx con ECO
  - **Rotura de la pared libre:** hemorragia rápida en el pericardio: signos y síntomas de taponamiento; Tx con LIV/sangre; pericardiocentesis de urgencia; Qx cardiaca; mortalidad > 90%
  - **Seudoaneurisma:** hemorragia contenida en la pared miocárdica; puede presentarse con arritmias, insuf cardiaca, embolización sistémica, o ser diagnosticada solo con imágenes; una vez identificada, consultar con cardiología y Qx cardiaca
  - **Rotura septal:** puede ser asintomática o presentarse con síntomas de derivación izq → der y ↓ GC del lado izq (angina, choque, EP); nuevo soplo pansistólico; Dx por ECO; Tx con cierre quirúrgico urgente
- **Rotura del músculo papilar:** generalmente en los 7 días posteriores a un IM; frecuencia de IM-i y IM-p > IM-a; se presenta con síntomas de edema pulmonar agudo, soplo pansistólico; la ECOPC permite diferenciarla de la CIV post-IM; Tx con ↓ precarga y poscarga (NTG), diuréticos, O₂, BCPAO, reparación quirúrgica de urgencia
- **Pericarditis:** a menudo en los 7 días posteriores al IM; más frecuente con el IM-a; fiebre baja, DTo, roce; ECG con elevación de ST difuso sin cambios recíprocos; ECOPC ± derrame pericárdico; Tx con AAS, evitar otros AINE durante los primeros 7-10 días después del IM. Nota: la pericarditis temprana es distinta del síndrome de Dressler (abajo)

Complicaciones tardías (*Am J Emerg Med* 2019;37(6):1175)

- **Aneurisma del ventrículo izquierdo:** sospechar si el ECG muestra elevación del ST persistente post-IM; puede presentarse con insuf cardiaca, síntomas embólicos, arritmias; diagnosticar con ECO; consultar con cardiología (reperfusión). Qx cardiaca
- **Trombo ventricular izquierdo:** más común en el IM-a; FaR: FE ↓, IsM grave, aneurisma del VI (p. ej., flujo lento, no laminar); se presenta con enf cardioembólica; Tx con anticoag
- **Sx de Dressler:** entre 2 y 10 sem post-IM; se presume que es autoinmune; con fiebre, DTo y pleuresía; ECOPC con derrames pericárdicos y pleurales; Tx con AINE (de preferencia AAS)

ANGINA DE PRINZMETAL (VARIANTE)

Panorama general

- **Definición:** Sx distintivo de DTo isquémico que suele producirse en reposo secundario a espasmos coronarios focales, y asociado con ↑ transitorias del ST; causa exacta desconocida
- La mayoría de los vasoespasmos se producen en zonas de estenosis preexistentes
- Puede estar asociada con infarto, arritmia y muerte súbita cardiaca; considerar en todos los ptes sanos con drepanocitosis, sobre todo si el paro ocurrió en la mañana o en ambientes fríos

Anamnesis

- A menudo joven (35-50 años), F > M, tabaco, EtOH, uso de estimulantes; HxM/F de migraña, Raynaud, pericarditis, prolapso de la VM; puede no tener antecedentes cardiacos conocidos pero la EAC no es rara
- Los síntomas incluyen presión subesternal que se irradia a la mandíbula y el brazo; puede responder a la NTG; a menudo ocurre de medianoche a primera hora de la mañana (↑ tono vagal), o después de la hiperventilación o el frío
- Asociada con marcada variación diurna en la tolerancia al ejercicio (↓ tolerancia en AM, ↑ en PM)

Evaluación

- El ECG revela una elevación del ST territorial transitoria y Δ recíprocos en ST; puede inducir una variedad de alteraciones de la conducción o arritmias
- La prueba de esfuerzo para evaluar una lesión obstructiva fija puede no inducir Δ del ST, incluidos descensos o elevaciones del ST, o pueden observarse estas últimas durante la fase de recuperación de la prueba de esfuerzo si se induce el ejercicio

- Dx definitivo con angiografía y prueba de provocación intracoronaria con ACh o derivado de ergotamina (> 90% Sen, > 90% Esp; incluso mejor si se combina); abordaje no invasivo con hiperventilación y ejercicio (65% Sen, > 90% Esp) *(J Am Coll Cardiol 2013;63(2):103–109)*

Tratamiento
- Dosis altas de BCC (nifedipino, verapamilo, diltiazem), nitratos PRN; interrupción del tabaquismo y los desencadenantes
- Evitar los BB (pueden agravar los síntomas), considerar los nitratos a largo plazo en aquéllos ptes con síntomas persistentes a pesar de los BCC

Remisión
- Ingresar, dado el riesgo de IM y arritmia durante los episodios agudos

ANGINA INDUCIDA POR COCAÍNA

Panorama general
- Definición: Sx anginoso que se produce tras el consumo de cocaína, secundario a ↑ demanda miocárdica de O_2 (↑ FC, ↑ poscarga, ↑ contractilidad y tensión telesistólica de la pared) y ↓ suministro de O_2 (vasoconstricción); no suele ser secundaria a trombosis aguda, aunque la cocaína se asocia con EAC/SCA prematuros
- La incidencia global del IM asociado con la cocaína es del 0.7-6% de las personas que se presentan con DTo después de su consumo *(Acad Emerg Med 2000;36:469; COCHPA, Acad Emerg Med 1994;1:330)*
- Puede complicarse por arritmia e insuf cardíaca (~90% ocurren a las 12 h de la presentación)

Anamnesis
- DTo que puede asociarse con disnea, ansiedad, palpitaciones, diaforesis, mareo o náusea
- Los síntomas suelen producirse a las 3 h de la ingesta, pero los metabolitos de la cocaína pueden persistir hasta 24 h y causar vasoconstricción tardía o recurrente
- FaR para el IM inducido por la cocaína: sexo masculino, fumador actual, no blanco

Evaluación
- Como con el SCA (véase arriba), mantener un alto índice de sospecha de disección aórtica
- Toxicología en orina: suele detectar el metabolito de la cocaína benzoilecgonina ($t_{1/2}$ en orina de 6-8 h) hasta 24-48 h (rango 16-66 h); sin embargo, los consumidores crónicos de cocaína pueden tener concentraciones detectables semanas después del último consumo

Tratamiento
- Dado el riesgo de IM, el Tx debe ser similar al del SCA (véase SCA, «Terapias médicas complementarias»)
  - AAS, analgesia PRN, O_2 PRN, NTG PRN, Tx antitrombótico, todo ello según las directrices del SCA
  - Evitar los BB dado el riesgo de efecto adrenérgico α sin oposición (↑ vasoespasmo de AC, ↑ PA)
- Benzodiacepinas i.v. (↓ efectos estimulantes centrales de la cocaína)
- Anti-HTA i.v. (NTG, nitroprusiato de sodio, fentolamina; evitar BB)
- Si se trata de un IMEST: preferir ACP a los líticos por el ↑ riesgo de HIC tras consumir cocaína
- La TV/FV justo después de consumir cocaína es un efecto anestésico local secundario (canal de Na) y puede responder al Tx con bicarbonato de Na además de las terapias estándar

Remisión
- Ingresar: Tpn (+), DTo en curso, SV inestables persistentes
- UOSU: si los síntomas y los SV están controlados, Tpn (–), ECG no isquémico, entonces no hay diferencias en los resultados a 30 días entre los ptes con y sin prueba de esfuerzo; considere si hay FaR de la EAC y mal seguimiento *(Circulation 2008;117:1897–1907)*
- Proporcionar asesoramiento sobre el abuso de drogas a todos los ptes antes del alta

TVP Y EMBOLIA PULMONAR

TROMBOSIS VENOSA PROFUNDA

Panorama general
- Definición: trombosis *in situ* de las venas profundas de los miembros (sup/inf), a menudo provocada por estasis/turbulencia, hipercoagulabilidad, lesión endotelial (triada de Virchow)
- Factores de riesgo (FaR): estado hipercoagulable (cáncer, embarazo, ACO, SAF, inflamación sistémica, trombofilia o hemoglobinopatía hereditaria); Qx o traumatismo reciente; inmovilización prolongada; obstrucción de la salida venosa; uso excesivo de los miembros (p. ej., deportes, ocupación; para la TVP de MS); edad ↑; obesidad; HxM o HxF de TVP/EP; tabaquismo; hospitalización reciente
- TVP de los miembros inferiores (MI): comprende el 90% de las TVP, pero hasta ~50% puede ser una TVP distal aislada de la pantorrilla (solo requiere Tx si hay síntomas graves o se propaga; véase más abajo)
- TVP de los miembros superiores (MS): constituye la minoría (10%) de las TVP; con TVP de MI, ↓ riesgo de EP (6% vs. 15-32%), ↓ riesgo de recurrencia (2-5% vs. 10%); puede ser 1° (20%) o 2° (80%) *(NEJM 2011;364(9):861–869; Circulation 2012;126:768–773)*

- **Primaria:** compresión de la salida torácica de la vena SC (p. ej., costillas, clavícula), micro-traumatismos en la vena SC por movimientos repetidos del MS (a menudo jóvenes, atletas u ocupación), idiopático
- **Secundaria:** asociada con catéter, cáncer (hipercoagulación, compresión), cirugía (inmovilización, traumatismo endotelial), estado de hipercoagulación sistémica (embarazo, etc.)
- Tx basado en la localización (proximal vs. distal), profundidad (profunda vs. superficial)

Anamnesis y exploración física

- Puede haber molestias unilaterales, hinchazón, parestesias, debilidad, eritema, calor, cordón palpable, sensibilidad a lo largo del sistema venoso profundo, dilatación de las colaterales
- Pregunte siempre por los FaR; realizar RS para evaluar signos o síntomas de EP concurrente
- La EF es notoriamente insensible para detectar la TVP (*JAMA* 1998;279:1094-1099)

Evaluación

- Utilizar la puntuación de Wells para determinar la PPP de la TVP (*véase* tabla), diagnóstico confirmado por ECO (+)

Criterios de Wells para la TVP (*JAMA* 1998;279:1094-1099; *NEJM* 2003;349(13):1227-1235)	
Cáncer activo (Tx en curso o en los últimos 6 meses o paliativo)	1 pt
Parálisis, paresia o inmovilización reciente del MI	1 pt
Recientemente en cama > 3 días o cirugía mayor en las últimas 4 semanas	1 pt
Dolorimiento localizado a lo largo del sistema venoso profundo	1 pt
Edema en toda la pierna	1 pt
Edema en pantorrilla > 3 cm vs. pierna asintomática (10 cm por debajo de tuberosidad tibial)	1 pt
Edema con fóvea (mayor en la pierna sintomática)	1 pt
Venas superficiales colaterales (no varicosas)	1 pt
TVP previamente documentada	1 pt
Dx alternativo tan probable o mayor que el de TVP	−2 pts

Puntos	Probabilidad prepueba (PPP)	Sen del dímero D (%)	Prevalencia de TVP (%)	VPN del dímero D (%)
−2-0 pts	Baja	86	5	99
1-2 pts	Moderada	85	17	95
≥ 3 pts	Alta	90	53	81

- **TVP del MS:** ECO con compresión (Sen 97%, Esp 96%); si la ECO es negativa pero la PPP es alta, obtener ECO en serie o dímero D (Sen 100%, Esp 14%) (*NEJM* 2011;364(9):861-869)
- **TVP del MI** (evaluación inicial): labs e imágenes dirigidas basadas en PPP (*Chest* 2012;141(2 suppl):e351S)
  - Dímero D: Sen 83-96%, Esp 46-71% dependiendo del ensayo
  - ECO de MI: compresión de pierna entera (superior) o proximal
    - **ECOLA:** debe usarse con el dímero D para aumentar la sensibilidad (*véase* algoritmo)
      - Si la ECOLA es (−) y el dímero es (+), repetir la ECOLA en 1 sem
    - Tasa a 3 meses de EP después de una ECO-WL negativa: 0.3-2.5% con base en una PPP baja-alta
    - No hay diferencia con la combinación de ECOLA + dímero D y la repetición de ECOLA
  - **Venografía por TC:** ↑ Sen pero ↑ radiación y contraste; considerar si hay una PPP mod o alta, dímero D (+) y ECOLA (−) pero sin poder obtener ECO-WL o repetir ECOLA en 1 sem
- **TVP de MI** (recurrente): alto riesgo de falsos positivos (secundario a cicatrización, Sx postrombótico)
  - Abordaje recomendado: combinación de dímero D (por lo general, normal a los 3 meses de iniciar el Tx para la TVP) y ECOLA; si esta es negativa o no Dx, repetir en 1 sem (si no se puede: FTC, FRM)

Figura 1-2 Diagnóstico y tratamiento de la TVP, baja probabilidad previa a la prueba (*Chest* 2012;141(2 suppl):e351S)

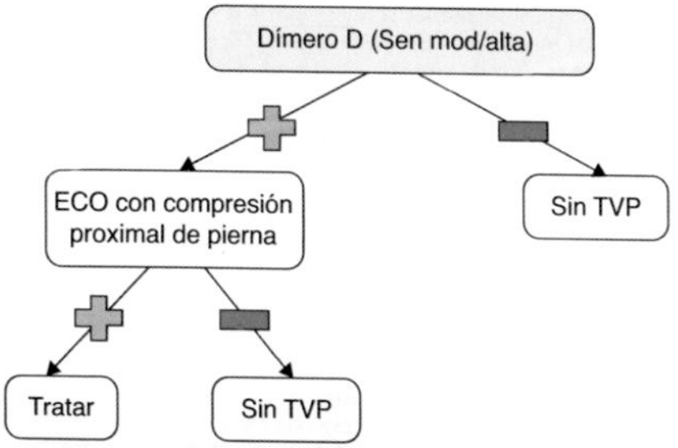

Figura 1-3 Diagnóstico y tratamiento de la TVP, probabilidad previa a la prueba mod o alta.
(A) Comenzando con la evaluación del dímero D. **(B)** Comenzando con la ecografía (preferida para la PPP alta) (*Chest* 2012;141(2 suppl):e351S)

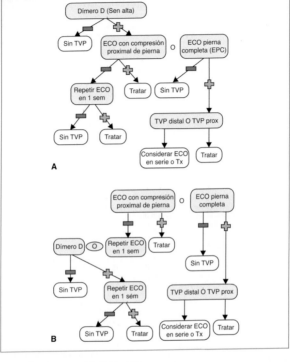

Tratamiento (*Blood Adv* 2020;4(19):4693–4738)
- TVP del MS: anticoagulación × 3-6 meses (faltan datos comparativos sobre regímenes específicos)
  - TVP asociada con catéter: la retirada del catéter solo está indicada si presenta defectos o infección, no hay necesidad de seguir con el catéter o hay fuertes CI a la anticoagulación sistémica (*NEJM* 2011;364(9):861–869)
  - Trombosis de la vena basílica/cefálica aislada: riesgo muy ↓ de EP, no requiere anticoagulación
- TVP de MI: anticoagulación × 3-6 meses a menos que haya fuertes CI (*Chest* 2012;141(2) (suppl):e419S–e494S)
- Si hay fuertes CI a la anticoagulación: filtro de VCS hasta que se resuelva el riesgo de hemorragia
- TVP distal aislada: Tx igual al anterior si hay síntomas graves o alto riesgo (hombre, extensión en la ECO de repetición, TEV previa, edad > 50, cáncer, no provocado, inmovilización persistente, > 1 vena de la pantorrilla, trombofilia conocida); se puede considerar la dosificación profiláctica (*Eur Heart J* 2018;39(47):4208)
- La duración del Tx depende de si es provocado (3 meses) o no, o de si se trata de una neoplasia activa (prolongado si no hay riesgo de hemorragia, 3 meses si hay riesgo)

Regímenes de anticoagulación
- El régimen de anticoagulación se selecciona en función de: comorbilidades, capacidad para tomar meds por v.o., preferencias del pte (monitorización, etc.) y riesgos de hemorragia:
- HBPM s.c. (1 mg/kg c/12 h; dosis renal): leve ↓ del riesgo de muerte, recurrencia, hemorragia mayor vs. HNF; preferible con malignidad y embarazo; las CI relativas incluyen ERC y obesidad
- Fondaparinux s.c. (5 mg c/24 h [< 50 kg], 7.5 mg c/24 h [50-100 kg], 10 mg c/24 h [> 100 kg]; dosis renal): riesgo similar de muerte, recurrencia, hemorragia mayor vs. HBPM; preferible con ant de TPIH
- HNF i.v. (bolo de 80 U/kg, 18 U/kg/h gtt): igual al caso anterior, puede ser preferible a la HBPM si hay ERC/ERET; el riesgo de TPIH es mayor que el de la HBPM

- Warfarina v.o. (INR 2.0-3.0): puente con HBPM/fondaparinux hasta que el INR alcance valores terapéuticos
- Rivaroxabán v.o. (15 mg c/12 h × 3 sem, 20 mg c/24 h después)
- Apixabán v.o. (10 mg c/12 h × 7 días, 5 mg c/12 h después)

Complicaciones
- **Flegmasia alba dolens (pierna blanca dolorosa):** complicación urgente; pierna blanca hinchada secundaria a TVP extensa que obstruye las colaterales (pero no las afecta), impidiendo en gran medida el flujo arterial, asociado con espasmo arterial; Tx con heparina i.v. (en caso de necesidad de Qx), +/− Tx trombolítico dirigido por catéter
- **Flegmasia cerulea dolens (pierna azul dolorosa):** complicación urgente; se presenta con pierna cianótica gravemente hinchada secundaria a TVP iliofemoral extensa incluyendo trombosis de colaterales y lechos capilares, impidiendo completamente el flujo arterial, lo que causa secuestro masivo de líquido en el miembro afectado (secundario a presión hidrostática), choque circulatorio, muerte (20-40% casos); Tx con heparina i.v. (en caso de necesidad de Qx), Tx trombolítico dirigido por catéter, trombectomía por aspiración o por Qx abierta, traslado a un centro con capacidad de RI

EMBOLIA PULMONAR

Panorama general
- Definición: embolización de un trombo venoso sistémico en el sistema arterial pulmonar
  - Diferenciar entre embolia de líquido amniótico (FaR: periparto) y embolia grasa (FaR: Fx de huesos largos)
- FaR: véase la sección anterior sobre la TVP; los principales FaR identificables son la Qx reciente (OR 21.0), los traumatismos (OR 12.7), la inmovilidad (en hospitales o residencias de adultos mayores) (OR 8.0), el cáncer (OR 4.1-6.5), la paraplejía (OR 3.0) y el Tx con estrógenos (*JAMA* 2003;290(21):2849–2858)

Abordaje
- Acceso i.v. (si EP), ECG, O₂ PRN, monitor, RxT para descartar Dx alternativo
- Si está hemodinámicamente estable: pruebas diagnósticas en función de la PPP
- Si está inestable, considerar el Tx antitrombótico empírico ± lisis si el beneficio potencial > riesgo de hemorragia

Anamnesis y exploración física (*Am Emerg Med* 2010;55(4):307)
- Hx: disnea (70%), DTo (+/− pleurítico 72%), tos, síncope, AESP, hemoptisis (3%)
- Evaluar la PPP: se pueden emplear los criterios PERC para decidir si es necesaria alguna prueba o los criterios de Wells para la estratificación del riesgo (para decidir si el dímero D es suficiente como eval Dx)
- EF: ↑ FC inexplicable, ↑ FR, ↓ SpO₂, fiebre, IY, ↓ PA, signos de TVP, pulmones limpios

Criterios PERC para ptes con bajo riesgo de EP	
Edad ≥ 50 años	Trauma o Qx reciente u hospitalización en las últimas 4 sem
FC ≥ 100	Hemoptisis
Sat O₂ en aire ambiente < 95%	Estrógenos exógenos
Hx de TVP/EP	Hinchazón unilateral de la pierna

Si alguno de los criterios anteriores está presente, no se puede descartar EP; hacer eval Dx de PE con pruebas adicionales. Si todos los criterios son negativos, una EP es improbable según los criterios de bajo riesgo (Sen 97%, Esp 22%) (*Thromb Haemost* 2008;6:772; *Emerg Med J* 2013;30(9):701).

Criterios de Wells para la EP (*Thromb Haemost* 2000;83(3):416–420; 2008;99(1):229–234)			
Criterios	**Original**	**Modificado**	**Simplificado**
Signos y síntomas clínicos de TVP (OR 5.8)	3 pts	2 pts	1 pt
Taquicardia >100 lpm (OR 3.0)	1.5 pts	1 pt	1 pt
Inmovilización o Qx en las últimas 4 sem (OR 2.5)	1.5 pts	1 pt	1 pt
TVP/EP previa (OR 2.5)	1.5 pts	1 pt	1 pt
Hemoptisis (OR 2.4)	1 pt	1 pt	1 pt
Malignidad (OR 2.30)	1 pt	1 pt	1 pt
La EP es más probable que los Dx alternativos (OR 4.6)	3 pts	2 pts	1 pt
Límite de «PE improbable» (suma de pts)	**≤ 4 pts**	**≤ 2 pts**	**≤ 1 pt**
Índices de PE basados en la puntuación			
Original		**Modificado**	**Simplificado**
≤ 4 pts	12.6%[a]	≤ 2 pts 11.5%[a]	≤ 1 pt 11.0%[a]
> 4 pts	38.5%[b]	> 2 pts 37.3%[b]	> 1 pt 35.8%[b]
Tasas de PE basadas en la puntuación de «PE improbable» y dímero D negativo			
Original	0.5%	**Modificado** 0.3%	**Simplificado** 0.5%

[a]Ordenar el dímero D para descartar EP.
[b]Pedir imágenes (angio-TC, V/Q) para descartar EP.

Puntuación de Ginebra revisada y puntuación de Ginebra revisada simplificada para EP (BMJ Open 2019;9(10):e031322)		
Variables de predicción	**Puntuación revisada de Ginebra**	**Puntuación simplificada de Ginebra revisada**
Edad > 65 años	1	1
Malignidad activa (o considerada como curada < 1 año)	2	1
Qx o Fx de MI en el último mes	2	1
EP o TVP previa	3	1
Hemoptisis	2	1
Dolor unilateral en los MI	3	1
Sensibilidad a la palpación venosa profunda de MI y edema unilateral	4	1
Ritmo cardiaco		
75-94 lpm	3	1
≥ 95 lpm	5	2
	Probabilidad preprueba	Probabilidad preprueba
	0-3: bajo	0-1: bajo
	4-10: moderado	2-4: moderado
	≥ 11: alto	≥ 5: alto
	Puntuación dicotomizada	Puntuación dicotomizada
	0-5: EP improbable (bajo)	0-2: EP improbable (bajo)
	≥ 6: EP probable (alto)	≥ 3: EP probable (alto)

Evaluación

- ECG: taquicardia sinusal, S1Q3T3 no sensible/específico, OTI difusa (V1-V4), BRD
- Labs: BH, TP/TTP, QS, +/– enzimas cardiacas, BNP, dímero D
- RxT: descartar otros Dx; hallazgos «clásicos» de EP (joroba de Hampton: infarto pleural en forma de cuña, signo de Westermark: hipovolemia pulmonar unilateral) no Sen/Esp
- Si no se puede descartar con PERC, calcular puntuación de Wells (o de Ginebra modificada)
- Si la puntuación de Wells indica que es poco probable que se produzca una EP, obtener el dímero D (Sen 95-98%, Esp 40-55% [varía según el ensayo]), VPN > 99% para ptes con baja PPP) (Ann Intern Med 2004;140:589; JAMA 2006;295:172)
  - Dímero D falso positivo: embarazo, traumatismo, infección, neoplasia, afecciones inflamatorias, cirugía, edad ↑, drepanocitosis, FA, SCA, ACV, HDA aguda, CID
  - Dímero D ajustado a la edad = edad (años) × 10 µg/L para ptes > 50; si dímero D < dímero D ajustado a la edad y bajo riesgo por PPP, se descarta la EP (JAMA 2014;311(11):1117)
- El algoritmo YEARS incluye valores de corte diferenciales de dímero D basados en PPP clínica
  - Validado para todos los trimestres del embarazo (NEJM 2019;380(12):1139)

Algoritmo YEARS (Lancet 2017;390(10091):289)	
Criterios (+1 pt cada uno)	**Valores de corte del dímero D[a]**
Síntomas de TVP	0 pts = si < 1000, entonces se descarta la EP
Hemoptisis	1 + pts = < 500, entonces se descarta la EP
Diagnóstico más probable: EP	[a] Disminución de TC en un 14% en comparación con Wells

- Si puntuación Wells, dímero D o criterios YEARS indican «EP probable» → pruebas adicionales:
  - Ecografía a pie de cama: la ECO para evaluar la dilatación del VD (VD:VI > 1) o su disfunción (hipocinesia, movimiento paradójico de la pared septal, signo de McConnell) puede sugerir el Dx, pero no descartarlo (Sen 50%, Esp 98%, VPP 88%, VPN 88%) (Ann Emerg Med 2014;63(1):16–24); la ECO de tórax y MI combinada puede reducir la necesidad de angiotomografía (angio-TC) pulmonar al diagnosticar una TVP o sugerir un Dx alternativo (Chest 2014;145(4):818–823)
  - Angiografía pulmonar por TC (Sen 94%, Esp 98%) (Blood Adv 2020;4(18):4296)
    - Puede pasar por alto las EP pequeñas/subsegmentarias (de significado clínico incierto), requiere carga de colorante (CI relativa si CrCl < 30 (Circulation 2015;132:1931)
  - Exploración V/Q (Sen 58-98%, Esp 36-95%): obtener si la angio-TC pulmonar está CI, requiere RxT de base normal; Tx si los resultados son de alta probabilidad; 2/3 de los casos pueden resultar de baja/intermedia probabilidad o ser no diagnósticos (Blood Adv 2020;4(18):4296)
  - Angiorresonancia magnética (ARM: Sen 78%, Esp 99%; ARM/FRM Sen 92%, Esp 96%): usar en ptes con CI a angio-TC; alta proporción de estudios con calidad limitada (Ann Intern Med 2010;152(7):434–443)
  - Angiograma pulmonar: patrón de referencia, aunque rara vez se utiliza

Estratificación del riesgo

- ↑ FC, ↓ PA, ↓ SpO2, dimensión de VD/VI por angio-TC > 0.9, ↑ Tpn o BNP, ECO con hallazgos de disfunción de VD, dímero D > 4000: todos tienen mal pronóstico
- PESI (índice de gravedad de la EP): puede utilizarse para predecir el resultado a 30 días

Puntuación PESI (Am J Respir Crit Care Med 2005;172(8):1041)	
Criterios	**Puntos**[a]
Edad	Edad en años
Sexo	Mujer = 0, Hombre = 10
Hx de cáncer	Sí = +30
Hx de insuf cardiaca	Sí = +10
Hx de enf pulmonar crónica	Sí = +10
FC > 110 lpm	Sí = +20
PAS < 100 mm Hg	Sí = +30
FR > 30/min	Sí = +20
T < 36°	Sí = +20
AEM (letargia, desorientación, coma, estupor)	Sí = +60
Sat O_2 < 90%	Sí = +20

Riesgo basado en la puntuación (Thromb Haemost 2008;100(5):943)				
Riesgo	Muy bajo	Bajo	Intermedio	Alto	Muy alto
Puntuación	< 66	66-85	86-105	106-125	>125
Mort 30 días	0-1.6%	1.7-3.5%	3.2-7.1%	4-11.4%	10-24.5%

[a]Si el riesgo es bajo o muy bajo, considerar el Tx ambulatorio si no hay otros criterios de ingreso; para puntuaciones más altas considerar la UCI dado el alto riesgo de morbilidad y mortalidad.

Puntuación PESI simplificada (Arch Intern Med 2010;170(15):1383)	
Edad > 80 años	PAS < 100 mm Hg
Hx de cáncer	Sat O_2 < 90%
Hx de enf cardiopulmonar crónica	Todos los criterios = +1 pt
FC > 110 lpm	0 pt = bajo riesgo (considerar ambulatorio); > 1 pt = alto riesgo

Tratamiento (Blood Adv (2020);4(19):4693–4738)
- De apoyo: O_2, LIV y vasopresores para ↓ PA (dep precarga)
- Anticoagulación (véanse regímenes de anticoagulación en TVP)
- Trombólisis i.v. (tPA: 10 mg en bolo i.v. seguido de 90 mg en 2 h): si hay inestabilidad hemodinámica (PAS < 90 mm Hg) o hemodinamia inestable y alta sospecha de EP, o EP submasiva con alto riesgo de hipotensión (disfunción significativa del VD, bajo riesgo de hemorragia)
  - EP submasiva: tPA + HNF ↓ mortalidad y deterioro vs. HNF sola (NEJM 2002;347:1143–1150)
  - Considerar el uso de líticos en caso de paro inexplicable por AESP si puede ser secundaria a EP masiva
- Trombectomía con catéter o Qx (EP): para ptes con inestabilidad hemodinámica y EP masiva si: (1) está CI la lisis, (2) falló la lisis con tPA, o (3) se está en un centro experimentado y hay disfunción del VD. Consulta de Qx cardiaca; mejores resultados comparado con HNF sola (Circulation 2014;129:479–486)
- Filtro de VCI: cuando falla la anticoagulación o está CI; no hay beneficio de mortalidad a largo plazo (NEJM 1998;338:409)

Remisión
- Hemodin estable, pocas comorbilidades, sin tensión del VD: unidad de observación para anticoagulación, ENIEI, ECO
- Hemodin estable, comorbilidades, tensión de VD: ingresar, piso de tele
- Hemodin inestable, varias comorbilidades, tensión de VD, AEM, dificultad respiratoria: ingresar, UCI

INSUFICIENCIA CARDIACA DESCOMPENSADA

Panorama general (J Am Coll Cardiol 2019;74(15):1966)
- Insuficiencia cardiaca: cualquier estado agudo o crónico en el que la capacidad del corazón para bombear sangre de forma normal para satisfacer las demandas metabólicas del cuerpo se ve afectada; ya sea secundario a ↓ función sistólica (reducción de FE: ICRFE) o ↓ relajación diastólica (FE: ICCFE preservada); puede ser principalmente del lado izq, del lado der o biventricular; aunque es una enf crónica, se caracteriza por una descompensación intermitente secundaria a un desequilibrio de volumen
- Manifestaciones de insuf cardiaca descompensada del lado izq: EP (↑ PCP secundario a fuerzas hidrostáticas), derrames pleurales (↑ PCP secundario a fuerzas hidrostáticas), arritmias auriculares (↑ tamaño auricular), hipoperfusión (ICRFE: ↑ volumen telediastólico del VI → ↓ contractilidad [una vez sobre la curva de Frank-Starling] → ↓ FE y GC; ICCFE: ↓ volumen telediastólico del VI secundario a relajación alterada → ↓ GC)
- Manifestaciones de insuf cardiaca descompensada del lado der: derrames pleurales (↑ presión venosa sistémica → ↑ presión del conducto torácico/linfático → ↓ absorción del líquido pleural normal), edema periférico (↑ presión venosa sistémica), disfunción hepática (congestión), IY
- Las descompensaciones agudas pueden ocurrir secundarias a muchas causas (véase tabla)

Precipitantes frecuentes de la fibrilación auricular	(J Am Coll Cardiol 2019;74(15):1966)
Cambio de medicación o falta de cumplimiento[a]	Crisis hipertensiva (↑ poscarga)
Indiscreción alimentaria (↑ Na, ↑ líquido)	Sobredosis (BB, BCC), drogas ilegales o EtOH
Infarto de miocardio/isquemia	Anemia
Taquiarritmia (p. ej., FA)	Miopericarditis, endocarditis
EPOC/EP (↑ presiones en HCD, hipoxia)	Sepsis, infección
Insuficiencia renal (↑ volumen)	Valvulopatía cardíaca (véase tabla al final de sección)
	Cardiopatía estructural (véase tabla al final de sección)

[a]Especialmente diuréticos, anti-HTA o controladores del ritmo, pero se debe revisar cualquier cambio de medicación, ya que pueden tener propiedades farmacocinéticas que afectan a los meds cardíacos.

Abordaje

- Iniciar inmediatamente: acceso i.v., O₂ PRN, ECG, monitor, RxT
- En caso de dificultad respiratoria grave, CPAP/BiPAP temprana, NTG gtt (a menos que ↓ PA)
- El uso temprano de la ECOPC (torácica y eco) puede reducir el tiempo de Dx

Anamnesis y exploración física

- Hx: disnea/DE, DTo, tos (clara → esputo rosado), ortopnea/DPN, hinchazón MI/abdominal, aumento de peso
  - Preguntar siempre: cronología (agudeza), intensidad (capacidad funcional), cambios de comportamiento (dormir erguido), cambios en el O₂ domiciliario, frecuencia de control del peso y cualquier cambio respecto al peso seco
  - Evaluar siempre posibles precipitantes y enfermedades concurrentes (véase tabla anterior)
- EF: ↑ PA, ↑ FC, ↑ FR, disritmia cardíaca; R₃ (+) (ICRFE), R4 (+) (ICCFE); estertores o ↓ glucemia, sibilancias (lado izq); edema de MI, IY, ↑ tamaño del hígado, reflejo hepatoyugular (+), frío vs. calor

IC aguda descompensada (ICAD): componentes específicos de Hx&EF			(JAMA 2005;294:1944)
Mayor probabilidad de sufrir ICAD		**Menor probabilidad de sufrir ICAD**	
Factor histórico	Cociente de verosimilitudes (LR) (IC 95%)	Factor histórico	Cociente de verosimilitudes (LR) (IC 95%)
Hx de insuf cardiaca	5.8 (4.1-8)	Sin Hx de insuf cardiaca	0.45 (0.38-0.53)
Hx de IM	3.1 (2-4.9)	Sin DE	0.48 (0.35-0.67)
DPN	2.6 (1.5-4.5)		
Ortopnea	2.2 (1.2-3.9)		
Características de la anamnesis con utilidad diagnóstica mínima			
Hx de EAC, HLD, DM, HTA, EPOC, tabaquismo. Síntomas de edema, tos, fatiga y aumento de peso			
Mayor probabilidad de sufrir ICAD		**Menor probabilidad de sufrir ICAD**	
Factor de examen	Cociente de verosimilitudes (LR) (IC 95%)	Factor de examen	Cociente de verosimilitudes (LR) (IC 95%)
R₃ en la auscultación	11 (4.9-25)	Sin estertores	0.51 (0.37-0.7)
IY	5.1 (3.2-7.9)		
Estertores	2.8 (1.9-4.1)		
Cualquier soplo	2.6 (1.7-4.1)		
Edema de MI	2.3 (1.5-3.7)		
Características del examen con utilidad diagnóstica mínima			
Reflejo abdominoyugular, PAS < 100 mm Hg o > 150 mm Hg, sibilancias, ascitis			

Evaluación

- La ICAD es principalmente un Dx clínico, ayudado por evaluaciones de laboratorio y de imagen
- ECG: agrandamiento de la aurícula izq, HVI, taquiarritmia, isquemia, infartos antiguos
- Labs: BH, electrolitos, Cr, troponina, PFH, GV, BNP/NT-proBNP (véase más abajo)
- ECOPC torácica (Sen 94%, Esp 92%): > 3 líneas B/campo en 2+ campos bilaterales (Acad Emerg Med 2014;21(8):843–852); depende del operador (algunos estudios con Sen tan baja como el 60%), pero un operador experto puede ser superior a la RxT en el Dx de la IC del lado izq (Chest 2015;148(1):202–210); puede evaluar:
  - Derrames pleurales (secundarios a ICC u otros Dx)
  - Líneas B focales (p. ej., PNA, infarto > edema pulmonar asimétrico)
  - Reducción de la FE y derrame pericárdico
  - Colapsabilidad inspiratoria de la VCI: < 50% de colapsabilidad en la inspiración y un diámetro > 2 cm sugiere una sobrecarga de volumen; no se puede usar si el pte está en Tx con VEPP (Am J Emerg Med 2015;33(5):653–657)
- RxT (Sen 70%, Esp 82%): EP, derrame pleural, ↑ tamaño del corazón (Chest 2015;148(1):202–210)
- BNP (> 100 ng/L), NT-proBNP (> 300 ng/L): comparar con BNP de peso seco si hay ICC; los valores se correlacionan con la gravedad de la enfermedad (NYHA) de la ICC subyacente (NEJM 2002;347:161–167)
  - Falsos negativos: obesidad (Int J Cardiol 2014;176(3):611–617)
  - Falsos positivos: EP grande, corazón pulmonar, ERET, IAM, ↑ edad (se sugiere un punto de corte de > 900 ng/mL si > 50 años) (Int J Cardiol 2018;271:324–330)

Sensibilidad y especificidad agrupadas del BNP/NT-proBNP para la ICC-AD					(BMJ 2015;350:h910)
Valor BNP	**Sen (%)**	**Esp (%)**	**Valor NT-proBNP**	**Sen (%)**	**Esp (%)**
≤ 100 ng/L	95	63	≤ 300 ng/L	99	43
100-500 ng/L	85	86	300-1800 pg/mL	90	76
≥ 500 ng/L	35	78	≥ 1800 ng/L	67	72

Tratamiento

- **Diuresis (↓ volumen):** los ptes con edema refractario tienen problemas de absorción por la v.o. y pueden necesitar diurético por vía i.v.; administrar una dosis de diurético de asa de 2x la del hogar de forma i.v.; administrar diuréticos no de asa en casa (p. ej., metolazona) para el bloqueo secuencial de las nefronas (NEJM 2010;362(3):228–238)
  - Conversiones: furosemida:torsemida:bumetanida 40:20:1 i.v.; furosemida (v.o.:i.v.) 2:1; torasemida (v.o.:i.v.) 1:1; bumetanida (v.o.:i.v.) 1:1
  - En caso de alergia a furosemida/torsemida/bumetanida, se puede utilizar el ácido etacrínico
- **Nitratos (↓ precarga):** nitratos (0.4 mg s.l. c/5 min o 10-300 µg/min i.v.); precaución en ptes con EAo → ↓ PA 2° dependiente de la precarga; nitroprusiato si la NTG es ineficaz; la nesiritida puede ↑ la Cr/mortalidad en comparación con el Tx no inotrópico (JAMA 2005;293:1900)
- **Ventilación con presión positiva:** CPAP/BiPAP para ↓ Sat O₂ o aumentar trabajo respiratorio (si no hay CI); ↓ mortalidad, ↓ necesidad de intubación (JAMA 2005;294:3124; Lancet 2006;367:1155); intubar en caso de AEM profunda, insuf resp
- **Inótropos:** choque cardiogénico (véase sección Choque)
- **Otros:** posicionamiento (sentado > supino), O₂ para mantener la saturación > 90%, puede ser necesario una sonda Foley para evaluar entradas/salidas, BCPAO/DAVI (choque cardiogénico grave), AGC si SCA, morfina i.v. (vasodilatadora, reducción de catecolaminas sistémicas), ECMO-VA para choque grave que no responde, transfusión de sangre para Hb 8-9 (Ann Intern Med 2013;159:746)

Remisión

- **Riesgo bajo:** exacerbación leve, diagnóstico conocido, etiología benigna (indiscreción alimentaria) y seguimiento cercano: alta tras discusión con el cardiólogo; puede ↑ diurético durante unos días
- Algunos ptes con insuf cardiaca pueden ser tratados con un protocolo de Tx rápido en la unidad de observación con menos días de cama y tasas de reingreso similares a las de los ptes ingresados (Acad Emerg Med 2013;20(6):554)
- La mayoría de los ptes necesitan ser ingresados o cambiados a un régimen de Tx antes de ser dados de alta: cardiología/tele
- Todos los ptes con VEPP, dificultad respiratoria grave, signos de mala perfusión: UCI

Causas estructurales de la insuficiencia cardiaca	
MCP dilatada	**Fisiopatología:** dilatación ventricular → ↓ contractilidad → ↑ vol telediastólico → ↓ FE **Causas:** idiopática, familiar, isquemia, valvular, infección (Chagas), EtOH, cocaína, autoinmune **Presentación:** síntomas de insuf izq o der; episodios embólicos; arritmia **Evaluación:** ECG (MPOR, Q, BR, FA), RxT (↑ tamaño del corazón), ECO (dilatación del VI, ↓ FE, VI ± HCN de VD) **Tratamiento:** véase el Tx estándar de la insuf cardiaca más abajo **Consejos:** siempre hay que tenerlo en cuenta en los consumidores crónicos de alcohol etílico con disnea
MCP hipertrófica	**Fisiopatología:** obstrucción del tracto de salida del VI, peor si ↓ vol telediastólico → ↓ EF **Causas:** el 50% son familiares; la hipertrofia septal asimétrica (p. ej., HTA secundaria) puede dar lugar a una fisiología de MCOH (no a una verdadera MCOH) **Presentación:** disnea/angina; arritmias; muerte súbita **Evaluación:** soplo sistólico in crescendo/decrescendo; ECG (HVI, Q septal), RxT (↑ tamaño del corazón), ECO (↑ grosor septal) **Tx:** BB, BCC (verapamilo) **Consejos:** evitar diuréticos/↓ precarga (incluida VEPP), digoxina, ejercicio
MCP restrictiva	**Fisiopatología:** ↓ cumplimiento → ↓ vol telediastólico → ↓ FE **Causas:** amiloidosis, sarcoidosis, hemocromatosis, RT, cáncer **Presentación:** insuf cardiaca der > izq; episodios embólicos; mala respuesta a los diuréticos **Evaluación:** ↑ PVY, R₃, R₄, ECG (bajo voltaje), RxT (EP sin ↑ tamaño del corazón), ECO (engrosamiento simétrico de la pared, DAI/DAD) **Tx:** tratar la causa subyacente, diuresis leve
Pericarditis constrictiva	**Fisiopatología:** ↓ cumplimiento → ↓ vol telediastólico → ↓ FE **Causas:** posviral, RT, TB, post Qx cardiaca, idiopática **Presentación:** insuf cardiaca der > izq **Evaluación:** ↑ PVY, golpe pericárdico; ECO (rebote septal) **Tx:** diuresis, pericardiotomía

	Cardiopatía valvular (*Circulation* 2021;143:e72)
Estenosis de la válvula aórtica	**Causas:** calcificación (edad > 70 años), válvula bicúspide, cardiopatía reumática **Presentación:** angina, síncope de esfuerzo, ICC **Exploración:** mesosistólica, *crescendo-decrescendo* en borde esternal superior derecho que se irradia a las carótidas, galope en R_4, R_2 leve, pulsos carotídeos retrasados y disminuidos **Evaluación:** ECO (velocidad transvalvular, FE, FAAO) **Tx agudo:** ↓ poscarga; minimizar ↓ precarga e inotropía negativa (evitar vasodilatadores, diuréticos); si hay descompensación aguda grave de la insuf cardiaca secundaria a EAo crítica, consultar con cirujano cardiaco para considerar una VPA urgente, valvuloplastia con balón como puente **Consejos:** las indicaciones para VPA (si hay síntomas) incluyen: $V_{max} \geq 4$ m/s o ΔP_{media} ≥ 40 mm Hg; V_{max} < 4 m/s + FAAO ≤ 1.0 cm^2 + FE < 50%; r V_{max} < 4 m/s + FAAO ≤ 0.6 cm^2 + índice de vol sistólico <35 mL/m^3 (*NEJM* 2014;372:744–756)
Insuficiencia valvular aórtica	**Causas:** cardiopatía reumática, válvula bicúspide, endocarditis, HTAc, anomalías de la raíz aórtica (aneurisma, disección) **Presentación:** ICC aguda o crónica **Exploración:** soplo diastólico *decrescendo*, presión diferencial amplia, pulso de martillo de agua, pulsaciones espontáneas del lecho ungueal, soplo de vaivén sobre la arteria femoral **Evaluación:** ECO: gravedad de la insuficiencia → ancho del chorro regurgitante **Tx agudo:** ↓ sobrecarga (nifedipino, IECA); vasodilatadores ± dobutamina; si está grave e inestable, consultar con Qx cardiaca para considerar una VPA urgente **Consejos:** indicaciones para VPA (si es sintomática): VC > 0.6 cm, inversión del flujo aórtico holodiastólico, RVol ≥ 60 mL, FaR ≥ 50%, ERO ≥ 0.3 cm^3
Estenosis mitral	**Causas:** cardiopatía reumática, congénita, calcificación anular **Presentación:** ICC, FA, émbolos, hemoptisis, ronquera **Exploración:** soplo diastólico, chasquido de apertura en la diástole temprana, R_1 fuerte **Evaluación:** ECG (DAI, FA, HVD), ECO (área valvular, gradientes de presión), RxT (DAI-enderezamiento del borde izquierdo del corazón) **Tx agudo:** diuresis cuidadosa, BB; sin embargo, la valvuloplastia percutánea con balón (VPB) y mitral (VPM) tienen los mejores resultados **Consejos:** la mayoría tiene síntomas si la VPM < 1.5 cm^2; VPM/VPB en función de los síntomas (NYHA III/IV [+/– NYHA II]); VPB favorable vs. VPM, pero el 10-40% puede tener reestenosis retardada y requerir repetición (*Lancet* 2009;374:1271–1283)
Insuficiencia mitral	**Causas:** crónicas (PVM, endocarditis, MCP dilatada, enf del tejido conjuntivo, cardiopatía reumática), agudas (rotura de cuerdas, disfunción de músculos papilares) **Presentación:** edema pulmonar **Exploración:** soplo holosistólico **Evaluación:** ECG (DAI, isquemia, FA), ECO (ancho del chorro regurgitante), RxT (DAI, edema pulmonar) **Tx agudo:** vasodilatadores (IECA, nitratos), BB, diuréticos; sin embargo, la VPM es la única intervención con beneficio probado (*Lancet* 2009;373:1382–1394)

DISECCIÓN AÓRTICA

Panorama general

- **Definición:** cualquier grado de desgarro de la *túnica íntima* aórtica que permita a la sangre entrar y atravesar la pared aórtica entre las capas de la *túnica íntima* y la *túnica media*
  - El «falso lumen» intramural puede obstruir el flujo normal en el verdadero lumen aórtico, incluidas las ramas vasculares críticas (sobre todo las arterias carótida, celiaca, mesentérica sup/inf, renal y espinal), puede romperse a través de la adventicia en el espacio pleural o pericárdico
  - También puede manifestarse con hemorragia intramural, úlcera penetrante, seudoaneurisma y rotura traumática
- La clasificación de la disección influye en el tratamiento y el pronóstico (*véase* tabla)

Pronóstico de la disección aórtica (IRAD, JAMA 2000;283:897)

Tipo Stanford	% de casos	Distribución anatómica	Órganos en riesgo	Pronóstico con Tx médico	Pronóstico con Tx quirúrgico
Tipo A	62%	Aorta ascendente +/− descendente	Cerebro Art coronaria Médula espinal Abd/riñones Piernas	58%	26%
Tipo B	38%	Aorta descendente sin ascendente	Médula espinal Abd/riñones Piernas	10.7%	31%

Abordaje

- I.v. inmediata, ECG, RxTp, analgesia, control de la PA (si hay HTA)
- Consultar precozmente con Qx cardiotorácica, sobre todo en caso de disección tipo A si se sospecha clínicamente
- Atención a la extensión de la disección, el tamaño de los lúmenes T/F, la afectación de las ramas, la presencia de un hematoma periaórtico/mediastínico o de un derrame pleural

Factores de riesgo de disección aórtica (Circulation 2010;121:e266)

Mecanismo	Trastornos asociados
↑ Tensión de la pared aórtica	HTA, consumo de cocaína/estimulantes, Valsalva extrema (p. ej., levantamiento de peso), traumatismo contuso/lesión por desaceleración, esfuerzo, coartación aórtica, feocromocitoma
Vulnerabilidad del muro aórtico	Trastornos genéticos (Sx de Ehlers-Danlos, Marfan, Turner, Loeys-Dietz, Noonan, válvula bicúspide congénita, disección familiar), vasculitis inflamatorias (LES, ACG, Behçet, Takayasu), vasculitis infecciosas (sífilis, tuberculosis)
Lesión mural iatrogénica	Qx cardiaca/valvular, uso de BCPAO, canulación aórtica, cateterismo
Otros	Hombre, > 50 años, embarazo, PQR, esteroides crónicos, inmunosupresores, HxF

Anamnesis y exploración física

- Elementos individuales de la anamnesis aislados notoriamente insensibles o inespecíficos (véase tabla)
- Hx: comienzo repentino y a menudo el peor DTo (ascendente), dolor de espalda interescapular (descendente), o dolor de cuello; a menudo máximo al comienzo, con calidad de desgarro, y puede migrar; puede asociarse con síncope, déficits neurológicos
  - Obsérvese que hasta un 10% de los ptes pueden no presentar dolor (más común en la disección crónica)
  - En cuanto a FaR, considerar en todos los ptes de traumatismo contuso con DTo o espalda
- EF: comprobar si hay soplo), asimetría bilateral de la PA en MS > 20 mm Hg (hallazgo poco sensible, pero ominoso), déficit de pulso (27% de los ptes), déficits neurológicos incluyendo el síndrome de Horner, dolor abd +/− examen de guayacol (el resultado [+] puede sugerir isquemia intestinal), dolor en el flanco, signos de taponamiento (IY, ruidos cardiacos apagados, taquicardia, hipotensión)

Disección aórtica: frecuencia de los hallazgos de la Hx&EF y la RxT

	Componente	En general (%)	Tipo A (%)	Tipo B (%)
Anamnesis	Dolor intenso/peor de la historia	90	90	90
	Aparición brusca del dolor	90	91	89
	Dolor de tórax o de espalda	85	85	86
	Dolor a las 6 h de presentación de síntomas		79	
	Dolor abdominal	30	22	43
Ex física	HTA en el momento de la presentación	49	36	69
	Hipotensión, choque o taponamiento	18	27	3
	Cualquier déficit neurológico focal	12	17	5
	Cualquier déficit de pulso	27	31	21
	Insuficiencia aórtica	32	44	12
RxT	Mediastino ensanchado	60	63	56
	Contorno aórtico anómalo	48	47	49
	Normal	16	11	21

IRAD, Circulation 2004;110(11 Suppl 1):237; Lancet 2008;372:55–66.

Disección aórtica: sensibilidad de los componentes de la anamnesis			
	Sen (IC 95%)		**Sen (IC 95%)**
Hx de HTA	64% (54-72)	Hx de Sx de Marfan	5% (4-7)
Cualquier dolor	90% (85-94)	Dolor de espalda	32% (19-47)
Dolor torácico	67% (56-77)	Dolor abdominal	23% (16-31)
Dolor torácico anterior	57% (48-66)	Síncope	9% (8-12)
Dolor torácico posterior	32% (24-40)		
Dolor intenso	90% (88-92)	Dolor desgarrante/ lacerante	39% (14-69)
Dolor repentino	84% (80-89)	Dolor migratorio	31% (12-55)

JAMA 2002;287(17):2262.

Evaluación

- ECG: evaluar en busca de IMEST (la disección de tipo A puede afectar a la ACD; ~4-8% de las disecciones torácicas presentarán signos de IMEST), HVI (evidencia de HTA crónica), cambios en el CNEST
  - En los ptes con IMEST inferior, considerar siempre la disección tipo A
- Labs: G&C, BH, electrolitos, MCP (Cr ↑ con isquemia renal), troponina, lactato (↑ con cualquier isquemia, ↑↑ sugiere isquemia de vísceras abdominales), TP/TTP
- RxT: puede ser normal en el 20%; los hallazgos característicos incluyen mediastino ancho, arco aórtico distal y ápice izq anómalos, desplazamiento de la tráquea → der, bronquio izq deprimido, derrame pleural izq, apariencia de doble densidad de la aorta (sugiriendo lumen verdadero y falso)
- Las directrices actuales desaconsejan el uso del dímero D por sí solo para descartar la DA (*Ann Emerg Med* 2015;65:32–43)
- Uso combinado del dímero D y la puntuación de riesgo de disección aórtica (ADD) (*Eur Heart J Acute Cardiovasc Care* 2020;9(3):S32–S39): los primeros datos apoyan el uso combinado de ADD y dímero D; ADD < 1 y dímero D negativo pueden descartar la DA (Sen 100%, VPN 100%); ADD 1 y dímero D negativo también tienen una sensibilidad (98.7%) y VPN (99.2%) muy altas, y es probable que mejoren aún más si la RxT es normal (el 60% de los ptes con DA tienen un mediastino amplio) (*véase tabla*)
  - El dímero D no es apropiado en los ptes con TDA 2-3, dado que la sensibilidad y la especificación son bajas
- ECOPC cardiaca: datos limitados sugieren una alta utilidad diagnóstica (Sen 88%, Esp 94%), sobre todo en conjunción con ADD 0 (Sen 96%, Esp 98%); el estudio positivo incluye cualquiera de los siguientes hallazgos: colgajo intimal, hematoma intramural, dilatación de la aorta ascendente, insuficiencia AV, derrame pericárdico; dependiente del operador (*Intern Emerg Med* 2014;9(6):665–670)
- Modalidades de diagnóstico definitivo: ETE (Sen 98%, Esp 95%), angio-TC (Sen 100%, Esp 98%), RM (Sen 98%, Esp 98%) (*Arch Intern Med* 2006;166:1350–1356)

Puntuación de riesgo para la detección de disección aórtica (ADD)		
Condiciones de alto riesgo	**Características del dolor de alto riesgo**	**Características del examen de alto riesgo**

• Sx de Marfan
• HxF enf aórtica
• Valvulopatía aórtica conocida
• Manipulación aórtica reciente
• AA torácico conocido
	• Dolor de tórax, espalda o abdomen descrito como:
	  ○ De aparición súbita
	  ○ De alta intensidad
	  ○ Desgarrante o lacerante
		• Evidencia de déficit de perfusión (déficit de pulso, diferencial de PAS)
		• Déficit neurológico focal junto con dolor
		• Hipotensión/choque

Características de pruebas de ADD y abordaje combinado ADD + dímero D					
N.° de categorías ADD de alto riesgo presentes	**ADD sola**[a]	**ADD combinada con dímero D**[b]			
	Sen (%)	**Sen (%)**	**Esp (%)**	**VPN (%)**	**VPP (%)**
0 (riesgo bajo)	95.7[a]	100	30.4	100	8.3
1 (riesgo int)	63.5	98.7	35.7	99.2	25.6
2-3 (riesgo alto)	40.8	97.5	37.1	95.8	50.3

[a]Nótese que la mitad (48.6%) de los ptes de bajo riesgo con DAo en los datos de derivación tenían el mediastino ensanchado en la RxT (*Circulation* 2011;123:2213–2218).[b]*Int J Cardiol* 2014;175:78–82.

Características diagnósticas de imagen avanzada para DAo				
Estudio de imagen	**Sen (%)**	**Esp (%)**	**LR (+)**	**LR (–)**
ETE	98 (95-99)	95 (92-97)	14.1 (6-33)	0.04 (0.02-0.08)
Angio-TC	100 (96-100)	98 (87-99)	14 (4.2-46)	0.02 (0.01-0.11)
RM	98 (95-99)	98 (95-100)	24 (11-57)	0.05 (0.03-0.10)

Tratamiento *(Lancet 2008;372:55–66; Circulation 2018;137:1846–1860)*
- En general, se prefiere el Tx quirúrgico para el tipo A, y el Tx médico para el tipo B
- El Tx gira en torno al control de los detonantes (PA y FC); objetivo: FC 60-80 y PAS 100-120
  - 1.ª línea: se prefieren los BB gtt i.v. al bolo (esmolol, labetalol)
  - 2.ª línea (CI: BB, requiere control adicional): BCC i.v. gtt (p. ej., nicardipino, diltiazem)
  - Si hay HTA/taquicardia resistente: vasodilatador (nitroprusiato > NTG: es necesario un BB concomitante para evitar la taquicardia refleja)
  - Línea A para monitorización cercana (de preferencia MS dero más alejado del falso lumen)
- Analgesia: se prefieren los opiáceos de acción corta en caso de cambios hemodinámicos
- Se debe obtener una consulta quirúrgica urgente (Qx cardiaca para el tipo A, Qx vascular para el tipo B) para todos los ptes diagnosticados con DA torácica, independientemente de la ubicación, tan pronto como se haga el Dx o se sospeche
  - Tipo A: evaluar para reparación Qx urgente (1-2% de mortalidad/h en las primeras 24 h)
  - Tipo B: tratando médicamente considerando una posible reparación endovascular (sobre todo ante mala perfusión de un órgano, aneurisma que se agranda, fuga/rotura, incapacidad para controlar la PA/síntomas)

Remisión
- Todos los ptes con DA aguda ingresan en la UCI (+/– vía quirófano)

ANEURISMA DE AORTA TORÁCICA (AAT)

Panorama general
- Diámetro aórtico normal ↑ c/edad, sexo (M > F), superficie corporal, modalidad de imagen
- **Aneurisma de aorta torácica:** dilatación permanente localizada de la pared aórtica qué afecta a la túnica íntima, la túnica media Y la túnica externa, > 1.5 × diámetro aórtico normal; la dilatación de 1-1.5× normal es ectásica (el tamaño normal es < 3 cm); puede ocurrir en la raíz, aorta ascendente, arco o aorta descendente
  - Generalmente secundario a enf degenerativa (*véase* FaR para DA), ~25% de los ptes también tienen un AAA
- **Seudoaneurisma aórtico torácico:** *véase* AAT, pero afecta < 3 capas de la pared aórtica
- Las complicaciones varían en función del diámetro; la tasa media de expansión es de 0.10-0.42 cm/año

Tasas de complicaciones anuales por tamaño de la aorta *(Ann Thorac Surg 2002;74:S1877)*				
Tamaño de la aorta	**> 3.5 cm (%)**	**> 4 cm (%)**	**> 5 cm (%)**	**> 6 cm (%)**
Rotura	0	0.3	1.7	3.6
Disección	2.2	1.5	2.5	3.7
Muerte	5.9	4.6	4.8	10.8
Cualquiera de los anteriores	7.2	5.3	6.5	14.1

Anamnesis, exploración física y evaluación
- Hx&EF: a menudo se descubre incidentalmente en las imágenes; los síntomas pueden variar ampliamente
  - Síntomas compresivos: ronquera (compresión del nervio laríngeo recurrente), estridor (compresión de tráquea/bronquios), disnea (compresión pulmonar), disfagia (compresión esofágica), plétora/edema (compresión de la VCS)
  - Insuficiencia cardiaca, embolización, DA, rotura
- Imagenología: angio-TC (buena Sen, rápida, no invasiva); RM (mejor para la raíz aórtica); ETT (limitada para evaluar la raíz aórtica o la Ao torácica descendente); ETE (mejor que la ETT para la raíz aórtica y la Ao torácica descendente)

Tratamiento
- Modificación de los FaR: optimización del perfil lipídico, dejar de fumar, control de la PA (BB, IECA), evitar el ejercicio o Valsalva intensos
- Reparación urgente abierta vs. reparación endovascular según indicación (*véase* tabla)

Indicaciones para la consulta quirúrgica cardiaca urgente *(Circulation 2010;121:e266)*
Ptes asintomáticos con AAT degenerativo, disección aórtica crónica, hematoma intramural, úlcera ateroesclerótica penetrante, aneurisma micótico o seudoaneurisma en los que el diámetro de la aorta ascendente o del seno aórtico sea ≥ 5.5 cm
Ptes con síndrome de Marfan u otros trastornos de origen genético (*véase* más arriba) en los que el diámetro de la aorta ascendente o del seno aórtico es de 4-5 cm
Ptes con una tasa de crecimiento de más de 0.5 cm/año en una aorta < 5.5 cm
Ptes con síntomas que sugieren expansión del AAT

Remisión
- Ingresar a los ptes que cumplan las indicaciones de reparación urgente o sintomáticos
- Para los ptes asintomáticos sin necesidad de intervención urgente, alta con seguimiento de Qx vascular/cardiaca y del MAP para modificación de FaR

PERICARDITIS AGUDA

Definición (NEJM 2014;371(25):2410–2416)

- Enf inflamatoria aguda del pericardio debido a diversas causas:
  - Idiopática (80% en países desarrollados): se supone que es posviral
  - Infecciosa (TB, hongos, menos probable estafilococo/estreptococo, viral, Rickettsia, parasitaria)
  - Post-IM (post-IM temprano vs. Dressler)
  - Enf sistémicas (cáncer, enf del tejido conjuntivo, mixedema, uremia, amiloidosis)
  - Trauma o Tx (posquirúrgico, RT, postraumático, relacionado con medicación)
- El Dx requiere la ausencia de una causa más probable de DTo (p. ej., SCA, etc.) y ≥ 2 de:
  1. DTo característico (véase más abajo)
  2. Roce pericárdico (sonido agudo y rasposo que se escucha mejor en el borde esternal izq)
  3. Hallazgos sugerentes en el ECG (véase más abajo)
  4. Derrame pericárdico nuevo o que empeora
- Puede ser recidivante en el 10-30%: incesante (discontinuar Tx o intentos de destete causan una recaída en < 6 semanas) o intermitente (intervalos libres de síntomas > 6 semanas, pero recidiva)
- Puede estar asociado con un derrame pericárdico con o sin taponamiento, o ser constrictivo

Anamnesis y exploración física

- Hx: DTo característico: inicio repentino, retroesternal, pleurítico, posicional (mejor con la inclinación hacia delante o en posición vertical); el dolor puede irradiarse al cuello, los brazos, los hombros, similar al SCA
  - Preguntar por una enfermedad viral reciente
  - Puede tener fiebre baja, disnea, disfagia, mialgias
- EF: roce por fricción (sonido agudo de raspado que se escucha mejor en el ápice del borde esternal inf izq con pte inclinado hacia adelante en espiración completa), ↑ FC, ↑ FR, PA normal

Evaluación

- ECG: los hallazgos ocurren en cuatro etapas (véase tabla), caracterizadas por depresiones difusas del ST y PR, aunque las depresiones sutiles de PR pueden ser el único signo
  - Hallazgos clásicos de DTo y ECG: presentes solo en ~2/3 de los ptes (Emerg Med J 2013;30:1003)
  - Evaluar la presencia de alternancias eléctricas (sugieren taponamiento pericárdico, véase sección siguiente)

Etapas de los cambios del ECG en la pericarditis

Etapa 1	Aguda (de horas a días)	ST difuso ↑ (I,V5,V6); descenso del ST recíproco aVR y V1; PR ↓ II, aVF,V4-V6; PR ↑ aVR
Etapa 2	Resolución anticipada	Normalización de los segmentos ST y PR
Etapa 3	Resolución tardía	OTI I,V5,V6 que pueden ser generalizados
Etapa 4	Resolución completa	Normalización del ECG

- Labs: BH, QS (descartar uremia), PFH, VES/CRP (↑ CRP en el 75%), enzimas cardiacas (Dxd incluye SCA, hasta1/3 de casos asociados con miocarditis) (NEJM 2014;371(25):2410–2416)
  - No es necesario realizar más pruebas a menos que el recuento de leucos sea > 13 k, T > 38.5 °C o las comorbilidades o la anamnesis sugieran una causa subyacente específica; TSH PRN, serologías (infección, inflamación)
- RxT: descartar otros Dx; cardiomegalia visible si hay > 250 mL de derrame pericárdico
- ECOPC: evaluar (1) derrame pericárdico, (2) fisiología del taponamiento (colapso diastólico tardío de la AD, persistencia del colapso de la AD > 1/3 del ciclo cardiaco, colapso diastólico temprano del VD, colapso de la AI, VCI dilatada con < 50% de colapso de la resp)
  - Una ecografía normal no descarta pericarditis
- Aunque no están indicadas de forma rutinaria, la TC y la RM pueden ayudar a hacer el Dx (engrosamiento del pericardio)

Tratamiento (Am Heart J 2010;160:662)

- El Tx farmacológico es la base:
  - AINE: ibuprofeno (600-800 mg c/6-8 h), indometacina (25-50 mg c/8 h), AAS (2-4 g c/24 h en dosis divididas) × 1-2 semanas; administrar con IBP para protección gástrica
    - El AAS es el preferido entre los AINE en el periodo post-IM temprano
  - Colchicina (0.5 mg c/24 h si ≤ 70 kg; 0.5 mg c/12 h si > 70 kg): junto con AINE; vs. placebo: ↓ riesgo de recurrencia y persistencia de los síntomas a las 72 h en un 50% (NEJM 2013;369:1522–1528); Tx de elección en pericarditis recurrente, riesgo de toxicidad
    - Usar con precaución en caso de ERC, enf hepatobiliar, discrasias hemorrágicas, trastornos de la motilidad GI
    - Junto con AINE, suele mejorar los síntomas en 1-3 días
  - Esteroides (prednisona 1 mg/kg/día con disminución lenta después de 2-4 sem): 1.ª línea para causas autoinmunes o urémicas, o para aquellos que fracasan en el tratamiento con AINE o colchicina; puede ↑ riesgo de recurrencia (COPE, Circulation 2005;112:2012)
  - Duración óptima del Tx no está clara: se recomienda curso de 3 meses (NEJM 2013;369:1522-1528)
- Tx de la enfermedad subyacente PRN (Abx, diálisis, quimio, etc.)
- Pericardiocentesis indicada en caso de pericarditis purulenta (posQx, TB, etc.) o neoplásica

- Consulta con cardiología: si se considera la posibilidad de un taponamiento/eco
- Consulta con cirugía por TC: Qx cardiaca reciente o si se necesita una ventana pericárdica

Remisión
- La mayoría de los ptes pueden ser dados de alta
- Ingresar: anomalías hemodinámicas, fiebre, miocarditis, uremia, gran derrame, fracaso del Tx

TAPONAMIENTO CARDIACO

Panorama general *(NEJM 2003;349:684)*
- Definición: estado que pone en riesgo la vida en el que la presión intrapericárdica (secundaria a líquido, sangre, pus) > PTDVD → ↓ precarga del VD → ↓ precarga del VI → ↓ PTDVI → equilibrio de las presiones cardiacas izq y der → ↓ GC → choque obstructivo
- El taponamiento está más relacionado con la tasa de acumulación de líquido con su volumen (el líquido se acumula más rápido que la tasa de capacidad de estiramiento del pericardio)
- Puede ser causado por sangre (DA tipo A, rotura de la pared libre después de un infarto, posQx, trauma), pus (tuberculosis, posquirúrgico), aire o líquido (mixedema, uremia, malignidad, LES, RT)

Anamnesis y exploración física
- Hx: si es atraumático, puede presentar disnea/DE progresiva, ortopnea, DPN, DTo, aturdimiento, AEM, debilidad; traumático generalmente con herida penetrante grave o lesión aórtica contusa
- EF: ↑ FC, ↑ FR, **triada de Beck** (↓ PA, venas del cuello distendidas, ruidos cardiacos apagados), presión de pulso estrecha, pulso paradójico (*véase más adelante*)

Prueba del pulso paradójico: evaluación del efecto Bernheim invertido
- Inflar el manguito de PA hasta 20 mm Hg por encima de la PAS, desinflar hasta que se escuche el 1.er ruido de Korotkoff solo durante la espiración. Registrar el número. A continuación, desinflar el manguito hasta que los ruidos de Korotkoff se escuchen por igual durante la inspiración y la espiración. Restar este número del 1.°
- Es anómalo si la diferencia entre estos 2 números es > 10 mm Hg
- Dxd: taponamiento cardiaco, asma grave/EPOC, EP, pericarditis constrictiva

Evaluación
- ECG: bajo voltaje, alternancias eléctricas, ± signos de pericarditis
- RxT: corazón globular, pero puede ser normal si la acumulación es rápida, se requiere un mínimo de ~200 mL de líquido para producir cardiomegalia visible en la RxT
- ECO (prueba de elección): puede confirmar el Dx; derrame (puede ser de tamaño variable) con desplazamiento septal, colapso sistólico de la AD (signo más temprano), persistencia del colapso de la AD > 1/3 del ciclo cardiaco, colapso diastólico del VD (más específico, colapso de la AI, cambios exagerados del ciclo respiratorio en las velocidades de entrada del flujo mitral y tricuspídeo (sustituto del pulso), dilatación de la VCI con < 50% de colapso respiratorio (alta Sen) *(Am J Emerg Med 2019;37(3):321–326)*
- Líquido pericárdico: si es atraumático, considerar el envío de cultivo de líquidos y tinción de Gram, BUN, Cr, ANA, FaR, cribado de malignidad/citología

Tratamiento
- Bolo de LIV: estado dependiente de la precarga; ↑ precarga al VD provoca ↑ PTDVD > presión intrapericárdica → ↑ precarga del VI → ↑ GC
  - La precarga es puramente temporal a la pericardiocentesis; con un exceso de precarga los ptes desarrollarán EP e hipoxia
  - Cualquier necesidad de VEPP debe evitarse a toda costa dado el profundo efecto sobre la ↓ precarga
- Pericardiocentesis o ventana pericárdica: el taponamiento cardiaco con compromiso hemodinámico requiere un drenaje urgente (a pie de cama si es inestable; preferiblemente en la sala de cateterismo o en el quirófano si hay tiempo)

Remisión
- Ingresar a todos los ptes con taponamiento cardiaco. Si se drena eficazmente y se estabiliza, puede ser ingresado en el piso de telemetría (es decir, en cardiología). Si se ingresa en espera de drenaje, a la UCI

MIOCARDITIS

Panorama general
- Definición: enf inflamatoria linfocítica aguda del miocardio de gravedad variable que va desde la enf subclínica hasta la insuficiencia sistólica fulminante y la muerte
- Frecuentemente infecciones virales (coxsackie, enterovirus, adenovirus, herpes, COVID-19), infecciones bacterianas (estreptococo, micoplasma, legionela, clamidia), Chagas, toxinas/meds (cocaína, litio, doxorrubicina), enf autoinmunes (LES, esclerodermia)

Anamnesis y exploración física (*Circulation* 2006;113:876–890)
- Hx: disnea, DTo, arritmias; puede tener síntomas sistémicos, incluyendo fiebre, fatiga, artralgia, malestar, vómito, diarrea. Puede presentarse similar a la ICRFE; pródromo viral (10-80%)
- EF: va desde lo asintomático hasta los signos sutiles de disfunción sistólica (crepitaciones, edema de MI) hasta la insuf respiratoria fulminante (IY, taquipnea, ↓ glucemia, edema de MI), arritmia o paro cardiaco
- Anomalías de los SV: fiebre, ↑ FC, ↑ FR, menos comúnmente ↓ PA
- Puede ser de apariencia tóxica o presentarse como una taquicardia desproporcionada con respecto a la fiebre

Evaluación
- ECG: taquicardia sinusal, elevación o descenso del ST/CNEST (puede imitar un SCA), TV/FV, QRS ensanchado, QTc prolongado, bloqueo cardiaco, Δ de pericarditis (*véase arriba*)
- RxT: ↑ tamaño cardiaco
- Labs: enzimas cardiacas (Tpn > CK-MB; Sen 34%, Esp 89%; ↑ Sen c/↑ extensión de la enf), BNP, BH c/dif (puede haber eosinofilia), ↑ VES/CRP (*NEJM* 2009;360:1526–1538)
- RM cardiaca: útil para establecer el Dx definitivo o planificar la biopsia, prueba de elección
- La biopsia endocárdica es el patrón de referencia histórico, pero tiene Sen y Esp variables

Tratamiento
- En gran medida, de apoyo; tratar la ICC, el choque cardiogénico o las arritmias

HIPERTENSIÓN Y URGENCIAS HIPERTENSIVAS

Abordaje
- Deben diferenciarse las elevaciones crónicas de la PA de una elevación aguda
- Es necesario diferenciar las elevaciones transitorias (es decir, por ansiedad o dolor) de otras causas
- Buscar las causas de la HTA que pongan en peligro la vida del pte, incluidas las lesiones de los órganos diana (*véase* Urgencias hipertensivas)

Diferencial para la HTA	
Fisiopatología	**Diferencial**
Otros	Ansiedad, dolor, drogas o meds ilegales (estimulantes, esteroides, ACO, ATC, descongestionantes, AINE), HTA de rebote (clonidina, BB), abstinencia de EtOH, preeclampsia-eclampsia, HIC/ACV, crisis de tiramina
Cardiovascular	HTA esencial, ICAD, DAo, coartación aórtica, policitemia vera
Renal	ERC, estenosis de la arteria renal, glomerulonefritis, displasia fibromuscular
Endocrina	Cushing, feocromocitoma, hiperaldosteronismo, enf tiroidea/paratiroidea

Definición (*Hypertension* 2018;71(6):e13–e115)
- Categorías de HTA: lo normal es PAS < 120 y PAD < 80 mm Hg, elevada es PAS120-129 y PAD < 80, estadio 1 de HTA es PAS 130-139 o PAD 80-89, estadio 2 es PAS ≥ 140 o PAD ≥ 90 (en 2 o más ocasiones o mediante monitorización ambulatoria de 24 h)
- Urgencias hipertensivas: PAS ≥ 180 o PAD ≥ 110 sin daño orgánico agudo; este término también se denomina «crisis hipertensiva» y ha caído en gran medida en desuso
- Emergencia HTA: elevación de la PA con daño orgánico agudo (cardiaco, SNC, renal)

Anamnesis y exploración física
- Hx de EAC, ICC, AIT/ACV, EAP, ERC, meds/incumplimiento, EtOH/drogas ilegales
- Buscar precipitantes: progresión de la HTA esencial, incumplimiento de la medicación, HTA de rebote (clonidina), empeoramiento de la enf renal, feocromocitoma, enf de Cushing, consumo de drogas (cocaína, anfetaminas, IMAO + tiramina), lesión cerebral
- Evaluar si hay daños en los órganos: DTo, síntomas neuro, AEM, oliguria, hematuria
- La cefalea, los mareos y la epistaxis suelen acompañar a la HTA, pero si no hay indicios de daño orgánico no indican la necesidad de controlar la PA de forma aguda
- EF: EM, examen neuro (papiledema, agudeza visual), estigmas de ICAD

Evaluación
- Comprobar la PA en ambos brazos, revisar el manguito y su tamaño
- En los ptes del SU con PA marcadamente elevada asintomática, no es necesario el cribado rutinario de lesiones agudas de órganos diana (es decir, Cr sérica, ECO, ECG)
- En determinadas poblaciones de ptes (aquellos con poco seguimiento), el cribado de las concentraciones altas de Cr puede identificar una lesión renal que afecte la remisión

Tratamiento: HTA crónica
- Objetivo de PA < 140/90 mm Hg; si hay DM, enf renal o ECV conocida, el objetivo es < 130/80 mmHg
- El Tx de la HTAc lleva a una ↓ 50% ICC, ↓ 40% ACV, ↓ 20-25% IM (*Lancet* 2000;356:1955)

- En los ptes con PA marcadamente elevada asintomática (≥ 180/≥ 110), no es necesaria la intervención médica rutinaria en el SU
- En determinadas poblaciones de ptes (aquellos con poco seguimiento), los urgenciólogos pueden tratar la PA muy alta en el SU o iniciar un Tx para el control a largo plazo con un plan de seguimiento ambulatorio
  - Para el inicio de la terapia a largo plazo, puede ser razonable comenzar Tx farmacológico (*Hypertension* 2003;42:1206); considerar hidroclorotiazida 12.5-50 mg c/24 h o amlodipino 2.5-10 mg c/24

Tratamiento: emergencia hipertensiva
- ↓ PAM en un 25% durante 1 o 2 h con medicación i.v., y luego con una versión por v.o. con un objetivo de 160/100 en las siguientes 2-6 h, y una PA normal en 24-48 h; tratar según la causa subyacente (*véase más abajo*)
- Evitar Tx la HTA durante el ACV agudo a menos que el pte esté siendo lisado, tenga HTA extrema (> 220/110), disección aórtica, isquemia cardiaca activa o ICC (*Stroke* 2013;44:870)

Medicamentos antihipertensivos para causas específicas		
Enf	**Elección de meds**	**Dosis**
Isquemia cardiaca	Metoprolol	2.5-10 mg i.v.
	NTG	10-200 µg/min i.v.
ICC	NTG	10-200 µg/min i.v.
HIC, encefalopatía por HTA	Nicardipino	0-15 mg/h i.v.
	Labetalol	10 mg i.v., hasta 300 mg
Disección aórtica	Esmolol + nicardipino, o labetalol solo	Esmolol: bolo de 0.25-0.5 mg/kg en 1-2 min, luego 10-200 µg/kg/min gtt; *véase arriba para nicardipino y labetalol*
Estenosis de la arteria renal	IECA o ARA	Captopril 25 mg v.o. c/12 h, losartán 50 mg v.o. c/24 h
Feocromocitoma	Fenoxibenzamina	10 mg v.o. c/12 h
	Fentolamina	5 mg i.v. durante una crisis HTA
Preeclampsia-eclampsia	Magnesio	1-4 g i.v. en 2-4 min
	Hidralazina	10 mg i.v.

Remisión y consejos
- Los ptes asintomáticos pueden ser llevados a casa con seguimiento de su MAP (*Ann Emerg Med* 2013;62:59–68)
- Las verdaderas emergencias hipertensivas requieren el ingreso en la UCI para la monitorización de la PA
- La HTA en el SU suele ser por ansiedad/dolor. Siempre revise la PA una vez que el PX esté tranquilo y libre de dolor
- En neonatos, sospechar enf renovascular, coartación aórtica o malformación renal

Encefalopatía hipertensiva
- Resultados del edema cerebral vasogénico difuso secundario a fallo de autorregulación
- Se presenta con cefalea grave, vómito, AEM; puede evolucionar a convulsiones o coma
- Puede haber afectación de la retina, papiledema, déficits neuro focales en > 1 patrón
- TC: puede ser irrelevante o mostrar un edema difuso y una pequeña hemorragia
- Totalmente reversible con una rápida reducción de la PA (30-40%)

Síndrome de encefalopatía reversible posterior
- Fisiopatología y presentación similar a la encefalopatía hipertensiva, localizada en la circulación posterior
- Síntomas relacionados con el deterioro postcerebral (síntomas visuales, cefalea, AEM, convulsiones)
- RM cerebral con edema de la sustancia blanca en regiones parietal-temporal-occipital posteriores
- Se asocia con HTA, ERC, malignidad, terapia citotóxica, enf autoinmunes
- Tx dirigido al control de la PA, causa subyacente

HIPOTENSIÓN Y CHOQUE

Abordaje
- ABC: siempre hay que tratar la vía aérea/respiración antes que la circulación
- Diferenciar hipotensión y choque (daño de órganos diana secundario a perfusión inadecuada)

Definición
- Hipotensión: presión arterial por debajo de la línea basal del pte, a menudo definida como PAS < 90 o PAM < 65 mm Hg
- Choque: presiones de perfusión insuficientes para las necesidades metabólicas de los órganos

Diferencial para la hipotensión

Fisiopatología		Diferencial	
Choque	↓ Volumen intravascular	Choque hipovolémico (deshidratación, anemia)	
	↓ GC	Choque cardiogénico (ICC, arritmia)	
		Choque obstructivo	EP
			Taponamiento cardiaco
			NT a tensión
	Vasodilatación periférica (es decir, distributiva)	Choque séptico, choque anafiláctico, choque neurogénico	
Hipotensión[a]		Insuficiencia suprarrenal, fármacos (p. ej., nitratos, opiáceos, antihipertensivos), hipotensión ortostática, síncope neurocardiogénico, embarazo, hipoglucemia, seudohipotensión (p. ej., medición inexacta, manguito de PA defectuoso)	

[a]Algunas causas de hipotensión pueden provocar choque.

Anamnesis y exploración física
- Hx: síntomas con causa específica (DTo, disnea, hemorragia, síntomas infecciosos, trauma)
- EF: apariencia enfermiza, ↓ PA, ↑ FC, +/− hipoxia, ↑ FR, diuresis < 1 mL/kg/h, AEM, +/− fiebre o hipotermia, extremidades calientes vs. frías

Evaluación
- BH, QS7, TP/TTP, marcadores cardiacos, PFH, gasometría, lactato, G&C, guayacol en heces, ECG para evaluar isquemia o arritmia
- ECOLA: el protocolo RUSH (*Emerg Med Clin N Am* 2010;28:29) incorpora una evaluación fisiológica a pie de cama de tres partes simplificada como:
  - *La bomba* (ECOLA cardiaca para evaluar derrame/taponamiento pericárdico, contractilidad global del VI, tamaño relativo del VI con respecto al VD)
  - *El tanque* (ECOLA de la VCI para evaluar la dinámica respiratoria de la VCI y el estado del volumen, así como el pulmón; ECO pleural y abdominal para evaluar la patología que podría alterar el volumen vascular: NT, derrame pleural, líneas B/edema pulmonar, líquido libre intraabdominal)
  - *Las tuberías* (ECOLA torácica y abdominal para evaluar la DAo/AAA y ECO de compresión del MI para evaluar la TVP)

Protocolo RUSH: hallazgos en Estados Unidos de los estados de choque clásicos (*Emerg Clin N Am* 2010;28:29)

Evaluación RUSH	Choque hipovolémico	Choque cardiogénico	Choque obstructivo	Choque distributivo
Bomba	Corazón hipercontráctil Cámaras pequeñas	Corazón hipocontráctil Corazón dilatado	Corazón hipercontráctil Derrame pericárdico Taponamiento cardiaco Tensión de VD Trombo cardiaco	Corazón hipercontráctil (temprano) Corazón hipocontráctil (tardío)
Tanque	VCI/IY plana (PVC baja) Líquido peritoneal Líquido pleural	VCI/IY distendida (PVC alta) Cohetes pulmonares Líquido pleural Líquido peritoneal	VCI/IY distendida Sin deslizamiento pulmonar (NT)	VCI normal o pequeña Líquido peritoneal Líquido pleural
Tuberías	AAA DAo	Normal	TVP	Normal

Tratamiento
- La prioridad debe ser obtener un acceso i.v. adecuado. Si no se pueden colocar vías i.v. periféricas de gran calibre oportunamente, considere un acceso venoso i.o. (humeral/tibial/esternal) o un acceso venoso central con catéteres de gran diámetro interno
- La prioridad debe ser el restablecimiento hemodinámico antes de realizar pruebas Dx que requieran mucho tiempo:
  - 1-2 L de infusión de cristaloide isotónico lo más rápido posible (es decir, bolsa de presión si está indicado)
  - Considerar la posibilidad de utilizar sangre no cruzada de forma inmediata en caso de hemorragia potencialmente mortal; considerar el uso de un dispositivo de infusión rápida; considerar la posibilidad de una hipotensión permisiva (objetivo de PAS 70 o PAM 60) en caso de choque hemorrágico (*J Trauma* 2002;52(6):1141–1146)
  - Considerar fármacos vasoactivos periféricos si persiste la hipotensión tras el bolo de LIV como puente para obtener un acceso venoso central (*Emerg Med Australas* 2020;32(2):220–227)
- Usar EMI, diuresis y PAM como evidencia temprana de una adecuada perfusión de los órganos diana, tendencia del lactato

Fármacos vasoactivos y dosificación (Emerg Med Clin N Am 2008;26:759)				
Fármaco vasoactivo	**Actividad de receptores primarios**	**Efectos relativos**	**Dosificación intravenosa típica**	**Efectos adversos**
Fenilefrina	α1 +++	↑ RVP ↓ FC	20-200 µg/min	Bradicardia refleja
Norepinefrina	α1 ++++ α2 +++ β1 +++ β2 0(+)	↑ FC ↑ VS ↑ RVP	1-40 µg/min	Taquiarritmia
Epinefrina	α1 ++++ α2 +++(+) 1 +++ β2 0(+)	↑↑↑ FC ↑↑↑ VS ↑↑↑ RVP broncodilatar	1-20 µg/min	Taquiarritmia Isquemia esplácnica IM agudo
Dopamina	α2+, β1+, β2+, D++ α1/2+, β1++, β2+, D++ α1+(++), α2+, β1++, β2+, D++	Natriuresis ↑↑ FC ↑↑ VS ↑ RVP	*Depende de la dosis:* 1-5 µg/kg/min 5-10 µg/kg/m 10-20 µg/kg/m	Taquiarritmia
Vasopresina	Receptor V1	↑ RVP ↓ FC	0.01-0.03 U/min	Isquemia de miembros IM agudo Bradicardia
Dobutamina	α1 0(+) α2 0(+) β1 ++++ β2 +++	↑↑ FC ↑↑↑ VS ↓ RVP	2-20 µg/kg/min	Taquiarritmia Hipotensión IM agudo
Milrinona	Inhibición de la PDE	↑ FC ↑↑↑ VS ↓ RVP	0.25-0.75 µg/kg/min	Taquiarritmia Hipotensión IM agudo

Consejos y alertas
- No toda la hipotensión es clínicamente significativa. Utilizar el contexto clínico, la PA basal del pte y revisar el manguito de la PA (un manguito demasiado grande subestima la PA)
- Los pulsos ofrecen un marcador de la PAS basal, pero pueden sobreestimar el valor absoluto

Correlación citada del pulso y la PAS	
(BMJ 2000;321:673) (Nota: poca evidencia)	
Pulso presente	**PAS mínima (mm Hg)**
Arteria radial	80
Arteria femoral	70
Carótida	60

CHOQUE HIPOVOLÉMICO

Abordaje
- La deshidratación es un Dx de exclusión; considerar otras etiologías; *véase* más abajo

Definición
- Pérdida del volumen intravascular → ↓ perfusión, más comúnmente pérdida de sangre 2°

Diferencial del choque hipovolémico	
Hemorragia	Traumatismo (interno, externo), hemorragia digestiva, rotura de AAA
Otros	Deshidratación, embarazo ectópico, placenta previa, desprendimiento de la placenta

Anamnesis y exploración física
- Traumatismo, melena, hematoquecia, hematemesis, ↓ ingesta oral, vómito, diarrea
- Indicios de trauma, guayacol (+) en heces, exploración pélvica, puede tener las extremidades frías, palidez

Evaluación
- Como en el caso anterior + EGO/hCG, FAST (sangre en el abdomen o en el tórax); considerar TC de tórax/abd/pelvis, ECO pélvica, tipo/cribado

Tratamiento

- **Identificar/tratar la causa**, bolo de LIV; considerar la posibilidad de CE temprano; **consultar** inmediatamente en caso de trastornos potencialmente mortales que requieran Tx definitivo (Qx, GI, Gin/Ob)

Remisión

- Ingreso vs. quirófano/endoscopia

CHOQUE CARDIOGÉNICO

Abordaje

- Considerar la intubación temprana, buscar y **tratar la causa subyacente**

Definición

- ↓ GC + volumen intravascular normal → ↓ contractilidad sistólica + ↑ llenado diastólico

Diferencial
SCA, miocarditis, disritmia, insuficiencia valvular, MCP grave, contusión cardiaca, HTA pulmonar

Anamnesis y exploración física

- Disnea, DTo, AEM, edema
- ↑ ↑ FC, ↓ PA, ↑ FR, hipoxia, estertores pulmonares, R_3, R_4, soplo, frío y diaforético

Evaluación

- BH, QS7, Ca, Mg, PO_4, ECG, RxT, ECO inmediata (disfunción sist/diast, rotura de músculos papilares, rotura de pared ventricular, CIV, derrame pericárdico, tensión del hemicardio der)

Tratamiento

- Tratar la enfermedad subyacente, LIV cuidadosos con reevaluación frecuente de la perfusión y la respiración (si ↓ el volumen intravascular, pequeñas alícuotas, p. ej., 250 mL)
- El vasopresor de 1.ª línea razonable es la norepinefrina (*Curr Opin Crit Care* 2020;26(4):411)
- Dopamina: ↑ contractilidad miocárdica y PA, pero ↑ demanda de O_2, mayor riesgo de arritmia vs. la norepinefrina o la epinefrina
- Dobutamina: ↑ FC e inotropía, menos demanda de O_2, pero provoca vasodilatación (mejor si no hay taquicardia o hipotensión grave)
  - A menudo 1.ᵉʳ inótropo de la lista, pero no hay datos suficientes para apoyar ningún inótropo específico para reducir la mortalidad (*Cochrane Database Syst Rev* 2020;11(CD009669))
- Catéter venoso central: para monitorización de la PVC, administración de hipertensores
- Consulta con cardiología
- Revascularización en caso de SCA: revasc temprana → ↓ mortalidad (*NEJM* 1999;341:625; *JAMA* 2001;285:190)
- Otros: trombolíticos, BCPAO, dispositivo de asistencia ventricular, reparación valvular

Remisión

- Ingresar en la UCI (probablemente en la UCC)

CHOQUE SÉPTICO

Abordaje (*Crit Care Med* 2017;45(3):486–552)

- Identificar y tratar precozmente → mejores resultados cuando se trata antes de 6 h
- Buscar la fuente de infección

Definición (*JAMA* 2016;315(8):801–810)

- Sepsis = infección sospechada o documentada y aumento agudo > 2 pts SOFA

Puntuación qSOFA		
ECoG < 15 (1 pt)	FR > 22 por min	PAS < 100 mm Hg

- Choque séptico: sepsis y necesidad de vasopresores para PAM > 65 y lactato > 2, a pesar de una adecuada reanimación con líquidos
- Las definiciones anteriores de sepsis, sepsis grave y choque séptico utilizaban los criterios del SRIS (SRIS: ≥ 2 de los siguientes: Temp ≥ 38 °C o ≤ 36 °C, FC ≥ 90, FR ≥ 20 o $PaCO_2$ < 32 mm Hg, leuco ≥ 12 000, ≤ 4 000 o > 10% bandas)

Causas frecuentes de la sepsis	
Fisiopatología	**Diferencial**
Respiratorio (más común)	Neumonía, empiema
Abdominal	Peritonitis/perforación, absceso, colangitis
Piel	Celulitis, fascitis
Renal	Pielonefritis
SNC	Meningitis, absceso cerebral

Evaluación
- BH con diferencial, QS 10, PFH, lactato en serie, cultivo de sangre (×2)/orina/esputo, TP/TTP, marcadores cardiacos, GV, RxT; considerar TC cerebral/PL, TC de tórax o abdomen, ECO CSD
- Considerar el ensayo de 1,3-β-D-glucano y el galactomanano si están disponibles y la candidiasis invasiva está en el Dxd como causa de la infección

Criterios de apoyo para la sepsis
Variables inflamatorias:
Leucocitosis (leucos > 12 000 μL⁻¹)
Leucopenia (leucos < 4000 μL⁻¹)
Leucos normales con > 10% de células inmaduras (formas de banda)
CRP plasmática > 2 DE por encima de la normalidad
Procalcitonina plasmática > 2 DE por encima de la normalidad
Variables de disfunción de órganos:
Hipoxemia arterial (daño alveolar difuso, SDRA, PaO₂/FiO₂ < 300)
Oliguria aguda (diuresis < 0.5 mL/kg/h durante al menos 2 h a pesar de la reanimación con líquidos)
Aumento de la Cr > 0.5 mg/dL
Anomalías de coagulación (INR > 1.5 o TTPa > 60 s, CID)
Íleo
Disfunción cardiovascular (depresión miocárdica y choque distributivo)
PTT (recuento de plaq < 100 000 μL⁻¹)
Hiperbilirrubinemia (bilis total plasmática > 4 mg/dL, transaminasas altas)
Variables de perfusión tisular:
Hiperlactatemia (> 2-4 mmol/L)
Disminución del llenado capilar

Tratamiento *(Crit Care Med 2017;45(3):486–552)*
- **Reanimación con LIV:** al menos 30 mL/kg de cristaloide intravenoso (SSN o LR) en las primeras 3 h, líquidos adicionales guiados por la reevaluación frecuente del estado hemodinámico/perfusión, incluyendo la medición seriada del lactato
- **Objetivo de PAM ≥ 65 mm Hg** con vasopresores tempranos según la necesidad (norepinefrina de 1.ª elección, se puede añadir vasopresina 0.04 U/min)
- Consideración de acceso central, vía arterial y evaluación hemodinámica adicional
- ECOPC para evaluar el estado del volumen y la disfunción cardiaca, considerar la monitorización de la PVC y la ScvO₂ (sin mejoría en los resultados con el uso rutinario según los ensayos de EGDT)
- **Abx:** de amplio espectro, realizar cultivos previos (cubrir Gram[+], Gram[−], anaerobios; considerar doble cobertura para *Pseudomonas*)
  - Empezar el Abx en la hora posterior al reconocimiento, independientemente de que se conozca o no la fuente
  - Ejemplo de régimen: cefepima (Gram[+/−], seudomonas), vancomicina (SARM), metronidazol (anaerobios)
  - Control de la fuente (Qx, retirada de dispositivos/vías permanentes, etc.)
- **Hidrocortisona:** considerar (50 mg c/6 h) en los ptes con sepsis grave refractaria a líquidos y vasopresores i.v. y para los ptes con esteroides crónicos/Hx de insuf suprarrenal; prueba de corticotropina + uso rutinario de esteroides → ningún beneficio y posiblemente daño *(NEJM 2008;358:111)*
- **Hemoderivados:** CE para objetivo de Hb > 7 g/dL; plaq si < 10 000 μL⁻¹ sin hemorragia, < 20 000 μL⁻¹ con riesgo de hemorragia, < 50 000 μL⁻¹ para hemorragia activa, Qx, procedimiento; evaluar para CID y coagulopatía
- **Oxigenación/ventilación:** suplemento de O₂; considerar la necesidad de intubación de forma precoz; si se intuba, utilizar ventilación con protección pulmonar (TV baja de 6 cm³/kg de PSI, meseta < 30 cm H₂O, PEEP alta) *(NEJM 2000;342:1301)*; uso de sedación/paralizantes → ↓ consumo de O₂
- **Control de la glucosa:** mediciones c/1-2 h; iniciar el control protocolizado de la glucemia cuando haya dos mediciones consecutivas > **180** mg/dL hasta un objetivo < **180** mg/dL
- **Terapia de sustitución renal:** controlar estrictamente las entradas/salidas; utilizar terapias continuas (hemodiálisis venovenosa continua) para facilitar el equilibrio de líquidos en los ptes hemodinámicamente inestables
- **Tx temprano dirigido a objetivos (TTDO)** *(NEJM 2001;345:1368)*: reanimación cuantitativa protocolizada utilizada previamente para guiar el Tx en el choque séptico, incluyendo la monitorización de la PVC, PAM, diuresis, ScvO₂, ↓ mortalidad/estancia hospitalaria en un estudio, otros estudios sin diferencias con la atención estándar pero con mayor demanda de recursos *(J Trauma Acute Care Surg 2016;81(5):971–978)*

Remisión
- Ingresar en la UCI si es inestable desde el punto de vista respiratorio o hemodinámico

CHOQUE NEUROGÉNICO

Abordaje
- Evaluar según el ATLS, considerar siempre ante evidencia de lesión de la columna cervical/torácica
- Lesión de la columna cervical → riesgo de apnea, puede requerir intubación; evaluar según ATLS

Definición y fisiopatología
- Transección de la médula espinal a nivel de T6 o superior → interrupción de las vías simpáticas → pérdida del tono simpático vascular → vasodilatación y bradicardia

Anamnesis
- Traumatismo con lesión grave de la médula espinal, déficits neurológicos
- Causas menos frecuentes: SGB, mielitis transversa, toxinas, anestesia espinal

Hallazgos
- ↓ FC, ↓ PA, piel enrojecida y caliente, anestesia, parálisis por debajo de un dermatoma específico; anestesia en silla de montar, ↓ tono rectal, arreflexia, síndrome de Horner, ausencia de reflejo bulbocavernoso, priapismo (estimulación del SNP sin oposición)

Evaluación
- TC de columna (sobre todo cervical y torácica); considerar realizar TC de cráneo, tórax, abd y pelvis si hay un traumatismo

Tratamiento
- Inmovilización de la columna cervical, precauciones estrictas al movilizar al pte
- LIV: antes de iniciar los vasopresores
- Vasopresores: norepinefrina, fenilefrina (evitar si está bradicárdico, ya que puede empeorar la FC)
- Consultar inmediatamente a neurocirugía, puede requerir descompresión quirúrgica

Remisión
- Ingresar en la UCI

Consejos y alertas
- Diferenciar del choque medular, que describe la pérdida aguda de la función motora, sensitiva y refleja debido a una lesión medular
- Se debe sospechar que cualquier pte con trauma e hipotensión tiene choque hemorrágico hasta demostrar lo contrario. Por lo tanto, el choque neurogénico debe ser tratado si se sospecha, pero no debe ser el primer Dxd en el pte traumatizado e hipotenso

SÍNCOPE

Panorama general
- Definición (síncope): pérdida súbita de la consciencia y del tono postural debido a una caída brusca de la perfusión cerebral con recuperación espontánea
- Definición (presíncope, cuasisíncope): como en el caso anterior, pero los síntomas se resuelven antes de la PDC completa o la pérdida de tono; puede experimentar AEM y debilidad antes de volver a la normalidad
- El objetivo en el SU es distinguir de otras causas de PDC súbita (simuladores del síncope) y diferenciar las causas benignas de las que requieren una eval o Tx adicional (*véase* tabla)

Causas frecuentes o preocupantes del síncope	
Causas cardiacas primarias	
Taquiarritmia	**Mecanismo:** ↑ FC (p. ej., TV, FV, FA, TA, TSV, SWPW, THC, QT largo, Brugada), ↓ VTDVI, ↓ GC; **Hx:** puede ser repentino o con pródromo de aturdimiento, DTo, palpitaciones, diaforesis, náusea, disnea; **Dx:** ECG, tele, monitor cardiaco ambulatorio; **Tx:** específico del ritmo; **remisión:** ingresar
Bradiarritmia	**Mecanismo:** ↓ FC (p. ej., SxDE, BB, BCC, bloqueo cardiaco 2/3°, mal funcionamiento de MPP), ↓ GC; **Hx:** puede ser repentino o pródromo de aturdimiento, DTo, debilidad, diaforesis, náusea, disnea; **Dx:** ECG, tele, monitor cardiaco ambulatorio; **Tx:** específico del ritmo; **remisión:** ingresar, puede necesitar MPP
Valvulopatía cardiaca (generalmente EAo)	**Mecanismo:** ↓ precarga con EAo grave fija, ↓ GC; **Hx:** puede ser repentina, a menudo asociada con posición (de pie), deshidratación, disritmia (↓ GC); puede tener DE crónica/EAo conocida; **Dx:** soplo, ECO; **Tx:** optimizar la precarga, VPA; **remisión:** ingresar (*véase* tabla de Valvulopatías cardiacas)

ICRFE (p. ej., IM agudo, post-IM, MCP)	**Mecanismo:** ↓ FE (sobre todo si ↑ med inotrópico negativo); **Hx:** debilidad, DE, DPN/ortopnea, IM reciente o HxF, Δ meds; **Dx:** ECO; **Tx:** optimización de insuf cardiaca (↓ poscarga, ↑ precarga si no es hipovolémico, +/− ↑ inotropía); **remisión:** ingresar para la optimización de los meds (*véase sección ICC*)
MCOH	**Mecanismo:** ↑ FC, ↓ vol telediastólico, ↓↓ vol sistólico por obstrucción de flujo de salida (también puede ↑ riesgo de TV/FV); **Hx:** a menudo, ejercicio (↑ FC), saltarse meds (↑ FC) o deshidratación (↓ precarga); **Dx:** ECO; **Tx:** BB, BCC, ↑ precarga; **remisión:** ingresar, puede necesitar DCIA (*véase tabla de Miocardiopatía*)
Taponamiento	**Mecanismo:** ↑ presiones intrapericárdicas > presión de llenado del VD, ↓ presiones de llenado del lado izq, ↓ GC; **Hx:** debilidad progresiva, disnea, DE, ortopnea, DPN, +/− DTo; **Dx:** ECO; **Tx:** ↑ precarga, pericardiocentesis; **remisión:** ingresar (*véase sección de Taponamiento*)
Causas vasculares primarias	
Embolia pulmonar	**Mecanismo:** ↓ obstrucción de la arteria pulm, ↓ precarga del lado izq, ↓ GC; **Hx:** puede llegar sin aviso, o disnea repentina, DTo, sensación de fatalidad; **Dx:** estratificar el riesgo, luego dímero D o angio-TC o V/Q; **Tx:** lisis vs. anticoagulación; **remisión:** ingresar (si es causa de síncope) (*véase sección de EP*)
Hipertensión pulmonar	**Mecanismo:** ↓ precarga del VI secundario a cualquier ↑ RVP; **Hx:** a menudo asociada con esfuerzo, HxM de HIP, conjuntivopatía, estenosis/insuficiencia mitral, EPOC; **Dx:** ECG (DAD, BRD, HVD), RxT (vasc pulm, VD agrandados), BNP, ECO (↑ presión sist del VD, PR/TR), ± cateterismo cardiaco derecho; **Tx:** O₂ (↓ vasoconstricción hipóxica), diuresis, ↑ inotropía (digoxina, dobutamina), +/− inh NO si no hay descompensación, prostaciclinas, inh PDE5, consulta con cardiol; **remisión:** ingresar
DAo (Tipo A > B)	**Mecanismo:** falso lumen ↓ flujo carotídeo, O taponamiento presente; **Hx:** DTo intenso repentino, dolor de espalda; **Dx:** ECO, angio-TC; **Tx:** Qx cardiaca de urgencia (tipo A); **remisión:** ingresar (*véase sección de DAo*)
AAT/AAA	**Mecanismo:** expansión repentina, fuga contenida o rotura de AA; **Hx:** DTo súbito pero no siempre intenso, dolor de espalda, dolor de flanco, dolor abd; **Dx:** ECO abd (AAA), angio-TC tórax/abd/pelvis; **Tx:** optimizar PA/FC, consultar Qx vascular urgente; **remisión:** ingresar (*véase sección de AAT*)
Sx de robo de la subclavia (SRS)	**Mecanismo:** flujo retrógrado de la arteria vert → ↓ perfusión postcirculatoria secundario a ↓ súbito de PAS o ↑ flujo subclavio asociado con estenosis/oclusión subclavia ipsilateral proximal; **Hx:** puede asociarse con movimientos del MS afectado, deshidratación, Δ en meds, isquemia del brazo, a veces también con vértigo/neurosis de la circulación posterior; **Dx:** Δ bilaterales en PAS > 45 mm Hg, pulsos asimétricos, RxT (1.ª costilla), ECO dúplex, angio-TC, ARM; **Tx:** Qx abierta o endovascular; **remisión:** consulta con vascular, ingresar
Estenosis carotídea	**Mecanismo:** ↓ PAS (cualquier causa) c/estenosis carotídea crónica asintomática puede ↓ perfusión cerebrovascular (si se altera la autorregulación), ↓ PPC → síncope; **Hx:** puede ser repentina, a menudo asociada con posición (de pie), deshidratación, disritmia (↓ GC); **Dx:** ECO dúplex carotídea; **Tx:** optimizar PA, FC, +/− endarterectomía carotídea ambulatoria; **remisión:** ingresar
Insuficiencia vertebrobasilar (VB)	**Mecanismo:** ↓ PAS (cualquier causa) c/estenosis VB crónica (p. ej., atero) puede ↓ perfusión cerebrovascular (si hay deterioro de la autorregulación), ↓ PPC → síncope; **Hx:** puede ser repentina, a menudo asociada con posición (de pie), deshidratación, disritmia (↓ GC), mareo/vértigo, disartria, ataxia, cambios de visión; **Dx:** angio-TC, ARM, consulta con neuro; **Tx:** Tx médico de la ateroesclerosis, rara vez Qx; **remisión:** ingresar
Causas no cardiovasculares	
Vasovagal	**Mecanismo:** ↑ tono vagal asociado con estrés emocional o fisiológico; **Hx:** precipitantes emocionales comunes, como ver sangre, la instrumentación; el choque emocional repentino; factores de estrés fisiológicos, como fatiga, calor, n/v, tos, deglución, micción, defecación (Valsalva); **Dx:** Dx clínico, ↓ FC (bradicardia sinusal) y PA durante el evento; **Tx:** no es necesario; **remisión:** a casa

Hipersensibilidad del seno carotídeo	**Mecanismo:** ↑ tono vagal tras presión mecánica sobre el seno carotídeo; **Hx:** a menudo, después del afeitado, giro de cabeza; **Tx:** ninguno; **Dx:** clínico; **remisión:** a casa
Hipotensión ortostática	**Mecanismo:** ↓ distensión vascular → ↓ PAS con cambios de posición; **Hx:** a menudo de edad avanzada (vasos rígidos), puede asociarse con hemorragia GI, embarazo ectópico; **Dx:** BH, imágenes si se piensa en enf subyacente; SV de pie tienen ↓ Sen (síntomas al estar de pie pueden ser más útiles y sensibles que SV); **TX:** LIV, +/− sangre si hay indicios de pérdidas en curso; **remisión:** varía en función de si la afección es subyacente, posible alta si no se identifica ninguna
Disfunción autonómica	**Mecanismo:** deterioro de la función del sistema nervioso autónomo; **Hx:** puede asociarse con disfunción de otros trastornos autonómicos (GI, vesical, sudoración), puede tener Hx de DM, EtOH, VIH, LES, enf neuro (Parkinson); revise los meds; a menudo ha tenido episodios similares en el pasado; **Dx:** prueba de mesa basculante, consulta con neurología; **Tx:** tratar enf subyacente, tabletas de sal, +/− midodrina (discutir con cardiol y neurol); **remisión:** ingresar; puede dar de alta con seguimiento ambulatorio cercano si el pte es de bajo riesgo y los episodios son infrecuentes
Medicamentos/tóxicos	Meds de uso común (nuevos o ↑ dosis) asociados con síncope: vasodilatadores (bloqueadores α, nitratos, IECA/ARA, BCC, hidralazina, fenotiazinas, antidepresivos), diuréticos, cronotrópicos negativos (BB, BCC), antiarrítmicos (clase IA, IC, III), meds psicoactivos (antipsicóticos, ATC, barbitúricos, benzos), sustancias (EtOH), hipoglucemiantes, antieméticos, CO, etuc.
Simuladores del síncope°	Convulsión, AIT/ACV, HIC, migraña, cataplejía, hipoglucemia, hipoxia

°Pueden simular un síncope, pero no se consideran verdaderos episodios sincopales
Modificado de: NEJM 2002;347:878; JACC 2006;47:473

Anamnesis y exploración física
- Hx&EF: pregunte siempre por la actividad precedente (esfuerzo, postura), los precipitantes, los síntomas prodrómicos (debilidad, aturdimiento, diaforesis, cambios visuales), el ritmo de aparición y recuperación, la duración, los síntomas asociados (DTo, disnea, palpitaciones, déficits neuro focales, cefalea, dolor abd, náusea)
  - La aparición brusca sin pródromos, la aparición mientras se está sentado/supino, y la duración de unos pocos segundos son más preocupantes por una posible enf grave
  - Diferenciar de la convulsión: comparado con las convulsiones, el síncope suele ser más abrupto, de menor duración, con un retorno más rápido a la normalidad (s-min), sin mordedura de lengua ni incontinencia, sin rigidez ni aura; considerar que el síncope puede producirse con sacudidas mioclónicas lentas e irregulares que se confunden con una convulsión
- RS, HxM (cardiopatía, episodios anteriores), meds y HxF (muerte súbita cardiaca) son muy importantes, información colateral de testigos, traumatismos asociados con caídas
  - Hx de alto riesgo: edad avanzada, cardiopatía estructural, ant de EAC o ACV
  - Hx de bajo riesgo: joven, sano, sin esfuerzo, sin ant o evidencia de cardiopatía, sin HxF de drepanocitosis
- EF: guiada por anamnesis; evaluar el examen neuro (incluyendo la estabilidad con la bipedestación y marcha), los soplos, los soplos carotídeos, el examen abd +/− el examen rectal para detectar sangre/melena

Evaluación
- ECG en todos los ptes: evaluar la presencia de estigmas de disritmia maligna (MCOH, enf ateroesclerótica renovascular, Sx de Brugada, QTc prolongado, Sx de preexcitación, anomalías de las AC, BAV, *véase* más abajo), isquemia aguda, EP o enf pericárdica (*véanse* secciones asociadas)

Hallazgos característicos del ECG en ptes con causas cardiacas seleccionadas de síncope	
Cardiopatía	**Hallazgos del ECG**
Sx de Brugada (*Circulation* 2012;5:606)	• *Tipo I:* elevación del segmento ST ≥ 2 mm seguida de una onda T negativa en > 1 derivación precordial der (V1-V3) • *Tipo II:* elevación de ST con apariencia de silla de montar con elevación de despegue ≥ 2 mm, un valle que muestra elevación de ST ≥ 1 mm, y luego una onda T(+) o bifásica • *Tipo III:* aspecto de lomo de cabra o de caleta con elevación de ST < 1 mm • Otros: QT prolongado, onda P, intervalo PR, QRS, Hx de TV/FV
MCOH (*Am J Emerg Med* 2007;25:72)	• Hallazgos característicos de la HVI (*véase* sección de ECG) • Ondas Q profundas y estrechas en las derivaciones inferiores (II, III, aVF) y laterales (I aVL, V5, V6) en los ptes con hipertrofia septal • Ondas T invertidas profundas en las derivaciones precordiales medias y laterales en los ptes con hipertrofia apical aislada

Displasia ventricular der arritmogénica (*Am J Med* 2004;117:685)	• Ondas épsilon (desviaciones de pequeña amplitud en la transición del QRS y el segmento ST) en las derivaciones precordiales derechas • Complejo QRS prolongado a > 110 ms en V1-V3 sin BRD • Ondas T invertidas V1-V3 en ausencia de BRD • Reducción de la amplitud de la onda R
Sx de QT largo (*Circulation* 1995;92;2929; *Circulation* 2000;102;2849)	• Prolongación del intervalo QT, generalmente > 500 ms • LQT1 tiene una onda T ancha, LQT2 tiene una onda T pequeña o con muescas, LQT3 tiene una onda T de inicio inusualmente largo
Sx de preexcitación (SWPW) (*Am Heart J* 1930;6:685)	• Intervalo PR corto < 120 ms • Trayectoria ascendente del complejo QRS (onda delta) • Aumento de la duración del QRS > 110 ms

- Labs e imágenes: todo es guiado por la Hx&EF y los Dx específicos que se consideren; contemplar BH, electrolitos (+/– hCG), glucosa ambulatoria en la mayoría de los ptes; sin embargo, un síncope vasovagal evidente en un varón joven y sano puede no requerir ninguna prueba
  - Considerar marcadores cardiacos, dímero D, RxT, ecografía, EGO, guayacol en heces, TC de cráneo en adultos mayores, SV ortostáticos (baja Sen), telemonitorización prolongada según sospecha clínica
- Cualquier pte con un MPP con DCI que tenga un síncope debe ser interrogado por un especialista adecuado, dada la alta probabilidad de disritmia en estos ptes

Remisión (*Ann Emerg Med* 1997;29:4; *Circulation* 2017;136:e60)
- Alta a casa si las características cardiacas son de bajo riesgo: (1) edad < 45, (2) ECG normal, (3) examen normal. Considerar la posibilidad de seguimiento ambulatorio y el monitor Holter para evaluar la arritmia paroxística
- Ingresar si hay características cardiacas de alto riesgo: (1) edad (umbral de edad desconocido, pero es una variable continua), (2) Hx de cardiopatía (sobre todo insuficiencia cardiaca, arritmia o cardiopatía estructural), (3) uno o más criterios de la regla del síncope de San Francisco (SFSR)
- Ingresar si se diagnostica o se sospecha de enf potencialmente mortal (p. ej., IM, DAo, hemorragia GI, anemia significativa, hipotensión), trastorno neuro agudo (p. ej., ACV, convulsión), cambios característicos en el ECG, ± para cardiopatía congénita, HxF de muerte súbita, síncope de esfuerzo o sin pródromo en un pte sin causa evidente

Evaluación de riesgos
- Considerar que, en la actualidad, ninguna regla de decisión clínica debe prevalecer sobre el juicio clínico, por lo que no se recomienda específicamente ninguna regla de decisión clínica

Factores de riesgo a corto y largo plazo (*Circulation* 2017;136:e60)	
Corto plazo < 30 días	**Largo plazo > 30 días**
Sexo masculino	Disnea
Edad > 60 años	Edad avanzada
Sin pródromos	Arritmias ventriculares
Palpitaciones previas	Cáncer
Esfuerzo	Cardiopatía estructural
Cardiopatía estructural	Enf cerebrovascular
ICC	ICC
Enf cerebrovascular	Diabetes
HxF de muerte súbita cardiaca	Puntuación alta de CHADS-2[a]
Trauma	ECG anómalo
Evidencia de hemorragia	Menor TFG
Signos vitales constantemente anómalos	
ECG anómalo	
Troponina positiva	

[a]CHADS-2: ICC (+1), HTA (+1), edad > 75 (+1), DM (+1), ACV/AIT previo (+2) (*Clin Cardiol* 2013;36(5):262).

Regla del síncope de San Francisco Características clínicas («CHESS»)	
ICC (pasada o presente)	PAS < 90 mm Hg inicialmente
Hct < 30%	Disnea
ECG anómalo (nuevo cambio o no sinusal)	
Utilizar el SFSR para guiar las decisiones de derivación	

- Si se presenta alguna de las características anteriores, ingresar al pte
- Predice el riesgo de un resultado grave (mortalidad, IM, arritmia, EP, ACV, HSA, hemorragia significativa, regreso al SU) en 7 días; Sen 86% (IC 83-89%), Esp 49% (IC 48-41%) (*Ann Emerg Med* 2010;56(4):362)
- Si no hay ninguna de las características anteriores, considere el alta

Ann Emerg Med 2004;4:224; 2006;47:448; 2007;49:420; 2008;427:e1; *CMAJ* 2011;183(15):E1116.

Regla canadiense del síncope *(JAMA Intern Med 2020;180(5):737)*	
Predisposición a los síntomas vasovagales (−1)	Troponina elevada (+2)
Hx de cardiopatía (+1)	Eje QRS anómalo < −30/> 100 (+1)
Cualquier PAS < 90 o > 180 mm Hg (+2)	Duración del QRS >130 ms (+1)
Diagnóstico de trastorno vasovagal en el SU (+2)	QTc > 480 (+2)
Diagnóstico de síncope cardíaco en el SU (+2)	

Utilización de la regla para guiar las decisiones de derivación

- Puntuación −3 a 2: riesgo muy bajo (Sen 99.3%, Esp 28.5%),[a] probablemente seguro para el alta
- Puntuación −1 a 0: riesgo bajo (Sen 95.7%, Esp 58.2%),[a] probablemente seguro para el alta
- Puntuación de 1-3: riesgo medio (Sen 91.4-66.2%, Esp 78.1-91.6%),[a] toma de decisiones compartida
- Puntuación de 4-5: alto riesgo (Sen 38.9-51.8%, Esp 97.3-95.3%),[a] hospitalizar
- Puntuación > 5: riesgo muy alto (Sen 28.8%, Esp 99%),[a] hospitalizar

[a]Para resultados graves a 30 días.

- Otras reglas de decisión clínica: Puntuación FAINT (no validada externamente) (*Ann Emerg Med 2020;75(2):147–158*); Regla de Rose (*J Am Coll Cardiol 2010;55:713–721*); OESIL (*Eur Heart J 2003;24(9):811–819*); Boston (*J Emerg Med 2007;33:233*)

DISRITMIA

Abordaje

- Obtener siempre un ECG y una tira de ritmo
- Seguir los protocolos ACLS para cualquier persona inestable o sintomática (DTo, disnea, AEM, SV anómalos)

Diferencial			
Tipo			**Diferencial**
Bradicardia			Bradicardia sinusal, bloqueo del nodo SA/ritmo de escape, disfunción del nodo enfermo, bloqueos AV (2° y 3°)
Taquicardia	Regular	Complejo estrecho	Taquicardia sinusal, TSV (TRNAV, TRNV), TA, AA
		Complejo ancho	Taquicardia ventricular, TSV con aberrancia, TSV con preexcitación (p. ej., SWPW), taquicardia con MP
	Irregular	Complejo estrecho	FA, AA con bloqueo AV variable, taquicardia auricular multifocal
		Complejo ancho	FA con aberrancia, TV polimórfica

BRADICARDIA

Abordaje *(Circulation 2019;140:e382–e482)*

- Anticiparse a la necesidad de marcapasos externo/transvenoso y consultar de forma temprana con cardiología
- El historial de medicamentos es crucial (BB, BCC, antiarrítmicos, cambios recientes)
- En niños, considerar altamente la ingesta tóxica; en neonatos, considerar la cardiopatía congénita

Definición

- FC < 60 en un adulto, < 80 en un niño < 15años, < 100 en un bebé < 1 año. Causado por una función deprimida del nodo SA o un bloqueo/retraso del sistema de conducción

Bradicardia sinusal, bloqueo del nodo SA y ritmos de escape *(NEJM 2000;342:703)*
Anamnesis

- Fatiga, síncope/presíncope, DE, Hx de medicación (sobre todo BB, BCC), a menudo sin síntomas

Diferencial

- Fisiológico (adultos jóvenes atléticos), meds (fármacos nodales), hipotiroidismo, ↑ tono vagal (incluyendo IM inferior, hemoperitoneo), hipotermia, ↑ PIC, hipoxia, enf intrínseca del nodo SA, hiperpotasemia
- El ritmo de escape se produce cuando la frecuencia de los impulsos supraventriculares es inferior a la frecuencia intrínseca de las células marcapasos ectópicas
  - Velocidades intrínsecas: nodo SA (60-100 lpm), aurículas (<60 lpm), nodo AV (40-60 lpm), ventrículos (20-40 lpm)

Velocidades de marcapasos intrínsecos	
Nodo SA: 60-100 lpm	Nodo AV: 40-60 lpm
Aurículas: < 60 lpm	Ventrículos: 20-40 lpm

Evaluación

- ECG de bradicardia sinusal: FC < 60 en adultos, intervalos PR normales, onda P que precede a cada QRS
- Bloqueo del nodo SA: ausencia de despolarización auricular y de ondas P
- Ritmo de escape de la unión: FC 40-60 lpm, QRS estrecho (< 120), sin relación entre los complejos QRS y las ondas P
- Ritmo de escape ventricular: FC 20-40 lpm, QRS ancho (>/120 ms), puede tener una morfología de BRI o BRD
- Evaluar la tira de ritmo, considerar MCP, TSH, marcadores cardiacos

Tratamiento

- La bradicardia asintomática no requiere Tx. Se Tx solo si se sospecha una causa sintomática o potencialmente mortal con atropina (1.ª línea), epinefrina (2.ª línea) o marcapasos

Remisión

- Ingresar a todo aquel que sea sintomático

Disfunción de los nodos sinusales (Sx del seno enfermo/Sx taqui-bradi)

Definición

- La disfunción del nodo sinusal incluye una serie de anomalías del ECG caracterizadas por la incapacidad para generar potenciales cardiacos adecuados desde el nodo sinusal
- En el Sx del seno enfermo, hay frecuentes pausas sinusales largas que pueden degenerar en una despolarización auricular ausente durante un lapso antes de reanudarse la conducción cardiaca regular (paro sinusal)
- En el Sx taqui-bradi, los episodios de bradicardia sinusal o paro sinusal se intercalan con episodios de taquicardia supraventricular (a menudo FA)

Anamnesis

- Síncope, presíncope, fatiga, debilidad, DE, palpitaciones
- Típicamente se observa a los 70-80 años, lo que sugiere una degeneración del nodo SA relacionada con la edad

Diferencial

- Considerar otras arritmias potencialmente mortales (bradicardia sinusal, bloqueo AV, anomalías electrolíticas)

Evaluación

- ECG (pausas sinusales frecuentes, ritmos de bradicardia/taquicardia); considerar electrolitos, marcadores cardiacos, BH; Holter o monit de eventos; ETT para evaluar la causa estructural

Tratamiento

- Tx agudo solo para arritmias sintomáticas o potencialmente mortales; en última instancia, puede ser necesario combinar el control de la frecuencia para la taquicardia y el MPP para la bradicardia

Remisión

- Ingresar a cualquier persona sintomática para la colocación de un MPP
- Si los síntomas son mínimos o están ausentes, considerar dar el alta con seguimiento estrecho

BLOQUEO DE NODO AV

Definición

- Se produce cuando se interrumpe la conducción desde las aurículas hacia el nodo AV y el haz de His
- Los bloqueos pueden localizarse anatómicamente en las aurículas, el nodo AV o el sistema de His-Purkinje
- Se clasifican en 1° y 2° Mobitz I (Wenckebach), 2° Mobitz II y bloqueos de 3° en función de los patrones característicos del ECG:

Diferencial		
Clasificación	Hallazgos del ECG	Diferencial
Bloqueo AV 1°	Intervalo PR prolongado > 0.2 s, QRS normal	↑ tono vagal, IM, degeneración asociada con la edad, fármacos (BB, BCC, digoxina), infección, endocarditis
Bloqueo AV 2° Mobitz I	• ↑ progresivo del intervalo PR con acortamiento del intervalo RR hasta la caída del QRS • Aparece en forma de latidos agrupados • Bloqueo a nivel del nodo AV	↑ tono vagal, IM *inferior*, degeneración relacionada con la edad, fármacos (BB, BCC, digoxina), infección, endocarditis, FaR

Bloqueo AV 2° Mobitz II	• Intervalos PR y RR estables con QRS ocasionalmente caído • Puede ser regular (2:1) o irregular • Bloqueo a nivel de His-Purkinje	Degeneración relacionada con la edad, IM *anteroseptal*, MCP, enf de Lenegre, toxicidad de los meds
Bloqueo AV de 3°	• Disociación AV completa • Las ondas P no se conducen y nunca producen un QRS • El ritmo de escape es una respuesta ventricular regular estrecha de la unión o amplia	IM (IM con isquemia del nodo AV o IM anteroseptal con isquemia H-P), degeneración relacionada con la edad, fármacos (BB, BCC, digoxina), infección, endocarditis, miocarditis, FaR, congénita

Abordaje

• Diferenciar los bloqueos Mobitz I (Wenckebach) de 1° y 2°, Mobitz II de 2° y los bloqueos de 3°
• Los bloqueos Mobitz II de 2° y de 3° nunca son normales → buscar la cardiopatía subyacente
• En los niños, hay que sospechar mucho de la ingesta de tóxicos
• En los neonatos, considere la posibilidad de una cardiopatía congénita
• Determinar (1) frecuencia, (2) QRS ancho o estrecho, (3) ritmo regular o irregular, (4) ondas P presentes o ausentes, (5) cada onda P seguida de QRS y cada QRS precedida de P

Anamnesis

• 1°: asintomático, hallazgo incidental en el ECG, puede ser un hallazgo normal en el 2% de los adultos
• Mobitz I (Wenckebach) de 2°: a menudo asintomático; FC irregular, fatiga, ↑ tono vagal
• Mobitz II de 2°: puede ser asintomático; presíncope/síncope, fatiga, DE
• 3°: suele ser sintomático; presíncope/síncope, fatiga, debilidad, DE

Evaluación

• ECG y tira de ritmo
• Mobitz II de 2° y bloqueo de 3°: labs en previsión de la colocación de MPP y buscar la causa

Tratamiento

• Bloqueo 1° y Mobitz I de 2°: por lo general, no es necesario ningún Tx
• Mobitz II de 2° y bloqueo de 3°:
  • Telemonitorización continua
  • Los ptes sintomáticos requieren estimulación transcutánea o transvenosa; si está hemodinámicamente inestable, considerar un fármaco adrenérgico β (dopamina, epinefrina) como puente al marcapasos
  • Se ha demostrado que la dopamina tiene resultados de supervivencia y eventos adversos equivalentes a los de la estimulación transcutánea (*Resuscitation* 2008;76(3):341)
  • Evaluar y tratar las causas reversibles (fármacos, hipotermia, hipoxia, electrolitos, tiroides, infección, isquemia)
  • La atropina suele ser ineficaz en los bloqueos AV de alto grado; evitarla en los ptes con trasplante de corazón (el corazón está denervado, riesgo de BAV de 3° o paro sinusal)
  • Tener el marcapasos transcutáneo conectado (recuerde tratar el dolor asociado con las descargas) y listo para su uso en ptes de alto riesgo; considerar estimulación transvenosa
  • Consultar con cardiología

Remisión y consejos y alertas

• Pt con bloqueo 1° Mobitz I de 2°: alta con seguimiento
• Pt con Mobitz II de 2° y bloqueo de 3°: ingresar a todos en la sala de telemetría para consulta de cardiología y MPP
• Mobitz II es preocupante por el riesgo de progresión a 3°

TAQUICARDIA/PALPITACIONES

Abordaje

• Anticipar la necesidad de intubación y desfibrilador de forma temprana
• Determinar (1) frecuencia, (2) QRS ancho o estrecho, (3) ritmo regular o irregular

Diagnóstico diferencial de la taquicardia			
Estrecha		**Amplia**	
Regular	**Irregular**	**Regular**	**Irregular**
Taquicardia sinusal	Fibrilación auricular	Taquicardia ventricular	TV polimórfica
Aleteo auricular	TAM	AA/TSV con aberrancia	Fibrilación auricular/TSV con aberrancia
TSV	AA con bloqueo variable	TRNV antidrómica	Fibrilación auricular/TSV con preexcitación

Taquicardia supraventricular (*Circulation* 2016;133:e506–e574)

Abordaje

- Diferenciar el tipo según el ECG, la tira de ritmo y la respuesta a la adenosina/maniobras vagales (*véase más abajo*)

Definición

- El ritmo surge por encima de los ventrículos (ya sea la aurícula o la unión AV) con QRS estrecho a menos que haya preexcitación o conducción aberrante

Anamnesis

- Hx de enf pulmonar o cardiaca → TA, TAM, AA, FA, TUNP
- En un adulto por lo demás sano → TRNAV, TRNV
- Inicio gradual → TS, TA; inicio abrupto → TRNAV, TRNV

Evaluación

- Considerar BH, TSH, examen toxicológico, aunque en la mayoría de los casos la tira de ECG/ritmo es suficiente

Fisiopatología de las TSV			
	Tipo de TSV	**Fisiopatología**	**Características**
Auricular	TS	Dolor, fiebre, infección, ansiedad, hipovolemia, EP, meds, anemia, hipertiroidismo, ICC/cardiopatía, esfuerzo	Típicamente < 150 lpm, regular, las ondas P son RECTAS antes del QRS, ralentizadas por la maniobra vagal y la adenosina (↑ bloqueo AV)
	TA	Se origina en las aurículas pero no en el nodo SA; asociado con EPOC, EAC, EtOH, digoxina	
	TAM	Se origina en las aurículas en ≥ 3 sitios distintos, asociado con enf pulmonar	
	AA	Macrorreentrada auricular, típicamente aurícula der	~150 lpm (bloqueo AV 2:1), ondas P en diente de sierra, regulares, se desenmascara un ↑ bloqueo AV
	FA	Múltiples impulsos auriculares irregulares típicos de las venas pulmonares	Irregular, fibrilación o ausencia de ondas P, ralentizado por ↑ bloqueo AV
Unión AV	TRNAV	Vía reentrante con NAV	Típicamente >150 lpm, ondas P retrógradas después del QRS o dentro de él, terminadas por maniobra vagal y adenosina (↑ bloqueo AV)
	TRNV	Vía de reentrada mediante NAV + *vía accesoria entre aurículas y ventrículos*	
	TUNP (de la unión AV acelerada)	Se origina en la unión AV, se asocia con mio/endocarditis, Qx cardiaca, IM posteroinferior, digoxina	Típicamente 70-130 lpm, disociación AV, ondas P retrógradas

De: *NEJM* 1995;332:162; 2006;354:1039; 2012;367:1438–1448.

Tratamiento

- Cardioversión de cualquier ritmo inestable
- TS: tratar la enfermedad subyacente
- TA/TAM: tratar la enf subyacente; considerar el bloqueo del nodo AV
- FA/AA: BCC, BB, digitálicos, antiarrítmicos (amiodarona, lidocaína)
- TRNAV/TRNV: maniobras vagales, adenosina, BCC preferibles a los BB → evitar adenosina/fármacos nodales si hay indicios de preexcitación (*véase SWPW abajo*)
- TUNP: BCC, BB, amiodarona

Remisión

- La mayoría de los ptes con TS, TRNAV y TRNV pueden ser llevados a casa una vez que el ritmo esté controlado si están asintomáticos y no hay una enf subyacente aguda. El ingreso por otros ritmos es variable; sin embargo, suele ser necesario debido a la enf subyacente
- Consultar con cardiología sobre cualquier pte con TVS inestable y aquellos difíciles de controlar con el Tx estándar

Consejos y alertas

- La TAM se diagnostica a menudo erróneamente como FA. Hay que mirar de cerca la morfología de la onda P

Fibrilación auricular y aleteo auricular

Definición (*JACC* 2006;48:e149; *Circulation* 2014;64(21):e1–e76)

- La FA es una taquiarritmia supraventricular caracterizada por una actividad auricular descoordinada con el consiguiente deterioro de la función mecánica
- Puede ser el 1.er episodio, paroxístico (termina en los 7 días siguientes al inicio, se repite con frecuencia variable), persistente (> 7 días), persistente de larga duración (> 1 año) o permanente (decisión conjunta entre el pte y el médico para detener los intentos de mantener el ritmo sinusal)
- Valvular → cardiopatía reumática, o post-Qx valvular (bioprotésica, mecánica o valvuloplastia mitral)
- El AA se caracteriza por despolarizaciones auriculares en un ritmo regular a ~300 lpm causadas por un mecanismo de reentrada, conducción ventricular limitada por el periodo refractario del nodo AV en una proporción fija o variable respecto a la conducción auricular

Diferencial de los desencadenantes de la FA	
Fisiopatología	**Diferencial**
Otros	Idiopática (50%)
Taponamiento cardiaco	ICC, peri/mio/endocarditis, IM/isquemia, Hx de Qx cardiaca, HTA
Pulm	EPOC, neumonía, EP
Endo	Hipertiroidismo, estrés, infección, post-Qx
Drogas	«Sx del corazón de vacaciones» por EtOH, cocaína, anfetaminas, simpaticomiméticos, cafeína

Anamnesis y exploración física

- Cronología, aparición brusca o gradual (palpitaciones, disnea, DE, presíncope/síncope por fatiga, DTo); enf o procedimiento reciente, consumo de drogas y alcohol, síntomas similares anteriores
- Pulso irregularmente irregular; puede ser regular con AA

Evaluación

- ECG, BH, electrolitos, Ca, Mg, PO$_4$, RxT
- Considerar los marcadores cardiacos (si se sospecha de una EAC activa); TSH, dímero D, concentración de digitálicos si es apropiado; ECO (tamaño de AI, trombos, válvulas, función de VI/VD)
- Considerar el Holter ambulatorio en los ptes con antecedentes sugerentes que lleguen con ritmo sinusal
- ECG en la FA: sustitución de las ondas P consistentes por ondas rápidas oscilantes o fibrilatorias que varían en amplitud, forma y cronología, asociadas con irregularidad, frecuentemente con respuesta ventricular rápida (RVR)
- ECG en AA: frecuencia auricular de 250-350 lpm con velocidad de respuesta ventricular típicamente de 150 lpm (conducción 2:1), presencia de ondas de aleteo («F») en dientes de sierra. Puede ser *típico* (V1 en punta, negativo en II, III, aVF, patrón opuesto conocido como *típico inverso*) o *atípico* (aspecto *distinto al típico*). Ondas F reveladas mediante adenosina o maniobras vagales

Tratamiento

- Objetivos principales: control de la frecuencia o del ritmo, prevención de tromboembolias, alivio de síntomas
- A la hora de decidir las estrategias de Tx en el SU, hay que considerar varios aspectos:
  a. ¿El pte está estable o inestable?
  b. ¿Se trata de un 1.er episodio o de un episodio recurrente, y forma parte de un paradigma de duración paroxística, persistente o permanente?
  c. Si se trata de un 1.er episodio o de un episodio paroxístico, ¿desde cuándo están presentes los síntomas (¿< 48 h)?
  d. ¿Cuál es el riesgo de ACV del pte? (Calcular la puntuación CHADS$_2$VASC)
  e. ¿Tiene el pte un cardiólogo/MAP con el que pueda tomar una decisión conjunta o un mal seguimiento?
- **Control de la frecuencia vs. control del ritmo:** no parece haber diferencias en cuanto a la mejoría sintomática, la ICC, las complicaciones tromboembólicas, la hemorragia grave o la mortalidad al comparar las dos estrategias (*Lancet* 2000;356:1789; *NEJM* 2002;347:1825; *J Am Coll Cardiol* 2003;41:1690; *Chest* 2004;126:476); sin embargo, el control del ritmo parece estar asociado con mayores tasas de hospitalización y efectos adversos de los meds (*Lancet* 2000;356:1789; *NEJM* 2002;347:1825); datos más recientes sugieren que el control temprano del ritmo está asociado con un menor riesgo de malos resultados cardiovasculares en los ptes con enf CV (*NEJM* 2020;383:1305–1316)
  - Puede no ser generalizable a los ptes del SU que presentan un 1.er episodio o una FA paroxística
- **Algoritmos de tratamiento** (*Can J Cardiol* 2020;36(12):1847; *Circulation* 2014;64(21):e1; 2019;140:e125)

Figura 1-4 Pt inestable con fibrilación auricular
(°nota: *véase más abajo Cardioversión con corriente continua y anticoagulación*)

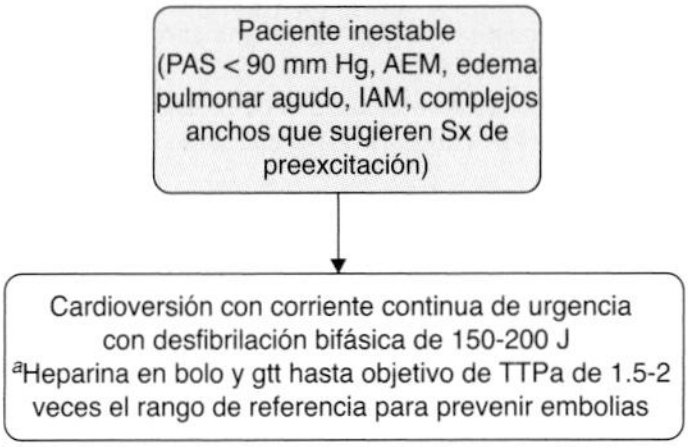

Paciente inestable
(PAS < 90 mm Hg, AEM, edema
pulmonar agudo, IAM, complejos
anchos que sugieren Sx de
preexcitación)

↓

Cardioversión con corriente continua de urgencia
con desfibrilación bifásica de 150-200 J
ªHeparina en bolo y gtt hasta objetivo de TTPa de 1.5-2
veces el rango de referencia para prevenir embolias

Figura 1-5 Pt estable, primer episodio de fibrilación auricular paroxística
(°nota: estos ptes pueden someterse a la cardioversión sin anticoagulación; sin embargo, debe considerarse la posibilidad de retrasar la CVCC y anticoagular durante 3 sem si el riesgo de ACV es alto)

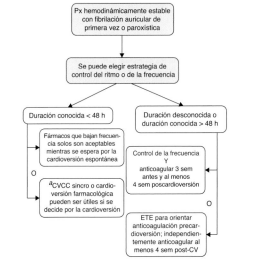

Px hemodinámicamente estable
con fibrilación auricular de
primera vez o paroxística

↓

Se puede elegir estrategia de
control del ritmo o de la frecuencia

Duración conocida < 48 h

Fármacos que bajan frecuencia solos son aceptables mientras se espera por la cardioversión espontánea

O

ªCVCC sincro o cardioversión farmacológica pueden ser útiles si se decide por la cardioversión

Duración desconocida o
duración conocida > 48 h

Control de la frecuencia
Y
anticoagular 3 sem antes y al menos 4 sem poscardioversión

O

ETE para orientar anticoagulación precardioversión; independientemente anticoagular al menos 4 sem post-CV

Figura 1-6 Pt estable, fibrilación auricular persistente o permanente

Px hemodinámicamente
estable con FA persistente
o permanente

↓

Elegir estrategia de control de frecuencia
y el Px debe ser anticoagulado de forma
adecuada según el riesgo (*véase* abajo)

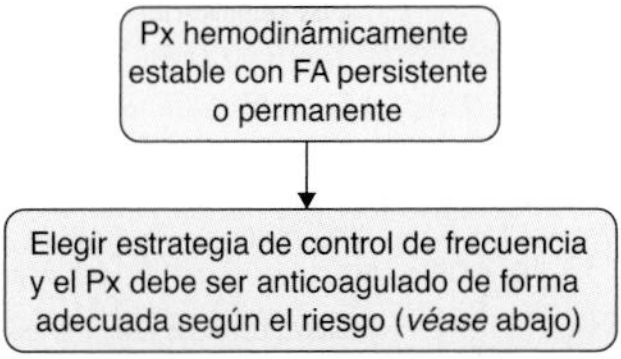

- **Control de la frecuencia:** los BB o los BCC no dihidropiridínicos se recomiendan como Tx de 1.ª línea para el control de la frecuencia. Sin embargo, los BCC deben evitarse en los ptes con ICAD y FA
- Se puede añadir digoxina o amiodarona al Tx con BB o BCC si no se controla la FC
- Se recomienda la administración i.v. de digoxina o amiodarona para controlar la FC con FA e insuf cardiaca
- La amiodarona para el control de la frecuencia debe reservarse para casos excepcionales en los que otros medios no sean viables o sean insuficientes (riesgo de toxicidad, cardioversión espontánea)
- Estrategia de frecuencia moderada (FC < 110 lpm) razonable siempre que el pte esté asintomático y tenga una función VI normal (*NEJM* 2010;362:1362–1373)
- La procainamida, la disopiramida o la ibutilida i.v. pueden considerarse para los ptes hemodinámicamente estables con FA que implique la conducción por una vía accesoria. En esta situación, deben evitarse los BCC i.v., la amiodarona o la digoxina, ya que pueden acelerar paradójicamente la respuesta ventricular (*Circulation* 1982;65:348–354)

Fármacos para el control de la frecuencia para la FA/AA (*Circulation* 2014;64(21):e1–e76)			
Medicación		**Dosis inicial**	**Dosis de mantenimiento**
BB	Metoprolol	2.5-5 mg i.v. en bolo c/5 min × 3	Empezar 25-100 mg v.o. c/12 h
	Esmolol	500 µg/kg i.v. c/4 min × 3	60-200 µg/kg/min i.v. gtt
	Propranolol	1 mg i.v. c/5 min × 3	Empezar 10-40 mg v.o. c/6 h
BCC	Diltiazem	0.25 mg/kg i.v. × 1; puede repetirse 0.25-0.35 mg/kg i.v. después de 15 min	Iniciar 30-90 mg v.o. c/6 h o 5-15 mg/h i.v. gtt
	Verapamilo	0.075-0.15 mg/kg vía i.v.; pueden administrarse 10 mg adicionales después de 30 min	Empezar 40-80 mg v.o. c/8 h
Digoxina (inicio en horas)		0.25 mg i.v. c/2 h, hasta 1.5 mg	
Amiodarona		300 mg i.v. durante 60 min	10-50 mg/h durante 24 h

- **Cardioversión de corriente continua:** dosis recomendada 150-200 J onda bifásica
  - Nivel medio de energía para una cardioversión exitosa 50 J bifásica y 200 J monofásica (*Am J Cardiol* 2004;93:1495). Puede haber un mayor éxito en el primer choque para la CVCC si la energía inicial utilizada es de 200 J vs. 100 J (BEST-AF, *Heart* 2008;94:884)
  - El pretratamiento con amiodarona, flecainida, ibutilida, propafenona o sotalol puede utilizarse para mejorar el éxito de la CVCC y prevenir la FA recurrente
- **Cardioversión farmacológica:** se recomienda la administración de flecainida, dofetilida, propafenona o ibutilida para la cardioversión farmacológica
  - La procainamida ha demostrado ser eficaz en la población del SU con un 52% de cardioversión con el fármaco solo, con un 96% de éxito si se sigue de la CVCC en los que no responden, en comparación con el 92% con el choque solo (*Lancet* 2020;395(10221):339)
  - La amiodarona es una opción razonable y segura en los ptes con ICC, pero la digoxina y el sotalol pueden ser perjudiciales para la cardioversión y no se recomiendan
  - Los BB o los BCC no dihidropiridínicos deben administrarse antes que los antiarrítmicos de clase I

Fármacos para el control del ritmo para la fibrilación y el AA			
Medicación		**Dosis inicial**	**Consideraciones especiales**
Clase Ia	Procainamida	15-17 mg/kg i.v. durante 60 min	• Preferido con SWPW • Puede causar hipotensión
	Propafenona	450 mg v.o. (< 70 kg) 600 mg v.o. (> 70 kg) 2 mg/kg i.v.	• Puede causar hipotensión, bradicardia, proarrítmico • CI en ptes con cardiopatía isquémica, disfunción VI, corazón estructuralmente anómalo
Clase Ic	Flecainida	200 mg v.o. (< 70 kg) 300 mg v.o. (> 70 kg) 2 mg/kg i.v.	• Puede causar hipotensión, bradicardia • ↓ dosis en la insuficiencia renal • CI en ptes con cardiopatía isquémica, disfunción VI, corazón estructuralmente anómalo
Clase III	Dofetilida	0.5 mg v.o. (TFGe > 60) 0.25 mg v.o. (TFGe 40-60) 0.125 mg v.o. (TFG 20-40) CI si TFGe <20	• 2-3% de riesgo de *torsades de pointes*; CI si QT largo, bradicardia • Requiere hospitalización para su inicio dada la prolongación del QTc

Ibutilida	1 mg en 10 min (> 60 kg) 0.01 mg/kg, 10 min (< 60 kg) *Puede repetirse una vez con la misma dosis si no termina*	• CI en ptes con hipopotasemia, QTc prolongado, *torsades de pointes*
Amiodarona	150 mg i.v. durante 10 min, 1 mg/min durante 6 h, luego 0.5 mg/min durante 18 h	• Efectos adversos: hepatotoxicidad, hipotiroidismo, tirotoxicosis, neumonitis, fibrosis pulmonar, microdepósitos corneales

- **Anticoagulación:** todos los ptes con AA deben ser estratificados utilizando un índice predictivo de ACV (CHA$_2$DS$_2$-VASc), riesgo de hemorragia (HAS-BLED); la mayoría deben recibir anticoagulación (*Circulation* 2014;64(21):e1–e76; 2019;140:e125–e151)
- Ptes con muy bajo riesgo de ACV (CHA$_2$DS$_2$-VASc = 0): es razonable omitir anticoagulación
- Los ptes con bajo riesgo de ACV (CHA$_2$DS$_2$-VASc = 1) deben recibir anticoagulación oral con warfarina o ACOD (inhibidores de Xa o de trombina), pero el AAS es razonable para algunos ptes
- Los ptes con riesgo moderado de ACV (CHA$_2$DS$_2$-VASc ≥2) deben recibir anticoagulación oral con warfarina o ACOD
- La mayoría de los ptes deben recibir ACOD; los ptes con FA valvular (asociada con EMI o IsM mod-grave) deben recibir warfarina
- Los ACOD incluyen rivaroxabán 20 mg c/24 h (ROCKET-AF, *NEJM* 2011;365:883) y apixabán 5 mg v.o. c/12 h (ARISTOTLE, *NEJM* 2011;365:981); las dosis requieren ajuste renal
- Para los ptes con síntomas < 48 h que se someten a una cardioversión (eléctrica o farmacológica), anticoagular durante al menos 4 sem, independientemente de la puntuación CHA$_2$DS$_2$-VASc; si los síntomas son > 48 h, anticoagular durante 3 sem antes de la cardioversión u obtener una ETE para evaluar un posible trombo en la AI
- En ptes inestables sometidos a cardioversión, iniciar anticoagulación lo antes posible y continuar durante al menos 4 sem después de la cardioversión

Puntuación CHA$_2$DS$_2$-VASc para estimar el riesgo de ACV en ptes con FA	
(*Chest* 2010;137(2):263; *Eur Heart J* 2012;33(12):1500–1510)	
Criterios de riesgo	**Puntuación**
ICC	1
HTA	1
Edad	< 65 = 0, 65-74 = 1, >/75 = 2
Diabetes mellitus	1
Sexo femenino	1
ACV, AIT, tromboembolia previos	2
Vasculopatía (IM, EAP, placa aórtica previos)	1
Puntuación	**Riesgo de ACV/AIT/tromboembolia %/año**
0	0.3
1	0.9
2	2.9
3	4.6
4	6.7
5	10.0
6	13.6
7	15.7
8	15.2
9	17.4

Puntuación HAS-BLED para estimar el riesgo de hemorragia mayor en ptes con FA (*Chest* 2010;138:1093)	
Características clínicas	**Puntuación**
HTA (PAS > 160 mm Hg)	1
Función renal o hepática anómala (1 pt cada una)[b]	1 o 2
ACV	1
Hemorragia	1
INR variable	1
Adultos mayores (edad > 65 años)	1
Uso de drogas o EtOH (1 pt cada uno)[c]	1 o 2

Puntuación HAS-BLED	Sangrado mayor %/año[a]
0	1.13%
1	1.02%
2	1.88%
3	3.74%
4	8.70%
5	12.50%
6-9	No se ha informado

[a]*Sangrado mayor* se define como cualquier sangrado que requiera hospitalización o que cause una disminución de la Hb > 2 g/L o que requiera transfusión que no sea un ACV hemorrágico.

[b]*Función renal anómala* se define como diálisis crónica, trasplante renal o Cr > 200 μmol/L (2.3 mg/dL). *Función hepática anómala* se define como enf hepática crónica (cirrosis), bilis total > 2× LSN, en asociación con AST/ALT. Fosfatasa alcalina > 3× LSN.

[c]Los fármacos incluían antiplaq y AINE.

Remisión
- **Alta:** los ptes que recuperan el ritmo sinusal o que están controlados, y anticoagulados si es necesario
- Todos los ptes dados de alta deben tener seguimiento cercano del MAP o un cardiólogo
- **UOSU:** dependiendo de los protocolos clínicos locales
- **Ingresar:** ptes con enf subyacente aguda, enf en curso o mal control de la tasa

Consejos y alertas
- El riesgo de ACV es similar en todas las formas de FA/AA (FA paroxística recurrente, persistente y permanente, y AA)
- La cardioversión espontánea se produce dentro de las 24 h en el 50-67% de los casos de FA aguda
- El 5-8% de los adultos mayores tienen FA recurrente
- La FA con RVR puede ser una taquicardia compensatoria; buscar la causa subyacente (sepsis, EP, etc.)

Preexcitación
Definición
- **Vía accesoria:** una vía de derivación que conduce los impulsos entre las aurículas
- **Wolff-Parkinson-White:** vía de conducción accesoria evidente en el ECG en reposo
- **TRNV ortodrómica:** el impulso desciende por el nodo AV (rápido), luego se conduce retrógradamente, por la vía accesoria (lentamente) → por lo tanto, QRS de complejo estrecho
- **TRNV antidrómica:** el impulso desciende por la vía accesoria (lentamente), luego se conduce retrógradamente, subiendo por el nodo AV (rápidamente) → por lo tanto, QRS de complejo ancho

Evaluación
- ECG y tira de ritmo
- **SWPW:** PR corto < 120 ms, QRS prolongado > 110 ms, onda delta (subida de la porción inicial del QRS)
- **TRNV ortodrómica:** taquicardia de complejo estrecho (salvo BR)
- **TRNV antidrómica:** TQRSA
- **FA/AA en SWPW:** ritmo irregular, complejos QRS amplios que cambian de forma y morfología, pueden degenerar en TV/FV

Tratamiento
- **TRNV:** maniobras vagales, BB, BCC, cardioversión sincronizada si es inestable
- **FA/AA con preexcitación** → consulta con cardiología; CVCC o uso de procainamida; los BB y los BCC son ineficaces y pueden precipitar la FV (*véase* sección sobre *FA/AA*)

Taquicardia ventricular
Abordaje
- Determinar si el pte está estable o inestable → utilizar el protocolo ACLS para cualquier pte con TV inestable
- Diferenciar la TV de la TV no sostenida (TVNS), y otras causas de TQRSA (*véase* arriba)
- Diferenciar la TV monomórfica de la polimórfica

Definición
- **TVNS:** TV de duración < 30 s
- **TSV con aberrancia:** parecido a la TV por la conducción anómala → TQRSA. Causado por un BR fijo, un BR relacionado con la velocidad o una vía accesoria
- *Torsades de pointes:* TV polimórfica + QT prolongado

Causas
- **Corazón monomorfo, estructuralmente anómalo:** IM previo, MCP, displasia arritmogénica del VD
- **Corazón monomorfo, estructuralmente normal:** TV idiopática
- **Polimórfico:** isquemia, MCP, *torsades de pointes*, Sx de Brugada (*véase más abajo*)

Anamnesis
- Palpitaciones, aturdimiento, DTo, disnea, náusea, síncope, falta de respuesta; HxM: EAC, MCP, múltiples FaR para EAC, y HxF de muerte súbita, todos ↑ riesgo de TV

Evaluación
- ECG, tira de ritmo, electrolitos, Ca, Mg, PO_4, marcadores cardiacos; RxT; concentración de digoxina si procede
- Algoritmo de Brugada: abordaje de 4 pasos para diferenciar la TV de la TSV con aberrancia

Algoritmo de Brugada (Circulation 1991;83:1649)	
Criterio	**Sen & Esp para TV si los criterios no están presentes[a]**
Presencia de un complejo RS en cualquier derivación precordial	21%, 100%
Intervalo R a S > 100 ms en una derivación precordial	66%, 98%
Disociación AV	82%, 98%
Criterios de morfología de la TV presentes en ambas derivaciones precordiales V1-V2 y V6	99%, 97%

[a] Progresivo.

Criterios de Brugada para el TQRSA que sugieren TV (Circulation 1991;83:1649)	
Criterio	**Aspecto del ECG**
Disociación AV	Ondas P independientes, latidos de captura/fusión
QRS ancho	Tipo de BRD: >140 ms Tipo de BRI: >160 ms Intervalo R a S >100 ms en cualquier derivación precordial
Desviación extrema del eje	Eje QRS entre +180° y −90° (QRS[+] en aVR, QRS[−] en I, aVF)
Morfología de QRS atípica para BR	QRS[−] entre +180° y −90° (QRS[−] en derivación I, y QRS[−] en aVF) Tipo BRD: ausencia de R′ alta en V1, cociente r/S < 1 en V6 Tipo BRI: inicio hasta el nadir > 60-100 ms en V1, onda Q en V6
Concordancia	De QRS en las derivaciones precordiales con el mismo patrón y dirección

Tratamiento
- **TV inestable:** protocolo ACLS, cardioversión (si hay pulso) vs. desfibrilación (si no hay pulso)
- **TV estable:** considerar la cardioversión sincronizada o también puede usar cualquiera de los dos:
  - Lidocaína: 100 mg de carga i.v., luego 1-4 mg/min
  - Amiodarona: 150 mg de carga i.v., luego 1 mg/min
- **TV polimorfa:** magnesio 2-4 g en bolo i.v.
- **Otros:** reponer los electrolitos (Ca, Mg, PO_4); tratar la isquemia coincidente si está presente

Tx de las taquicardias de complejo ancho	
	Tx
Taquicardia ventricular TV polimorfa	Amiodarona, lidocaína, CVCC Magnesio
TSV con aberrancia[a] (es decir, BR)	Adenosina, maniobras vagales, CVCC
TSV con preexcitación	Procainamida, CVCC
Taquicardia + MP	Tratar la causa, aplicar el imán si es mediada por PM

[a] Causas de aberrancia: bloqueos de rama (fijos, relacionados con el ritmo, fenómeno de Ashman), vías accesorias (SWPW), meds (antiarrítmicos de clase Ia/Ic, ATC), seudo-IMEST, MP, hiperpotasemia, hipotermia, MCP, canalopatías.

Remisión
- Ingresar en la unidad de cuidados intermedios cardiacos o en la UCI cardiacos

Consejos y alertas
- Asumir que todos los TQRSA son ventriculares a menos que se demuestre lo contrario
- Los mejores factores pronósticos clínicos de que la TQRSA es una TV → IM previo, ICC, disfunción del VI (Am J Med 1998;84:53)

Sx de Brugada

Definición
- BRD incompleto con elevación de ST en V1-V3 causado por la alteración del canal de Na del miocito, asociado con TV y muerte súbita cardiaca

Anamnesis
- Clásicamente joven, varón por lo demás sano, HxF muerte súbita; síntomas: presíncope, síncope, paro cardiaco; los hallazgos del ECG pueden desenmascararse en el contexto de un factor de estrés (p. ej., fiebre)

Evaluación
- ECG, electrolitos, Ca, Mg, PO₄

Tratamiento
- Tele; consulta de electrofisiología

Remisión
- Si es un hallazgo incidental, remitir a cardiología para seguimiento. De lo contrario, ingresar en cama de telemetría para estudio de EF, posible colocación de DCI

MAL FUNCIONAMIENTO DE MARCAPASOS Y DCIA

Definición
- MP: dispositivo intracardiaco para el bloqueo AV significativo y la disfunción del nodo sinusal
- DCIA: dispositivo intracardiaco para detener la FV/TV y prevenir la muerte súbita cardiaca → para ptes con paro por FV/TV inestable, FE persistente ≤ 30-35%, Brugada o Sx de QT largo (*Circulation* 2007;115:1170; *NEJM* 1997;337:1576)
- Estimulación biventricular (terapia de resincronización cardiaca): derivaciones de aurícula derecha, VD y seno coronario → sincronizar la función del VD y del VI → ↓ síntomas de ICC y hospitalización, ↑ supervivencia (*NEJM* 2004;350:2140; 2005;352:1539)

Abordaje
- Solicitar un ECG y una tira de ritmo inmediatamente
- Obtener la marca y el modelo del dispositivo (la mayoría de los ptes tienen una tarjeta; de lo contrario, obtener RxT AP → ampliar el dispositivo para obtener el número de modelo → búsqueda en Internet del tipo)
- Códigos comunes del MP: DDD (ritmo bicameral, sensado y respuesta al latido sensado) y VVI (ritmo bicameral, sensado y respuesta inhibitoria al latido sensado)

Evaluación
- Imán colocado sobre el dispositivo
- MP: inhibe el sensado, ritmo fijo independientemente de la actividad cardiaca intrínseca
- DCIA: inhibe los disparos posteriores, aunque no la estimulación bradicárdica

Mal funcionamiento del marcapasos	
Fisiopatología	**Diferencial**
Fallo de salida → no hay espiga de marcapasos a pesar de la indicación del ritmo	Agotamiento de la batería
Fallo en la captura → espigas de estimulación no seguidos por despolarización	Fractura o desprendimiento de la derivación, umbral de marcapasos ↑, anomalías electrolíticas, isquemia o cicatriz local
Sobresensado → espiga de marcapasos a pesar de no tener indicación del ritmo	Fractura o desprendimiento de la derivación, umbral de sensado demasiado bajo
Infrasensado → no hay espiga de marcapasos a pesar de la indicación de ritmo	Fractura o desprendimiento de la derivación, umbral de sensado demasiado alto
Taquicardia mediada por MP	Taquicardia reentrante en ptes con MP de ritmo D, entre las derivaciones del MP (actúan como vía accesoria → conducción anterógrada) y el nodo AV (conducción retrógrada)

Anamnesis y exploración física
- Mareo, palpitaciones, síncope
- ↑, ↓ o FC irregular, ↓ PA

Evaluación
- ECG, RxT (para visualizar el dispositivo y las derivaciones)
- La estimulación biventricular se ve como 2 picos de estimulación simultáneos que preceden al QRS estimulado, predominantemente QRS en la derivación I y (+) en V1 (lo contrario en la estimulación ventricular derecha)
- La estimulación biventricular tiene complicaciones únicas: disección o perforación del seno coronario
- Complicaciones del marcapasos no relacionadas con el mal funcionamiento: infección, tromboflebitis, Sx del marcapasos (debido a la pérdida de sincronía AV), perforación, taponamiento

Tratamiento
- Estimulación transcutánea: para ptes inestables
- **IMÁN para la taquicardia mediada por MP:** imán sobre el MP → ritmos a 80 lpm
  O SOBRESENSADO

Remisión
- Consultar con EF o al representante del dispositivo para el interrogatorio y la reprogramación; a la sala de cateterismo para sustitución de derivación/batería

Disparo de DCIA	
(JAMA 2006;296:2839; NEJM 2003;349:1836; JACC 2006;48:1064)	
Síntomas de los ptes	**Interrogatorio del DCIA**
Disparo del DCIA detectado por el Px[a]	Sin disparo
	Disparo inadecuado
	Disparo adecuado

[a]Los DCIA también pueden funcionar mal como los MP (*véase sección sobre MP*).

Anamnesis y exploración física
- **Disparo de un DCIA:** una sacudida repentina de dolor
- **Síntomas premonitorios:** palpitaciones, aturdimiento, disnea, DTo
- **Precipitantes:** ejercicio, enfermedad, incumplimiento con los antiarrítmicos, nuevos meds
- ECG (isquemia, ↑ QT), BH, QS7, marcadores cardiacos, RxT

Tratamiento
- Tratar la enfermedad primaria, seguir el protocolo ACLS para la arritmia

Remisión
- Consultar con EF o al representante del dispositivo sobre el interrogatorio y la reprogramación
- Sin disparos (interrogatorio normal a pesar de los síntomas): buscar otra causa de los síntomas → alta
- Disparo inapropiado (según interrogatorio): tratar la enf subyacente; reprogramar si es necesario
- Disparo adecuado (según interrogatorio): ingresar en la unidad de Tele o en la UC
  - Buscar los precipitantes: TV, anomalías electrolíticas, ↑ QT, isquemia, incumplimiento o abuso de meds

Consejos y alertas
- Si se desconoce la marca/modelo del dispositivo, la ampliación de la RxT AP revelará el código del dispositivo en letra pequeña

DISPOSITIVOS MECÁNICOS DE APOYO

Panorama general *(Emerg Med Australas 2014;26(2):104)*
- DAVI: a menudo es un puente hacia el trasplante o en los ptes que no reúnen los requisitos para el trasplante
  - Mantiene el gasto cardiaco mediante una bomba mecánica que extrae sangre del VI y la bombea a la aorta ascendente
  - La bomba está conectada a través de una línea de transmisión que sale del epigastrio del pte a una caja de control externa con baterías que se llevan en un arnés
- Otros dispositivos de soporte mecánico son el DABV y el CAT

Hallazgos
- La mayoría de los dispositivos no tienen flujo pulsátil, por lo que los ptes no tendrán pulso o PA que pueda medirse con un manguito automático
- Realiza la evaluación de la perfusión con la piel, el estado mental, etc.
- Para medir manualmente la PA, inflar el manguito y colocar el Doppler sobre el pulso braquial o radial, desinflar hasta que se escuche un sonido continuo (que es la presión sistólica)
- Auscultar el tórax para evaluar el ruido continuo de la máquina si la bomba está funcionando

Evaluación
- ECG, RxT, telemetría, ECO, labs (BH, coag, electrolitos, biomarcadores cardiacos, cultivos) según la sospecha clínica
- Evaluar las baterías y el funcionamiento de la bomba
- Intentar contactar inmediatamente con el centro o con el equipo del DAVI

Complicaciones del DAVI	
Problema y presentación	**Tratamiento**
Mala perfusión (AEM, frío, pálido, húmedo, bajo flujo), fallo del VD (la bomba no soporta el VD, a menos que sea DABV, disfunción del VD)	Pequeños bolos de líquidos, inotrópicos, evaluar la presencia de IM o insuficiencia del VD, considerar la reducción de la poscarga con nitratos
Infección (línea de transmisión u otras)	Las líneas de transmisión pueden infectarse y también corren el riesgo de sufrir otras infecciones, como bacteriemia, neumonía, IU, etc. Tratar con Abx
Sangrado (GI, etc.)	Transfundir PRN a todos los ptes en CA; también con disfunción plaquetaria adquirida
Trombosis de la bomba (revisar las alarmas, el cumplimiento de la AC)	Heparina o trombólisis; considerar la heparina en caso de hemostasia prolongada
Disritmia (muchos ptes tienen también un DCIA)	El dispositivo sigue funcionando, por lo que el pte puede permanecer despierto en la FV; tratar con cardioversión/desfibrilación, antiarrítmicos
Mal funcionamiento de la máquina	Revisar las baterías, el flujo y las alarmas, consultar con el equipo del DAV
Paro cardiaco	Las compresiones torácicas corren el riesgo de desplazar el dispositivo y provocar una hemorragia masiva; deben utilizarse varios métodos para confirmar la ausencia de circulación antes de iniciar las compresiones e intentar corregir la bomba o utilizar una bomba manual si se dispone de ella en primer lugar • Considerar la transición temprana a la derivación cardiopulmonar • En una serie de casos de ptes que recibieron compresiones, ninguno tuvo desplazamiento y el 50% sobrevivió (*Resuscitation* 2014;85:702-704)

Remisión
• Consultar al centro o al equipo de DAV, ingresar en cardiología o en la UC

ECOCARDIOGRAFÍA

Panorama general
• Usos: evaluar el derrame pericárdico, los signos de taponamiento, la función del VI, la dilatación del VD y el estado del volumen
• Proyecciones: paraesternal larga, paraesternal corta, subxifoidea, apical de 4 cámaras

Proyecciones y hallazgos de la ECO		
Proyección	**Colocación de la sonda**	**Hallazgos normales**
Paraesternal larga	Colocar el transductor en el 3-4.° espacio intercostal izquierdo adyacente al esternón con el marcador de la sonda orientado hacia la cadera izquierda	Permite visualizar el VD, el tracto de salida de la aorta, la AI y el VI, y evaluar el tamaño de la cámara y la función del VI
Paraesternal corta	Colocar el transductor en el 3-4.° espacio intercostal izquierdo adyacente al esternón con el marcador de la sonda orientado hacia la cadera derecha (girar ~90° en sentido horario desde la línea paraesternal)	Permite visualizar el VD y el VI (incluidos los músculos papilares) y la forma del VI
Apical de 4 cámaras	Colocar el transductor en el ápice del PMI con el marcador de la sonda orientado hacia la cadera derecha (la visión puede mejorarse con el pte en posición lateral izquierda)	Permite visualizar las 4 cámaras y evaluar el tamaño y la función de las cámaras
Subxifoidea	Colocar el transductor justo por debajo del xifoides con el marcador de la sonda hacia el lado derecho del pte y aplanar la sonda	Permite visualizar el corazón y evaluar el derrame
VCI	Colocar el transductor justo por debajo del xifoides con el marcador de la sonda orientado hacia la cabeza del pte (girar ~90° en sentido horario desde la proyección subxifoidea)	Permite evaluar el tamaño de la VCI y la variación de la resp

Hallazgos ecográficos

Hallazgo y proyección	Técnica	Significado
Paraesternal largo: separación septal final (EPSS) (Am Heart J 1983;106(1):21–28)	Utilizar el modo M con un marcador colocado sobre la punta más distal de la valva mitral anterior; la imagen del modo M aparece como dos picos: el punto E (correspondiente al llenado diastólico temprano) y el punto A (correspondiente a la contracción auricular). Medir la distancia en mm entre el pico del punto E y el septo: EPSS > 7 mm corresponde a una FEVI < 50% (Sen 87%, Esp 75%); limitaciones: la estenosis mitral y la insuf aórtica pueden dar falsos positivos	La función del VI puede estimarse visualmente. La EPSS de la válvula mitral puede medirse y ayudar a la estimación; la EPSS es una medida de la distancia entre el tabique interventricular y la valva anterior de la válvula mitral en la diástole temprana
Apical de 4 cámaras: excursión sistólica del plano anular tricuspídeo (ESPAT)	Evaluar el tamaño del VD (el VI debe ser más grande) y el movimiento en la proyección apical de 4 cámaras; colocar el cursor del modo M sobre el anillo tricúspide lateral; medir en mm la distancia que se mueve el anillo durante 1 ciclo cardiaco; puede utilizar el promedio de varios ciclos para mejorar la precisión	La medición de la ESPAT puede utilizarse para estimar la FEVD (Sen 80%, Esp 75%) (Heart 2002;88(3):244-248); no hay consenso sobre el punto de corte de la ESPAT. Una ESPAT > 15-20 mm es anómala; limitaciones: no es específica para la disfunción aguda vs. crónica del VD o la causa de la disfunción del VD
Apical de 4 cámaras: signo de McConnell	Evaluar el movimiento del VD en la vista apical de 4 cámaras. Signo de McConnell: acinesia de la pared libre media, pero movimiento normal en el ápice	Sen 77% y Esp 94% para EP aguda (Am J Cardiol 1996;78:469)
Paraesternal corta: signo D	Obtener la proyección paraesternal corta y evaluar la forma del VI	El VI en forma de D con el tabique empujando hacia el VI indica un aumento de la presión del VD
VCI	Utilizar el modo M para evaluar el tamaño y la variabilidad de la VCI con los ciclos resp	Si el diámetro de la VCI < 0.9 cm y colapso es > 50% con cada respiración, es probable que responda a los líquidos; si el diámetro de la VCI > 2 cm y el colapso es < 15% con cada respiración, es probable que no responda a los líquidos
Apical de 4 cámaras: flujo transvalvular en el taponamiento	Utilizar el Doppler de onda pulsada sobre la válvula mitral para medir la velocidad máxima de la onda E y la variación respiratoria	Una variación de la velocidad máxima de la onda E del 25% o más a lo largo del ciclo respiratorio sugiere una fisiología de taponamiento (J Am Coll Cardiol 1988;11(3):572)

Neumonía (NM)

Definiciones *(Am J Respir Crit Care Med 2019;200(7):e45–e67)*

- NM extrahospitalaria (NEH): adquirida fuera del hospital o < 48 h desde el ingreso
- NM hospitalaria (NH): adquirida > 48 h después del ingreso en el hospital
- NM asociada con la ventilación mecánica (NAVM): adquirida > 48 h después de la intubación
- NM asociada con la atención sanitaria (NAAS): se eliminó en las nuevas directrices de la ATS/IDSA debido a los datos que muestran el sobretratamiento de la NM por SARM sin mejoría de los resultados

Anamnesis

- NEH típica (*Strep, Klebsiella, Haemophilus*): fiebre/escalofríos, disnea, DTo, tos, esputo
- NEH atípica (*Mycoplasma*): fiebre baja, disnea leve/mod, DTo, tos seca, síntomas GI
- SARM/*Pseudomonas* (PsA): aislamiento previo de SARM o PsA, Abx i.v. en los últimos 90 días, otros factores de riesgo locales (cardiopatía crónica, inmunosupresión, influenza reciente [SARM], FQ/bronquiectasia [PsA], asplenia)
- *Legionella*: NM grave en adultos mayores, asociada con hiponatremia y síntomas GI
- Influenza: fiebre/escalofríos, mialgias, malestar, cefalea, faringodinia, tos seca
- TB: personas sin hogar, VIH(+)/inmunodeprimidos, TIV, viajes a regiones endémicas; se presenta con esputo teñido de sangre, sudores nocturnos, fiebre, pérdida de peso
- NPJ: VIH mal controlado (CD4 < 200, linfocitos < 1000); se presenta con taquipnea subaguda

Exploración física

- Fiebre, taquicardia, taquipnea, hipoxia, estertores, disminución de ruidos respiratorios
- La neumonía es menos probable con SV normales y pulmones limpios, excepto en adultos mayores, niños e inmunodeprimidos

Evaluación

- ¿Quién necesita laboratorios? Reservar para pacientes que necesiten hospitalización, como aquellos con SV anómalos, en los extremos de la edad, con comorbilidades preocupantes o mal seguimiento
- Labs de referencia a obtener: lactato, BH, QS7, pruebas virales resp
- Pruebas adicionales a tener en cuenta: cultivo de sangre/esputo (si hay factores de riesgo de SARM/PsA, lesión cavitaria, derrame, ingreso en la UCI), antígenos urinarios para neumococos (si se ingresa en la UCI), antígenos urinarios de legionela (si se ha viajado recientemente a una zona con un brote, ingreso en la UCI), gasometría y LDH (si considera NPJ)
- RxT: consolidación focal (típica); patrón intersticial difuso (atípico); patrón de ala de murciélago (NPJ); adenopatías hiliares, lesiones apicales calcificadas o cavitarias (TB)

Tratamiento	
Escenario/ etiología	**Pautas de tratamiento empírico**
Consultas externas	Sano y sin riesgos de SARM/PsA: amoxicilina (1 g v.o. c/8 h) O doxiciclina (100 mg v.o. c/12 h) O azitromicina (500 mg v.o. c/24 h) Comorbilidades: amoxicilina/clavulanato (500 mg v.o. c/8 h o 875 mg v.o. c/12 h) O cefalosporina (como cefpodoxima 200 mg v.o. c/12 h) + azitromicina/ doxiciclina O levofloxacina (750 mg v.o. c/24 h)
Pt hospitalizado, sin riesgos de SARM/PsA	Cefalosporina de 3.ª generación (como ceftriaxona 1 g i.v. c/24 h) + azitromicina/doxiciclina O levofloxacino
Pt hospitalizado, riesgos de SARM/PsA	Vancomicina (20 mg/kg de dosis de carga) o linezolid (600 mg i.v. c/12 h) Y PCN/cefalosporina antiseudomonas (como cefepima 2 g i.v. c/8 h) o carbapenem (500 mg i.v. c/6 h) o aztreonam (2 g i.v. c/8 h). Consultar el antibiograma local
NM por aspiración	Lo mismo que la NEH para pacientes hospitalizados. Si hay absceso/empiema, añadir metronidazol (500 mg i.v. c/8 h), β-lactámico/inhibidor de β-lactamasa
Influenza A y B	Oseltamivir (75 mg v.o. c/12 h × 7 días) El Tx con oseltamivir reduce la duración de la enf por 1 día si se administra dentro de las 48 h del inicio de la enf *(CDC 2011;60(1):1–24)*
NPJ	$SaO_2 \geq 92\%/PaO_2 \geq 70$ mm Hg: TMP-SMX DS (2 tabs v.o. c/8 h) O TMP (5 mg/kg v.o. c/8 h) O clindamicina (600 mg v.o. c/8 h) + primaquina (30 mg v.o. c/24 h) O atovacuona (750 mg v.o. c/12 h) $SaO_2 \leq 92\%/PaO_2 \leq 70$ mm Hg: TMP-SMX (15-20 mg/kg/día del componente TMP en 3 dosis divididas) O clindamicina (900 mg v.o. c/8 h) + primaquina O pentamidina Y glucocorticoides (prednisona 40 mg v.o. c/12 h o metilprednisolona 30 mg v.o. c/12 h)
TB	**RIPE: R**ifampicina (10mg/kg, máximo 600 mg, v.o. c/24 h) + **I**soniazida (5 mg/kg v.o. c/24 h) +Vit B_6 (25-50 mg v.o. c/24 h, previene la neuropatía) + **P**irazinamida (15 mg/kg, máx 2 g, v.o. c/24 h) + **E**tambutol (15-25 mg/kg, máx 2.5 g, v.o. c/24 h)

Remisión
- NEH: las nuevas directrices de la ATS/IDSA recomiendan el uso de IGN/PORT en lugar de CURB-65 (abajo)
- NPJ: ingresar, a menos que la SpO$_2$ > 95% sin desaturación al esfuerzo
- TB/*Legionella*: ingresar e informar al servicio de salud pública

Pneumonia Severity Index (PSI) (*NEJM* 1997;336(4):243–250)	
Variable	**Puntos asignados**
Datos demográficos	Si es hombre: (+edad); si es mujer (+edad − 10); habitante en un asilo para adultos mayores (+10)
Comorbilidades	Neoplasia (+30); hepatopatía (+20); ICC (+10); enf cerebrovascular (+10); nefropatía (+10)
Exploración física	AEM (+20); FC ≥ 125 (+20); FR > 30 (+20); PAS < 90 (+15); temp < 35 °C o ≥ 40° C (+10)
Labs y RxT	pH < 7.35 (+30); BUN ≥ 30 mg/dL (+20); Na < 130 (+20); glucosa ≥ 250 mg/dL (+10); Hct < 30 (+10); PaO$_2$ < 60 (+10); derrame pleural (+10)

Puntuación PORT (priorización y pronóstico recomendados) a partir del PSI			
Clase	**Puntuación**	**Mortalidad (%)**	**Remisión**
I	< 50	< 1	Pt ambulatorio
II	≤ 70	< 1	Pt ambulatorio
III	71-90	2.8	Observación
IV	91-130	8.2	Piso
V	> 130	29.2	UCI

Puntuación CURB-65 (*Thorax* 2003;58(5):377)	
1 punto cada uno	**C**onfusión, **U**rea > 20 mg/dL, **FR** > 30, **PAS** < 90, PAD < 60, edad > **65**
Puntuación < 2	Pt ambulatorio; mortalidad 0.7% (si es 0), 3.2% (si es 1)
Puntuación = 2	Pt hospitalizado vs. observación; mortalidad 3%
Puntuación > 2	Piso vs. UCI; mortalidad 17% (si es 3), 41.5% (si es 4), 57% (si es 5)

Consejos y alertas
- Consideraciones especiales: TIV/endocarditis (NM multifocal, sobre todo bilateral), neoplasia (NM postobstructiva), postinfluenza (NM por SARM), cirugía electiva reciente (el riesgo de NM por aspiración aumenta con la duración de la anestesia, la sonda NG periop, la edad)
- En la NM grave, la CN de alto flujo (vs. VPPNI) reduce la mortalidad a los 30 días y puede reducir la necesidad de intubación (sobre todo si PaO$_2$:FiO$_2$ < 200) (*NEJM* 2015;372(23):2185–2196)
- Considerar los factores sociales si se da de alta a un paciente con NM (para que cumpla con el régimen y el seguimiento)

Bronquitis aguda
Etiología
- Más frecuentemente viral (parainfluenza, adenovirus, rinovirus, coronavirus, VSR, influenza), pero las bacterias atípicas representan ~5% de los casos (*Chlamydia p.*, micoplasma, *B. pertussis* sobre todo en epidemias)

Anamnesis
- Tos > 5 días (seca o húmeda), fiebre baja, mialgias, sibilancias, a menudo después de las IVRS
- Considerar la tos ferina: emesis postusiva, estridor inspiratorio, duración > 1 sem (*JAMA* 2010;304(8):890)

Exploración física
- Fiebre infrecuente (considerar influenza o NM); puede tener sensibilidad en la pared torácica por la tensión muscular; los pulmones a menudo están limpios, pero hasta el 40% tiene broncoespasmos/sibilancias

Evaluación
- Las pruebas de lab y la RxT no son necesarias de forma rutinaria; resérvense para pacientes con SV anómalos, comorbilidades y aquellos en los extremos de la edad

Tratamiento (*Cochrane Database Syst Rev* 2017;CD000245)
- Cuidados de apoyo: antitusígenos sin buena evidencia a favor/en contra de expectorantes, descongestionantes o antihistamínicos de venta libre (*Cochrane Database Syst Rev* 2012;8:CD001831)
- Si hay antecedentes de sibilancias o asma: broncodilatador (albuterol ID 2 bocanadas c/6 h) y considerar corticoides inhalados × 7 días
- Los Abx no están indicados de forma rutinaria, pues reducen la duración de los síntomas < 1 día
- Los Abx se reservan para adultos mayores, comorbilidades significativas, alta sospecha de tos ferina (azitromicina 500 mg el día 1 y luego 250 mg c/24 h × 4 días o doxiciclina 100 mg c/12 h × 7 días; los Abx limitan la duración solo para pacientes que tienen un efecto mínimo en la duración de los síntomas, a menos que sea en la 1.ª semana)

Remisión
- Alta con seguimiento por el MAP; probablemente se recupere en 2-3 sem

DISNEA (FALTA DE AIRE)

Definición

- Respiración difícil o trabajada (aguda o progresiva), a menudo debida a causas primarias pulmonares o cardiovasculares, pero con un amplio Dxd (p. ej., endo, hemo, tox, neuro-muscular)
- Evaluar siempre la dificultad respiratoria: FR > 24 o < 8, trípode, uso de músculos accesorios, incapacidad para hablar en frases completas, AEM, movimiento torácico anómalo

Abordaje del paciente		
Etiología	Hx&EF	Evaluación
Etiología de las vías respiratorias superiores		
Obstrucción de las vías respiratorias • Angioedema • Aspiración de CEx • Epiglotitis • Crup • Absceso/hematoma	Hx: aparición repentina, preguntar por las vacunas (epiglotitis) EF: estridor, angustia, acumulación de secreciones (grave); revisar la permeabilidad de las vías respiratorias, la movilidad y hinchazón del cuello	Rx de tórax o cuello TC de cuello si se considera un absceso o un hematoma Laringoscopia/broncoscopia
Causas cardiacas		
Isquemia miocárdica	Hx: esfuerzo, pero la AI puede presentarse en reposo. A menudo con dolor, n/v, diaforesis, aturdimiento	ECG, troponinas, +/– estrés vs. TC coronaria
Arritmia (TSV, TVNS)	Hx: puede ser paroxística o constante (FA). A veces con palpitaciones, DTo, aturdimiento	ECG, tele, electrolitos
Valvulopatías • Hemicardio izquierdo (VAo, VM) • Hemicardio derecho (VP, VT)	Hx: esfuerzo, a menudo indoloro EF: soplo, edema periférico, crepitaciones pulmonares	ECG, ECO
Edema pulmonar cardiogénico • ICC • Enf VAo/VM • Miocarditis • Pericarditis constrictiva • Taponamiento	Hx: esfuerzo, ortopnea, DPN, puede tener DTo EF: crepitantes basilares, edema de MI/IY (si insuf cardiac der), soplo	RxT: edema, líneas Kerley B, cefalización, derrame ECO de pulmón: líneas B BNP (insensible en obesidad) (Int J Cardiol 2014:176(3):611–617)
Causas pulmonares		
Edema pulmonar no cardiogénico • SDRA • Sobredosis de opiáceos • Salicilatos • EPGA	Igual que el anterior	Igual que el anterior
NT • Espontáneo (alto/delgado, enfisema) • Traumático • Barotrauma (buceo, inhalación)	Hx: inicio agudo, con DTo EF: ruidos respiratorios desiguales y elevación del tórax; desviación traqueal + IY si hay tensión	RxT: puede ser sutil ECO de pulmón: deslizamiento pulmonar ausente, punto pulmonar
EP	Hx: a menudo agudo, puede tener DTo pleurítico, signos/síntomas de TVP; considerar FaR EF: si es masivo —> hipoxemia, hipotensión, IY	Dímero D si la PPP es baja RxT: infarto en cuña ECG: tensión cardiaca derecha ECOPC: dilatación del VD Angio-TC de tórax o exploración V/Q
Enf pulmonar obstructiva • Asma • EPOC • Broncoespasmo (bronquitis, anafilaxia) • Traqueomalacia (bebés prematuros)	Hx: irritantes crónicos o agudos (alérgenos, IVRS, tabaco), Hx de atopia; evaluar la frecuencia y gravedad de las exacerbaciones EF: sibilancias, espiración prolongada, músculos accesorios, movimiento del aire	La disminución de la tasa de flujo espiratorio máximo (FEM) sugiere una causa obstructiva RxT (según la necesidad para descartar NM): normal o hiperinsuflado (EPOC)

Derrame pleural (NM, insuf cardiaca, cáncer, cirrosis)	Hx: inicio lento, ortopnea (a menudo debido a atelectasia) EF: disminución de los ruidos respiratorios y del frémito táctil	RxT: ángulo costofrénico embotado, estratificación ECO de pulmón: líquido hipoecoico Toracocentesis diagnóstica (utilizar los criterios de Light)
NM	Hx: fiebre, tos, +/– DTo EF: estertores o ronquidos, taquipnea, taquicardia	RxT: +/– infiltrados
Enf pulmonar intersticial • Ocupación y medio ambiente • Meds (MTX, ritux, amio) • RT • Autoinmune (AR, sarcoidosis, esclerodermia) • FPI	Hx: tos crónica no productiva EF: estertores, buscar evidencia de enf extrapulmonar asociada	RxT: +/– opacidades reticulares o nodulares TC de tórax de alta resolución IALC: +/– biopsia de pulmón
Malignidad	Hx: tos crónica, pérdida de peso, hemoptisis, fumador EF: caquexia, acropaquia	RxT: +/– masa TC de tórax de dosis baja

Otras causas	
Fisiopatología	**Diferencial**
Metabólicas/endocrinas	Estado hipermetabólico (fiebre, tirotoxicosis), acidosis metabólica de cualquier causa con compensación respiratoria (buscar respiraciones de Kussmaul), alteraciones electrolíticas (Ca, Mg, P)
Hematológicas	Anemia (malignidad hemática, hemólisis, hemorragia oculta), LPAT
Toxinas	Opiáceos (acidosis respiratoria), salicilatos (alcalosis respiratoria), organofosforados (broncorrea), CO (se une a la Hb > O_2 inhibiendo el suministro de O_2), NC (interrumpe la fosforilación oxidativa mitocondrial)
Mecánicas	Distensión abd (p. ej., embarazo, ascitis masiva), obesidad mórbida
Neuromusculares	Miastenia grave, Guillain-Barré, ELA, ACV, botulismo, virus del Nilo Occidental, nervio frénico (p. ej., infiltración tumoral, Qx)
Psicógenicas	Ansiedad/ataque de pánico, trastorno de somatización

Asma

Definición (Lancet 2018; 391(10122):783–800)
• Trastorno inflamatorio crónico recurrente con hiperreactividad de las vías respiratorias, broncoespasmo y obstrucción reversible de las vías respiratorias

Manifestaciones clínicas
• Sibilancias progresivas, disnea, opresión torácica, tos (especialmente nocturna)
• Evaluar siempre la frecuencia, la gravedad y la duración de los síntomas, el tratamiento en casa
  • Evaluar los factores desencadenantes: humo, polvo, contaminación del aire, plagas (cucarachas, ratones), caspa de animales domésticos, moho, desinfectantes, aire frío, ejercicio, IVRS, estrés, meds (AINE, BB)
• Evaluar Hx de asma: Tx anteriores, FEM de referencia, visitas al SU/año, ingresos/año, intubaciones previas

Figura 2-1 Algoritmo de tratamiento
(de NHBLI **Expert** Panel Report 3, 2007. NIH Pub no. 08–4051)

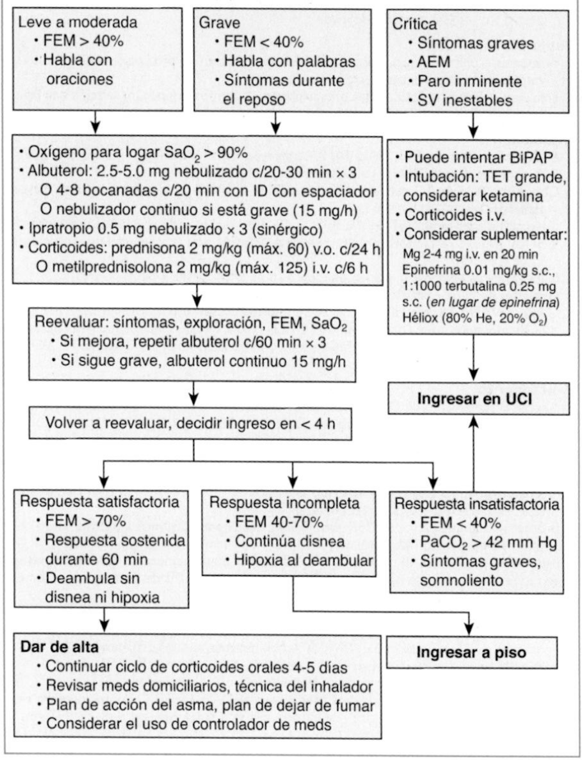

Leve a moderada
- FEM > 40%
- Habla con oraciones

Grave
- FEM < 40%
- Habla con palabras
- Síntomas durante el reposo

Crítica
- Síntomas graves
- AEM
- Paro inminente
- SV inestables

↓

- Oxígeno para logar SaO₂ > 90%
- Albuterol: 2.5-5.0 mg nebulizado c/20-30 min × 3
  O 4-8 bocanadas c/20 min con ID con espaciador
  O nebulizado continuo si está grave (15 mg/h)
- Ipratropio 0.5 mg nebulizado × 3 (sinérgico)
- Corticoides: prednisona 2 mg/kg (máx. 60) v.o. c/24 h
  O metilprednisolona 2 mg/kg (máx. 125) i.v. c/6 h

↓

Reevaluar: síntomas, exploración, FEM, SaO₂
- Si mejora, repetir albuterol c/60 min × 3
- Si sigue grave, albuterol continuo 15 mg/h

↓

Volver a reevaluar, decidir ingreso en < 4 h

- Puede intentar BiPAP
- Intubación: TET grande, considerar ketamina
- Corticoides i.v.
- Considerar suplementar:
  Mg 2-4 mg i.v. en 20 min
  Epinefrina 0.01 mg/kg s.c., 1:1000 terbutalina 0.25 mg s.c. (*en lugar de epinefrina*)
  Héllox (80% He, 20% O₂)

Ingresar en UCI

↓

Respuesta satisfactoria
- FEM > 70%
- Respuesta sostenida durante 60 min
- Deambula sin disnea ni hipoxia

Respuesta incompleta
- FEM 40-70%
- Continúa disnea
- Hipoxia al deambular

Respuesta insatisfactoria
- FEM < 40%
- PaCO₂ > 42 mm Hg
- Síntomas graves, somnoliento

Dar de alta
- Continuar ciclo de corticoides orales 4-5 días
- Revisar meds domiciliarios, técnica del inhalador
- Plan de acción del asma, plan de dejar de fumar
- Considerar el uso de controlador de meds

Ingresar a piso

Exploración física
- Taquipnea, taquicardia, sibilancias inspiratorias/espiratorias, espiración prolongada, disminución o ausencia de movimiento del aire, uso de músculos accesorios, trípode, cianosis

Evaluación
- RxT: evitar en exacerbaciones rutinarias; ordenar para descartar NM/NT, en adultos mayores, con comorbilidades
- FEM: comparar con valor de referencia del pte. Varía según la edad, el sexo y la estatura. Mujer adulta promedio: 300-470; hombre adulto: 400-660
- La gasometría no está indicada de forma rutinaria para evaluar la gravedad, pero la normocarbia en el asma grave puede ser un signo de «desgaste», de insuf resp inminente

Consejos y alertas
- El ID con espaciador es tan eficaz como los nebulizadores (pero de uso más difícil para los ptes enfermos) (*NEJM* 2010;363(8):755–764)
- Una prescripción de dosis media de budesonida inhalada (21 días × 600-1200 µg/día) en el alta además de los corticoides v.o. ↓ la recaída a 21 días en un 48% (*NEJM* 2010;363(8):755–764)

Enfermedad pulmonar obstructiva crónica
Definición (*Mayo Clin Proc* 2018;93(10):1488–1502)
- Obstrucción del flujo aéreo progresiva e incompletamente reversible, con alteración del intercambio gaseoso, por lo general con Hx de tabaquismo. El diagnóstico formal requiere PFP (VEF₁/CVF posbroncodilatador < 70% de lo predicho)
  - Leve (VEF₁ ≥ 80%), mod (VEF₁ 50-80%), grave (VEF₁ 30-50%), muy grave (VEF₁ < 30%)

Anamnesis

- Tos (peor que la inicial), aumento del esputo (purulencia y volumen), disnea, sibilancias
- Factores precipitantes: clima frío (mayor incidencia en los meses de invierno), infección (viral > bacteriana), enf cardiopulmonar, EP (16% de las exacerbaciones agudas; *Chest 2017;151(3):544-554*), cambios de meds

Exploración física

- Bronquitis crónica: tos con ↑ producción de esputo, cianótica, pletórica, sin dificultad respiratoria manifiesta, roncus y estertores dispersos
- Enfisema: delgado, ansioso, disneico, taquipneico, acianótico, trípode, exhalación con labios fruncidos (para auto-PEEP), ruidos respiratorios disminuidos

Evaluación

- ECG para disritmia asociada (FA o TAM), corazón pulmonar (*P pulmonale*: P mayúscula en II)
- RxT para descartar NM, NT, derrame, edema, malignidad
- Considerar la angio-TC de tórax (2/3 de las EP en la EPOC son segmentarias o de mayor tamaño; *Chest 2017;151(3):544-554*)
- Gasometría para evaluar el pH y la $PaCO_2$, QS y BH (sobre todo si está hospitalizado)
  - Si hay acidosis respiratoria crónica, comparar la $PaCO_2$ con la esperada (calculada a partir de la HCO_3)
- Influenza (si es epidémica), cultivo de esputo (si es EPOC grave y NM)
- Gravedad de la exacerbación: sin insuficiencia respiratoria (FR 20-30, sin músculos accesorios, sin AEM, hipoxia FiO_2 < 40%, $PaCO_2$ normal), insuf resp aguda sin riesgo vital (FR > 30, músculos accesorios (+), sin AEM, FiO_2 < 40%, $PaCO_2$ 50-60), insuf resp aguda con riesgo vital (AEM, FiO_2 > 40%, $PaCO_2$ > 60 o pH ≤ 7.25) (Informe GOLD2017. *Am J Respir Crit Care Med 2017;195(5):557–582*)

Tratamiento

- Ajustar el suplemento de O_2 (objetivo de SpO_2 88-92%): la hipoxemia crónica aumenta el riesgo de hipoventilación inducida por O_2 (*Crit Care 2012;16(5):323*); ~2× mortalidad con O_2 de alto flujo (*BMJ 2010;342:c5462*)
- Albuterol (agonista β de acción corta): 2.5-5 mg neb c/30 min × 3, luego c/4 h o ID con espaciador
- Nebulización vs. ID (casos leves): no hay diferencia en el VEF_1 sostenido o en los ingresos (*Cochrane Database Syst Rev 2016;(8):CD011826*)
- Bromuro de ipratropio (anticolinérgico): 0.5 mg nebulizado c/30 min × 3 dosis, luego c/4 h (efecto sinérgico con albuterol, por lo que se debe administrar conjuntamente)
- Esteroides: prednisona 40 mg v.o. c/24 h (5-7 días) O metilprednisolona (para ptes graves)
- Se recomienda el uso de Abx si se requiere hospitalización o ≥ 2 de aumento de la disnea, mayor purulencia y volumen del esputo
  - Los Abx disminuyen la mortalidad en un 12% (NNT 8) y el fracaso del Tx en un 31% (NNT 3) (*Cochrane Database Syst Rev 2006;(2):CD004403*), con una elección basada en los factores de riesgo (edad > 65, VEF_1 < 50%, Abx reciente, cardiopatía); duración 5-7 días
  - Pt ambulatorio sin riesgos: macrólido, amoxicilina, doxiciclina o TMP-SMX
  - Pt ambulatorio con riesgos: amoxicilina/clavulanato o fluoroquinolona
  - Pt hospitalizado: cefalosporina de 3.ᵃ gen + macrólido/doxiciclina O fluoroquinolona resp
- VEPP no invasiva (BiPAP): acidosis respiratoria, disnea o fatiga intensas; vigilar el NT con VEPP
  - Disminuye la mortalidad en un 50% (NNT 8), la intubación en un 60% (NNT 3), el fracaso del Tx en un 50% y la estancia en el hospital en > 3 días en comparación con la atención habitual (*Cochrane Database Syst Rev 2004;(3):CD004104*)
- Invasivo (intubación): no tolera la BiPAP, insuf resp inminente, inestabilidad CV, AEM

Remisión

- Inicio: síntomas leves, SpO_2 ambulatoria > 90%, broncodilatadores < c/4 h, seguimiento ambulatorio, apoyo domiciliario
  - El seguimiento temprano se asocia con ↓ mortalidad; el 20% de los ptes no regresan al valor de referencia anterior a los 2 meses (Informe GOLD2017. *Am J Respir Crit Care Med 2017;195(5):557–582*)
- Ingresar: respuesta incompleta al Tx, signos por debajo del valor de referencia, múltiples comorbilidades, EPOC grave/exacerbaciones frecuentes, personas mayores, poco apoyo en el hogar (*Am J Respir Crit Care Med 2013;187(4):347*)

Sx de dificultad respiratoria aguda

Definición de Berlín (*JAMA 2012;307(23):2526–2533*)

- Lesión pulmonar inflamatoria aguda (síntomas < 1 semana), caracterizada por fuga vascular, daño alveolar difuso, imágenes con opacidades bilaterales, no secundaria a insuf card o sobrecarga de líquidos, con ↓ de PaO_2: FiO_2 200-300 (leve), 100-200 (mod), < 300 (grave) cuando PEEP ≥ 5 cm H_2O

Fisiopatología
- Deterioro del intercambio gaseoso, mala distensibilidad (pulmones rígidos), derivación intrapulmonar

Etiología
- Lesión pulmonar directa: NM (incluyendo COVID-19), aspiración, cuasiahogamiento, hidrocarburos, lesión por inhalación, embolia (trombótica, grasa, gaseosa, amniótica)
- Sistémica: sepsis, choque, CID, trauma, quemaduras, transfusiones, pancreatitis, meds

Manifestaciones clínicas
- Disnea rápida y progresiva (< 1 sem), cianosis, crepitaciones y eventual insuf resp

Evaluación
- El diagnóstico requiere GA (PaO_2:FiO_2 < 300) y RxT con EP bilateral
- Puede necesitar una ETT para descartar una causa cardiaca y una broncoscopia para descartar una hemorragia alveolar difusa

Tratamiento
- Apoyo centrado en el tratamiento de la enfermedad subyacente
- Ventilación protectora del pulmón: disminuyó la mortalidad a los 28 días en un 10% (NNT 10) (Cochrane Database Syst Rev 2007;(3):CD003844)
- Limitar el barotrauma: VT bajo (< 6 mg/kg), mantener P_{meseta} < 30
- Mantener la PEEP alta para conservar los alvéolos abiertos
- Evite el exceso de líquidos (objetivo de PVC de 4-6 cm si hay un CVC) (NEJM 2006;354(24):2564–2575):
- El exceso de volumen inicialmente puede anular cualquier beneficio posterior del Tx conservador con líquidos en la UCI (Crit Care Med 2016;44(4):782–789)
- Hipoxia resistente: mejor prueba de PEEP, parálisis, prostaciclinas inhaladas, posición prona, OMEC

Obstrucción de las vías respiratorias superiores/cuerpo extraño (CEx)
Anamnesis
- Factores de riesgo: extremos de la edad, trastornos neurocognitivos, convulsiones, abuso de sustancias
- Dxd: angioedema, causa infecciosa (p. ej., epiglotitis), absceso de tejidos blandos/hematoma
- Subagudo (p. ej., malignidad, bocio en expansión): a menudo un Dx tardío (p. ej., sibilancias que no responden a los broncodilatadores)

Exploración física
- Aspecto general: puede llegar cianótico y en paro respiratorio si la obstrucción es total
- En los pacientes que respiran, el examen respiratorio depende del grado y la ubicación de la obstrucción: disminución del movimiento del aire, estridor, sibilancias, intolerancia a las secreciones. No subestimar la angustia de los ptes

Evaluación
- La RxT y la de cuello rara vez muestran CEx. La broncoscopia flexible diagnóstica y terapéutica es el estándar

Tratamiento
- Si todavía respira: equipo para vías respiratorias, incluido el kit de cricotirotomía, junto a la cama. Preparar el traslado al quirófano para extraer el CEx en un entorno controlado (broncoscopia o LD)
- Si no respira: intentar la visualización laringoscópica directa y la extracción del CEx con pinzas. Si no se consigue, realizar una vía aérea quirúrgica
- Si el CEx se desplaza por debajo de las cuerdas vocales pero sigue ocluyendo, empujar el objeto hacia un pulmón mediante la presión de la BVM/TET; una vez intubado, colocar el TET para ventilar el pulmón contralateral

Remisión
- Broncoscopia flexible con éxito en el 90% de los casos (Respir Care 2015;60(10):1438–1448)
- Si el objeto se retira con seguridad y el paciente está estable, puede ser dado de alta

HEMOPTISIS

Definición
- Expectoración de sangre o esputo teñido de sangre por debajo de las cuerdas vocales
- Hemoptisis «masiva»: sin volumen definido (por lo general, > 500 mL/día o > 100 mL/h), pero cualquier respiración que inhiba el volumen debe ser tratada de forma similar; mortalidad secundaria a asfixia

Diferencial	
Fisiopatología	**Diferencial**
Pulmonar	EPOC, FQ, bronquiectasias, HTA pulmonar, EP, MAV, traumatismos pulmonares
Cardiaca	Edema pulmonar (secundario a ICC, patología de la válvula mitral)
Infecciosa	Bronquitis aguda (causa n.° 1), NM, TB, absceso, infección micótica
Neoplásica	Malignidad (primaria o met), carcinoide
Autoinmune	Goodpasture (anti-membrana basal), poliangitis granulomatosa (ANCA [+])
Otras	Instrumentación reciente, fístula traqueoarterial (Qx torácica/vascular reciente), aspiración de CEx, inh cocaína, Osler-Weber-Rendu (telangiectasias), espontánea (coagulopatía)

Abordaje del paciente

Anamnesis
- Inicio (súbito o progresivo); cantidad de sangre; diferenciar el origen GI u ORL
- RS: fiebre, disnea, DTo, pérdida de peso, epistaxis (poliangitis granulomatosa, coagulopatía)
- Identificar los Hx de riesgo de EPOC, EP, TB, ICC, cáncer, enf autoinmune, coagulopatía

Exploración física
- Evaluar la vía aérea en 1.er lugar; si está comprometida, proceder directamente a estabilizarla
- Pulmones: pueden mostrar signos de EPOC, NM, edema
- Corazón: en busca de signos de ICC o valvulopatías
- Piel: evaluar la presencia de hemorragias o telangiectasias

Evaluación
- Labs: BH, TP, TTP; G&C. Considerar BAAR, BNP, dímero D, EGO (Goodpasture, poliangitis granulomatosa), según el escenario clínico
- Imagenología: RxT si está inestable; TC de tórax si es estable (mucho más útil); ± broncoscopia

Tratamiento
- Vías respiratorias: cabecera > 45°; inclinación hacia el lado de la hemorragia (si se conoce), succión, O_2 complementario PRN
  - Si la intubación es necesaria: doble aspiración, TET de gran calibre (considerar el avance del TET en el pulmón no afectado; TET de doble luz si el operador es experto), broncoscopia urgente
- Tx definitivo: la hemoptisis menor puede ser tratada de forma conservadora pero, si es masiva, requiere broncoscopia o embolización por RI; resección quirúrgica si todo lo demás falla

Remisión
- Saludable, sangrado mínimo: obtener RxT; si es negativa: alta con seguimiento ambulatorio
- Pt de alto riesgo, hemorragia leve: obtener una TC, considerar el ingreso para observación y broncoscopia
- Masiva: UCI, consulta de neumología, radiología intervencionista, Qx torácica

Abordaje

- Evaluar la naturaleza del dolor: localización, agudo o crónico, constante o intermitente, relación con la alimentación, síntomas asociados como fiebre, náusea, vómito, disuria, cambio de hábitos intestinales
- Preguntar siempre por las Qx abd anteriores
- Los labs dependen de la presentación. Considerar BH, QS, EGO, PFH, lipasa, hCG, lactato
- En los adultos mayores, umbral bajo para evaluar el AAA con ECOPC y el SCA con ECG
- Dolor visceral: resulta de la estimulación de los nervios autónomos, mal localizado y caracterizado, a menudo es la primera manifestación en el proceso patológico
- Dolor somático: debido a la irritación del peritoneo parietal, intenso, localizado, constante
- Dolor referido: se siente a distancia debido a las fibras nerviosas aferentes periféricas que entran en la médula espinal y que también llevan fibras de otras localizaciones

Diferencial del dolor abdominal

Ubicación	Diferencial
CSD	Cólico biliar, colecistitis aguda, colangitis, hepatitis aguda, absceso hepático, congestión hepática por ICC, úlcera duodenal perforada, neumonía del lóbulo inf der, EP
CSI	Gastritis/UGD, agrandamiento/rotura/infarto esplénico, neumonía lóbulo inf izq, EP
Epigastrio	Gastritis/UGD, pancreatitis, IM, peri/miocarditis, ERGE
Cuadrantes inferiores	Embarazo ectópico roto, quiste/torsión ovárica, EPI/ATO, endometriosis, cálculo renal, hernia encarcelada/estrangulada
CID	Apendicitis, divertículo de Meckel, absceso del psoas
CII	Diverticulitis
Difusa	Apendicitis precoz, isquemia mesentérica, gastroenteritis, peritonitis, AAA, OID, obstrucción/vólvulo del intestino grueso, peritonitis bacteriana espontánea, EII, colitis, CAD, crisis de células falciformes, Sx del intestino irritable, anafilaxia, isquemia del colon, estreñimiento

DOLOR EN LOS CUADRANTES SUPERIORES

Enfermedad biliar (*Emerg Med Clin North Am* 2011;29:293)

Causas biliares

Dx	Definición
Colelitiasis	Presencia de cálculos en la vesícula biliar
Cólico biliar	Obstrucción intermitente del conducto cístico o de la ampolla de Vater
Coledocolitiasis	Obstrucción total del colédoco por un cálculo
Colecistitis	Inflamación aguda de la vesícula biliar debido a una obstrucción en el conducto cístico, a menudo un cálculo
Colangitis	Infección del colédoco, a menudo por un cálculo

Cólico biliar

Presentación

- Sintomático cuando los cálculos biliares causan una obstrucción del sistema biliar que provoca dolor epigástrico o del CSD intermitente, +/− irradiación a la escápula, N/V (+), clásicamente con las comidas grasas
- El dolor puede irradiarse a la espalda o a la escápula der
- Los síntomas suelen resolverse completamente entre episodios (min-h) a medida que la obstrucción se resuelve
- Dolorimiento leve en el CSD, pero sin fiebre ni signo de Murphy

Evaluación

- Labs normales en el cólico biliar (AST, ALT, fosfatasa alcalina, bilirrubina, lipasa)
- ECO CSD con Esp/Sen 90-95% para los cálculos

Tratamiento

- AINE, analgésicos opiáceos, antieméticos; líquidos/electrolitos PRN; colecistectomía electiva

Remisión

- Si se controla el dolor, alta con seguimiento de Qx para considerar la colecistectomía
- Si el dolor es persistente, considerar la posibilidad de un cálculo impactado en el cuello de la vesícula o una colecistitis inminente

Consejos y alertas

- De forma aguda, el cólico biliar se presenta con un dolor difuso en la parte superior del abd antes de localizarse en el CSD
- Los FaR de los cálculos biliares (colesterol o pigmento) incluyen sexo femenino, mayor edad y paridad, obesidad, enf hemolítica, anomalías congénitas y pérdida rápida de peso

Colecistitis

Presentación

- Dolor persistente en el CSD con N/V; puede venir acompañado de fiebre, taquicardia
- Suele asociarse con colelitiasis, pero puede ser acalculosa en una minoría de casos
- En los adultos mayores, presentación tardía con fiebre y dolor abd poco localizado
- Dolorimiento del CSD; signo de Murphy (paro de la inspiración con la palpación del CSD), o signo de Murphy ecográfico (dolor a la palpación de la vesícula biliar visualizada con la sonda ecográfica)

Evaluación

- BH (leucos altos ± desviación a izq), PFH (pueden estar elevadas, pero a menudo son normales)
- ECO del CSD: la presencia de cálculos, pared de la vesícula biliar engrosada (> 3 mm) y líquido pericolecístico tiene un VPP > 90%, pero la presentación temprana puede carecer de hallazgos ecográficos
- Exploración con AHID: puede considerarse si la ECO no es concluyente; alta Sen/Esp para la obstrucción de los conductos biliares
- TC: no es la modalidad de imagen preferida, la Sen para los cálculos es de ~75% (Radiol Clin North Am 2002;40:1307–1323); puede tener un papel en caso de ECO no concluyente o cuando se sospecha otro Dx

Tratamiento

- Tx sintomático y cuidados de apoyo como en el caso del cólico biliar
- Cefalosporina de 2.ª o 3.ª gen (para cubrir coliformes) más cobertura anaeróbica (metronidazol) o piperacilina-tazobactam; ampliar la cobertura si tiene sepsis
- Consulta quirúrgica sobre colecistectomía; puede hacerse drenaje percutáneo si no es buen candidato quirúrgico

Remisión

- Ingresar para Tx quirúrgico

Coledocolitiasis y colangitis (Med Clin of North Amer 2008;92(4):925)

Presentación

- Coledocolitiasis: cólico biliar que se vuelve constante; puede asociarse con ictericia en un momento posterior
- Dolorimiento leve en el CSD, pero sin fiebre ni signo de Murphy
- Colangitis: triada de Charcot de la colangitis: dolor en CSD, ictericia, fiebre (en el 70%)
  - Péntada de Reynolds: triada de Charcot + choque y AEM (baja sensibilidad)
  - Se asocia con colelitiasis, malignidad, estenosis que provoca obstrucción

Evaluación

- Labs: ↑ PFH, ↑ fosfatasa alcalina, hemocultivos positivos y ↑ leucos en colangitis
- ECO/TC no muy sensibles; puede ser sugerente; colédoco > 6 mm
- La CPRE es diagnóstica y puede ser terapéutica si se encuentra un cálculo obstructivo

Tratamiento

- Si se sospecha de colangitis, Abx de amplio espectro para entéricos Gram(−) (p. ej., E. coli, Enterobacter, Pseudomonas): piperacilina/tazobactam O ampicilina/sulbactam O ticarcilina/clavulanato O ertapenem O metronidazol + (ceftriaxona O ciprofloxacino)

Remisión

- Ingreso en medicina para CPRE con Qx y consulta GI

Consejos y alertas

- El 80% de ptes con colangitis responden con Tx conservador y Abx con drenaje biliar electivo
  - El 20% requiere descompresión biliar urgente por CPRE, drenaje percutáneo o Qx
  - Alta mortalidad

Pancreatitis (Am J of Gastroenterology 2013;108:1400)

Etiología

- Alcohol (25-30%), cálculos biliares (40-70%), idiopática, hipertrigliceridemia (TG > 1000), hipercalcemia, fármacos (tiazidas, furosemida, sulfamidas, IECA, inh de la proteasa, estrógenos, paracetamol, esteroides), tumores obstructivos, infección (VEB, CMV, VIH, VHA, VHB, coxsackievirus, paperas, rubéola, echovirus), traumatismos, post-CPRE, isquemia

Presentación

- Dolor epigástrico que se irradia a la espalda, constante, con náusea y vómito
- A menudo Hx de pancreatitis previa, abuso de alcohol, cálculos biliares
- Tabaquismo, diabetes mellitus tipo 2
- Puede tener una apariencia enfermiza, taquicardia, dolor epigástrico a la palpación, defensa, ↓ ruidos intestinales (íleo adinámico)

Evaluación

- Aumento de la lipasa > 3× lo normal (la amilasa no es específica)
- Si es grave: ↑ leucos, ↑ BUN (> 20 o en aumento), ↑ Hct (> 44% o en aumento), ↑ creatinina
- TC: 100% de Esp, pero baja Sen. No es necesaria; debe obtenerse solo para descartar complicaciones (acumulación aguda de líquido, seudoquiste, necrosis, absceso), sobre todo después de 48-72 h si no hay mejoría
- CPRM: alternativa a la TC, ventaja de ↑ Sen para coledocolitiasis y evaluación del conducto pancreático

- ECO abd: para evaluar la presencia de cálculos biliares, dilatación del colédoco o seudoquiste
- RxT: los derrames pleurales y los infiltrados pulmonares se asocian con enf grave

Tratamiento
- LIV de forma intensiva (preferiblemente RL); inicialmente NPO, pero alimentación enteral temprana si se tolera
- Analgesia, antieméticos i.v.
- Los Abx profilácticos tienen un beneficio poco claro; pueden usarse para la pancreatitis necrosante grave
- Colecistectomía diferida por pancreatitis biliar
- Drenaje mediante RI por acumulación de líquido persistente o infectado

Remisión
- Ingreso para cuidados de apoyo si es grave o no tolera v.o.
- Criterios de Atlanta revisados (*Gut* 2013;62(1):102): en la enf leve, no hay fallos orgánicos ni complicaciones locales, que están presentes en la enf moderadamente grave. Enf grave con fallo orgánico > 48 h
  - Fallo orgánico definido como hemorragia digestiva, choque (PAS < 90), PaO₂ ≤ 60%, creatinina ≥ 2
  - Complicaciones locales: necrosis peripancreática/pancreática o colección de líquido

DOLOR EN CUADRANTES INFERIORES/PÉLVICO

Apendicitis (*Lancet* 2015;386:1278; *World J Emerg Surg* 2020;15:27)

Anamnesis
- Clásicamente, dolor periumbilical vago y sordo → migra a CID, se localiza y se vuelve agudo
- Náusea, vómito, anorexia, fiebre
- Mayor a los 10-30 años de edad, pero puede ocurrir en cualquier momento

Exploración física
- Dolorimiento del CID (punto de McBurney), dolor a la descompresión localizado y defensa
- Signo del psoas: dolor con la flexión activa contra resistencia o extensión pasiva de la pierna derecha
- Signo del obturador: dolor con la rotación interna de la cadera derecha flexionada
- Signo de Rovsing: dolor en el CID con palpación del CII

Evaluación
- Labs: leucocitosis (no Sen ni Esp); no puede descartarse con leucos normales. Revisar la hCG
- ECO: menos sensible que la TC pero con alta Esp. Considerar especialmente en niños y adultos jóvenes (delgados)
- TC abd (Sen 92%): los signos secundarios de apendicitis (p. ej., la acumulación de grasa) son menos visibles en los ptes delgados
- La RM es una modalidad útil en el embarazo y los niños
- En los casos con fuerte evidencia clínica de apendicitis y baja sospecha de causa alternativa, puede ser razonable proceder al quirófano sin imágenes
- La puntuación de Alvarado utiliza los signos, los síntomas y los valores de lab para clasificar a los ptes en grupos de bajo riesgo (1-4 puntos), riesgo intermedio (5-6) y alto riesgo (7-10). Alta Sen (99%), pero baja Esp (*J Traum Acute Care Surg* 2018;84:946–950)

Puntuación de Alvarado para la apendicitis aguda (*Ann Emerg Med* 1986;15(5):557–564)	
Dolorimiento CID	+2
Temp elevada > 37.3 °C	+1
Dolor a la descompresión	+1
Migración del dolor a CID	+1
Anorexia	+1
Náusea o vómito	+1
Leucocitosis > 10 K	+2
Desplazamiento a la izq de los leucocitos	+1

- El algoritmo basado en la puntuación AIR es el que mejor funciona entre los modelos de predicción disponibles (Sen 92%, Esp 63%) (*World J Surg* 2017;41:1769–1781)
  - 0-4 riesgo bajo (seguimiento ambulatorio), 5-8 riesgo intermedio (ingreso, exámenes seriados, imágenes o laparoscopía diagnóstica), 9-12 riesgo alto (exploración quirúrgica)

Puntuación de respuesta inflamatoria de la apendicitis (AIR) (*World J Surg* 2008;32(8):1843–1849)	
Vómito	+1
Dolor en la fosa iliaca derecha	+1
Dolor a la descompresión	Ninguno 0, ligero +1, medio +2, fuerte +3
Temperatura > 38.5 °C	+1
Leucocitos PMN	< 70% = 0, 70-84% = +1, > 85% = +2
Recuento de leucos × 10⁹/L	< 10 = 0, 10-14.9 = +1, > 15 = +2
CRP (mg/L)	< 10 = 0, 10-49 = +1, > 50 = +2

Tratamiento
- Abx: cefalosporina de 2.ª/3.ª gen (cefoxitina, cefotetán, ceftriaxona) o ciprofloxacino MÁS metronidazol O piperacilina-tazobactam
- Ingreso en el servicio de Qx. Tradicionalmente extirpado por Qx; el Tx con Abx solo se asocia con alta tasa de reingreso (25-30%) para la Qx dentro de 1 año, sobre todo en aquellos con apendicolitos (*NEJM 2020;383:1907–1919*)

Consejos y alertas
- Los ptes en los extremos de la edad tienen más probabilidades de mostrar presentaciones atípicas y de presentarse con apendicitis perforada

Hernia
Definición
- Defecto en la pared abd que permite la protrusión del contenido del abdomen
- Hernia encarcelada: no se puede reducir
- Hernia estrangulada: hernia encarcelada con compromiso vascular (isquemia)

Anamnesis
- Masa abultada en la pared abd (p. ej., umbilical, epigástrica, ventral), en la región inguinal o en el escroto, o en la cara interna del muslo (femoral); peor con aumento de la presión intraabdominal
- Las hernias inguinales son directas o indirectas; mediales o laterales a los vasos epigástricos inferiores, respectivamente (*NEJM 2015;372:756*)

Exploración física
- Protuberancia o defecto palpable en la pared abd o en la ingle
- Estrangulada: dolorimiento, fiebre, cambio de coloración de la piel o peritonitis asociada

Evaluación
- Si hay preocupación por una hernia estrangulada, considere la BH, el lactato, las pruebas pre-Qx
- Se requiere una TC si hay preocupación por una hernia estrangulada

Tratamiento
- Intento de reducción con analgesia/ansiólisis generosa, pte en Trendelenburg, presión homogénea
- Si se reduce fácilmente, alta con analgésicos, ablandador de heces y seguimiento por Qx
- Si no es reducible o si está estrangulada, consultar con Qx acerca de una intervención quirúrgica

Consejos y alertas
- Hay que ser cautelosos a la hora de reducir una hernia que ha sido irreducible por el pte durante más de 12 h y que es difícil de reducir en el SU, ya que el intestino puede estar comprometido

Diverticulitis (*BMJ 2006;332:271; Dis Colon Rectum 2020;63:728–747*)
Definición
- Inflamación del divertículo (colónico)
- Diverticulitis complicada: perforación asociada, obstrucción, absceso o fístula

Presentación
- Dolor en CII, fiebre, náusea, cambio de hábitos intestinales, síntomas urinarios (fecaluria, neumaturia, piuria, fístula colovesicular), heces por vagina (fístula colovaginal)
- Dolorimiento leve en el CII, el 50% de los ptes tienen heces positivas al hemo
- Las complicaciones incluyen peritonitis, choque séptico

Evaluación
- Dx clínico si síntomas leves y presentación típica
- Labs: aumento de los leucos
- TC para confirmar el Dx o si se trata de una diverticulitis complicada. Puede verse engrosamiento de la pared, estrías pericolónicas, absceso, fístula o aire libre contenido si se trata de una microperforación, Sen y Esp 95%, (ECO y RM son alternativas)

Tratamiento
- Leve: metronidazol v.o. + (ciprofloxacino o TMP-SMX) durante 7-10 días
- Grave: NPO, LIV, ampicilina-sulbactam i.v. O piperacilina-tazobactam O ceftriaxona/metronidazol O quinolona/metronidazol O carbapenem
- La mayoría de las diverticulitis complicadas pueden ser tratadas médicamente o con drenaje por RI
- La Qx es necesaria si la terapia médica fracasa, si hay peritonitis, si hay mucho aire libre o si hay un absceso grande que no se puede drenar por vía percutánea. La Qx electiva puede ser recomendada para las complicaciones y la enf recurrente (≥ 2episodios)
- Algunos ptes seleccionados (sin comorbilidades, inmunocompetentes, sin signos de enf sistémica) con enf no complicada pueden ser tratados sin Abx (ensayos AVOD y DIABOLO) (*Br J Surg 2012;99:532–539; 2017;104:52–61*)

Remisión
- Si es leve, alta con Abx, antiemético, analgesia y seguimiento por el MAP o Qx general. Si es grave, ingreso

Consejos y alertas
- Considerar la diverticulitis en los ptes de edad avanzada con problemas urinarios pero con sedimento en orina poco destacado o no concluyente
- Los ptes deben someterse a una colonoscopia entre 6 y 8 sem después de recuperarse
  (*Gastroenterology* 2015;149(7):1950)

DOLOR DIFUSO

Aneurisma de aorta abdominal (*Circulation* 2006;113:e463; *J Vasc Surg* 2018;67(1):P2–P77)

Definición
- Dilatación de la aorta abd (aneurisma verdadero, implica todas las capas de la pared del vaso)

Anamnesis
- Persona mayor con dolor lumbar, dolor abd o en el costado (puede simular un cólico renal), síncope o hipotensión
- La rotura puede taponarse temporalmente; la rotura intraperitoneal es rápidamente mortal, puede romperse en el tubo digestivo (fístula aortoentérica, se presenta con HD masiva) o en la VCI (fístula aortocava)
- FaR: tabaquismo, HTA, hiperlipidemia, EAC, EVP, edad ≥ 65 años, hombre (5×), Hxf

Exploración física
- Masa pulsátil (a menudo ausente), saciedad precoz por compresión duodenal, dolor de flanco por obstrucción ureteral
- Rotura/filtración del AAA: hipotensión, dolorimiento abd, disminución de los pulsos femorales, moteado
- Complicaciones tromboembólicas: oclusión de las arterias iliacas, femorales o poplíteas, microembolias que provocan livedo reticular o dedos del pie cianóticos

Evaluación
- TC abd (preferiblemente angio-TC) si está hemodinámicamente estable
- La ECOPC puede revelar un agrandamiento de la aorta y líquido libre

Tratamiento
- Estable, sin rotura: se requiere una reparación quirúrgica o endovascular si es > 5.5 cm en hombres y > 5.0 cm en mujeres (riesgo de rotura del 1%/año si es > 5 cm) o si crece rápidamente; suele ser una intervención ambulatoria
- Rotura/filtración: reparación Qx inmediata, permitir la hipotensión permisiva (PAS en los 90s)

Remisión
- Dirigir al quirófano/RI si es inestable

Consejos y alertas
- Cuanto mayor sea el AAA, mayor será el riesgo de rotura
- 50% de mortalidad por AAA si se rompe en la presentación

Obstrucción del intestino delgado (*Acad Emerg Med* 2013;20:528; *J Emerg Med* 2018;56(2):166–176)

Definición
- Obstrucción mecánica del tránsito intestinal normal que conduce a la dilatación del intestino delgado proximal
- Lo más usual es que se deba a adherencias, hernia, CEx, radiación, endometriosis, infección
- Puede ser completa o parcial, de asa simple o cerrada, mecánica o por íleo, crónica o aguda

Anamnesis y exploración física (*Eur J Surg* 1998;164:777–784; *Scand J Gastroenterol* 1994;175:109–113)
- Dolor abd difuso, cólico, N/V, distensión abd, Hx de Qx abdominal (LR[+] = 2.7-3.9, LR[−] = 0.2-0.4)/obstrucciones/hernias anteriores, obstipación (sin expulsión de gases), estreñimiento (LR[+] = 3.7-8.8, LR[−] = 0.6-0.7)
- Dolorimiento abd difuso (LR[+] = 2.6-5, LR[−] = 0.4-0.7), distensión (LR[+] = 5.6-16.8, LR[−] = 0.3-0.4), ruidos intestinales agudos (temprano), sin ruidos intestinales (tardío)

Evaluación (*Radiology* 2015;275(2):332)
- Radiografías abd en posición supina y vertical (50-85% de precisión): múltiples niveles hidroaéreos, dilatación del intestino delgado de > 3 cm, engrosamiento de la pared del intestino delgado > 3 mm
- ECOPC (Sen y Esp 95%): > 2.5 cm de intestino dilatado, peristaltismo de ida y vuelta (*World J Emerg Med* 2018;9(4):267)
- La TC abd (Sen y Esp 95%) puede ser diagnóstica y utilizarse para caracterizar la obstrucción (nivel, gravedad, causa)

Tratamiento
- NPO, reposo intestinal, descompresión gástrica con colocación de sonda NG si hay vómito persistente
- LIV y corrección de anomalías electrolíticas, analgesia, antieméticos
- Abx de amplio espectro si hay preocupación por peritonitis, perforación o sepsis
- Consulta quirúrgica: muchos casos se tratan de forma conservadora

Remisión
- Hospitalización
- Dirigir a quirófano si es de alto riesgo (p. ej., obstrucción de asa cerrada, perforación inminente, isquemia intestinal)

Obstrucción/vólvulo del intestino grueso (*J Gastrointest Surg* 2013;17:2007)

Definición
- Obstrucción mecánica del intestino grueso generalmente causada por cáncer (lo más común), vólvulo (torsión del intestino grueso sobre sí mismo), intususcepción, bolo fecal, complicaciones de diverticulitis, EII, tumor extrínseco, cuerpo extraño, bolo fecal

Anamnesis y exploración física
- Aparición insidiosa de dolor abd difuso y cólico, distensión, estreñimiento (crónico/resistente a tratamiento), N/V (la emesis es un hallazgo tardío), cambio de hábitos intestinales, pérdida de peso
- Dolorimiento abd difuso, distensión, ruidos intestinales presentes de forma temprana

Evaluación (*Radiology* 2015;275(3):651)
- Rx abd (en posición supina, vertical y en decúbito): intestino grueso dilatado (Sen 84%, Esp 72%) (diferenciado del intestino delgado por las marcas haustrales), niveles hidroaéreos, a menudo no se puede identificar la causa subyacente a menos que haya vólvulo
- TC abd (Sen 96%, Esp 93%): puede ser útil para distinguir de la seudoobstrucción o el megacolon (sin punto de transición), identificar la causa, evaluar la isquemia

Tratamiento
- NPO, reposo intestinal, descompresión gástrica con colocación de sonda NG
- LIV y corrección de anomalías electrolíticas, analgesia, antieméticos
- Abx de amplio espectro si hay preocupación por peritonitis, perforación o sepsis
- Consulta quirúrgica para una probable reducción quirúrgica (especialmente en caso de vólvulo cecal, perforación, obstrucción de asa cerrada o peritonitis)
- Consulta GI para considerar la reducción endoscópica o la colocación de una derivación (vólvulo sigmoide, masa obstructiva)

Remisión
- Ingreso en el hospital, por lo general en el servicio de Qx

Consejos y alertas
- El vólvulo sigmoide es más común en los ptes enfermos, debilitados, mayores o con trastornos psiquiátricos/neurológicos
- Vólvulo cecal frecuente en adultos jóvenes, clásicamente corredores de maratón

Víscera perforada (*Surgical Clin North Am* 2014;94:471)

Definición
- Perforación de la víscera hueca que da lugar a aire libre abd, derrame intraluminal

Anamnesis y exploración física
- Inicio agudo, constante, dolor abd intenso, peor con el movimiento, +/− fiebre, N/V
- Puede ser consecuencia de una úlcera perforada, obstrucción intestinal, diverticulitis, cáncer u otra enf GI primaria
- Peritonitis aguda: rigidez, dolorimiento a la percusión, dolor a la descompresión, hipotensión, sepsis

Evaluación
- Rx abd en posición supina y vertical: puede mostrar neumoperitoneo
- TC abd: estudio definitivo pero no necesario para el Tx quirúrgico

Tratamiento
- Consulta quirúrgica inmediata
- Abx de amplio espectro para cubrir infecciones polimicrobianas (BGN, CGP, anaerobios entéricos)

Remisión
- Ingreso a Qx

Consejos y alertas
- Los hallazgos pueden ser enmascarados en los ptes de edad avanzada o con inmunosupresión crónica

Isquemia mesentérica (*Curr Gastroenterol Rep* 2020;22(4):17)

Definición
- Perfusión insuficiente al intestino que puede producir necrosis intestinal, alta mortalidad
- Etiología: embolia arterial (~50%, típicamente AMS), trombosis arterial (~25%, asociado con ateroesclerosis grave), isquemia mesentérica no oclusiva (~20%, estado de bajo gasto cardiaco), trombosis venosa mesentérica (5-10%, asociado con trastornos de la coagulación)

Anamnesis
- FaR: edad > 60 años, IM reciente, FA, vasculopatía (coronaria, periférica), ICC (↓ flujo anterior)
- Puede tener Hx de angina abd: dolor posprandial, aversión a la comida
- Presentación aguda con dolor abd, anorexia, vómito, heces con sangre
- Triada: dolor intenso, vaciado intestinal (diarrea o vómito) y fuente embólica

- Curso clínico a menudo con dolor agudo, seguido de una mejoría y luego peor dolor y peritonitis

Exploración física
- Apariencia enfermiza, dolor desproporcionado al examen, taquicardia, fiebre, sangre oculta en las heces. Los signos tardíos incluyen peritonitis, choque

Evaluación
- Evaluación quirúrgica temprana
- Labs (baja Sen/Esp): ↑ leuco, ↑ Hct, acidosis AG, ↑ lactato, ↑ amilasa, ↑ LDH, ↑ CPK
- Rx abd: no es útil a menos que haya preocupación por aire libre, puede ser normal o mostrar «huella de pulgar»
- TC abd (baja Sen/Esp): dilatación colónica, engrosamiento de la pared intestinal, neumatosis intestinal, gas venoso portomesentérico
- Angio-TC: prueba de elección, Sen 85-98%, Esp 91-100%

Tratamiento
- Reanimación con LIV, Abx de amplio espectro (cefalosporina de 3.ª gen y metronidazol)
- Consulta quirúrgica y de RI para revascularización +/− quirófano para resección de intestino inviable
- Anticoagulación para trombosis venosa y enf embólica, infusión de heparina

Remisión
- Ingreso quirúrgico vs. RI/quirófano

Consejos y alertas
- ~25% de mortalidad; mejora si el diagnóstico se realiza antes del infarto

Isquemia de colon (colitis isquémica) (Curr Gastroenterol Rep 2015;17:45; AJG 2015;110(1):18)
Definición
- Enf microvascular no oclusiva del colon, causada por lesiones por hipoperfusión y reperfusión
- Las zonas marginales (flexión esplénica y colon sigmoide) son particularmente susceptibles a la isquemia debido a la hipotensión sistémica

Anamnesis y exploración física
- Dolor súbito leve/mod de tipo cólico en la parte del colon afectada (típicamente la izq, la der con mayor mortalidad) con necesidad de defecar, expulsión en 24 h de sangre en las heces, diarrea
- Antecedentes de Qx o enfermedad reciente
- El dolorimiento en el colon afectado suele ser leve; los hallazgos peritoneales sugieren perforación

Evaluación
- Labs: los valores de leucos, BUN, creatinina, LDH y lactato pueden ser elevados, pero todos son inespecíficos
- TC de abd: estrías grasas mesentéricas inespecíficas, engrosamiento de la pared intestinal, realce anómalo de la pared del colon, huella del pulgar, edema
  - La neumatosis colónica y el gas venoso portomesentérico predicen el infarto transmural

Tratamiento y remisión
- Cuidados de apoyo, reposo intestinal, hidratación, analgesia, Abx para enf grave
- Consulta GI para colonoscopia, Qx si hay peritonitis o perforación

Peritonitis bacteriana espontánea (Gut 2012;61:297; Eur J Gastro Hepatol 2016;28(3):10)
Definición
- Infección del líquido ascítico en ptes con hepatopatía crónica grave

Anamnesis y exploración física
- Fiebre, dolor abd, ascitis nueva o que empeora, encefalopatía hepática
- Estigmas de insuficiencia hepática, dolor abd difuso, signos peritoneales, ascitis

Evaluación
- Labs: ↑ bilirrubina, ↓ plaquetas aumenta la probabilidad de enf. Pruebas de coagulación, plaquetas antes de la paracentesis
- Paracentesis (de gran volumen para ascitis > 5 L): > 250 PMN/mm³ en ausencia de fuente de infección o malignidad intraabdominal, gradiente de pH sangre: ascitis > 0,1, cultivo

Tratamiento
- Abx: cefotaxima 2 g i.v. O levofloxacino 750 mg i.v. Carbapenem si es nosocomial, Abx reciente o Abx profiláctico a largo plazo
- La albúmina 1.5 g/kg en el momento del Dx y 1 g/kg durante 3 días muestra un beneficio de supervivencia
- Diuréticos y vasopresores según la necesidad

Remisión
- Ingreso a observación

Consejos y alertas
- Causada por bacterias que se translocan desde el intestino: 70% BGN (*E. coli*, *Klebsiella*), 30% CGP (*S. pneumoniae*, *Enterococcus*)
- Ocurre en el 20% de los cirróticos
- Los signos clínicos son poco fiables; el umbral para la paracentesis en un pte ingresado con ascitis es bajo. Paracentesis retardada > 12 h se asocia con mayor mortalidad (*Am J Gastroenterol* 2014;109:1436)

ENFERMEDAD INFLAMATORIA INTESTINAL
(*Lancet* 2007;369:1641; *Emerg Med Pract* 2017;19(11):1)

Definición
- CU: inflamación de la mucosa colónica
- EC: inflamación transmural que puede afectar a cualquier parte del tubo digestivo

Enfermedad inflamatoria intestinal (colitis ulcerosa y enfermedad de Crohn)		
	Colitis ulcerosa	**Enf de Crohn**
Manifestaciones clínicas	Fiebre, diarrea con sangre, tenesmo, urgencia, dolor al defecar	Fiebre, dolor abd, diarrea (menos a menudo con sangre)
Afectación del tubo digestivo	Exclusivamente en el colon (sobre todo en el recto), lesiones continuas limitadas a la submucosa, mucosa friable; úlceras irregulares y poco profundas; seudopólipos; abscesos en las criptas; pérdida de las marcas haustrales	Colon y yeyuno, pero puede extenderse al esófago; afectación transmural; mucosa empedrada; granulomas; lesiones salteadas
Complicaciones GI	Megacolon tóxico (> 8 cm, generalmente colon transverso), cáncer de colon	Estenosis, fístulas, enf perianal

Anamnesis
- Las mujeres > los hombres suelen presentarse en la 2.ª o 3.ª década, con pérdida de peso, vómito, dolor abd/diarrea (con mucha sangre en la CU) que se agudiza con el estrés emocional, infecciones, retirada de esteroides

Exploración física
- Dolorimiento abd difuso (dolorimiento focal de CID en la EC, heces hemo-positivas; el 20% de los ptes tienen síntomas extraintestinales, enf perianal (visto en la EC); fisuras, fístulas, absceso

Características extraintestinales comunes	
Artritis	Espondilitis anquilosante, tendinitis, artritis
Intraabdominal	Colangitis esclerosante primaria, pancreatitis, nefrolitiasis, hepatopatía (autoinmune o grasa)
Piel	Piodermia gangrenoso, eritema nodoso, úlceras bucales
Ojos	Uveítis, epiescleritis
Sangre	Anemia ferropénica, anemia por enf crónica, coagulopatía

Evaluación
- Labs: Hb/Hct bajos (por pérdida crónica de sangre), aumento de leucos y plaq, hipopotasemia (por diarrea), AST/ALT ligeramente elevados, VES/CRP elevadas
- Rx simple de abd: si hay perforación, obstrucción o megacolon tóxico (colon dilatado > 6 cm)
- TC abd: puede descartar complicaciones (p. ej., absceso, obstrucción, fístula) o Dx no relacionados con la EII
- Colonoscopia ambulatoria: si no se conoce el Dx y una vez resuelta la exacerbación

Tratamiento
- LIV, reposo intestinal, consulta GI o quirúrgica, esteroides, ± ácido 5-aminosalicílico (mesalamina, sulfasalazina), Abx si hay preocupación por colitis infecciosa

Remisión
- Ingresar por enf grave o complicaciones agudas

NÁUSEA Y VÓMITO

Abordaje
- Síntomas comunes de muchos procesos patológicos (p. ej., intraabdominal, genitourinario, metabólico, ingestas tóxicas, neurológico, cardiaco)
- Atención cuidadosa a RS, HxM, Qx abd previas, contenido/color del vómito, momento y duración, síntomas asociados (diarrea, dolor abd, cefalea), consumo de sustancias, meds

- Labs: considerar BH, QS, EGO, PFH, lipasa, hCG
- Tratar la causa, antieméticos (p. ej., ondansetrón, metoclopramida), LIV si la v.o. es deficiente

Diferencial de náusea y vómito			
Abdominal/GU	**Toxicológico**	**Neurológico**	**Metabólico/otros**
Obstrucción (salida gástrica, intestino delgado o grueso), íleo, esófago	Intoxicación o abstinencia de alcohol	Vértigo (cerebeloso, vertebrobasilar, vestibular)	Infección sistémica
Infecciones (hepatitis, apendicitis, colecistitis, pielonefritis)	Otras drogas de abuso	Meningitis	Deshidratación
Gastroenteritis, intoxicación alimentaria	Toxicidad por meds (AAS, paracetamol, digoxina, teofilina)	Aumento de la presión intracraneal	Hipoglucemia, hiperglucemia
Gastritis/úlceras, pancreatitis	Quimioterapia o relacionado con la medicación	Hemorragia intracraneal	Hiponatremia, uremia, tiroides
Isquemia intestinal, perforación	Ingesta de cáusticos, organofosforados	Migraña	Acidosis (CAD, CAA)
Torsión (testicular u ovárica)	Hiperemesis canabinoide	Tumores	Isquemia cardiaca
Cálculos renales	Intoxicación por CO	Mareo	Embarazo

Gastroenteritis (*Emerg Med Clin North Am* 2011;29:211)
- **Definición:** irritación del tubo digestivo que provoca vómito y diarrea, generalmente causada por infecciones (virus, bacterias, toxinas bacterianas, parásitos), meds o dieta
- **Hx:** vómito (normalmente el primero) y diarrea, dolor abd tipo cólico, ± fiebre, evaluar la v.o. y la diuresis
- **Exploración física:** examen normal o dolor abd difuso leve a la palpación, taquicardia, deshidratación
- **Evaluación:** considerar una QS si hay preocupación clínica por un desajuste electrolítico significativo. Cultivo de heces si hay enfermedad sistémica, fiebre, Abx recientes, exposición a patógeno tratable
- **Tratamiento:** cuidados de apoyo, antieméticos. LIV, reposición de electrolitos. Tx en casa cuando se tolera la v.o. Los Abx y los fármacos antimotilidad generalmente no están indicados
- **Consejos y alertas:** las toxinas virales y bacterianas (intoxicación alimentaria) son las más frecuentes, suelen resolver sin Tx en 48 h, pueden confundirse con una apendicitis temprana

SANGRADO GASTROINTESTINAL

Abordaje (*Emerg Med Clin North Am* 2016;34:309)
- Los ptes hemodinámicamente inestables deben recibir dos vías i.v. de gran calibre (14–18), transfusión temprana de eritrocitos (considere la transfusión 1:1:1), PFC y Vit K si hay deterioro de la coagulación
- Considerar la reversión del anticoagulante, sin papel claro para el TXA (*Lancet* 2020;395(10241):1927)
- RS, HxM, HD previa, consumo de alcohol/tabaco/drogas, hepatopatía, meds (AAS, carbón activado)
- Labs: BH, QS, PFH, lipasa, estudios de coagulación, lactato, G&C. Relación BUN/Cr > 30 indica una fuente GI superior (alta Sen, baja Esp)
- Imagenología: no está indicada de forma rutinaria, considerar AT si se sospecha HDB y hemorragia activa (Sen 85%, Esp 92%) (*JAMA* 2012;207:1072)
- Considerar endoscopia o colonoscopia con consulta GI
- Simuladores de hemorragia digestiva: epistaxis, ingesta de hierro/bismuto/carbón, alimentos/bebidas rojas, hemorragia GU

Diferencial del sangrado GI	
Ubicación	**Diferencial**
HDA (hemorragia proximal al ligamento de Treitz)	UGD, gastritis, esofagitis, gastropatía, hemorragia por várices (esofágicas y gástricas), desgarro de Mallory-Weiss, fístula aortoentérica, cáncer gástrico
HDB (hemorragia distal al ligamento de Treitz)	Diverticulosis, angiodisplasia, cáncer de colon, intestino isquémico, EII, diarrea infecciosa, CEx, divertículo de Meckel, fisura anal, hemorroides

Abordaje

- Los ptes inestables requieren una consulta GI urgente, considerar la intubación y el taponamiento con balón, endoscopia urgente, ingreso en la UCI
- Sonda NG con aspiración/lavado no indicada de forma rutinaria (*Gastrointest Endosc* 2011:981)
- La puntuación de Glasgow-Blatchford fue diseñada para predecir la necesidad de transfusión o de endoscopia urgente. Una puntuación de 0 identifica a los ptes de bajo riesgo que pueden ser dados de alta con seguridad con seguimiento ambulatorio (*JAMA* 2012;307:1072; *Lancet* 2000;356:1318)

Criterios para la puntuación de Glasgow-Blatchford de 0	
Hemoglobina	> 12 g/dL (hombres) o > 11.9 (mujeres)
Presión arterial sistólica	> 109 mm Hg
Frecuencia cardiaca	< 100
BUN	< 18.2 mg/dL
Sin melena, síncope, insuf card o hepatopatía*	—

*La puntuación de Glasgow-Blatchford modificada elimina los factores cualitativos.

Enfermedad de úlcera péptica (UGD) sangrante y gastritis (*NEJM* 2016;374:2367)

Definición

- Inflamación o ulceración del revestimiento del estómago o del duodeno causada principalmente por la infección por *H. pylori*, los AINE (15-30%) y el alcohol

Anamnesis

- Dolor en CSI/epigástrico; emesis sanguinolenta o con posos de café; heces oscuras y alquitranadas (melena), la HDA rápida puede aparecer como hematoquecia

Exploración física

- Dolorimiento epigástrico, melena o heces hemo-positivas

Evaluación

- Labs: BH, PFH/lipasa, coagulación, QS (BUN elevado); serología de *H. pylori* (Sen 90%) o antígeno fecal

Tratamiento

- Reanimación con LIV, CE si Hb < 7 o hipotenso; un IBP i.v. ↓ necesidad de terapia endoscópica pero no ↓ hemorragia o mortalidad (*Cochrane Database Syst Rev* 2010;7:CD005415)
- EGD urgente si es hemodinámicamente inestable

Remisión

- Si la hemorragia continúa, Blatchford > 0: ingresar para EGD

Hemorragias varicosas (*Hepatology* 2007;46:922)

Anamnesis

- Hematemesis roja brillante, dolor abd difuso, náusea, Hx de hipertensión portal, cirrosis

Exploración física

- Estigmas de insuficiencia hepática (ictericia, angiomas en araña, ascitis, cabeza de Medusa), hipotensión de mal aspecto, taquicardia, melena

Evaluación

- Labs: BH, PFH, pruebas de coagulación, G&C

Tratamiento

- Colocar dos vías i.v. de gran calibre, iniciar reanimación con LIV; CE si Hb < 7 o hemorragia activa
- Bolo y goteo de octreotida; IBP i.v., considerar vasopresina (constricción esplácnica)
- La profilaxis antibiótica (ceftriaxona o levofloxacino) aumenta la supervivencia
- EGD emergente si está hemodinámicamente inestable; puede necesitar TIPS emergente si sigue sangrando
- Taponamiento con balón con tubo de Minnesota o Blakemore en caso de desangramiento (después de la intubación)

Remisión

- Generalmente ingreso en la UCI; los ptes pueden descompensarse rápidamente

Desgarro de Mallory-Weiss

Definición

- Desgarros en la membrana mucosa del esófago distal causados por el vómito. Se asocia con el consumo excesivo de alcohol

Anamnesis

- Manchas de sangre roja brillante en la emesis o hematemesis leve después de una arcada forzada

Exploración física
- En la mayoría no se hace exploración física, taquicardia leve

Evaluación
- RxT vertical si está hemodinámicamente inestable para evaluar la presencia de aire subcutáneo o mediastínico en busca del Sx de Boerhaave (rotura completa del esófago)

Tratamiento
- Antieméticos, desafío por v.o.

Remisión
- Alta con EGD ambulatoria; si está inestable, tiene hemorragia grave o hay preocupaciones por Boerhaave, entonces ingresarlo

Consejos y alertas
- El Sx de Boerhaave puede ser consecuencia de la emesis, pero normalmente los ptes tienen una apariencia enferma con choque y requieren un Tx quirúrgico y Abx de amplio espectro. Considerar estudio de deglución hidrosoluble si hay alta sospecha

Fístula aortoentérica (Semin Vasc Surg 2001;14(4):302; Circulation 2006;113:e463)
Definición
- Fístula entre la aorta y el tubo digestivo, más frecuentemente en el duodeno
- Las fístulas 1.ª son raras (suelen deberse a AAA no tratados); las 2.ª están relacionadas con la reparación de la aorta

Anamnesis
- Hx de AAA, injerto aórtico (generalmente > 5 años), puede tener una hemorragia centinela o una HD de gran volumen
- También puede presentar signos de infección (a menudo 2.ª a la infección del injerto)
- Triada clásica: HD, dolor abd, masa palpable

Exploración física
- HD rápida, colapso hemodinámico

Evaluación
- BH, G&C, consulta quirúrgica urgente, TC (preferiblemente angio-TC) si está estable

Tratamiento y remisión
- Reanimación con LIV, CE si está indicado
- Reparación Qx (mortalidad directamente relacionada con el tiempo en el quirófano), ingreso en la UCI quirúrgicos

---

HEMORRAGIA DIGESTIVA BAJA (AJG 2016;111(4):459; Gut 2019;68(5):776)

- Sangre roja brillante o granate por el recto (hematoquecia), rara vez puede aparecer melanótica
- Si es inestable (índice de choque [FC/PAS] > 1): considerar la posibilidad de realizar una angio-TC y una consulta Qx/GI de urgencia, y contemplar una fuente de HDA de gran tamaño
- Remisión: es probable que vaya a ingresos vs. observación en SU si no hay un origen anorrectal claro

Hemorragia diverticular y angiodisplasia colónica (Crit Care Clin 2016;32:241)
- **Hemorragia diverticular:** la causa más frecuente de HDB, causada por divertículos sangrantes
- **Angiodisplasia:** vasos sanguíneos agrandados y frágiles, generalmente en el ciego o en el colon ascendente proximal (10-20% de las HDB)
- **Hx:** hemorragia rectal indolora de color rojo brillante iniciada a menudo por la necesidad de defecar
  - FaR: edad avanzada, tabaquismo, uso de AINE, EtOH, cardiopatía, obesidad
- **EF:** examen abd normal, RTG, no se encuentra la causa en el examen rectal
- **Evaluación:** labs: BH, PFH, pruebas de coagulación, G&C
- **Tratamiento:** reanimación con LIV, CE si está indicado
  - Puede ser autolimitada, puede requerir hemostasia endoscópica o embolización por RI
- **Remisión:** ingreso para colonoscopia

Cáncer colorrectal
- **Hx:** sangrado crónico en las heces, cambio en los hábitos intestinales, anorexia, pérdida de peso, aturdimiento
- **Exploración física:** heces pálidas, prueba de sangre oculta en heces positiva
- **Evaluación:** labs: BH, PFH, coagulación; TC si hay riesgo de obstrucción o hemorragia importante
- **Tratamiento:** reanimación con LIV, CE si está indicado; consulta Qx si hay una hemorragia importante (infrecuente)
- **Remisión:** si está estable, alta para eval Dx ambulatoria por colonoscopia/oncología

DISFAGIA

Definición (J Can Assoc Gastroenterol 2018;1(1):5)
- La *disfagia* es la dificultad para tragar; la *odinofagia* es el dolor al tragar
- Alta prevalencia en adultos mayores y en ptes con enf neurológicas o cánceres de cabeza y cuello

Abordaje
- Naturaleza: cronología, súbita o progresiva, localización (bucofaríngea vs. esofágica), sólidos o líquidos, dolor asociado, pérdida de peso, vómito, síntomas de reflujo
- RS, HxM, Hx o HxF de trastornos GI o neurológicos o de cáncer de cabeza/cuello
- Labs: BH, QS
- Estudios: trago de bario/EGD para lesiones estructurales/mecánicas; estudios de motilidad, TC de cuello

Diferencial de la disfagia	
Disfagia	**Diferencial**
Sólidos (obstrucción mecánica)	Anillo esofágico (intermitente), esofagitis eosinofílica (intermitente), cáncer de esófago (progresivo), absceso bucal/faríngeo, cáncer de cuello
Sólidos y líquidos (trastorno de la motilidad)	Espasmos (intermitentes), esclerodermia (progresiva), acalasia (progresiva), neurológico (p. ej., miastenia, ELA)
Odinofagia	Esofagitis por reflujo, infección (cándida, herpes), radiación, quimioterapia

Compactación de alimentos en el esófago/CEx (Curr Gastroenterol Rep 2013;15:317)
Definición
- Alimentos o CEx atascados en el esófago (el 70% se alojan en el esfínter esofágico inferior)
- Puede provocar una morbilidad o mortalidad significativa por perforación esofágica y sepsis

Anamnesis
- Sensación de comida (a menudo carne) o CEx atascados en el esófago, arcadas, imposibilidad de tragar secreciones. A menudo se trata de afecciones subyacentes como estenosis esofágica, anillo esofágico, esofagitis eosinofílica, etc.

Exploración física
- Odinofagia, dolor de cuello/tórax, dificultad respiratoria (sibilancias, estridor), sialorrea, arcadas

Tratamiento
- Evaluación de las vías respiratorias
- Evaluación de la urgencia de la retirada (objeto peligroso, tiempo, integridad de la obstrucción)
- Evaluación radiográfica para la localización y las complicaciones
  - Rx de tórax, cuello o abd (puede mostrar un esófago dilatado con nivel hidroaéreo o CEx)
  - TC cuando se sospecha de perforación
- Tx médico: glucagón (no hay datos que apoyen su uso), efervescentes, benzos
- Consultar a GI sobre la extirpación endoscópica (preferido), +/− Qx si es necesario
  - Necesario para objetos peligrosos (baterías, punzantes) o si el CEx no pasa dentro de 12-24 h

Remisión
- Si tolera la v.o., alta con EGD ambulatoria

DIARREA

Definición (Emerg Med Clin North Am 2011;29:211)
- Deposiciones frecuentes y acuosas. En concreto, > 3 deposiciones sueltas/día o > 200 g de heces/día
- Aguda ≤ 14 días, persistente 14-30 días, crónica > 30 días

Abordaje
- Hx: sangre, mucosidad presentes; duración, frecuencia, volumen; viajes recientes, hospitalización o Abx; síntomas asociados (fiebre, vómito, etc.), HxM (VIH, EII, etc.), meds
- Labs: considerar la posibilidad de una QS en busca de una alteración electrolítica; considerar una BH, PFH, PCR de *C. difficile*, otros estudios de heces (cultivo, H&P, leuco, brecha osmótica, calprotectina, etc.) no indicados de forma rutinaria en el entorno del SU

Diferencial de la diarrea	
Causas	**Diferencial**
Infecciosa	**AGUDA** Virus: norovirus, rotavirus, adenovirus, CMV Toxinas preformadas (intoxicación alimentaria < 24 h): *S. aureus, B. cereus* Toxinas formadas tras la colonización: *E. coli* (ECET), *C. difficile, C. perfringens* Bacterias invasoras (en general [+] en células fecales, [+] en sangre): *E. coli* *(ECEI, ECEH), Salmonella, Shigella, Campylobácter, Yersinia, V. parahaemolyticus* Parásitos: *Giardia* ([−] en sangre), *E. histolytica* ([+] en sangre), *Cryptosporidium* **CRÓNICA** *Giardia, E. histolytica, C. difficile*
Medicamentos - ↑ secreción - ↑ motilidad - ↑ recambio celular	Abx, antiácidos, lactulosa, sorbitol, quimioterapia, colchicina, oro
Inflamación - Fiebre - Hematoquecia - Dolor abdominal	EII, enteritis por radiación, colitis isquémica, diverticulitis
Malabsorción - Crónica - ↓ síntomas con ayuno - ↑ brecha osmótica - ↑ grasa fecal - Insuficiencia de vitaminas	Insuficiencia de sales biliares (cirrosis, colestasis, enf ileal, sobrecrecimiento bacteriano), insuf pancreática, anomalías de la mucosa (esprúe celiaco, esprúe tropical, enf de Whipple), intolerancia a la lactosa
Secretora - Brecha osmótica normal: ↓ síntomas con ayuno - Síntomas nocturnos	Hormonal (VIP, tumor carcinoide, cáncer medular de tiroides, Zollinger-Ellison, glucagón, tiroxina), abuso de laxantes, neoplasia
Motilidad	SII, esclerodermia, hipertiroidismo, neuropatía autonómica diabética

Diarrea infecciosa (NEJM 2014;370:1532)

Anamnesis
- Diarrea ± sangre/fiebre, ingesta reciente de carnes/aves/lácteos/mariscos/alimentos no refrigerados, contactos enfermos, viajes recientes (últimos 6 meses), uso de Abx
- La enteritis bacteriana invasiva es un Dx clínico: fiebre, sangre en las heces, tenesmo, dolor abd

Exploración física
- Deshidratación, dolorimiento abd leve. Si es invasiva: heces hemo-positivas, fiebre

Evaluación
- Labs: aumento de los leucos (*Salmonella*), disminución de los leucos (*Shigella*), eosinofilia (parásitos), puede haber hipopotasemia y acidosis metabólica
- Cultivo de heces, leucos y H&P resultan apropiados si hay aspecto enfermizo, diarrea intensa, extremos de edad, crónicos o inmunocomprometidos

Tratamiento
- Reanimación con LIV si es necesario, reposición de electrolitos
- Abx: fluoroquinolona o azitromicina (viaje reciente, aspecto enfermizo, fiebre, inmunodeprimido), O metronidazol (*C. difficile, Giardia, E. histolytica*)
- Se pueden utilizar fármacos antimotilidad para la diarrea del viajero, evitar si hay diarrea con sangre o fiebre
- Dieta para el estreñimiento (BRAT) durante un periodo breve

Remisión
- Ingresar si no se puede mantener con la pérdida de volumen o tóxicos

Consejos y alertas
- El dolor abd significativo no es frecuente y debe ser evaluado más a fondo

Epidemiología de la diarrea	
Patógeno	**Causa más frecuente de...**
Norovirus	Diarrea infecciosa en adultos
Campylobacter	Diarrea bacteriana
Staphylococcus aureus	Diarrea relacionada con las toxinas
Giardia	Diarrea parasitaria en EE.UU. (mochileros, agua dulce)
E. coli enterotoxigénica	Diarrea del viajero

Características del patógeno de la diarrea	
Patógeno	**Características**
Campylobacter	Duración 5-7 días. Fiebre, vómito, dolor abd FaR: guardería, alimentación (lácteos, carnes, aves de corral), exposición a perros y gatos jóvenes, meses de verano Complicaciones: bacteriemia, meningitis, colecistitis, pancreatitis, Sx de Reiter
Salmonella	Duración 2-7 días. Fiebre, vómito, dolor abd FaR: alimentación (lácteos, carnes, huevos), exposición a tortugas, comorbilidades (especialmente anemia falciforme) Complicaciones: fiebre entérica (*S. typhi*), bacteriemia, meningitis, osteomielitis, Sx de Reiter Controversia sobre si el Tx antimicrobiano prolonga el estado de portador
Shigella	Duración 2-5 días. Fiebre alta, dolor abd, sin vómito. Bandemia marcada FaR: guardería, piscinas, verano y otoño Complicaciones: SUH, convulsiones febriles en bebés
Yersinia	Duración hasta 1 mes. Fiebre, vómito, dolor abd FaR: alimentación (cerdo), invierno Complicaciones: apendicitis, ileítis terminal, intususcepción, megacolon tóxico, colangitis
Preformado mediado por toxinas (*Staphylococcus*, *Bacillus*)	Duración 1-2 días. Inicio dentro de las 6 h FaR: *Staphylococcus* (lácteos, carnes, natillas, mayonesa); *Bacillus* (arroz frito recalentado)
E. coli enterotoxigénica	Duración 3-5 días. Fiebre, vómito, dolor abd FaR: viajes al extranjero
E. coli enterohemorrágica	Duración 3-6 días. Fiebre, sin vómito, dolor abd FaR: carne molida (picada). Controversia sobre el papel de los Abx en el aumento del riesgo de SUH Complicaciones: SUH.
Clostridium perfringens	Duración 1 día. Sin fiebre, vómito, dolor abd FaR: alimentos (carnes, cerdo, verduras)
Clostridium difficile	Duración variable. Fiebre, sin vómito, dolor abd FaR: hospitalización, uso de Abx, Hx de *C. difficile* Complicaciones: colitis fulminante (2-3%), megacolon tóxico (dilatación colónica > 6 cm), perforación intestinal
V. parahaemolyticus	Duración 5-7 días. Sin fiebre, vómito, dolor abd FaR: mariscos (especialmente crudos)
Giardia	Duración > 7 días. Sin fiebre, vómito ni dolor abd FaR: agua contaminada (mochileros) Complicaciones: diarrea crónica
Entamoeba	Duración 7-14 días. Sin fiebre, vómito ni dolor abd FaR: agua contaminada Complicaciones: absceso hepático

Síndrome del intestino irritable (*BMJ* 2015;350:h1622)
- **Definición:** trastorno del colon; provoca cólicos, inflamación, diarrea, estreñimiento (F > M)
- **Hx:** dolor abd recurrente > 3 días/mes en los últimos 3 meses. Más dos o más de los siguientes: mejora con la defecación, inicio con cambio en la frecuencia de las heces, inicio con cambio en la forma de las heces. Sin síntomas constitucionales
- **Exploración física:** puede tener un leve dolorimiento en la parte inferior del abdomen, heces hemo-negativas
- **Tratamiento:** fibra para el estreñimiento, antimotilidad para la diarrea, antiespasmódicos para el dolor
- **Remisión:** alta, Tx ambulatorio
- **Consejos y alertas:** Dx de exclusión. Poco probable si la edad de inicio es > 35 años o si se asocian síntomas constitucionales

ESTREÑIMIENTO

Definición (*JAMA* 2016;315:185)
- Reducción de la frecuencia de las heces (< 3/semana) o dificultad en la evacuación de heces duras, crónica: > 3 meses

Abordaje
- Hx: duración, gravedad, rasgos de las heces, dolor, fiebre, uso de meds, episodios anteriores, cambios dietéticos, síntomas asociados (anorexia, N/V, heces con sangre, pérdida de peso), meds

Causas frecuentes de estreñimiento	
Etiología	**Diferencial**
Funcional	Tránsito lento (dietético, deshidratación, inmotilidad), trastornos del piso pélvico, SII
Obstrucción	Cáncer, estenosis, CEx rectal, seudoobstrucción, megacolon
Medicación	Opiáceos, anticolinérgicos, hierro, BCC, FAE, antidepresivos, etc.
Neurológico	Parkinson, EM, lesión medular, ACV
Metabólico	DM, hipotiroidismo, hipopotasemia, panhipopituitarismo, hipercalcemia, embarazo

Estreñimiento simple (incluido el bolo fecal)

Anamnesis
- Dieta inadecuada, menor ingesta de líquidos/fibras, menor motilidad, meds que estriñen
- Síntomas de alerta: cambio repentino en los hábitos intestinales, sangre mezclada en las heces, pérdida de peso, HxF de cáncer de colon

Exploración física
- Heces firmes en la bóveda rectal, heces palpables en el examen abd, dolor a la palpación abd mínimo

Evaluación
- TC abd si se requiere descartar una obstrucción o confirmar el Dx en un pte de alto riesgo

Tratamiento
- Descompactación manual si es necesario
- Docusato, citrato de magnesio, enema (especialmente en adultos mayores), bisacodilo (oral o supositorio), PEG 3350
- Formadores de bolo naturales (p. ej., *Psyllium*) cuando se resuelve el estreñimiento

Remisión
- Alta

Cuerpo extraño rectal (Surgical Clin of North Am 2010;90:173)

Exploración física
- CEx en el recto durante el examen o la anoscopia, peritonitis si hay perforación

Evaluación
- Rx abd para evaluar la ubicación/forma y la presencia de neumoperitoneo

Tratamiento
- Extracción con tracción con pinzas mientras el pte se apoya. El objeto impactado puede causar succión de vacío proximal; puede pasar una Foley alrededor del objeto para romper el sello del vacío y usar el balón para tirar del objeto
- Extracción en quirófano en caso de fracaso o si hay un CEx punzante con riesgo de perforación

Remisión
- Alta si se retira

Consejos y alertas
- Puede ser necesaria la sedación para dilatar el ano lo suficiente como para extraer el CEx en el SU

ICTERICIA

Definición y abordaje (Prim Care 2011;38:469)
- Coloración amarillenta de los ojos y la piel como resultado de una elevada bilirrubina (> 2.5 mg/dL)
- La bilirrubina no conjugada que no está unida a la albúmina puede atravesar la barrera hematoencefálica y provocar efectos neurológicos adversos que van desde una sutil AEM hasta la encefalopatía y la muerte
- Hx: duración, dolor abd, fiebre, viaje reciente, Hx de hepatopatía o abuso de alcohol/TIV
- EF: AEM, dolorimiento, hepatomegalia, petequias, cabeza de Medusa, angiomas en araña, ascitis
- Labs: BH, QS, PFH, TP/INR, lipasa, hCG, ± amoniaco si hay cambios en el estado mental, paracentesis si hay ascitis
- Imagenología: ECO de CSD o TC abd/pelvis

Diferencial de la ictericia		
Hiperbilirrubinemia	**Bilirrubina predominante**	**Diferencial**
Prehepática: aumento de la producción de bilirrubina o alteración de su captación o conjugación	No conjugada (indirecta)	Hemólisis, reabsorción de hematomas, ayuno prolongado, Sx de Crigler-Najjar, Sx de Gilbert, ICC, derivación portosistémica

Hepatocelular: hepatopatía intrínseca (elevaciones significativas de las transaminasas)	Mixta, en su mayoría conjugada	Hepatitis infecciosa, autoinmune, alcohólica (AST:ALT > 2:1), fármacos hepatotóxicos (p. ej., paracetamol, amiodarona, estatinas), trastornos metabólicos (Wilson, Reye), hemocromatosis, deficiencia de α1-antitripsina, isquémica («choque hepático»), hígado graso no alcohólico
Intrahepática (no obstructiva) o extrahepática (obstructiva): deterioro de la excreción de la bilirrubina conjugada (elevación significativa de la fosfatasa alcalina)	Conjugada (directa)	Int: ictericia colestática del embarazo, Sx de Dubin-Johnson, Sx del rotor, cirrosis biliar primaria, sarcoidosis, enf injerto contra hospedero Ext: colecistitis, coledocolitiasis, colangitis, pancreatitis, carcinoma (ampolla, vesícula biliar, páncreas, colédoco), estenosis biliar (posquirúrgica), colangitis esclerosante

Hepatitis viral			
Enfermedad	Transmisión	Patrón serológico	Comentarios
Hepatitis A	Fecal-oral, alimentos/agua contaminados	Aguda: IgM anti-VHA Anteriormente: IgG anti-VHA	Incubación: 2-6 semanas, autolimitada, Tx: de apoyo, no hay estado de portador crónico
Hepatitis B[a] aguda	Sangre, sexo, perianal	IgM anti-HBc: aguda HBeAg: infección activa HBsAg: puede aparecer antes de los síntomas	Incubación: 1-6 meses, 70% de infecciones agudas subclínicas, 30% de ictericia, 1% de fallo fulminante; Tx agudo: de apoyo, < 10% persiste hasta la hepatitis B crónica
Hepatitis B[a] crónica	Sangre, sexo, perianal	IgG anti-HBc HBsAg en suero > 6 meses	Principal causa de cáncer hepatocelular (10-390× mayor riesgo)
Hepatitis C aguda	Sangre, sexo	Carga viral del VHC	Incubación: 2 sem a 5 meses, 75% de infecciones agudas subclínicas, 25% de ictericia, 50-80% persisten hasta convertirse en crónicas
Hepatitis C crónica	Sangre, sexo	VHC y anti-VHC	Causa principal de cirrosis (20-30%); el 2-3% de los cirróticos desarrollan
Hepatitis D	Sangre, sexo	Anti-VHD	Solo existe en asociación con la hepatitis B, progresión más rápida hacia la cirrosis
Hepatitis E	Fecal-oral (viajes)	IgM anti-VHE	Autolimitada, mortalidad 10-20% en el embarazo

[a]Se trata de una hepatitis B secundaria, neonatal, transmitida por la madre, que da lugar a una enf crónica hasta en un 90% (derivado de Dienstag JL, Delemos AS. Viral hepatitis. En: Bennett JE, ed. *Mandell, Douglas and Bennett's Principles and Practice of Infectious Diseases.* 8th ed. Philadelphia, PA: Saunders; 2015:1439–1468).

Cirrosis (Lancet 2014;383:1749)

Definición
- Fibrosis y regeneración nodular como consecuencia de una lesión hepatocelular
- Las principales causas son las hepatitis virales (especialmente el VHC), el alcoholismo y la esteatohepatitis no alcohólica

Anamnesis
- Dolor abd, ictericia, prurito, distensión abd

Exploración física
- Hígado: palpable y agrandado o nodular encogido
- Signos de insuf hepática: ictericia, angioma en araña, eritema palmar, ginecomastia, asterixis, encefalopatía
- Signos de hipertensión portal: esplenomegalia, ascitis, cabeza de Medusa

Evaluación
- Nuevo inicio: PFH, QS, BH (en busca de anemia, trombocitopenia), INR (para evaluar la función sintética), ECO abd si hay dolor, dolorimiento o fiebre para descartar una enf biliar aguda o si hay preocupación por Budd-Chiari, paracentesis si hay ascitis de nueva aparición
- Exacerbación/descompensación de una cirrosis conocida: BH, QS, INR, amoniaco. Paracentesis para descartar peritonitis bacteriana espontánea en caso de fiebre, dolor abd, nueva encefalopatía hepática, HD, leucocitosis significativa

Tratamiento
- Dirigido al Tx de los cultivos
- Encefalopatía hepática (insuficiencia del hígado para desintoxicar el amoniaco y otros agentes): restricción de proteínas, lactulosa (objetivo 2-4 deposiciones/día), rifaximina

Remisión
- Ingresar si hay descompensación (ascitis/edema creciente a pesar de cumplir con el régimen ambulatorio), EP, insuf renal, hipotensión, encefalopatía, fiebre

Consejos y alertas
- Complicaciones: hipertensión portal (ascitis, venas varicosas), encefalopatía, Sx hepatorrenal, Sx hepatopulmonar, infecciones (inmunosupresión relativa), HTC

Insuficiencia hepática aguda (NEJM 2013;369:2525; Am J Emerg Med 2019;37(2):329)
Definición
- Definición de la American Association for the Study of Liver Diseases: 1) INR > 1.5, 2) disfunción neurológica, 3) sin evidencia previa de hepatopatía, 4) curso < 26 sem
- Etiología: hepatitis virales (A, B, E), fármacos (paracetamol), lesión isquémica aguda en ptes críticos, infiltración neoplásica, Budd-Chiari agudo, ingesta de setas, enf de Wilson, ICC con congestión hepática

Anamnesis y exploración física
- Hx: ingesta de tóxicos, náusea, vómito, malestar, confusión, sustancias, viajes, embarazo
- EF: ictericia, dolorimiento abd, hígado agrandado, encefalopatía, EP, HD (disminución de factores de coagulación, CID)

Evaluación
- Labs: BH (anemia, trombocitopenia), TP/INR, QS (electrolitos, función renal), concentración de paracetamol, serologías virales, GV, lactato, hemocultivo, ECO abd con Doppler

Tratamiento
- Tratar las causas subyacentes (p. ej., paracetamol con NAC)
- Si la causa no está clara, el umbral de NAC es bajo, independientemente de la concentración de paracetamol
- Abx: de amplio espectro (vancomicina + cefalosporina de 3.ª gen)
- Coagulopatía/HD: Vit K, PFC, CCPT, plaquetas, crioprecipitado si hay hemorragia activa
- Edema cerebral: lactulosa, +/– monitorización de la PIC, solución salina hipertónica/manitol, evitar la fiebre
- El trasplante mejora la supervivencia, pero no está disponible de forma universal

Remisión
- Ingresar al área médica. UCI si es fulminante, hipotenso o inestable

TRASTORNOS ANORRECTALES

Abordaje (Med Clin North Am 2014;98:609; World J Gastroenterol 2016;22(26):5867)
- Naturaleza: dolor, duración, consistencia de las heces, sangrado, fiebres

Diferencial	
Con sangrado	Criptitis (inflamación de las bolsas epiteliales), hemorroides, fisura anal, proctitis (inflamación de la mucosa rectal), cáncer, ITS
Sin sangrado	Absceso anorrectal, fístula anal, CEx anorrectal, proctalgia fugaz (dolor rectal intenso idiopático), enf pilonidal, prolapso rectal

Fisura anal
- **Definición:** desgarro superficial del anodermo que comienza justo por debajo de la línea dentada
- **Hx:** Hx de paso de heces duras, dolor agudo con la defecación, sangre en el papel higiénico
- **Exploración física:** fisura visible, dolorosa. Si no está en la línea media, evalúe si hay cáncer, VIH, EII, ITS
- **Tratamiento:** baños de asiento (baños calientes de 15 min c/8 h), dieta rica en fibra, gel de lidocaína, pomada tópica de nitroglicerina, gel tópico de diltiazem

Hemorroides
Definición
- Venas dilatadas o abultadas del recto y del ano. Las hemorroides internas pueden prolapsar y quedar encarceladas (irreductibles) o estranguladas (isquémicas). Las hemorroides externas pueden trombosarse y provocar un dolor y una hemorragia agudos

Anamnesis
- Heces/papel higiénico/goteo rojo brillante en la taza, dolor con la defecación, Hx de heces duras, estreñimiento, sedestación prolongada, hemorroides sangrantes generalmente indoloras

Exploración física
- Las hemorroides externas son visibles a la eversión del orificio anal; las trombosadas son sensibles y oscuras; las internas pueden ser palpables y solo son visibles con la anoscopia

Evaluación
- BH solo si se sospecha una pérdida de sangre significativa o si se trata de una enf subyacente

Tratamiento
- Ablandador de heces ambulatorio (Colace®, Senna), baños de asiento (15 min c/8 h y después de la defecación), supositorios para alivio de los síntomas
- La trombosis aguda (< 48 h desde el inicio del dolor) puede ser extirpada a pie de cama en el SU
- Si la hemorroide prolapsada está encarcelada con signos de estrangulamiento, consulte con Qx

Consejos y alertas
- La hemorragia hemorroidal rara vez es una causa de anemia importante

Prolapso rectal
- **Hx:** masa que sobresale del recto, estreñimiento crónico
- **Exploración física:** pared rectal protuberante de espesor total con anillos concéntricos (las hemorroides contienen solo mucosa y hay surcos radiales entre los haces)
- **Tratamiento:** para las hemorroides no estranguladas, reducción suave con analgesia y sedación según la necesidad, azúcar granulado para reducir el edema; si se estrangula, consultar con Qx

Antecedentes

- Elevación de la temp corporal debido a un cambio en el punto de ajuste hipotalámico
- Se define como una temp > 100.4 °F/38 °C, pero rara vez supera los 105.8 °F/41 °C
- Causada por la respuesta a bacterias, virus, inflamación; ↑ tasa metabólica, meds
- Distinta de la hipertermia (fallo de la termorregulación, puede superar los 41 °C)

Abordaje

- Anamnesis cuidadosa incluyendo el origen, la provocación/paliación, la temperatura máx y cómo se obtuvo esta temp, el tiempo de inicio, la duración y los síntomas asociados (N/V, diarrea, tos, dolor abdominal, erupción, AEM)
- Evaluación dirigida por los Hx del pte y la localización de los síntomas
- Valorar los SV para detectar anomalías significativas que puedan indicar una infección grave (↓ PA, ↑ FC)
- Si está inmunodeprimido (quimioterapia, inmunoterapia, trasplante, VIH/sida, adultos mayores, desnutridos, esteroides crónicos, DM), eval y pruebas más intensivas: BH, QS, EGO y cultivos, RxT; considerar hemocultivo e ingreso
- Fiebre intermitente/recurrente: considerar las enf transmitidas por vectores, la endocarditis y la enf de Still del adulto

Diferencial de la fiebre	
Fisiopatología	**Diferencial**
Cardiaco	Endocarditis (1), miocarditis (1j)
Pulmonar	Neumonía (2b), bronquitis (2b), empiema, TB (2b), EP
GI	Absceso intraabdominal, colangitis (3a), diverticulitis (3a), apendicitis (3a), hepatitis (3g), colecistitis
GU	IU (6a), pielonefritis (6b), EPI (7e)
Neurológico	Meningitis (5d), hemorragia subaracnoidea, TCE, disautonomía
ORL	Faringitis (13), sinusitis (13), otitis
Toxicología	Sx neuroléptico maligno (10l), hipertermia maligna (10l)
Medio ambiente	Hipertermia (10k), enf inducidas por fármacos, transmitidas por vectores y zoonóticas (4h), infecciones parasitarias (4l), fiebre maculosa de las Montañas Rocosas (8a)
Infeccioso	Mononucleosis (4f), TB (2b), VIH (4g), fiebre reumática, infecciones virales (4f)
Hematológico	TVP (1b), EP (1b), drepanocitosis (11e)
Ortopédico	Osteomielitis (19k), artritis séptica (12c)
Oncológico	Malignidad (11), fiebre neutropénica, Sx de lisis tumoral
Inmunitario	Enf autoinmune, fiebre mediterránea, vasculitis, sarcoidosis

ENDOCARDITIS (*JAMA* 2018;320(1):72–83)

Anamnesis

- FaR: TIV, valvulopatía congénita o adquirida, válvulas protésicas, hemodiálisis, catéteres venosos permanentes, Qx cardiaca, bacteriemia, VIH, endocarditis previa
- Dx difícil debido a síntomas inespecíficos (letargia, debilidad, anorexia, baja temp), o eval Dx negativa

Hallazgos

- Fiebre +/− dolor de espalda, nuevo soplo, ICC, esplenomegalia, petequias
- Hallazgos clásicos de la exploración física
  - Manchas de Roth: lesiones exudativas y edematosas de la retina con aclaración central
  - Nódulos de Osler: nódulos sensibles violáceos en los dedos de los pies y de las manos
  - Lesiones de Janeway: placas maculares indoloras, blanqueadas, en las plantas y las palmas de las manos
  - Hemorragias en astilla: no blanqueantes, lineales, de color marrón rojizo bajo las uñas
  - Embolias sépticas (pulmonares, esplénicas, renales, otras)
- Si hay disnea, considerar edema pulmonar agudo por rotura de válvula; confirmar con líneas B en ECOLA

Diagnóstico

Criterios de Duke modificados	
Clasificación	**Requisitos para el Dx**
Definitivo	Microorganismo en cultivo o histología de la vegetación/absceso cardiaco o bien, Criterios clínicos: 2 mayores, 1 mayor y 3 menores, o 5 menores
Posible	1 mayor y 1 menor, o 3 menores

Criterios	Evidencia
Mayor	≥ 2 hemocultivos positivos, evidencia de afectación endocárdica (vegetación, nueva regurgitación valvular)
Menor	Cardiopatía o TIV predisponente, fiebre, fenómenos vasculares (infartos sépticos, HIC, lesiones de Janeway), fenómenos inmunitarios (glomerulonefritis, nódulos de Osler, manchas de Roth), un solo hemocultivo positivo

Evaluación
- ECG (bloqueo cardiaco sugerente de absceso intracardiaco), RxT, BH, QS, coags, ↑ VES/CRP (inespecífico), al menos 3 hemocultivos
- Típicamente *S. aureus* o especies de estreptococos con otros organismos causantes: *Enterococcus*, organismos HACEK y *Candida* (más común en TIV y aquellos con válvulas protésicas). No se identifica al microorganismo hasta el 10% de los casos
- ECO en busca de vegetaciones o abscesos del anillo valvular (ETE más sensible que ETT)

Tratamiento
- Abx inmediato en los casos sospechosos (*véase* tabla abajo), preferiblemente después de los hemocultivos
- Estabilización hemodinámica (más probable con la rotura valvular y la consiguiente insuficiencia cardiaca aguda)
- Considerar la consulta con Qx cardiaca en caso de rotura valvular, absceso del anillo de la válvula, extracción de un dispositivo implantado o infección resistente a los Abx i.v.

Remisión
- La mayoría de los pts deben ser ingresados en cardiología con telemetría continua y Abx i.v.
- Si hay compromiso hemodinámico, ingresar a la UCI

Consejos y alertas
- Mortalidad: ~25% a pesar de los Abx
- Peor pronóstico si afecta a la válvula aórtica, DM, *S. aureus* (30-40%)
- Endocarditis del lado izq (mitral 41%, válvula aórtica 31%) más frecuente
- TIV: endocarditis de la válvula tricúspide; cardiopatía reumática: válvula mitral más frecuente que la aórtica

Tratamiento antimicrobiano de la endocarditis bacteriana	
Anamnesis	**Abx**
Válvula nativa	Vancomicina 25-30 mg/kg de dosis de carga → 15 mg/kg i.v. c/12 h + ceftriaxona 2 g i.v. c/24 h
Válvula protésica (< 12 meses después de la Qx)	Vancomicina 25-30 mg/kg de dosis de carga → 15 mg/kg i.v. c/12 h + gentamicina 1 mg/kg i.v. c/8 h (para efecto sinérgico con vancomicina contra enterococos) + cefepima 2 g i.v. c/8 h + rifampicina 300 mg v.o./i.v. c/8 h
Válvula protésica (≥ 12 meses después de la Qx)	Igual que la válvula nativa
TIV	Igual que la válvula nativa, excepto que la cefepima 2 g i.v. c/8 h sustituye a la ceftriaxona (para cubrir las *Pseudomonas*)
Alergia a la PCN	Vancomicina 25-30 mg/kg de dosis de carga → 15 mg/kg i.v. c/12 h + ciprofloxacino 400 mg i.v. c/12 h (para ptes alérgicos a betalactámicos) O aztreonam 2 g c/8 h

INFECCIONES DE LOS TEJIDOS BLANDOS

DERMATOLÓGICAS

Absceso cutáneo (*Emerg Med Clin North Am* 2018;36:723–36750; *NEJM* 2014;370:1039)

Anamnesis
- Anamnesis cuidadosa, síntomas asociados (fiebre, N/V/D, AEM), progresión
- A menudo espontáneo, pero los FaR incluyen traumatismos de la piel, picaduras de insectos, insuf venosa, edema, foliculitis, Hx de TIV/inyección subcutánea, infecciones cutáneas previas

Hallazgos
- Área focal y circunscrita de dolor, eritema, dolorimiento, fluctuación; generalmente sin fiebre o toxicidad sistémica

Evaluación

- Evaluar los SV para detectar anomalías significativas que puedan indicar una infección grave
- Revisar la glucemia si el pte tiene diabetes
- Los análisis de sangre rara vez son necesarios, a menos que aparezcan ptes con enf sistémica o inmunodeprimidos: BH, QS, CRP, CPK, EGO y urocultivo, RxT; considerar hemocultivo e ingreso
- Considerar la ECOLA estática o dinámica para localizar acumulaciones de líquido
- Cultivo/tinción de Gram solo si hay enf sistémica o si ha fallado el Tx inicial
- Lo más frecuente son especies de estafilococos

Tratamiento

- No están indicados los Abx en hospederos sanos (aunque la tasa de curación es mayor y bajan las tasas de I&D posteriores, las infecciones de la piel en sitios nuevos y las infecciones en los miembros de la familia [NEJM 2016;374:823]); sin embargo, si > 2 cm, celulitis, enf sistémica, inmunosupresión, I&D fallida, use los siguientes Abx: TMP-SMX DS 1 comprimido c/12 h, doxiciclina 100 mg c/12 h x 7
- I&D con bloqueo regional del nervio o del campo +/- sedación/analgesia i.v.
  - Crear una incisión elíptica para evitar el cierre prematuro de la herida, lo suficientemente profunda para drenar la cavidad. Siga las líneas de tensión para reducir al mínimo las cicatrices
  - Romper las loculaciones en la cavidad del absceso con una pinza hemostática
  - Considerar la posibilidad de taponar con gasa de 1/4 de pulgada × 24-48 h para los abscesos más grandes para permitir el drenaje continuo

Remisión

- Alta con instrucciones de cuidado de la herida, seguimiento e indicaciones de retorno
- Remojos tibios c/8 h × 2-3 días después de retirar la gasa para permitir el drenaje continuo de la herida

Consejos y alertas

- NO realizar rutinariamente la I&D en los ptes con HS

Celulitis (JAMA 2016;316:325)

Anamnesis (*véase* absceso cutáneo arriba)

Hallazgos

- Eritema cálido y blanqueado y dolorimiento a la palpación, hinchazón leve a moderada
- Puede dar lugar a ganglios linfáticos dilatados/edematosos (piel de naranja), formación de ampollas o estrías lineales/linfangitis
- ± pérdida de continuidad de la piel distal (p. ej., tiña entre los dedos de los pies con celulitis de la región tibial)

Evaluación (*véase* absceso cutáneo arriba)

- Marcar el borde con tinta permanente, incluyendo la hora y la fecha
- Descartar absceso y CEx con ECOLA
- Considerar la posibilidad de tomar imágenes si le preocupa la presencia de un CEx
- Contemplar estudios vasculares Doppler si la celulitis es en un solo miembro (sobre todo en la parte posterior de la pantorrilla/medial del muslo) con hinchazón difusa
- La mayoría de las veces es causada por *Strep pyogenes* o *S. aureus* (incluyendo SARM); puede ser por siembra metastásica

Tratamiento

- Control del dolor con AINE/paracetamol; si el dolor es intenso, considerar una infección necrosante
- Por lo general, el objetivo es tratar los estreptococos y el SASM, pero la elección del Abx depende si hay purulencia y síntomas sistémicos (la purulencia aumenta la probabilidad de SARM)
- Regímenes Abx:
  - Leve (cumple 0 criterios de SRIS: 36 °C < Temp < 38 °C, FC > 90, FR > 20, leuco > 12 o < 4)
    - No purulenta: cefalexina 500 mg v.o. c/6 h o cefadroxilo 1 g v.o. c/12 h o cefuroxima 500 mg v.o. c/12 h o dicloxacilina 500 mg v.o. c/6 h o clindamicina v.o. 450 mg c/8 h (si hay alergia a PCN)
    - Purulenta: TMP-SMX DS 1 comprimido c/12 h (2 comprimidos c/12 h si > 100 kg o traumatismo inducido) o doxiciclina 100 mg v.o. c/12 h
  - Moderada (cumple 1 criterio de SRIS; considerar si tiene > 75 años, DM, ERET, inmunosupresión de bajo grado [< 20 mg])
    - No purulenta: cefazolina 1 g i.v. c/8 h (2 g si > 100 kg) o ceftriaxona 1 g i.v. c/24 h (2 g si > 100 kg) o clindamicina 600 mg i.v. c/8 h (si alergia a la PCN)
    - Purulenta: cefazolina 1 g i.v. c/8 h (2 g si > 100 kg) o ceftriaxona 1 g i.v. c/24 h (2 g si > 100 kg) Y TMP-SMX DS 1 comprimido c/12 h (2 comprimidos c/12 h si > 100 kg o inducido por trauma) o doxiciclina 100 mg v.o. c/12 h
  - Grave (≥ 2 criterios de SRIS; considerar si RAN < 500/quimioterapia activa, inmunosupre­sión de alto grado [> 20 mg])
    - No purulenta/purulenta: vancomicina 15 mg/kg i.v. c/12 h o linezolid 600 mg c/12 h

- Considerar la consulta quirúrgica si se extiende rápidamente, hay crepitación o es probable que haya que desbridar la herida por estar infectada/contaminada/desvitalizada
- Si se trata de una celulitis del MI, recomendar reposo/elevación × 48 h, y muletas si es necesario

Remisión
- Leve: alta con Abx v.o. y seguimiento de 24-48 h, indicaciones estrictas de retorno
- Moderada/grave: ingresar para recibir Abx i.v.

Consejos y alertas
- Simuladores: dermatitis por estasis (más probable si es bilateral), hematoma (considerar si hay Hx de trauma), gota/artritis séptica (considerar si es sobre la articulación), herpes (vesicular y dermatómica)
- No hay evidencia que apoye la práctica de dar una dosis de Abx i.v. antes de administrar Abx ambulatorios
- Si hay exposición al agua: añadir levofloxacino 750 mg v.o. c/24 h +/− doxiciclina 100 mg c/12 h (si hay exposición al agua de mar) +/− metronidazol 500 mg c/8 h (si pueden ser anaerobios)
- Considerar los glicopéptidos de 2.ª gen (dalbavancina, oritavancina) en los ptes con alto riesgo de pérdida de seguimiento dado que se administra una vez por semana

Erisipela (Prim Care 2018;45:433–454)
Anamnesis
- Fiebre de inicio agudo, escalofríos y malestar general → placa eritematosa bien delimitada con ardor, dolorimiento y prurito 48 h después
- Se distingue de la celulitis por su rápida aparición, su notable demarcación y sus bordes elevados (debido a la afectación de la dermis superior y de los ganglios linfáticos superficiales)
- FaR: edema/obstrucción linfática, extremos de la edad, obesidad, DM, ICC, post-Qx, Sx nefrótico

Hallazgos
- Doloroso, superficial, indurado, elevado; eritema con borde bien delimitado
- Eritema irregular con linfangitis; puede haber descamación, hoyuelos, vesículas, DEI
- Se encuentra sobre todo en los MI, a veces en la cara, típicamente en el patrón malar o de «mariposa»

Evaluación
- No se indican labs/imágenes a menos que tengan apariencia tóxica
- La mayoría de las veces es causada por *Strep pyogenes*

Tratamiento
- *Véanse* los regímenes Abx para la celulitis más arriba
- Medias de compresión si está afectado el MI

Remisión
- Alta a casa con Abx y analgésicos v.o., instrucciones de elevar el área afectada, seguimiento de 24-48 h e indicaciones estrictas de retorno

Consejos y alertas
- Afecta a la dermis superior y a los linfáticos superficiales
- Infección que afecta a la oreja («signo de la oreja de Milian») es específico de la erisipela, porque la oreja no contiene tejidos dérmicos más profundos

Sx de la piel escaldada por estafilococos (World J Pediatr 2018;14:116–120)
Anamnesis
- Dolor de garganta prodrómico → conjuntivitis, fiebre, malestar general → piel roja dolorosa con descamación
- Suele ocurrir en niños pequeños < 5 años
- Raro en adultos, asociado con enf crónica, inmunosupresión e insuf renal

Hallazgos
- Celulitis eritematosa y sensible, seguida de exfoliación aguda: ampollas, vesículas → grandes láminas de pérdida de piel con aspecto escaldado
- Signo de Nikolsky positivo (la epidermis se separa al aplicar presión)
- Sin afectación de las mucosas (vs. NET)
- Malestar general, fiebre, irritabilidad

Evaluación
- No está indicada a menos que se trate de una enf sistémica

Tratamiento
- Similar al de las quemaduras difusas (LIV, antipiréticos, cuidado tópico de la herida, consulta por quemaduras, Abx)
- La vancomicina es el Abx de elección

Remisión
- Ingresar para el cuidado de quemados/LIV; considerar la UCI
- Pronóstico: niños (< 5% de mortalidad) a menudo sin cicatrices significativas; adultos (60% de mortalidad)

Consejos y alertas
- Causado por exotoxinas exfoliativas de *S. aureus*, incluyendo SARM
- Separación de las capas epidérmicas frente a una NET más grave (necrosis a nivel de la membrana basal)
- Pronóstico: niños < 5% de mortalidad, a menudo sin cicatrices significativas; adultos 60% de mortalidad

Sx del choque tóxico (*J Infect* 2017;74:S147–S152)
Anamnesis
- Síntomas prodrómicos → dolor en el lugar de la infección (desproporcionado respecto a los hallazgos), fiebre, malestar GI, mialgia, confusión, letargia
- Comúnmente, no se encuentra una fuente, pero los FaR incluyen una Qx reciente, apósitos que se cambian con poca frecuencia (tampones, apósitos nasales), pérdida de continuidad de la piel

Hallazgos
- Dx clínico con hallazgos en todos los sistemas orgánicos
  - SCHT estafilocócico: temp > 38.9 °C, exantema (eritrodermia macular difusa que incluye las palmas de las manos y las plantas de los pies), descamación (1-2 sem tras la aparición), hipotensión, afectación multisistémica (≥ 3 GI, muscular, mucosas, renal, hepática, hemática, del SNC), cultivos de sangre/garganta/LCR negativos (los hemocultivos pueden ser positivos para *S. aureus*)
  - SCHT estreptocócico: cultivo positivo para Strep (sangre, LCR, biopsia de tejido, garganta, vagina, esputo); hipotensión, afectación multisistémica (≥ 2 deterioro renal, coagulopatía, afectación hepática, SDRA, erupción macular eritematosa generalizada, necrosis de tejidos blandos)

Evaluación
- BH con diferencial, QS, PFH, EGO, cultivos (sangre, orina, garganta, esputo, LCR)

Tratamiento
- Control de la fuente: retirar el tampón/apósito si todavía está colocado; drenar los abscesos si están presentes; desbridamiento Qx de la fascitis necrosante o la miositis; cuidado de las quemaduras
- Reanimación intensiva, presores si es necesario
- Régimen Abx:
  - Tx empírico: (*véanse regímenes Abx para la celulitis grave*) + clindamicina 600 mg i.v. c/8 h (para suprimir la síntesis de toxinas bacterianas)
  - Los Abx pueden no surtir efecto (proceso mediado por toxinas)
- Se puede añadir IGIV (bloquea la activación de linfocitos T por superantígenos) si no hay respuesta clínica al Tx de apoyo agresivo en las primeras 6 h de Tx

Remisión
- Ingreso en la UCI

Consejos y alertas
- ↓ tasa con ↓ en el uso de tampones superabsorbentes
- Causado por la respuesta inflamatoria al superantígeno de microorganismos Gram(+) productores de toxinas (*S. aureus, S. pyogenes*)
  - Estreptococos: generalmente después de una Qx o un traumatismo; erupción similar a la escarlatina; 30-44% de mortalidad, fulminante. Hemocultivos positivos en ~60% de los casos
  - Estafilococos: más indolentes, 0-20% de mortalidad. Hemocultivos positivos en < 5% de los casos

Infecciones necrosantes de tejidos blandos (*Infect Dis Clin North Am* 2021;35:135–155)
Anamnesis
- Aparición súbita de dolor e hinchazón rápidamente progresiva
- FaR: DM, TIV, obesidad, abuso de EtOH, compromiso nutricional

Hallazgos
- Celulitis, cambio de coloración de la piel/equimosis o gangrena, edema, espectro de sensación de anestesia a dolor desproporcionado
- Puede haber inestabilidad hemodinámica, crepitaciones (aire subcutáneo debido a microorganismos formadores de gas)
- Las ampollas y la necrosis de la piel son raras pero deben llevar a un desbridamiento quirúrgico urgente
- Puede progresar hasta afectar las capas más profundas, causando miositis o mionecrosis

Evaluación
- Dx clínico
- BH con diferencial, QS, PCR, coagulación, G&C
- Si se obtienen imágenes, se prefiere la TC, ya que las Rx simples son menos sensibles en la evaluación del gas en los tejidos blandos

Puntuación LRINEC	
Puntos	Indicadores analíticos
4	CRP ≥ 150 mg/L
1	Leucos 15-25/mm^3 (2 pts si > 25 mm^3)
1	Hb 11-13.5 g/dL (2 pts si < 11 g/dL)
2	Na < 135 mmol/L (135 mEq/L)
2	Cr > 1.6 mg/dL
1	Glucosa > 180 mg/dL
≥ 6	Sen 92.9%, Esp 91.6% para la fascitis necrosante

(Crit Care Med 2004;32:1535)

Tratamiento
- Consulta Qx temprana para desbridamiento (Tx definitivo)
- Apoyo hemodinámico
- Abx i.v. temprano y de amplio espectro
  - Vancomicina 25-30 mg/kg de dosis de carga → 15 mg/kg i.v. c/12 h + clindamicina 600-900 mg i.v. c/8 h Y
  - Cefepima 2 g i.v. c/8 h + metronidazol 500 mg i.v. c/8 h
    o bien,
  - Piperacilina/tazobactam 4.5 g i.v. c/6 h
    o bien,
  - Imipenem/cilastatina 1 g i.v. c/8 h
- Considerar IGIV (junto con Abx) después del desbridamiento (Clin Infect Dis 2021;72:293)

Remisión
- Ingreso en la UCI para desbridamiento Qx

Consejos y alertas
- Mortalidad 16-46%, mortal si no se trata
- Principalmente S. pyogenes (grupo A), Clostridium, S. aureus o bacterias mixtas Gram (+) y (–), anaerobios

GENITOURINARIO

Gangrena de Fournier (Urology 2018;114:8–13; Nat Rev Urol 2017;14:205–214)

Anamnesis
- Fiebre prodrómica, letargia prodrómica → hinchazón escrotal de rápida progresión, dolor, eritema, calor, posible secreción purulenta
- FaR: hombres (10:1), > 50 años, con diabetes, abuso crónico de EtOH, inmunocomprometidos, instrumentación/Qx reciente, estenosis o cálculos uretrales, hemorroides, absceso perirrectal, neoplasias

Hallazgos
- Escroto intensamente sensible, hinchado y caliente, sin fluctuación clara, genitales pruriginosos
- Fiebre, escalofríos, síntomas sistémicos (taquicardia, ↓ PA), ± crepitación, drenaje

Evaluación
- BH con diferencial, QS, CRP, coagulación, G&C, hemocultivo, EGO, urocultivo
- La TC mostrará la extensión de la infección y la necrosis

Tratamiento
- Consulta con urología y Qx general para un amplio desbridamiento y drenaje
- Soporte hemodinámico y reanimación con LIV y presores
- Abx i.v. temprano y de amplio espectro (véanse regímenes Abx para la infección necrosante de tejidos blandos más arriba)
- Considerar IGIV (junto con Abx) después del desbridamiento (Clin Infect Dis 2021;72:293)

Remisión
- Ingreso en la UCI para desbridamiento Qx

Consejos y alertas
- Mortalidad del 3-67%; el desbridamiento Qx temprano se correlaciona más fuertemente con el resultado
- Infección necrosante polimicrobiana (*E. coli, Proteus, Enterococcus, Bacteroides* y otros anaerobios) del perineo, el escroto y el pene, caracterizada por una arteritis obliterante de las arterias subcutáneas que provoca gangrena
- Rápida destrucción de los planos fasciales con infección del espacio profundo, a menudo mucho mayor de lo que sugiere la afectación de la piel

Quiste/absceso de la glándula de Bartolino (*BJOG* 2020;127:671–678)

Anamnesis
- Dolor intenso localizado en los labios, debido a la obstrucción de los conductos de Bartolino
- Dificultad para caminar y sentarse debido al dolor
- La fiebre y los signos de toxicidad sistémica son raros

Hallazgos
- Masa quística, dolorosa y sensible en el margen lateral inferior del introito vaginal, a menudo con drenaje purulento del conducto sinusal

Evaluación
- Cultivo para clamidia/gonorrea; normalmente con microbiota vaginal mixta (*Bacteroides, E. coli, S. aureus*, gonorrea, clamidia)

Tratamiento
- I&D a través de la superficie de la mucosa, colocar catéter de Word × 48 h
- Baños de asiento c/8 h durante los primeros 2-3 días para ayudar al drenaje
- Seguimiento de Gin/Obs para considerar la marsupialización para prevenir la recurrencia

Remisión
- Alta con instrucciones de cuidado de la herida, seguimiento de 2 días con cuidado de la herida

Consejos y alertas
- La tasa de recurrencia sigue siendo del 5-15% después de la marsupialización; considerar neoplasias ginecológicas

---

MANO

Paroniquia (*Am Fam Physician* 2017;96:44–51)

Anamnesis
- Dolor e hinchazón lateral al borde de la uña; absceso bajo el pliegue del eponiquio
- A menudo secundaria al uso de instrumentos de cuidado de las uñas contaminados, morderse las uñas, una uña colgante o traumatismos

Hallazgos
- Colección purulenta lateral al lecho ungueal con mínimo eritema circundante
- Lo más habitual es que sean *S. aureus, S. pyogenes, Pseudomonas* o *Proteus*

Evaluación
- No se necesitan estudios analíticos

Tratamiento
- Bloqueo digital con lidocaína al 1%, con o sin epinefrina, en cada espacio interdigital del dedo afectado
- Bisturí del n.º 11 para levantar la cutícula de la uña del lado afectado y extraer el material purulento
- Solo tratar con Abx oral si hay celulitis asociada (*véase régimen Abx para celulitis*)

Remisión
- Alta con instrucciones para el cuidado de la herida, seguimiento de 2 días
- Remojos tibios al dedo c/8 h × 2-3 días para permitir el drenaje completo

Consejos y alertas
- Si la paroniquia es recurrente o crónica, considerar la posibilidad de una infección por *Candida*
- Si se descuida, puede extenderse al espacio pulposo del dedo (felón) y los espacios profundos de la mano (como el tendón)

NEUROLÓGICO

Absceso intracraneal (*Clin Neurosci* 2017;38:8–12)

Anamnesis
- Cefalea (más frecuente), fiebre, meningismo, fotofobia, convulsión, vómito, la AEM suele estar ausente, puede tener parálisis de NC/trastorno de la marcha dependiendo de la localización

- Evolución subaguda (frente a la evolución aguda de la meningitis o la encefalitis)
- FaR: causado por la propagación contigua (sinusitis, oído, dental), siembra hematógena de una infección distante (endocarditis) o post-Qx del SNC/traumatismo penetrante en el contexto de un factor predisponente (p. ej., VIH, trasplante)

Hallazgos
- Déficits neurológicos focales, fiebre baja, obnubilación (efecto de masa), convulsiones, rigidez nucal, papiledema
- Gran variedad de microorganismos según el método de entrada, 1/3 polimicrobiano

Evaluación
- Hemocultivo, BH (leucos inespecífico), QS, coag, G&C
- TC con y sin contraste i.v.; RM para ayudar a diferenciar el absceso del tumor
- Evitar la punción lumbar si hay preocupación por una PIC elevada, ya que puede causar una hernia cerebral

Tratamiento
- Consulta de neuroQx de urgencia para drenaje en quirófano; manejo de la vía aérea, Tx de las convulsiones
- Abx i.v. temprano con buena penetración en el LCR, adaptado al probable patógeno
- Iniciar Abx i.v. de amplio espectro: vancomicina 25-30 mg/kg de dosis de carga → 15 mg/kg i.v. c/12 h + ceftriaxona 2 g i.v. c/24 h (cefepima 2 g i.v. c/8 h si se trata de *Pseudomonas*) + metronidazol 500 mg i.v. c/8 h
- Considerar la cobertura para hongos, toxoplasmosis, TB en ptes inmunocomprometidos
- Esteroides SOLO para el Tx del edema cerebral: dexametasona 10 mg i.v. × 1 → 4 mg c/6 h

Remisión
- Intervención neuroquirúrgica para el lavado Qx, 6-8 sem de Abx i.v. → Abx v.o. prolongado

Consejos y alertas
- Mortalidad: 15%, a menos que absceso se rompa en sistema ventricular (mortalidad 27-85%)
- Morbilidad por déficits neurológicos residuales, nueva convulsión por tejido cicatricial o Δ neuropsiquiátrico (30%)

OFTALMOLÓGICO

Celulitis periorbitaria/preseptal (Dis Mon 2017;63(2):30–32)
Anamnesis
- Infección reciente de senos paranasales/piel periorbitaria, traumatismos en la zona periorbitaria, picaduras de insectos

Hallazgos
- Hinchazón unilateral del párpado, eritema, calor, cambio de coloración de la piel
- Esclerótica inyectada, equimosis conjuntival
- Sin dolor con movimientos extraoculares, sin proptosis, sin reacción pupilar ni visión

Evaluación
- BH con diferencial, hemocultivos
- Dx clínico pero si no está seguro obtenga una TC de las órbitas para buscar una extensión posterior

Tratamiento
- Cobertura con Abx empíricos: amoxicilina/ácido clavulánico 875 mg v.o. c/12 h o cefdinir 300 mg v.o. c/12 h Y clindamicina 300 mg v.o. c/8 h o TMP-SMX DS un comprimido c/12 h

Remisión
- Alta con seguimiento estrecho de oftalmología excepto si tiene < 1 año de edad o está sistémicamente enfermo → ingreso/Tx como se indica abajo

Consejos y alertas
- Infección de los tejidos blandos de los párpados y de la región periocular anterior al tabique orbitario
- La mayoría de las veces es causada por estafilococos, estreptococos y anaerobios; rara vez por *H. influenzae* desde la vacunación generalizada
- Distinguir de la celulitis orbitaria: sin dolor con MEO o proptosis en la celulitis periorbitaria

Celulitis orbitaria
Anamnesis
- Dolor orbitario aumentado con los MEO, ↓ visión
- Infección reciente de senos paranasales/piel periorbitaria, traumatismos en la zona periorbitaria, picaduras de insectos

Hallazgos
- Fiebre, cefalea, rinorrea, malestar
- La proptosis y la oftalmoplejía son signos cardinales
  - Hinchazón unilateral del párpado, eritema, calor, cambio de coloración de la piel
  - Inyección esclerótica, quemosis
  - Dolorimiento a la palpación suave del globo, ↑ PIO
  - ↓ agudeza visual, defecto pupilar aferente relativo, anomalías del campo visual

Evaluación
- BH con diferencial, FTC/RM de órbitas (la fase venosa ayuda a detectar la trombosis del seno cavernoso), aspirado de tejidos blandos si es posible, hemocultivo

Tratamiento
- Abx i.v. de amplio espectro inmediatos: vancomicina 25-30 mg/kg de dosis de carga → 15 mg/kg i.v. c/12 h + ampicilina/sulbactam 3 g i.v. c/6 h
- Consulta urgente de oftalmología

Remisión
- Ingreso para Abx

Consejos y alertas
- Infección de los tejidos blandos de la órbita posterior al tabique orbitario
- Más frecuentemente por: estreptococos, estafilococos, *H. influenzae*, polimicrobiana
- Considerar etiologías micóticas (*Mucor, Aspergillus*) en ptes con comorbilidades
- Complicaciones: meningitis, absceso cerebral, muerte, trombosis del seno cavernoso (afectación bilateral, empeoramiento rápido, congestión de las venas de la cara o de la conjuntiva)

OTORRINOLARINGOLÓGICO

Angina de Ludwig (Am J Emerg Med 2021;41:1–5)
Anamnesis
- Fiebre, malestar, hinchazón del cuello, trismo, voz de «papa caliente», sialorrea, dolor al mover la lengua, estridor
- FaR: infección dental reciente, Fx mandibulares, perforaciones en la lengua, DM, VIH, alcoholismo

Hallazgos
- Hinchazón del espacio submandibular/sublingual; duro/«como tabla» a la palpación

Evaluación
- BH con diferencial, QS, hemocultivo, coagulación, G&C
- TC de cabeza y cuello con contraste i.v.

Tratamiento
- Si la hinchazón es grave y la vía aérea está amenazada, la intubación nasotraqueal con fibra óptica puede ser el mejor abordaje inicial con la cricotirotomía como respaldo
- Consulta urgente con el otorrinolaringólogo para intervención Qx
- Abx i.v. de amplio espectro
- Pt inmunocompetente
  - Ampicilina/sulbactam 3 g i.v. c/6 h O
  - Ceftriaxona 2 g i.v. c/24 h + metronidazol 500 mg i.v. c/8 h
- Ptes inmunocomprometidos (mayor riesgo de *Pseudomonas*)
  - Cefepima 2 g i.v. c/8 h + metronidazol 500 mg i.v. c/8 h O
  - Piperacilina/tazobactam 4.5 g i.v. c/6 h O
  - Imipenem/cilastatina 1 g i.v. c/8 h
- Umbral bajo para iniciar vancomicina (25-30 mg/kg de dosis de carga → 15 mg/kg i.v. c/12 h) si se trata de SARM

Remisión
- Ingresar en la UCI

Consejos y alertas
- Celulitis bilateral de rápida propagación en el espacio submandibular con desplazamiento de la lengua que provoca una obstrucción de las vías respiratorias que pone en peligro la vida
- Polimicrobiano, incluyendo *Strep, Staph, Fusobacterium, Bacteroides*

Quiste pilonidal (Emerg Med Clin North Am 2016;34:251)

Anamnesis
- Absceso doloroso y sensible en la fosa de la línea media entre la parte superior de las hendiduras glúteas, a menudo en personas con obesidad o hirsutismo
- Más prevalente en los hombres; fiebre y toxicidad sistémica muy raras

Hallazgos
- Absceso doloroso y localizado en la hendidura natal/región sacrococcígea media, 4-5 cm superior al orificio anal; a menudo con eritema circundante

Evaluación
- No son necesarias las pruebas analíticas a no ser que se trate de una enf sistémica o inmunosupresión
- Considerar la ECOLA estática o dinámica para localizar acumulaciones de líquido
- Cultivo/tinción de Gram solo si hay enf sistémica o si ha fallado el Tx inicial
- Microbiota mixta: especies de estafilococos o estreptococos, cocos anaerobios, biota mixta aerobia y anaerobia

Tratamiento
- Lo mismo que para el absceso cutáneo, I&D
- Abx (régimen Abx para celulitis leve + metronidazol 500 mg v.o. c/8 h) si hay celulitis superpuesta o en ptes inmunodeprimidos o con enf sistémica
- Remisión a Qx para la escisión del folículo y del conducto sinusal después de que remita el episodio agudo

Remisión
- Alta con instrucciones de cuidado de la herida, seguimiento de 2 días con cuidado de la herida

Consejos y alertas
- Se cree que la causa es la penetración del pelo en los tejidos subcutáneos

Abscesos perirrectales (Emerg Med Clin North Am 2016;34:251)

Anamnesis
- Dolor e hinchazón en la zona rectal al defecar, sentarse o caminar
- La fiebre alta y los signos de toxicidad sistémica son raros
- FaR: EII, obesidad, DM, hemorroides, trauma rectal

Hallazgos
- El examen rectal es esencial para asegurar que el absceso se localiza fuera del esfínter anal/identificar el polo superior del absceso

Evaluación
- Los estudios analíticos no son necesarios, a menos que se trate de enf sistémica o inmunodeficiencia
- TC/RM si hay preocupación por posible absceso/fístula interesfinteriana/supraelevadora

Tratamiento
- I&D de abscesos superficiales fuera del borde anal con área indurada visible
  - La I&D es extremadamente dolorosa, a menudo se necesita sedación para el procedimiento
  - Colocar apósito con vaselina × 48 h, baños de asiento c/8 h durante los primeros 2-3 días para ayudar al drenaje
- Si el absceso solo se identifica en el examen rectal y no hay induración visible, remitir a Qx para I&D bajo anestesia general
- Los ptes con DM o inmunocomprometidos siempre deben someterse a una I&D en el quirófano para asegurar un drenaje completo
- Régimen Abx
  - Sin complicaciones
  - Metronidazol 500 mg v.o. c/12 h + cefpodoxima 400 mg v.o. c/12 h
  - Con complicaciones (celulitis circundante, síntomas sistémicos, no mejora, inmunocomprometido, prótesis/válvula, I&D incompleta)
  - Metronidazol 500 mg i.v. c/12 h + ceftriaxona 1 g i.v. (2 g si >100 kg o infección grave)
  - Si se sospecha de SARM, añadir vancomicina 15 mg/kg i.v. c/12 h

Remisión
- Alta con instrucciones de cuidado de heridas, seguimiento de 2 días con cuidado de heridas
- Ingresar a los ptes con diabetes e inmunodeprimidos para que reciban Abx i.v.

Consejos y alertas
- El 50-75% de los ptes tratados con I&D o drenaje espontáneo desarrollarán una fístula anal crónica
- Microbiota típicamente mixta (especies de E. coli, Enterococcus y Bacteroides, S. aureus)
- Considerar la posibilidad de añadir ablandadores de heces

Figura 4-1 Clasificación de los abscesos anorrectales según su relación anatómica con el esfínter anal

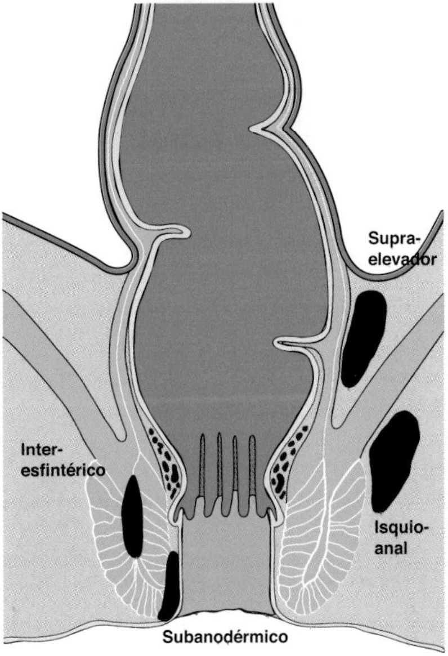

MONONUCLEOSIS INFECCIOSA *(Am Fam Physician 2015;91:372–376)*

Anamnesis
- Periodo de incubación de 4-6 sem → pródromo de 1-2 sem: fatiga, malestar, mialgias, temp baja → síntomas agudos: fiebre, faringitis, linfadenopatía, cefalea, exantema

Hallazgos
- Temp baja, faringitis, amigdalitis
- Linfadenopatías, ganglios sensibles y firmes durante 1-2 sem, con mayor frecuencia en los postcervicales, pero puede ser generalizado
- Exantema: papular eritematoso en el MS, eritema nodoso, eritema multiforme
- Esplenomegalia: dolor abdominal intenso poco frecuente, puede indicar rotura esplénica
- Puede presentar petequias, ictericia, hepatomegalia, edema periorbitario

Evaluación
- BH: ↑ leucos, ↑ linfocitos atípicos, ↓ plaq; ↑ PFH (bilirrubina, AST, ALT); prueba monospot positiva
- Considerar la prueba rápida de estreptococos si hay ambigüedad clínica

Tratamiento
- Apoyo, descanso, analgésicos, antipiréticos
- Considerar los corticoides en caso de edema de las vías respiratorias

Remisión
- El ingreso rara vez está indicado; seguimiento cercano del MAP
- Aconsejar evitar los deportes de contacto o el ejercicio vigoroso × 1 mes para prevenir la rotura esplénica

Consejos y alertas
- Representa una respuesta sindrómica atípica al VEB (la mayoría de los casos de mononucleosis son causados por el VEB, pero la mayoría de las infecciones por este virus no dan lugar a mononucleosis)

- Etiología secundaria: CMV
- Transmisión a través de la saliva: el VEB infecta las células epiteliales de la bucofaringe y las glándulas salivales
- Los linfocitos B se infectan → permiten la entrada del virus en el torrente sanguíneo
- Autolimitada; generalmente resolución espontánea en 3-4 sem, resolución completa en varios meses

VIH/SIDA

(EM Reports 2012;33:16; The Changing Landscape of the Disease. Emerg Med Pract 2021;23(7):1–24. An Evidence-Based Approach to Emergency Medicine 2016;18)

Anamnesis
- Síntomas gripales: fiebre, fatiga, sudores nocturnos, faringitis, diarrea, mialgias/artralgias, cefalea

Hallazgos
- Fiebre, erupción maculopapular generalizada, úlceras bucales (aftas), linfadenopatía

Evaluación
- BH: leucopenia, trombocitopenia; ↑ PFH
- ELISA para evaluar Ac del VIH; si es positiva → confirmar con Western blot (carga viral > 100 K en infección aguda)
- PCR para detectar la carga viral y el recuento de CD4

Tratamiento
- VIH recién diagnosticado: asesoramiento, remisión urgente a la clínica de infectología
- Profilaxis postexposición (PPE)
  - Hombres/mujeres en edad fértil que utilizan métodos anticonceptivos/mujeres posmenopáusicas: tenofovir/emtricitabina 200-300 mg v.o. c/24 h + dolutegravir 50 mg v.o. c/24 h
  - Mujeres en edad fértil que no toman anticonceptivos/embarazadas: tenofovir/emtricitabina 200-300 mg v.o. c/24 h + raltegravir 400 mg v.o. c/24 h

Remisión
- Alta (salvo enf sistémica) con seguimiento de infectología para Tx antirretroviral

Consejos y alertas
- Se transmite por contacto sexual (70%), TIV y transmisión de madre a hijo (posible durante el embarazo o el parto)
- Carga viral indetectable = no transmisible
- VIH no tratado → sida (CD4 < 200) con una esperanza de vida de 2-3 años

Afectación de los órganos en el sida	
Órgano	**Manifestación/etiología**
Constitucionales	Fiebre: bacteriana, CMA, CMV, NPJ, TB, linfoma, reacción farmacológica, endocarditis
Dermatológicas	Sarcoma de Kaposi, linfoma, VVZ, VHS, VPH, M. contagiosum
Oftalmológicas	Retinitis por CMV
Bucales	Leucoplasia vellosa bucal, sarcoma de Kaposi, aftas, úlceras aftosas
Cardiacas	Miocardiopatía dilatada, endocarditis, miocarditis, EAC, derrame pericárdico, HVI
Pulmonares	NPJ, neumonía micótica (aspergilosis, Cryptococcus, etc.), CMV
GI	Cándida bucal, leucoplasia vellosa, esofagitis, enterocolitis, HD (CMV, Kaposi, linfoma), proctitis, hepatitis, diarrea (Cryptosporidium, Isospora)
Renales	Nefropatía (meds), nefropatía asociada al VIH
Hematológicas	Anemia (enf crónica), leucopenia, trombocitopenia
Oncológicas	Linfoma NH y de SNC, sarcoma de Kaposi, cáncer de cuello uterino
Endocrinas	Hipogonadismo, Sx metabólico, insuf suprarrenal, Sx consuntivo por VIH
Neurológicas	Meningitis: Cryptococcus, bacterias, virus, TB, histoplasmosis
Neurosífilis: meningitis, parálisis de NC, demencia
Masa (toxoplasmosis), demencia por sida, mielopatía, neuropatía periférica, encefalopatía por VIH, leucoencefalopatía multifocal progresiva

Complicaciones del sida	
Recuento de CD4	**Complicación**
< 500	Sarcoma de Kaposi, linfoma, leucopenia vellosa bucal Candidiasis: bucal, esofágica, vaginal Infecciones bacterianas recurrentes TB pulmonar y extrapulmonar VHS, VVZ
< 200	NPJ, *Toxoplasma*, *Bartonella*, *Cryptococcus*, *Histoplasma*, *Coccidioides*, encefalopatía por VIH
< 50-100	CMV, CMA *Bartonella* diseminada, aspergilosis invasiva Linfoma del SNC, LMP

Profilaxis de las infecciones oportunistas		
Infección	**Indicación**	**Profilaxis**
TB	IGRA(+) o PPD(+) (> 5 mm) o exposición de alto riesgo	Isoniazida + rifampicina + Vit B6 × 3 meses
NPJ	CD4 < 200 o aftas	TMP-SMX DS 1 comprimido v.o. c/24 h o Dapsona 100 mg v.o. c/24 h o Atovacuona 1500 mg v.o. c/24 h o Pentamidina 300 v.o. c/4 sem
Toxoplasmosis	CD4 < 100 Y serología de toxoplasma (+)	TMP-SMX DS 1 comprimido v.o. c/24 h o Dapsona 200 mg v.o. c/24 h + pirimetamina 75 mg v.o. c/24 h + leucovorina 25 mg v.o. c/sem

SÍFILIS

(*Lancet* 2017;389:1550–1557)

Anamnesis

- Sífilis primaria: chancro indoloro, generalmente solitario, indurado, de base limpia, lesión ulcerosa 2-3 sem después del contacto sexual
- Sífilis secundaria: erupción macular indolora, de 1-2 cm, que afecta las palmas de las manos y las plantas de los pies, pero cuyo aspecto puede variar (de ahí lo de «gran imitador»). Puede haber malestar general, mialgias, cefalea (meningitis sifilítica), faringodinia
- Enfermedad latente
- Sífilis terciaria: neurosífilis tardía (paresia general, tabes dorsal), sífilis cardiovascular (aneurisma de aorta ascendente, insuf AV, EAC), sífilis gomosa (procesos reactivos, granulomatosos)

Hallazgos

- Sífilis primaria: chancro ± linfadenopatías no dolorosas
- Sífilis secundaria: la erupción indolora puede asociarse con fiebre, linfadenopatías, HEM, hepatitis
- Sífilis terciaria: la paresia general causa demencia progresiva, convulsiones, Sx psiquiátricos. Tabes dorsal que «aligera» los dolores radiculares, ataxia, pupila de Argyll Robertson (pequeña, no reacciona a la luz pero se acomoda), pérdida de reflejos, alteración del sentido vibratorio

Evaluación

- Prueba treponémica (p. ej., RPR, VDRL) → prueba no treponémica para confirmar (p. ej., FT-ABS, TP-PA)
- La LCR reactiva en la VDRL es diagnóstica de neurosífilis

Tratamiento

- Temprano (primaria, secundaria o latente temprana): PCN G benzatínica 2.4 millones de unidades i.m. × 1
  - En caso de alergia a la PCN: doxiciclina 100 mg v.o. c/12 h × 14 días
- Sífilis latente tardía/de duración desconocida: PCN G benzatínica 2.4 millones de unidades i.m. × 3 sem
  - En caso de alergia a la PCN: doxiciclina 100 mg v.o. c/12 h × 28 días
- Neurosífilis: PCN G 3-4 millones de unidades i.v. c/4 h × 10-14 días
- Después del Tx, entre el 30 y 50% de los ptes presentan una reacción de Jarisch-Herxheimer (fiebre, mialgia, empeoramiento de la erupción cutánea). Remite de manera espontánea, puede tratarse con LIV, antipiréticos

Remisión
- Los ptes con neurosífilis o sífilis cardiovascular deben ser ingresados para recibir Abx

Consejos y alertas
- Causada por *Treponema pallidum*
- Aumenta el riesgo de infección por el VIH; la incidencia del VIH es de hasta un 20% en la década posterior al Dx de la sífilis
- Propagación por contacto directo con la lesión, pequeña proporción por transferencia de sangre

INFLUENZA

(*Lancet* 2017;390:697–708; *Nat Rev Dis Primers* 2018;4:3)

Definiciones
- Dos subtipos principales del virus: influenza humana A y B
  - El virus de la influenza A es más propenso a las epidemias/pandemias debido a variaciones antigénicas mayores (dos o más cepas diferentes de un virus que se combinan para formar un nuevo subtipo)
  - El H1N1 es un tipo de virus de la influenza A
- Se propaga principalmente de persona a persona a través de las gotitas respiratorias; ponerse mascarilla y el distanciamiento social pueden reducir significativamente el contagio
- El tiempo de incubación típico es de 2-4 días; el tiempo de excreción viral media es de 5 días

Anamnesis
- Síntomas clásicos: fiebre, mialgias, fatiga, tos no productiva, faringodinia, síntomas de IVRS
- Pregunte por los contactos recientes del pte
- FaR para enf grave: edad < 2 o > 65 años, enf crónica (ECV, enf pulmonar crónica como EPOC/asma, ERC, DM, AD, cirrosis), inmunocompromiso (neoplasias, enf autoinmune, sida, lugares donde se mantiene a muchas personas en espacios reducidos [prisiones, hogares grupales, residencias para adultos mayores])

Hallazgos
- A menudo febril y con fatiga
- Puede haber taquipnea, hipoxemia y disnea asociadas en la enf grave

Evaluación
- Patrón de referencia para el Dx: PCR para influenza A y B (Sen > 95%)
- RxT: típicamente sin hallazgos, excepto en el caso de los ptes con neumonía viral primaria (opacidades bilaterales) o sobreinfección bacteriana (infiltrado lobular)
- Incluir la CPK dado el riesgo de miositis/rabdomiólisis
- Considerar el ECG, la troponina y un ecocardiograma para detectar pericarditis y miocarditis

Tratamiento
- Precauciones estrictas de aislamiento (incluidas las precauciones de aislamiento por contacto/gotitas)
- Tx empírico a ptes ingresados y de alto riesgo con oseltamivir 75 mg v.o. c/12 h × 7 días
- El Tx con oseltamivir reduce la duración de los síntomas por 1 día si se administra antes de las 48 h del inicio de los síntomas (*CDC* 2011;60(1):1–2)
- Considerar Abx (incluyendo la cobertura de SARM) si la procalcitonina > 0.2, si la RxT muestra infiltrado lobular o si el pte es ingresado en la UCI

Remisión
- Con base en la gravedad de la enf, pero la mayoría de los ptes pueden ser dados de alta con seguridad

Consejos y alertas
- Las pruebas rápidas de influenza son específicas, pero no sensibles, por lo que no deben utilizarse para descartar la enf

COVID-19

(*N Engl J Med* 2020;383:1757–1766; 2020;383:2451–2460)

Al tratarse de un nuevo virus, la información sobre las características del SARS-CoV-2 y su infección resultante, la enfermedad por coronavirus 2019, está cambiando rápidamente. Consulte las directrices de los CDC y los NIH en relación con las recomendaciones más actualizadas.

Definiciones
- Virus: SARS-CoV-2, nuevo coronavirus del 2019
- Infección: enfermedad por coronavirus 2019, COVID-19
- Se propaga de persona a persona, incluso mediante portadores asintomáticos y presintomáticos, a través de gotitas y aerosoles respiratorios; la ventilación adecuada y el distanciamiento social, el uso de mascarillas y la vacunación reducen significativamente la propagación
- El tiempo de incubación típico es de 3-14 días; la mediana del tiempo de excreción del virus es de 20 días

- Espectro de la enf (en la población no vacunada): leve (81%), grave (14%), crítica (5%). Tasa de letalidad ~2.3%

Anamnesis
- Exposición a una persona con COVID o a un entorno de alto riesgo
- Fecha de inicio de enf (para determinar en qué punto de la evolución de la enf está el pte)
- Síntomas clásicos: tos, fiebre, disnea, síntomas de IVRS, mialgias, fatiga, disosmia/disgeusia
- Síntomas atípicos: AEM; síntomas GI; «dedos de los pies de COVID»: cambio de coloración e hinchazón de varios dedos +/− dolor, prurito, ampollas y lesiones en relieve; conjuntivitis
- Complicaciones: SRIS, SDRA, miocarditis, trombosis (TVP, EP, isquemia de los miembros, ACV), encefalopatía, Sx inflamatorio multisistémico en niños (SMI-N), coinfección bacteriana
- FaR de enf grave: edad > 55 años, ECV, enf pulmonar crónica (EPOC/asma), ERC, DM, HTA, inmunocompromiso (neoplasia, enf autoinmune, sida), obesidad, tabaquismo

Hallazgos
- Frecuentemente febril
- La taquipnea y la hipoxemia son marcadores de enf grave

Evaluación
- Patrón de referencia para el Dx: RT-PCR para SARS-CoV-2; las pruebas de antígeno (rápidas) tienen ↓ Sen; la serología (detección de anticuerpos IgG) detecta la infección previa
- Labs: BH (linfopenia), dímero D, troponina, LDH, ferritina, CRP, VES, PFH, TP/INR, GA, lactato, hemocultivo, procalcitonina
- RxT: bilateral, predominio del lóbulo inferior, opacidades nebulosas periféricas
- TC de tórax: opacidades periféricas bilaterales en vidrio esmerilado
- Considerar las troponinas o la ecocardiografía si hay preocupación por una posible miocarditis o la isquemia cardiaca

Tratamiento
- Precauciones de aislamiento contra transmisión por contacto/gotitas; si se realizan procedimientos de aerosolización (intubación, succión, etc.), precauciones contra transmisión por aire en sala de presión negativa
- Asistencia respiratoria: cánula nasal → mascarilla con reservorio → cánula nasal de alto flujo → ventilación mecánica (estrategia de vol corriente bajo de ARDSnet +/− colocación en decúbito prono → añadir bloqueo NM → vasodilatadores pulmonares inhalados → OMEC
- Estrategia de administración atenta de líquidos (sin líquidos de mantenimiento; bolo de LIV de 500 mL si está seco vs. Lasix × 1 si está húmedo, reevaluación frecuente)
- Dexametasona: beneficio de mortalidad en pte con O_2 o ventilación mecánica; dosis: 6 mg × 10 días v.o. o i.v. *(NEJM 2021;384(8):693; JAMA 2020;324(13):1330)*
- Remdesivir: mejora el tiempo de recuperación en los ptes con oxígeno de bajo flujo; dosis: 200 mg i.v. una vez, luego 100 mg i.v. × 5-10 días (precaución con disfunción renal/hepática) *(NEJM 2002;383(19):1813)*
- El Tx con anticuerpos monoclonales: (p. ej., bamlanivimab-etesevimab) puede ser beneficioso cuando se administra precozmente a los ptes con FaR de enf grave
- Tx de plasma convaleciente de títulos altos: ↓ riesgo de enf grave si se administra antes de las 72 h de la enf a ptes mayores (edad ≥ 75 años, o edad ≥ 65 años con comorbilidades) *(NEJM 2021;384(7):610)*
- SIMSN: considerar IGIV, AAS o glucocorticoides en los niños *(véase tabla de criterios Dx)*
- Dosis de anticoagulación profiláctica para prevenir complicaciones tromboembólicas
- Considerar Abx si la procalcitonina > 0.2, RxT con infiltrado lobular o pte ingresado en la UCI

Remisión
- Alta con seguimiento rápido en caso de enf leve-mod; el pte debe autoaislarse durante por lo menos 10 días y > 24 h desde la última fiebre
- Ingresar por dificultad respiratoria, hipoxia o complicaciones

Consejos y alertas
- Considere la posibilidad de obtener la saturación de O_2 ambulatoria antes del alta. Si el pte se desatura significativamente, reconsiderar el ingreso
- Los síntomas persistentes de COVID-19, o «Sx post-COVID», pueden durar > 12 sem

OTRAS ENFERMEDADES INFECCIOSAS

ENFERMEDAD POR EL VIRUS DEL ÉBOLA *(Annu Rev Pathol 2017;12:387–418; Lancet 2019;393:936–948; Nat Rev Dis Primers 2020;6:13)*

Anamnesis
- Fiebre, escalofríos, mialgias, malestar general → 5 días después síntomas GI (diarrea acuosa intensa, N/V, dolor abdominal) +/− sangrado, dolor torácico, disnea, cefalea, confusión
- Periodo de incubación de 2-21 días
- Viaje reciente a un país con un brote (principalmente África Occidental, consultar el sitio web de los CDC para ver las recomendaciones más actualizadas)

Hallazgos
- Fiebre, dolorimiento abdominal
- Puede aparecer una erupción maculopapular eritematosa difusa el día 5-7

Evaluación
- BH (leucopenia, linfopenia, elevación tardía de neutrófilos, trombocitopenia), ↑ amilasa, ↑ AST/ALT, ↑ TP/TTP, ↑ fibrinógeno, EGO (proteinuria)
- Ensayo RT-PCR específico para el ébola

Tratamiento
- Cuidados de apoyo en caso de complicaciones (hipovolemia, anomalías electrolíticas y hematológicas, hipoxia, SDMO, choque séptico, CID): reposición de volumen, presores según necesidad, control del dolor, soporte nutricional

Remisión
- Ingresar bajo estricto aislamiento para transmisión por contacto, evitar el contacto o las salpicaduras con sangre y líquidos corporales, equipos y superficies
- Los ptes con enf mortal suelen morir entre los días 6 y 16 por complicaciones (*véase* más arriba)

Consejos y alertas
- Puede confundirse con enf más comunes (paludismo, tifoidea, neumonía, meningitis)
- Entra a través de las membranas mucosas, falta de continuidad en la piel o por vía parenteral

---

TÉTANOS (Lancet 2019;393:1657–1668)

Anamnesis
- Hipertonía de inicio agudo, contracciones musculares dolorosas → espasmos/rigidez muscular generalizada, disfagia
- Periodo de incubación de 3-21 días
- FaR: estado de vacunación inadecuado, herida crónica, TIV

Hallazgos
- Disfunción autonómica (PA ↑ o ↓), disritmias, paro cardiaco
- Espasmos musculares cercanos al lugar de la lesión +/− Fx/luxaciones resultantes, tétanos cefálico, trismo, *risus sardonicus* (mueca característica), convulsiones tetánicas, insuf resp

Evaluación
- Dx clínico

Tratamiento
- Sedación intensa (benzos, propofol, opiáceos) y apoyo durante la parálisis con ventilación artificial
- Desbridamiento de la herida para erradicar las esporas/el tejido necrótico
- Abx: Tx de 7-10 días
  - Recomendado: metronidazol 500 mg i.v. c/6 h
  - Alternativa: PCN G 4 millones de unidades i.v. c/4 h
- La inmunoglobulina antitetánica humana 500 unidades i.m. × 1 acelera la mejoría clínica
- El sulfato de magnesio puede utilizarse para tratar la disfunción autonómica y los espasmos musculares

Remisión
- Ingreso en la UCI

Consejos y alertas
- *C. tetani* es un anaerobio obligado, bacilo grampositivo formador de esporas, resistente al calor, la desecación y los desinfectantes

Prevención
- Vacunación: vacuna DTaP (difteria, tétanos, tos ferina; inactivada) administrada a los 2/4/6 meses, refuerzo a los 15-18 meses y 4-6 años; refuerzo DTaP a los 11-12 años
- Profilaxis posterior a la exposición
  - Limpiar y desbridar la herida según la necesidad
  - Tx como abajo:

Guía de profilaxis postexposición del tétanos		
Herida	**Historial de vacunación**	**Profilaxis**
Menor, limpio	< 3 dosis de toxoide tetánico o estado de inmunización desconocido	Refuerzo de toxoide Td
	> 3 dosis de toxoide tetánico	Refuerzo de toxoide Td si > 10 años desde la última dosis
Todas las demás heridas	< 3 dosis de toxoide tetánico o estado de inmunización desconocido	Refuerzo de toxoide Td + inmunoglobulina antitetánica (250 UI i.m.)
	> 3 dosis de toxoide tetánico	Refuerzo de toxoide Td si > 10 años desde la última dosis

- Los ptes que no hayan completado la serie de vacunas primarias deben repetir el refuerzo de Td en 4-8 semanas y 6-12 meses

RABIA (Curr Infect Dis Rep 2016;18:38; Nat Rev Dis Primers 2017;3:17091)

Anamnesis
- Exposición a un mamífero rabioso (agitado, que babea, que ataca sin ser provocado) (los murciélagos son los más frecuentes en Estados Unidos; el perro es el más común en los países en desarrollo)
- Pródromo inespecífico: (fatiga, pérdida de apetito, cefalea, ansiedad, irritabilidad, fiebre) dura 2-10 días

Hallazgos
- Rabia encefálica (80%, cerebro) y paralítica (20%, médula espinal)
  - Encefalitis: hipersalivación, sudoración, piloerección, hidrofobia, alteración de la consciencia → cuadriparesia → muerte
  - Paralítica: debilidad en el miembro mordido → cuadriparesia, debilidad facial, incontinencia urinaria → progresión neurológica → muerte
  - Casos adquiridos por perros: hidrofobia, aerofobia, encefalopatía
  - Casos adquiridos por murciélagos: síntomas en el lugar de exposición, hallazgos neurológicos anómalos (temblor, mioclonía, parálisis de NC)

Evaluación
- Anticuerpos neutralizantes del virus de la rabia en suero (si no está vacunado), antígeno del VR en los tejidos, ARN del VR en la saliva o el LCR
- LCR: pleocitosis, proteína ↑; título de anticuerpos diagnóstico independientemente del estado de la vacuna
- Imágenes (TC, RM de cráneo) utilizadas para evaluar otras causas de encefalopatía

Tratamiento
- Administrar cuidados paliativos al ser universalmente mortal a los 14 días de los síntomas iniciales
- No se ha demostrado la eficacia de ningún Tx médico
- El coma terapéutico (ketamina, benzos) y la terapia antiviral (amantadina, ribavirina) rara vez se asocian con la supervivencia

Remisión
- Ingreso en la UCI si hay síntomas neurológicos o respiratorios
- Notificar al departamento de salud pública y al centro de control de animales
- Identificar a otras personas en riesgo e iniciar la profilaxis postexposición si está indicado

Consejos y alertas
- Causado por Lyssavirus de la familia Rhabdoviridae
- El periodo de incubación es variable (en general, 20-90 días, pero oscila entre días y 1 año)
- PEP contra la rabia
  - Cuidado de la herida (jabón, agua, irrigación con solución de povidona yodada), desbridamiento del tejido desvitalizado, cierre secundario, actualización de la vacuna antitetánica
  - Si el perro o gato doméstico muere, determinar el estado de vacunación del animal por parte del propietario. Si el animal puede ser observado, iniciar la PEP solo si el animal desarrolla síntomas
  - Evaluar el riesgo de rabia y la necesidad de IGAH y VAR
  - IGAH: 20 UI/kg; la mayor cantidad posible en el lugar de exposición, el resto se administra en un lugar distante (p. ej., el deltoides)
  - VAR: dosis de 1 mL en el deltoides en el SU. Las dosis de seguimiento se administran los días 3, 7 y 14
  - 5.ª dosis de VAR el día 28 si está inmunodeprimido
  - No suspender la vacunación antirrábica por una reacción leve a las dosis de la vacuna
  - Casos de rabia por exposición distinta a mordedura > por exposición a mordedura conocida; considerar la profilaxis para cualquier contacto con animales de alto riesgo (p. ej., murciélagos, zorrillos, mapaches, coyotes, zorros)

ENFERMEDADES TRANSMITIDAS POR GARRAPATAS

Enfermedad de Lyme (Borrelia burgdorferi) (Nat Rev Dis Primers 2016;2:16090; J Emerg Med 2017; 52:815–824)

Anamnesis
- Exposición a zonas endémicas boscosas y no boscosas entre mayo y septiembre
- Fijación de Ixodes scapularis (garrapata del ciervo) (la garrapata debe estar fijada durante > 36 h para causar la infección)
- Periodo de incubación de 3-31 días
- Eritema migratorio (erupción típica en forma de diana con aclaramiento central, pero puede ser uniforme o un eritema central aumentado sin aclaramiento; puede durar de 3-4 sem si no se trata), malestar, fatiga

Hallazgos

- La progresión puede causar enf de la conducción cardiaca, secuelas neurológicas y artritis
- Carditis de Lyme: bloqueo AV +/− miopericarditis
- Meningitis de Lyme: no se presenta como una meningitis bacteriana clásica
  - Temprana: cefalea, parálisis de Bell, radiculoneuritis
  - Tardía: disfunción neurocognitiva (es decir, encefalomielitis)

Evaluación

- No se recomiendan las pruebas para los ptes que solo presentan eritema migratorio
- Para las presentaciones distintas al eritema migratorio: prueba de detección de anticuerpos (EIA) → inmunoblot (si la EIA es positiva); ambas deben ser positivas para confirmar el Dx
- ECG para evaluar la presencia de bloqueo cardiaco; considerar el análisis del LCR en los ptes con afectación neurológica

Tratamiento

- Eliminación de garrapatas: usando pinzas, sujetar la garrapata tan cerca de la piel como sea posible, tirar hacia arriba con una presión constante, desinfectar el sitio, guardar la garrapata para su identificación
- Regímenes Abx:

Regímenes Abx para tratar enf de Lyme	
Síntomas/hallazgos	**Tratamiento**
Exposición asintomática (> 36 h adherido, < 72 h desde la extracción)	Doxiciclina 200 mg v.o. × 1
Eritema migratorio, artritis, parálisis de Bell, bloqueo AV de 1.er grado < 300 ms	Doxiciclina 100 mg v.o. c/12 h × 10-21 días o bien, Amoxicilina 500 mg v.o. c/8 h × 14-21 días o bien, Cefuroxima 500 mg v.o. c/12 h × 14-21 días
Bloqueo AV 1.er grado > 300 ms, bloqueo cardiaco de 2.° o 3.er grado, miocarditis, meningitis	Ceftriaxona 2 g i.v. c/24 h × 14-28 días o bien, PCN G 4 millones de unidades i.v. c/4 h × 14-28 días

- Evitar doxiciclina en embarazadas, lactantes, niños < 8 años; utilizar las alternativas

Remisión

- Alta con régimen de Abx y seguimiento con MAP a menos que tenga secuelas cardiacas/neuro preocupantes

Consejos y alertas

- La enf más frecuentemente transmitida por garrapatas en EE. UU.; 90% de los casos en MA, CT, RI, NY, NJ, PA, MN, WI, CA
- Garrapata del ciervo pequeña (cabeza de alfiler) vs. garrapata del perro (más grande, común, no transmite Lyme)
- Solo 1/3 recuerda la picadura de la garrapata → si hay alta sospecha, tratar como expuesto
- Considerar babesiosis, anaplasmosis o erliquiosis concomitantes

Fiebre maculosa de las Montañas Rocosas (*Rickettsia rickettsii*) (*J Emerg Med* 2018;55:42–50; *Dis Mon* 2018;64:185–194)

Anamnesis

- Exposición a garrapatas (varias garrapatas pueden ser portadoras de la bacteria) en primavera/principios de verano
- Periodo de incubación de 2-14 días
- Fiebre alta repentina, malestar, mialgias, cefalea, fotofobia, anorexia, N/V, dolor abdominal
- Erupción 2-5 días después de la fiebre

Hallazgos

- Temp > 38.8 °C, puede haber ↓ PA en la presentación
- La erupción petequial suele comenzar en la muñeca y los tobillos (pero puede ser difusa al principio) → se desplaza hacia afuera (palmas y plantas) y luego hacia adentro (brazos, piernas y tronco), pero evita la cara
- Al final de la 1.ª semana, la erupción es maculopapular con petequias centrales
- Pueden estar implicados múltiples sistemas: cardiaco (miocarditis), pulmonar (tos, neumonía), GI (dolor abd, N/V, hepatomegalia), renal (IRA), SNC (meningismo, fotofobia, confusión), ocular (conjuntivitis, hemorragia retiniana, oclusión arterial), muscular (↑ de la CK)

Evaluación

- La prueba de AIF es la más utilizada, pero no puede distinguir entre enf rickettsiales y el anticuerpo no es detectable hasta 7-10 días después de la aparición de la enf
- BH (trombocitopenia, anemia), QS (hiponatremia, ↑ BUN), PFH, coagulación, hemocultivo
- RxT si parece de origen tóxico o hallazgos pulmonares anómalos
- La TC o la RM pueden mostrar infarto, edema, realce meníngeo
- El LCR puede mostrar pleocitosis, glucosa normal, proteínas elevadas

Tratamiento

- Cuidados de apoyo y reanimación: intubación si está indicada, reanimación con líquidos, CE + plaquetas, diálisis si está indicada
- El Tx con Abx debe comenzar antes de la confirmación por el laboratorio
- Régimen Abx: doxiciclina 100 mg i.v./v.o. c/12 h durante al menos 3 días después de que ceda la fiebre; considerar la posibilidad de una dosis de carga de doxiciclina 200 mg i.v. para los ptes muy graves
- Los niños/mujeres embarazadas y en lactancia deben seguir recibiendo doxiciclina

Remisión

- La mayoría requiere hospitalización; considerar el ingreso en la UCI dado el riesgo de progresión rápida

Consejos y alertas

- *R. rickettsii* es una bacteria intracelular obligada que se propaga por las garrapatas a las células endoteliales humanas y que causa vasculitis de vasos pequeños y medianos
- Se encuentra en EE.UU. (principalmente en MD, VA, NC, SC, OK, TN, AR), el oeste de Canadá, y el oeste y centro de México y Sudamérica

Erliquiosis y anaplasmosis (*Clin Lab Med* 2017;37:317–340; *Dis Mon* 2018;64:181–184)

Anamnesis

- Exposición/viaje a zona endémica entre mayo y sept +/− informe de picadura de garrapata
- Periodo de incubación de 5-14 días
- Fiebre, mialgia, cefalea, malestar, tos, escalofríos +/− exantema

Hallazgos

- Fiebre +/− adenopatía +/− exantema maculopapular/petequial en MS o tronco

Evaluación

- BH (↓ leuco, ↓ plaq), ↑ AST/ALT, ↑ VES; el hemocultivo no es útil
- Dx clínico en un contexto agudo; confirmar Dx con AIF

Tratamiento

- Régimen Abx: doxiciclina 100 mg i.v./v.o. c/12 h × 10 días
- En caso de alergia, rifampicina 300 mg v.o. c/12 h × 10 días

Remisión

- Ingresar si requiere Tx de apoyo i.v.

Consejos y alertas

- Bacterias gramnegativas intracelulares obligadas; *Anaplasma* infecta a los granulocitos (AGH) y *Ehrlichia* se dirige a los monocitos (EGH); epidemiológicamente distintas, pero con el mismo cuadro clínico
  - AGH: *I. scapularis* e *I. pacificus*; se encuentra en el noreste y medio oeste de EE.UU. en verano
  - EGH: garrapata de la estrella solitaria; se encuentra en el sudeste y centro-sur de EE.UU., de abril a septiembre
- Presencia de erupción cutánea más sugerente de EGH
- Considerar la posibilidad de enf de Lyme y babesiosis concomitantes

Babesiosis (*Int J Parasitol* 2019;49:165–174; *Expert Rev Anti Infect Ther* 2020;18:625–636)

Anamnesis

- Exposición/viaje a una zona endémica entre mayo y septiembre +/− informe de picadura de garrapata
- Periodo de incubación: 1-4 sem
- El hospedero sano suele ser asintomático; afecta a adultos mayores, inmunocomprometidos, asplénicos
- Fiebre, escalofríos, debilidad, fatiga, mialgias, cefalea, fotofobia, AEM, tos, disnea, N/V, anorexia, dolor abd, artralgias

Hallazgos

- Fiebre, ictericia, hepatoesplenomegalia, eritema faríngeo, retinopatía

Evaluación

- BH (anemia hemolítica, ↓ plaq), ↑ PFH, ↑ LDH, ↓ haptoglobina, ↑ reticulocitos, EGO (proteinuria o hematuria)
- Frotis de sangre periférica (Wright o Giemsa); si es negativo, PCR

Tratamiento

- Reanimación, Tx sintomático, manejo de la vía aérea
- Regímenes Abx
  - Leve: azitromicina 500 mg v.o. ×1, 250 mg c/24 h + atovacuona 750 mg v.o. c/12 h durante 7-10 días
  - Grave: azitromicina 500 mg i.v. + atovacuona 750 mg v.o. c/12 h durante 7-10 días
  - Régimen alternativo: clindamicina 600 mg v.o./i.v. c/8 h + quinina 650 mg v.o. c/8 h
- Exanguinotransfusión de eritrocitos si la carga de parásitos > 10%, anemia grave, disfunción de órganos diana

Remisión

- Ingresar para terapia de apoyo y Abx en curso
- La mayoría de los ptes se recuperan en 1-2 sem; la fatiga puede continuar durante meses

Consejos y alertas
- Parásito protozoario *Babesia* transmitido por *I. scapularis* (o menos comúnmente por transfusión sanguínea de un individuo infectado)
- Pico en mayo-octubre; se encuentra en Europa y EE. UU. (MA, NY, RI, CT, parte superior del medio oeste, noroeste)
- Considerar la posibilidad de enf de Lyme, anaplasmosis o erliquiosis concomitantes

---

ENFERMEDADES TRANSMITIDAS POR MOSQUITOS

Paludismo (*Nat Rev Dis Primers* 2017;3:17050; *Lancet* 2018;391:1608–1621)

Anamnesis
- Viajes a América Central y del Sur, África subsahariana, India, Asia sudoriental y central, Oriente Medio y el Caribe; periodo de incubación de 7-30 días, los síntomas pueden presentarse meses después
- Escalofríos paroxísticos, sudores y fiebres altas cada 48-72 h
- +/− fatiga, mialgias, malestar, tos; menos frecuente: anorexia, N/V, diarrea, cefalea

Hallazgos
- Fiebre, hipotensión, taquicardia +/− ictericia, palidez, esplenomegalia, ictericia
- Paludismo grave: AEM, ≥ 2 convulsiones, EP, hemodinámicamente inestable, > 40 °C, CID, anemia grave, insuf renal, hipoglucemia, hiperparasitemia, acidosis, hiperbilirrubinemia
- Paludismo cerebral: AEM, meningitis, convulsiones, encefalopatía

Evaluación
- Las pruebas analíticas buscan daños en los órganos diana: BH, QS, PFH, pruebas de hemólisis, EGO, sangre
  - Triada clásica: trombocitopenia, ↑ LDH, linfocitos atípicos
- Confirmación basada en parásitos: frotis de sangre gruesa y fina, pruebas rápidas de antígenos
- RxT (si hay signos de EP)

Tratamiento
- Reanimación, Tx sintomático, manejo de la vía aérea
- Regímenes Abx:

Guía de antipalúdicos		
Gravedad	**Resistencia a la cloroquina**	**Tratamiento**
Paludismo sin complicaciones	Resistente	Terapias combinadas con artemisinina (TCA) v.o. × 3 días O Atovacuona 250 mg-proguanil 100 mg v.o. c/24 h × 4 días
	Sensible	Cloroquina 600 mg v.o. × 1 → 300 mg v.o. a las 6/24/48 h O Hidroxicloroquina 620 mg v.o. × 1 → 310 mg v.o. a las 6/24/48 h
Paludismo grave	N/A	Artesunato 2.4 mg/kg/dosis i.m./i.v. a las 0/12/24 h → v.o./i.v. en función de la parasitemia/capacidad para tolerar la v.o. O Quinina 16.7 mg/kg ×1, 8.35 mg/kg c/8 h

- Considerar la posibilidad de añadir primaquina 30 mg c/24 h × 14 días si se trata de *P. vivax* o *P. ovale*
- El régimen de Tx depende de la geografía (resistencia a la cloroquina), la especie y la gravedad de la enf
- Monitorizar el intervalo QT cuando se administran antipalúdicos
- A menudo se recomienda un régimen profiláctico; depende de la región a la que se viaje
  - Utilice DEET y repelente de insectos, mosquiteros con permetrina, ropa de manga larga

Remisión
- Ingresar si se sospecha o se confirma un caso, especialmente si se trata de un niño, una embarazada o una persona inmunodeficiente
- UCI si hay daños en los órganos diana o signos de paludismo cerebral
- Deben realizarse frotis de sangre fina y gruesa cada 4 sem después del alta para garantizar que haya habido curación

Consejos y alertas
- *Plasmodium (ovale, vivax, malariae, falciparum)* causa el paludismo, transmitido por la picadura del mosquito *Anopheles* hembra infectado, causando una infección sistémica de los eritrocitos
  - *P. falciparum* es el más grave: puede causar paludismo cerebral, EP, insuf renal y anemia; su mayor incidencia ocurre en el África subsahariana
  - *P. vivax* y *P. ovale* producen una forma latente en el hígado, y suelen causar paludismo sin complicaciones

- 2 millones de muertes anuales, la mayoría en niños < de 5 años, ~90% en el África subsahariana rural
- El rasgo de células falciformes, la talasemia, la enf de hemoglobina C y la insuficiencia de G6PD son factores protectores

Fiebre amarilla (*J Clin Microbiol* 2018;56:e00827–18; *Curr Infect Dis Rep* 2019;21:42)

Anamnesis
- Viajar a una zona endémica (África subsahariana, América del Sur)
- Incubación: 3-6 días
- Forma leve: fiebre súbita y cefalea → casos más graves con fiebre alta, escalofríos, cefalea, mialgias, dolor lumbosacro, anorexia, N/V, mareos → 10-25% tienen recidiva grave 2 días después con afectación de múltiples sistemas orgánicos (GI, renal, cardiaco, hemático)

Hallazgos
- Fiebre alta, bradicardia relativa, dolorimiento epigástrico
  - Casos graves: ↑ fiebre, somnolencia, ictericia, complicaciones hemáticas (p. ej., hematemesis, melena, petequias, epistaxis)
- Tardío: choque, confusión, coma, CID, hemorragia
- El hígado es el órgano más afectado: daño hepatocelular (esteatosis, necrosis); hemorragia
- El riñón también puede verse afectado: insuf renal, albuminuria, NTA
- Cardiaco: infiltración grasa del miocardio → miocarditis y arritmias

Evaluación
- BH (leucopenia, trombocitopenia), ↑ PFH, coag anómala, ↑ BUN/Cr, ↓ fibrinógeno (CID), ↓ VES
- ELISA en busca de IgM viral, confirmar con el aumento del título viral entre muestras del estado agudo y de convalecencia

Tratamiento
- Reanimación: cuidados de apoyo y Tx sintomático
- No hay antivirales aprobados
- Prevención: se dispone de una vacuna de virus vivos atenuados extremadamente eficaz

Remisión
- Ingresar para cuidados de apoyo +/− UCI si hay daños en los órganos diana

Consejos y alertas
- *Flavivirus* transmitidos por el mosquito *A. aegypti* durante la estación tropical húmeda y la estación seca temprana
- Informes obligatorios a la OMS y al departamento de salud local

Dengue (*Lancet* 2019;393:350–363; *Nat Rev Dis Primers* 2016;2:16055)

Anamnesis
- Viajes a zonas endémicas: principalmente el sudeste asiático, América Central, el Pacífico occidental, a veces desde el Mediterráneo oriental, África
- Los síntomas comienzan después de 3-7-días de incubación
- Fiebre alta repentina × 1-7 días, bifásica, con cefalea, vómito, mialgias, artralgias
- Exantema: petequias características rojas y blanqueadas, por lo general primero en los MI y en el tórax → morbiliformes, maculopapulares y que no afectan a las palmas de las manos ni a las plantas de los pies → descamación

Hallazgos
- Dengue clásico: fiebre, exantema, linfadenopatías, hemorragia (petequias, púrpura, epistaxis, HD, menorragia)
- Dengue hemorrágico (DH): fiebre alta, hepatomegalia, hipotensión, CID; comienza con ↑ repentino de la temp y síntomas gripales
- El DH con Sx de choque ocurre durante la 2.ª infección por diferentes virus del dengue

Evaluación
- BH(↓ plaq), QS (↑ BUN), ↑ PFH, pruebas para CID, RxT, TC craneal (si AEM)
- Dx clínico; confirmar con inmunoanálisis de IgM o ELISA de antígeno proteínico viral

Tratamiento
- Terapia de apoyo agresiva, LIV, estado de líquidos importante dada la posible fuga de plasma, transfusiones para las hemorragias graves

Remisión
- Ingreso +/− UCI para Tx de apoyo

Consejos y alertas
- Causada por la infección del virus del dengue (*Flavivirus*), transmitida por los mosquitos *A. aegypti*
- Llamada «fiebre quebrantahuesos» debido a la aparición aguda de fuertes dolores de cabeza, musculares y articulares
- Enfermedad febril aguda benigna que puede causar hemorragias o CID en un número reducido de casos, pero que puede conducir a un DH mortal

Enfermedad del Nilo occidental (Infect Dis 2016;48:571–586)

Anamnesis
- Exposiciones al aire libre en la zona del brote durante los meses de verano, incubación de 2-14 días
- La mayoría de las infecciones son asintomáticas; los ptes sintomáticos tienen fiebre, cefalea, malestar, mialgias, trastornos GI y exantema
- < 1% tienen Dx neuroinvasivos (meningitis, encefalitis, parálisis flácida)

Hallazgos
- Fiebre baja, hepatomegalia, esplenomegalia, linfadenopatías generalizadas
- Exantema: maculopapular eritematoso
- SNC: AEM, confusión, coma, meningismo, papiledema, anomalías de NC, parálisis flácida, convulsiones, ataxia, temblor, movimientos involuntarios

Evaluación
- BH (↓ leucos, ↓ linfocitos, anemia), QS (↓ Na), ↑ PFH; ↑ lipasa
- LCR: ↑ de proteína, ↑ leve de leucocitos, glucosa normal; obtener serologías IgM
- La RM cerebral puede ser normal o mostrar anomalías de la señal en el tronco encefálico, los núcleos basales, el tálamo y la médula espinal anterior
- Dx clínico; confirmar con ELISA de anticuerpos virales IgM

Tratamiento
- Reanimar incluyendo el manejo de la vía aérea si hay complicaciones neuro graves; cuidados de apoyo
- Pruebas limitadas para evaluar el interferón y la IGIV en series de casos e informes

Remisión
- Ingresar Tx de apoyo, puede necesitar rehabilitación de las complicaciones neuro

Consejos y alertas
- *Flavivirus* transmitido por varios tipos de mosquitos a caballos, perros y aves; atraviesa la barrera hematoencefálica para infectar el sistema nervioso
- Se ha registrado en todo el mundo
- Excelente pronóstico, a menos que haya edad avanzada u otros factores de comorbilidad

Encefalitis equina oriental (Open Virol J 2018;12:80–98)

Anamnesis
- Exposición al aire libre en la zona del brote en verano o a principios de otoño
- Fiebres, escalofríos, malestar, debilidad, cefalea, mialgias → N/V, confusión, coma

Hallazgos
- Similar a cualquier otra encefalitis: fiebre, taquicardia, taquipnea
- Neuro: papiledema, convulsiones, rigidez nucal, anomalías neuronales focales, alteraciones de NC, parálisis espástica

Evaluación
- BH (↑ leuco), QS (↓ Na)
- TC de cráneo/RM cerebral: hemorragia puntiforme/intraventricular, edema focal, realce meníngeo
- LCR: el LCR muestra ↑ proteínas, ↑ eritro, ↑ leuco
- Inmunoanálisis de LCR/suero, aislamiento de virus en LCR/sangre/tejido

Tratamiento
- Reanimación incluyendo el manejo de la vía aérea, cuidados de apoyo +/– IGIV, corticoides y anticonvulsivos

Remisión
- Ingreso en la UCI; necesitará una amplia rehabilitación

Consejos y alertas
- *Arbovirus* transmitido por vía subcutánea por mosquitos; las aves sirven de reservorio primario; el virus causa un proceso inflamatorio agudo que afecta principalmente a las meninges
- Se encuentra sobre todo en América del Norte (al este del río MS; MI, MA, NY, NJ, NC, SC, FL, LA, GA); zonas boscosas cerca de pantanos de agua dulce, marismas; menos comúnmente en América Central/Sur
- Pronóstico muy malo

Chikungunya (Lancet Infect Dis 2017;17:107–117; J Clin Invest 2017;127:737–749; Viruses 2017;9:368)

Anamnesis
- Periodo de incubación 1-12 días → fiebre de inicio repentino con artralgias, cefalea, fotofobia, exantema

Hallazgos
- Poliartralgia (puede durar de meses a años), inflamación articular, fiebre, erupción maculopapular transitoria

Evaluación
- Detectar el ARN viral mediante RT-PCR o serologías, descartar otros posibles culpables (p. ej., dengue)

Tratamiento
- AINE para las artralgias, cuidados de apoyo

Remisión
- Ingresar si se necesita medicación i.v.

Consejos y alertas
- Causada por alfavirus transmitidos por los mosquitos *Aedes*
- Se encuentra en regiones tropicales/subtropicales (África, islas del Océano Índico, Asia)

Enfermedad por el virus Zika (*Clin Microbiol Rev* 2016;29:487–524; *Emerg Infect Dis* 2016;22:1185–1192)

Anamnesis
- Periodo de incubación de 2-14 días → asintomático o Dx leve (fiebre, artritis/artralgias, erupción, conjuntivitis, cefalea, mialgias)

Hallazgos
- Fiebre, exantema maculopapular, conjuntivitis

Evaluación
- Detectar el ARN viral mediante RT-PCR o serologías

Tratamiento
- Cuidados de apoyo

Remisión
- Alta

Consejos y alertas
- Causada por flavivirus transmitidos por los mosquitos *Aedes*
- Se encuentra en el sur de EE. UU., América Central, América del Sur y el sudeste asiático
- Relación temporal y geográfica con las complicaciones neurológicas de los adultos, como el Sx de Guillain-Barré y la meningoencefalitis, y se asocia con pérdida fetal y microcefalia (*Lancet* 2016;388:898)

ESCABIOSIS (SARNA) (*J Am Acad Dermatol* 2020;82:533–548)

Anamnesis
- Prurito persistente, peor por la noche; a veces hay varios miembros de la familia implicados
- Común en casos de hacinamiento, falta de higiene, adultos mayores, personas sin hogar
- Más frecuente en invierno (sobreviven más tiempo en fómites, viven más hacinados)

Hallazgos
- Pápulas pequeñas, pruriginosas y eritematosas que se encuentran típicamente en los espacios entre los dedos de las manos y los pies, en las caras flexoras de las muñecas, bajo las axilas, alrededor del ombligo, bajo las rodillas, alrededor de los pezones y en la región genital
- Madriguera de los ácaros: línea fina elevada de color rojo o gris
- También puede haber infecciones cutáneas secundarias

Evaluación
- Dx clínico; otras pruebas de Dx (raspado de piel, biopsia por afeitado, prueba de la cinta, etc.) pueden aumentar la certeza, pero los resultados negativos no sirven para descartar

Tratamiento
- Permetrina al 5% en crema × 2 aplicaciones con 1 sem de diferencia O ivermectina oral 200 µg/kg × 2 aplicaciones con 2 sem de diferencia
- 2.ª línea: crotamitón al 10% en crema, lindano al 1% en loción
- Alivio sintomático, tratar infecciones secundarias y a miembros de la casa, lavar prendas de vestir/ropa de cama

Remisión
- Alta con instrucciones para el hogar a tratar, descontaminar las prendas de vestir, la ropa de cama
- No enviar a los niños a la escuela hasta que se traten; la permetrina tópica suele ser eficaz en 12 h

Consejos y alertas
- Causada por el ácaro hembra de *S. scabiei*
- Hipersensibilidad retardada de tipo IV a las proteínas de los ácaros (de la saliva, las heces, los huevos, el propio ácaro); los síntomas se desarrollan inicialmente 3-4 sem después de la exposición, y luego 1-2 días después de la reexposición
- Contacto piel con piel, contacto indirecto a través de la ropa de cama o de vestir

CARBUNCO (BACILLUS ANTHRACIS) (Pathogens 2020;9:370)

Anamnesis/hallazgos

- Contacto con cabras, ovejas, vacas, caballos y cerdos infectados, periodo de incubación de 1-6 días
- Lo más común es la infección cutánea, pero también la respiratoria o la GI; la transmisión no es de persona a persona
- Cutáneo: incubación 1-12 días; comienza como una pequeña pápula → vesícula que contiene líquido serosanguinolento (1-2 días) → la rotura de la vesícula deja una lesión necrówtica indolora con edema circundante → edema masivo
  - La base de la úlcera desarrolla una escara negra de 1-5 cm; después de 2-3 sem se separa y deja una cicatriz
- Por inhalación: incubación de 1-6 días; síntomas iniciales inespecíficos y tos × 2-3 días → aparición súbita de dificultad respiratoria, estridor, cianosis, ↑ DTo, diaforesis → choque de aparición rápida y muerte en 24-36 h
- GI: por ingesta de carne infectada; incubación de 2-5 días; úlcera local bucal/amigdalina, disfagia y dificultad respiratoria → dolor abd, hematemesis, ascitis masiva, diarrea
- Por inyección: se caracteriza por lesiones en la piel que se observan en los consumidores de drogas que usan inyecciones subcutáneas; pueden progresar rápidamente y requerir desbridamiento quirúrgico o pueden diseminarse

Evaluación

- BH, QS, PFH, ECG, RxT, LCR
- Los CDC exigen que la prueba sea positiva en 2/3: Laboratory Response Network (laboratorio especializado en carbunco que es una colaboración entre CDC, FBI y Ejército de EE. UU.): PCR, identificación directa mediante IHQ especializada, prueba rápida de anticuerpos contra el carbunco (puede realizarse en 1 h, pero no en todos los laboratorios la tienen)
  - Muestras: cutáneas (hisopados de la lesión), inhalatorias (hemocultivos, LCR/líquido pleural si procede), GI (igual que inhalatorias, pero también enviar hisopado de heces/bucofaringe)
  - RxT (inhalación): ensanchamiento del mediastino, derrame pleural, indicios de SDRA

Tratamiento

- Carbunco sistémico con meningitis: ciprofloxacino 400 mg i.v. c/8 h + meropenem 2 g i.v. c/8 h + linezolid 600 mg i.v. c/12 h + antitoxina (raxibacumab, obiltoxaximab, inmunoglobulina del carbunco) +/− dex 10 mg i.v. c/6 h
- Carbunco sin meningitis: ciprofloxacino 400 mg i.v. c/8 h O meropenem 2 g i.v. c/8 h + doxiciclina 100 mg i.v. c/12 h
- Cutáneo/PEP: doxiciclina 100 mg v.o. c/12 h, ciprofloxacino 500 mg v.o. c/12 h, levofloxacino 750 mg v.o. c/24 h, clindamicina 600 mg v.o. × 60 días
- Vacuna contra el carbunco en los días 0/14/28 para PEP

Remisión

- Ingreso +/− UCI si es por inhalación/GI/inyección

Consejos y alertas

- *B. anthracis* es una bacteria grande, aerobia, grampositiva, formadora de esporas, inmóvil, piógena
- Se encuentra en animales de América del Sur y Central, el sur y este de Europa, África, Asia, Caribe, Oriente Medio
- Muerte por insuf resp, bacteriemia abrumadora, choque séptico, meningitis
- Mortalidad variable: cutáneo < 1%, por inhalación 45-92%, GI 25-60%, por inyección 34%

PESTE (YERSINIA PESTIS) (Clin Microbiol Rev 2020;34:e00044–19; J Clin Microbiol 2017;56:e01519–17)

Anamnesis

- Contacto con la pulga de la rata; 99% de los casos en el sudeste asiático (Vietnam), rara vez en el sudoeste de EE.UU.
- Fiebre alta de inicio agudo, linfadenopatías, mialgias, tos, disnea, DTo, hemoptisis, faringodinia, síntomas GI

Hallazgos

- Los bacilos se extienden a los ganglios linfáticos → linfadenitis de apoyo, produciendo bubones → propagación a otros órganos (bazo, hígado, pulmones, piel) y choque séptico si no se trata
- Bubónica (85-90%): incubación de 1-8 días; surgen bubones en la ingle, axila o regiones cervicales con cefalea, N/V, AEM, tos → bubones visibles en 24 h, muy dolorosos
- Septicemia (10-15%): resultado de la diseminación hematógena de la peste bubónica
- Neumónica (1%): por inhalación de aerosoles o diseminación hematógena; tos productiva con esputo teñido de sangre, estertores, disminución de los ruidos respiratorios

Evaluación

- Presencia de bubón doloroso + aislamiento del organismo en cultivo (tinción de Gram de aspirado de bubón, aspiración de ganglio linfático, sangre, esputo, LCR)
- RxT (neumónica): infiltrados alveolares bilaterales, consolidación

- Aislar a los ptes durante las primeras 48 h después del Tx; si se trata de peste neumónica, aislar durante 4 días
- Estreptomicina 1 g c/12 h × 10-14 días O gentamicina 5 mg/kg i.v./i.m. c/24 h × 10-14 días
- Regímenes alternativos: doxiciclina 100 mg v.o./i.v. c/12 h, cloranfenicol 25 mg/kg i.v. c/6 h, levofloxacino 500 mg v.o./i.v. c/24 h
- PEP: doxiciclina 100 mg v.o. c/12 h × 7 días o ciprofloxacino 500 mg v.o. c/12 h × 7 días; utilizar insecticidas, reducir las poblaciones de roedores

Remisión
- Ingreso +/− UCI

Consejos y alertas
- *Y. pestis*: cocobacilo Gram(−) inmóvil y no esporulante; puede permanecer viable durante días → semanas en el agua, el suelo húmedo, los cereales y los cuerpos enterrados
- Mortalidad variable: bubónica no tratada 50%, séptica/neumónica ~100%; el Tx reduce la mortalidad al 10-15% en general

---

VIRUELA (Viruses 2020;12:138)

Anamnesis
- Incubación 10-14 días mientras se extiende por vía hematógena (ganglios linfáticos regionales, vasos sanguíneos) → síntomas inespecíficos → cambios en la piel 2-3 días después
- +/− fiebre alta, cefalea, rigor, malestar, mialgias, N/V, dolor abd y de espalda

Hallazgos
- Dos tipos: mayor (30% de mortalidad), menor (< 1% de mortalidad)
- Exantema en cara/manos/antebrazo → tronco/MI
- Máculas → pápulas (día 2) → vesículas (día 5) → pústulas umbilicadas (día 8); las pústulas forman costras después de 8-14 días; muerte en la 2.ª semana por toxemia (mortalidad 25%)

Evaluación
- Dx clínico: distribución centrífuga clásica con todas las lesiones en el mismo estadio de desarrollo

Tratamiento
- Aislamiento, apoyo hemodinámico, cuidado de la piel, vacunación (antes de que aparezca el exantema)
- Contactar con los CDC para obtener el antiviral tecovirimat 600 mg c/12 h × 14 días (no hay ensayos en humanos)
- PEP: vacunación dentro de los 3 días

Remisión
- Aislamiento en presión negativa con precauciones para transmisión por aire y contacto × 17 días
- Los ptes son más contagiosos en los días 3-6 después de la aparición de la fiebre, y permanecen contagiosos hasta que se caen todas las costras

Consejos y alertas
- Virus de la viruela: altamente infeccioso por aerosol, estable en el medio ambiente, infectividad prolongada
- Se transmite a través de gotitas respiratorias, líquidos corporales
- La última aparición en Somalia fue en 1977; la vacunación rutinaria cesó en 1972

BOTULISMO (Continuum 2018;24:1459–1488; Toxins 2020;12:509)

Anamnesis
- 6 h después de la exposición → parálisis descendente, disfunción de NC (diplopía, disfagia, ptosis) que progresa a insuf ventilatoria

Evaluación
- Dx clínico, confirmado con bioanálisis en ratones mediante cultivo

Tratamiento
- Antitoxina (derivada de equinos), disponible exclusivamente de los CDC
- Apoyo respiratorio, incluida la ventilación mecánica, según la necesidad

Remisión
- UCI

Consejos y alertas
- No es contagioso
- La forma inhalada o GI podría usarse como arma
- La forma de transmisión alimentaria (infantil) es la más usual y clásicamente se asocia con la miel

ALTERACIONES DEL ESTADO MENTAL

Abordaje (Emerg Med Clin North Am 2016;34(3):649; World J Emerg Med 2012;3(4):270)
- **Definición:** cualquier cambio transitorio o permanente en la cognición o en la capacidad de reacción, incluyendo, pero sin limitarse a, la desorientación, el deterioro de la memoria, los cambios de comportamiento, las alucinaciones y el coma
- «AEM» puede describir un amplio espectro de gravedad clínica y 2.ª a causas diversas
- **Abordaje:** depende de la gravedad clínica de la AEM; si está inconsciente o muy alterado:
  - Acceso i.v. inmediato, telemetría, ABC, O_2 para hipoxia (precaución con Hx de EPOC grave)
  - Obtener glucemia a pie de cama: si es baja, administrar de inmediato 1-2 amps de D_{50}W
  - Si hay preocupación por drogas o meds opiáceos: naloxona 0.4-2.0 mg i.v./i.m./i.n.
  - Si hay Hx de abuso de EtOH o desnutrición: tiamina empírica 100 mg i.v. (se puede dar D_{50}W primero si hay hipoglucemia; reponer tiamina antes de la dextrosa prolongada por riesgo de Wernicke [J Emerg Med 2012;42(4):488])
- **Hx:** empezar por evaluar el estado mental de base, el grado de cambio, la agudeza/momento del cambio, cualquier circunstancia que rodee a la AEM (Δ de meds, intoxicación/consumo de sustancias, trauma), HxM
  - Los relatos de testigos oculares son útiles: contactar al testigo ocular si no está con el pte
- **Exploración:** evaluar los síntomas neurológicos focales (si están presentes, considerar ACV, HIC, lesión con efecto de masa), examen pupilar (toxindrome, ↑ PIC/herniación), examen cutáneo completo (exantema/heridas; la diaforesis puede sugerir toxicidad; deshidratación), asterixis (exceso de CO_2 o NH_3), clono
- **Evaluación:** todos los ptes deben tener una BH, QS10, PFH, EGO, análisis toxicológico, ECG, ± hCG; considerar RxT (sobre todo si no puede hacer anamnesis), TSH, GV, NH_3, concentraciones farmacológicas, CO (en especial si no hay testimonio en casa), TC de cráneo, PL, hemocultivos, troponina, TC a/p

Causas orgánicas de la AEM aguda	
Categoría	**Diferencial**
Intracraneal	**Isquemia:** ACV (puede causar AEM si es grande ± hinchazón, tronco encefálico)
	Hemorragia: epidural (si es traumática), HSD (puede ser atraumática), HSA (traumática o aneurismática), HIP (secundaria a neoplasias, HTA, MAV)
	Crisis (complejas): crisis epiléptica, postictal o considerar edo no convulsivo
	Lesión con efecto de masa: neoplasias, abscesos (especialmente TIV, VIH)
	Otros: encefalopatía HTA, Sx de encefalopatía reversible posterior (SERP), conmoción cerebral (traumática), lesión axonal difusa (traumática), lesión cerebral anóxica (sobre todo Hx de ↓ O_2 o ↓ PA)
Metabólica	**Metabólicas:** acidosis, ↑ CO_2, ↓ O_2, Δ electrolíticos (Na, Ca), uremia, NH_3
	Endocrinas: ↓ glucosa, ↑ glucosa (EHH, CAD), suprarrenal, tiroides (↑/↓)
	Nutricionales: Wernicke, insuficiencia de Vit B_{12}
Infecciosa	Sepsis, infección oculta (sobre todo en adultos mayores: neumonía, IU, piel), delírium relacionado con la fiebre, meningitis/encefalitis, rara vez neurosífilis
Sustancias	**Depresores:** opiáceos, antipsicóticos, antihipno-sedantes (p. ej., BZD), antihistamínicos, anticolinérgicos, EtOH y alcoholes tóxicos
	Estimulantes: simpaticomiméticos, alucinógenos
	Abstinencia: depresores (EtOH, opiáceos) o estimulantes
Medicamentos	Los psicotrópicos suelen ser culpables, pero siempre considerar la polifarmacia
	Sx serotoninérgico (ISRS, IRSN, linezolid, triptanos, dextrometorfano, meperidina, metadona, tramadol, éxtasis)
	Sx neuroléptico maligno (antipsicóticos)
Traumatismos	HIC (véase arriba), respuesta inflamatoria sistémica, embolia grasa, traumatismo oculto (p. ej., abuso/negligencia)
Medio ambiente	CO, cianuro, hipo/hipertermia

Indicios de la exploración física en el pte con estado mental alterado		
	Hallazgo	**Etiología**
SV	↑ temp	Infección, tormenta tiroidea, intox (sobredosis/abstinencia de meds), ambiente
	↓ temp	Ambiental, hipotiroidismo, sepsis, hipoglucemia
	↑ FR	Acidosis metabólica (CAD), estimulantes, sobredosis de AAS, enf pulmonar
	↓ FR	Sobredosis de opiáceos, daño al SNC
	↑ FC	Fiebre, sepsis, deshidratación, tormenta tiroidea, sobredosis (estimulantes, ATC, AAS, teofilina, anticolinérgicos), acidosis
	↓ FC	Bloqueo cardiaco, ingestas (BB, BCC, digoxina), ↑ PIC
	↑ PA	Urgencia HTA, preeclampsia, estimulación adrenérgica (sobredosis/abstinencia de meds), SERP, ↑ PIC, dolor
	↓ PA	Choque, sepsis, hemorragia, toxina, HD, crisis suprarrenal, deshidratación
Ojos	Miosis	Ingesta de opiáceos, clonidina
	Midriasis	Toxíndrome simpaticomimético o anticolinérgico
	Asimétrico	Proceso intracraneal con efecto de masa o hernia
	Papiledema	↑ PIC

Delírium *(Am J Emerg Med 2020;38(2):349)*
- **Definición:** estado agudo, temporal o fluctuante, de alteración de la atención, la consciencia y la cognición (p. ej., confusión, alteraciones de la percepción, atención reducida, hipo/hiperactividad), que no proviene de un trastorno neurocognitivo preexistente ni del coma *(BMC Med 2014;12:141)*
- Puede tener muchas causas (*véase tabla anterior*); el Dx y el Tx dependen de la causa
- Método de evaluación de la confusión (CAM): evaluación de 1) AEM y curso fluctuante, 2) inatención, 3) pensamiento desorganizado, (4) estado de consciencia alterado
  - Debe tener tanto 1 como 2 y 3 o 4, Esp 85%, Sen 93% *(JAMA 2010;304(7):779)*
  - Otras herramientas de evaluación más rápidas (Sen > 90%): pregunta única para identificar el delírium (SQiD), prueba de cabecera de 2 reactivos ultrabreve (UB-2), cribado de triaje para el delírium (DTS)
- Delírium (vs. demencia o psicosis) sugerido por: edad < 12 o > 40 años, alucinaciones visuales (vs. auditivas), inicio agudo, anomalías en la exploración
- **Tratamiento:** el objetivo es controlar la agitación y evitar la sobresedación
  - Las opciones incluyen BZD (paradójicamente, pueden empeorar el delírium, útil en el delirio secundario a abstinencia de sedantes), antipsicóticos típicos o atípicos, ketamina
  - Estrategias no farmacológicas: adaptaciones auditivas/visuales, reorientación, apoyo social, movilización precoz, higiene del sueño, apoyo a la familia/pte, evitar la polifarmacia y los meds de alto riesgo (lista de Beers *[Am J Emerg Med 2019;37(9):1734]*)
- **Remisión:** ingresar a todos los ptes que no estén en su edo. mental de base o con AEM reciente inexplicable; el delírium en urgencias puede predecir de forma independiente la mortalidad a los 6 meses *(Ann Emerg Med 2010;56(3):244–252)*

Demencia
- **Definición:** deterioro progresivo e incesante de la función cognitiva debido a una variedad de causas (Alzheimer, vascular, cuerpos de Lewy, etc.), clásicamente marcado por el deterioro de la memoria a corto y eventualmente a largo plazo, pero los casos avanzados pueden presentar cambios conductuales (hipo o hiperactividad, agitación, cambios de personalidad) e incluso no verbales
- Mucho más subagudo que el delírium, aunque puede predisponer a los ptes al delírium por enf oculta (p. ej., IU, neumonía) debido a la escasa reserva cognitiva; el 50% de los ptes mayores con delírium tienen algún grado de demencia subyacente *(Ann Emerg Med 2010;56(3):261–269)*
- Es importante detectar el maltrato a los adultos mayores (p. ej., traumatismo físico, negligencia); el maltrato a esta población está infradiagnosticado, pero es especialmente importante en los ptes con demencia, por el riesgo de fatiga del cuidador

Diferencial de la demencia	
Sistema	**Diferencial**
Degenerativa	Alzheimer, Parkinson, Huntington, Pick
Vascular	Demencia multiinfarto
Infecciosa	Neurosífilis, Creutzfeldt-Jakob, VIH
Inflamación	Lupus, enf desmielinizante
Neoplásica	Tumor primario del SNC, enf metastásica, Sx paraneoplásicos
Traumática	TCE, HSD, lesión cerebral anóxica
Tóxica	Alcohol, medicamentos, metales pesados
Metabólica	Insuficiencia de B_{12}/folato, tiroides, enf de Wilson, enf de almacenamiento de lípidos
Psiquiátrica	Depresión
Hidrocefalia	HCNT, hidrocefalia no comunicante

CEFALEA

Abordaje *(Semin Neurol 2019;39:20)*
- Diferenciar las cefaleas que ponen en peligro la vida (minoría) de las cefaleas benignas (mayoría)
- **Hx:** esencial para describir el momento/agudeza de la aparición, la localización, la calidad, la radiación/movimiento, la gravedad y los síntomas asociados (fiebre, fotofobia, emesis, cambios en la visión, dolor de ojos o de cuello, síntomas neurológicos focales, cambios en el habla o en la cognición, congestión sinusal), las circunstancias que rodean la aparición (traumatismo, cambios médicos, entorno)
- **HxM:** pregunte siempre por los Hx de la cefalea (si está presente: obtenga información detallada sobre la similitud/diferencia de la cefalea actual), TIV, inmunosupresión, meds actuales/recientes (p. ej., anticoags, Abx)
- *Señales de alerta* que requieren neuroimagen: inicio súbito/rápido (< 1 min hasta el pico), inicio por esfuerzo, traumatismo, la peor de la vida, AEM, 1.ª cefalea intensa > 50 años, fiebre, rigidez de cuello/meningismo, inmunosupresión, cefalea diaria, sin cefaleas anteriores similares, examen neurológico anómalo, papiledema, empeoramiento con Valsalva/tos/decúbito (↑ PIC)

| Diferencial de las cefaleas ||
Fisiopatología	Diferencial
Cefalea primaria	Migraña, tensión, racimo, neuralgia del trigémino, rebote de la analgesia
Traumática	HIC (HSA, HSD, HE, HIP), Sx posconmocional
Infección del SNC	Meningitis, encefalitis, absceso
Vascular	Urgencia por HTA, crecimiento de aneurisma/MAV, trombosis del seno veno-so cerebral, disección de la carótida/arteria vertebral, arteritis temporal, preeclampsia; la cefalea rara vez es el síntoma de presentación del ACV
Neoplasia	Maligna (primaria o metastásica), benigna (p. ej., meningioma)
Trastorno del LCR (↑↓ PIC)	Hidrocefalia, seudotumor cerebral, fuga dural/pos-PL (↓ LCR)
Otorrinolaringológica	Sinusitis, Sx de la ATM, mastoiditis
Oftalmológica	Glaucoma, miopía/presbicia/hipermetropía/astigmatismo
Medio ambiente	Intoxicación por CO, aerosoles nocivos

SX DE CEFALEAS PRIMARIAS (*Emerg Med Clin North Am* 2009;27(1):71)

Migraña y sus variantes
Anamnesis, exploración física y evaluación
- Hx: de aparición lenta (transcurso de horas), pulsátil unilateral, a menudo con N/V (> 50%), foto/fonofobia; el aura/pródromo visual o sensorial puede preceder a la cefalea (15%); duración 4-72 h, recurrente, a menudo discapacidad funcional secundaria a cefalea, variantes discutidas a continuación
  - Típico: Hx de migraña; cuidado con asumir que es migraña si es la 1.ª vez y tiene > 35 años
- EF: examen neurológico normal (excepto en las variantes de migraña)
- Dx: no se indican estudios o consultas de forma rutinaria a menos que sea necesario des-cartar otra causa (p. ej., TC, PL, RM), como en el caso de síntomas graves o prolongados (*véase Migraña y sus variantes*)

Tratamiento
- Se prefiere la vía parenteral por estasis gástrica, absorción retardada (*Headache* 2007;47(10):1443)
- Abortivo (*Headache* 2016;56(6):911): más eficaz si se administra a los 15 min del inicio; a menudo implica un Tx combinado con LIV, AINE (ketorolaco), paracetamol, antieméticos antag de la dopamina (revisar el QTc); opciones comunes: proclorperazina, droperidol, metoclopramida; administrar con difenhidramina para ↓ trastornos extrapiramidales; las opciones adicionales incluyen triptanes y DHE (ambos CI en el embarazo y la EAC)
  - Evitar los opiáceos (↓ eficacia, ↑ recurrencia, ↑ efectos secundarios) (*Acad Emerg Med* 2008;15(5))
  - Ácido valproico como 2.ª línea (*Ann Emerg Med* 2003;41(6):847-853)
  - La dexametasona puede ↓ tasa de recurrencia tras el alta (*Acad Emerg Med* 2008;15(5))
- Profilaxis: indicado si > 2 meses, duración > 24 h, alteración importante del estilo de vida, fracaso del Tx abortivo; las opciones incluyen FAE, BB, ATC, BCC, ISRS, cambios con-ductuales/ambientales

Remisión
- La mayoría de los ptes pueden volver a casa en unas horas; pueden necesitar una unidad de observación si se prolonga

Variantes de la migraña (*Cephalalgia* 2018;38(1):1)
- Las variantes de la migraña son raras, pero pueden parecerse a otras alteraciones preocu-pantes; a menudo hay episodios similares en el pasado, pero si no es así, se requiere un protocolo Dx para descartar otras enf más graves
- **Migraña hemipléjica:** cefalea con hemiplejía (± parestesias, habla disfásica); los síntomas pueden resolverse en el transcurso de horas a días; la cefalea puede ser sutil pero clásica-mente los ptes tienen Hx de síntomas similares
- **Migraña basilar:** cefalea con vértigo, ataxia, N/V, acúfenos, AEM, disartria, diplopía
- **Migraña abdominal:** dolor paroxístico a la mitad del abdomen, a menudo sin cefalea; fuertes Hx de episodios similares y HxF(+); Dxd incluye Sx de vómito cíclico; más común en pediatría
- **Migraña ocular:** pérdida gradual de la visión en 1 ojo por vasoespasmo transitorio de las arterias retinianas; a menudo Hx de episodios similares y HxF(+); evitar triptanes y DHE
- **Estado migrañoso:** migraña > 72 h

Consejos y alertas
- La migraña es un FaR independiente para el ACV isquémico (RR 1.64) y el ACV silencioso (evitar triptanes/DHE) (*Neurol Sci* 2017;38(1):33-40)

Cefalea tensional
Anamnesis, exploración física y evaluación
- Hx: dolor tensional sordo, doloroso o palpitante «como punzadas» con inicio gradual, frontal bilateral (B/L) u occipitonucal; ausencia de N/V, pródromo o discapacidad funcio-nal (características de la migraña); duración de 30 min a 7 días; asociada con insomnio, estrés, ansiedad o depresión

- **EF:** examen neurológico normal, no hay fotofobia verdadera
- **Dx:** no se indican estudios o consultas de forma rutinaria (a menos que sea necesario descartar otra causa)

Tratamiento
- AINE o paracetamol, masaje y calor en el cuello, técnicas de relajación, *no* opiáceos
- Cierta eficacia de los meds para la migraña (metoclopramida, clorpromazina, triptanos)

Remisión
- La mayoría de los ptes pueden irse a casa en cuestión de horas; si la cefalea es crónica, derivar al especialista en cefalea

Cefalea en racimos
Anamnesis, exploración física y evaluación
- **Hx:** cefalea temporal/periorbitaria de inicio súbito, unilateral, paroxístico, agudo, punzante, que puede despertar del sueño; ± lagrimeo ipsilateral (I/L), rubor, rinorrea o congestión nasal, inyección conjuntival o Sx de Horner (30% de los ptes); ocurre en grupos de episodios cortos (15-180 min) (1 vez al día a > 8/día) hasta 6-8 semanas; más frecuente en hombres jóvenes
- **EF:** examen neurológico normal o Horner (+); puede haber lagrimeo, rubor, inyección conjuntival
- **Dx:** no se indican estudios o consultas de forma rutinaria (a menos que sea necesario descartar otra causa)

Tratamiento
- Abortivo: O$_2$ de alto flujo (12-15 L/min) por máscara (*Neurology* 2004;63(3):593)
  - Meds: sumatriptán (CI en caso de embarazo o EAC) (*Neurology* 2000;54(6):1382), DHE, antieméticos antagonistas de la dopamina, octreotida, lidocaína intranasal, AINE
- Profilaxis: corticoides como Tx de transición (*Ann Neurol* 2004;56(4):488), ± verapamilo (*Neurology* 2000;54(6):1382) o ácido valproico

Consejos y alertas
- Asegúrese de distinguirlo del glaucoma agudo de ángulo cerrado

Neuralgia del trigémino (*Am Fam Physician* 2009;79(11):1001)
Anamnesis, exploración física y evaluación
- **Hx:** dolor paroxístico súbito y unilateral en la distribución sensorial del NC V (generalmente los ramos maxilar [V2] o mandibular [V3]); ± espasmo facial breve o tic («tic douloureux»); puede ser desencadenado por un ligero toque o vibración, afeitarse, lavarse la cara, masticar, frío, hablar
  - Dos categorías (clásica y sintomática): la clásica no tiene una causa establecida, no hay déficit neurológico; es sintomática y se asocia con una anomalía estructural (EM, tumor, anomalía de la base del cráneo)
- **EF:** sin evidencia de disfunción de NC u otra anomalía neurológica
- **Dx:** puede tratarse sin Eval Dx si la anamnesis es característica; RM para descartar otras causas si están presentes las características atípicas (déficit neuro, edad < 40, bilateral, sin respuesta al Tx). Remitir a seguimiento con neurología

Tratamiento
- Carbamazepina 100 mg c/12 h, aumentar 200 mg/día hasta 1200 mg/día
- Las alternativas incluyen oxcarbazepina, baclofeno, lamotrigina y pimozida

Consejos y alertas
- La causa más frecuente es la compresión de la raíz nerviosa por un vaso aberrante

---

SINUSITIS AGUDA

Panorama general (*Otolaryngol Head Neck Surg* 2015;152(2 suppl):S1)
- Definición: inflamación de los senos paranasales, generalmente viral o alérgica, aunque a veces superinfección bacteriana (*S. pneumo, H. influenzae* no tipificable , *M. catarrhalis*)
- Patógenos peligrosos: *Pseudomonas* (especialmente VIH, FQ, Hx de instrumentación), sinusitis micótica invasiva (*Rhizopus*) o mucormicosis (DM, inmunosupresión); requieren Tx especial
- Se define como agudo si < 4 sem, crónico si > 12 sem, recurrente si > 4 episodios/año

Anamnesis, exploración física y evaluación
- **Hx:** considerar con cefalea posicional, peor si se inclina hacia adelante o se mueve la cabeza; los ptes suelen tener secreción mucopurulenta, goteo posnasal, presión sinusal, dolor facial o dental, hiposmia, fiebre; pueden estar afebriles (si hay fiebre, es más probable que sea bacteriana); progresa durante 7-10 días
  - Se sugiere una enf bacteriana si no se produce una mejoría en 10 días o si los síntomas empeoran en 10 días después de la mejoría inicial
  - La purulencia nasal por sí sola no indica infección bacteriana (*Acta Otolaryngol* 2002;122:192)
- **EF:** puede tener eritema faríngeo por goteo posnasal, ± dolorimiento a la palpación sinusal
- **Dx:** la imagenología no está indicada de forma rutinaria a menos que haya posible complicación; TC de alta Sen, baja Esp (opacificación de senos, nivel hidroaéreo, engrosamiento de mucosa)

Tratamiento

- Apoyo (analgésicos, antipiréticos, descongestionantes, irrigación salina, antihistamínicos, corticoides i.m.)
- Descongestionantes: fenilefrina en aerosol nasal c/8 h × 3 días, oximetazolina en aerosol nasal c/12 h × 3 días
- *Los Abx no están indicados de forma rutinaria:* reservar para pte con síntomas > 7 días, síntomas que empeoran, o alto riesgo de infección grave o complicaciones
- 1.ª línea: amoxicilina 500 mg v.o. c/8 h × 5-10 días, amoxicilina-clavulanato si hay alto riesgo de resistencia (según la región geográfica, infección grave/toxicidad sistémica, edad > 65 años, hospitalización o Abx reciente, inmunodeprimido, amenaza de complicación)
- 2.ª línea: fluoroquinolona, doxiciclina, clindamicina + cefalosporina de 3.ª gen
- Los macrólidos y TMP-SMX no se recomiendan como Tx inicial
- Si falla el Tx: cambiar a un Abx alternativo

Remisión

- Alta con seguimiento del MAP; considerar el ingreso si hay fiebre alta, inmunosupresión, mal seguimiento

Consejos y alertas

- La sinusitis esfenoidal/etmoidal es menos frecuente que la maxilar, pero tiene un potencial de complicaciones importante (p. ej., celulitis orbitaria, trombosis del seno cavernoso)

CEFALEA HIPERTENSIVA

Véase la sección sobre Urgencias hipertensivas en el capítulo 1, Cardiología

Anamnesis, exploración física y evaluación

- **Hx:** HTA no tratada u otros precipitantes (embarazo, consumo de drogas, Sx serotoninérgico)
- **EF:** PA a menudo > 240/140 (improbable con PAD < 120); puede tener papiledema, encefalopatía, ± anomalías neurológicas focales y convulsiones
- **Dx:** evaluar si hay daños en los órganos diana (urgencia HTA): TC craneal (descartar HIC, edema), RM (evaluar SERP, ACV), ECG, lesión aórtica, EP, insuf renal

Tratamiento

- Antihipertensivos i.v.: ↓ PAM en un 25% durante 1 h (precaución: ↓ PAM demasiado rápido podría provocar isquemia)
- Fármacos de uso frecuente: nicardipino gtt o labetalol i.v. o gtt o hidralazina i.v.

TROMBOSIS DEL SENO VENOSO CEREBRAL (TSVC)

Panorama general *(NEJM 2005;352(17):1791–1798; Pract Neurol 2020;20(5):356)*

- **Fisiopatología:** trombosis de los senos cerebrales (p. ej., sagital, recto, occipital, transversal) con o sin trombosis de las venas corticales del cerebro
- La trombosis sinusal dificulta la absorción del LCR provocando ↑ PIC (p. ej., cefalea, AEM, cambios en la visión)
- La trombosis de la vena cortical provoca un infarto venoso y una lesión localizada (p. ej., déficits focales)
- Debido a la lesión cerebral, puede desarrollarse hemorragia secundaria (40% de los casos)
- FaR protrombóticos (traumatismo, edo. hipercoagulable [especialmente embarazo, ACO, infección, neoplasia]) presente en el 85%; otras causas incluyen post-PL (secundario a tracción hacia abajo en las venas corticales por cambios en la presión), sinusitis (trombosis cavernosa), otitis/mastoiditis

Anamnesis, exploración física y evaluación

- **Hx:** cefalea presente en > 90%, a menudo gradual a lo largo de los días, pero puede ser súbita/en trueno; ± N/V, cambios de visión, déficits neurológicos focales, peor con Valsalva, convulsiones, FaR protrombóticos
- **EF:** papiledema, déficits neurológicos focales ~40% *(J Stroke Cerebrovasc Dis 2017;26:1848)*
  - La trombosis del seno cavernoso tendrá compromiso de los NC III/IV/VI, quemosis/edema periorbitario y ↓ visión I/L
- Los signos y síntomas dependen de la localización y la extensión de la lesión cerebral y del efecto sobre la PIC
- **Dx:** BH, TP/INR, TTP, regulación al alza, ± dímero D; RM/FRM más sensible que FTC pero se debe explicitar la precisión con la urgencia y debido a descartar otros Dx (p. ej., HSA, HIP)
  - La TC de cráneo sin contraste muestra signos específicos (hiperdensidad del seno venoso o de las venas profundas, signo del triángulo denso, isquemia, transformación hemorrágica), pero no sensibles *(Neuroradiol 1985;27:145)*
  - El dímero D puede ayudar a descartar la TSVC si la PPP es baja y la cefalea es aislada (Sen 94%, Esp 90%) *(J Thromb Haemost 2012;10(4):582–589)*; menor Sen con mayor duración de síntomas *(Int J Neurosci 2017;127(6):534)*

Tratamiento

- Se prefiere la anticoagulación (heparina) incluso en presencia de infartos hemorrágicos
- Manejo de la PIC ↑: manitol, solución salina hipertónica, elevar la cabecera
- Antiepilépticos solo para ptes con convulsiones *(J Thromb Haemost 2010;8:877)*

- Se puede utilizar la trombólisis endovascular, a menudo reservada para aquellos con peor pronóstico o deterioro a pesar del Tx
  - Ensayo TO-ACT: tratamiento endovascular vs. anticoagulación sin beneficio (*JAMA Neurol* 2020;77(8):966)

Remisión
- Ingreso a neurología; puede justificar la atención en la UCI si hay conversión hemorrágica o AEM

ARTERITIS TEMPORAL (ARTERITIS DE CÉLULAS GIGANTES)

Panorama general (*World J Clin Cases* 2015;3(6):484)
- **Definición:** vasculitis inflamatoria granulomatosa de las arterias medianas/grandes; suele afectar a las ramas de las arterias carótidas, vertebrales, subclavias distales, axilares y aorta torácica; provoca síntomas isquémicos por oclusión del vaso

Anamnesis, exploración física y evaluación
- **Hx:** cefalea unilateral, claudicación mandibular/lingual, malestar general, fiebres bajas, deterioro visual
  - **FaR:** edad > 50 años (90% > 60 años), F > M, Hx de PMR (50% de los ptes) (*Lancet* 2008;372:234)
- **EF:** puede haber sensibilidad sobre la arteria temporal (↓ Sen) o ↓ agudeza visual (↓ Sen)

Evaluación (*NEJM* 2014;371:50–57)
- ↑ VES (Sen ~84%), ↑ CRP (Sen ~86%): la Sen combinada de VES y CRP puede ser > 95%, pero poco específica en los ptes con otras causas de elevación
- Ecografía dúplex: evaluar el edema inflamatorio de la pared vascular, el comportamiento del flujo, Sen ~85%, Esp > 90% (*NEJM* 1997;337(19):1336)
- Biopsia de la arteria temporal: Sen alta incluso para niveles bajos de inflamación *si está presente en el lugar de la biopsia* (requiere segmento de 1.5-2.0 cm); dada la focalidad de la enf, puede ser necesario repetir la biopsia o las imágenes si la PPP es alta y la 1.ª biopsia es negativa
- Angio-TC o angio-RM: puede evaluar otras causas de los síntomas (ACV); no se utiliza para hacer el Dx, pero puede servir como complemento si la biopsia es (−) o evaluar la extensión de la enf si la biopsia es (+)

Tratamiento
- Altas dosis de corticoides (*Rheumatol* 2010;49:1594): inducción con 15 mg/kg de metilpred i.v. × 3 días y luego prednisona 1 mg/kg/día (no esperar a los resultados de la biopsia si hay síntomas visuales) ~2-4 sem, disminución prolongada
- Alivio sintomático en 24-48 h (*Curr Cariol Rep* 2014;16:498)
- Consultar con neurología, oftalmología, reumatología si se trata de un problema de Dx y para planificar el seguimiento

Remisión
- Ingreso por déficit visual; si no, puede ser dado de alta con corticoides y seguimiento

---

SEUDOTUMOR CEREBRAL (HTA INTRACRANEAL IDIOPÁTICA)

Panorama general
- Fisiopatología: causa poco clara; debido a la obstrucción del flujo de salida venoso/del LCR más que a la producción ↑ del LCR, ↑ PIC sin hidrocefalia o lesión masiva y composición normal del LCR

Anamnesis, exploración física y evaluación (*Cephalalgia* 2015;35(3):248–261)
- **Hx:** cefalea de inicio gradual, global, diaria/constante (> 90%) o retrobulbar, ± N/V, ↓ visión (~70%; puede ser transitorio), ruidos intracraneales (~60%); los síntomas pueden ser peores por la mañana
  - **FaR:** mujeres jóvenes con obesidad, aumento de peso reciente; algunos meds (tetraciclinas, retinoides)
- **EF:** examen neurológico (excepto posible parálisis del NC VI), revisar la visión y el papiledema
- **Dx:** puede ser un Dx clínico (síntomas, papiledema); la PL para la presión de abertura (> 25 cm H_2O en decúbito lateral) confirma el Dx; las neuroimágenes pueden ser normales o mostrar signos de ↑ PIC (silla turca vacía, hinchazón del disco óptico)

Tratamiento (*J Neurol Neurosurg Psychiatry* 2018;89:1088)
- Consulta con neurología (± oftalmología) si hay un nuevo Dx o es resistente al Tx
- La pérdida de peso sigue siendo el Tx más eficaz
- Diuréticos para disminuir la PIC: acetazolamida 1 mg v.o. c/24 h
- Los casos resistentes pueden necesitar una derivación VP o una fenestración del nervio óptico para preservar la visión
- El uso de corticoides es controvertido y puede empeorar el aumento de peso

---

FUGA DURAL/DOLOR DE CABEZA POS-PL

Panorama general (*Postgrad Med J* 2006;82(973):713)
- **Definición:** cefalea causada por una ↓ de la PIC secundaria a pérdida de LCR por una lesión dural reciente (p. ej., por PL, mielografía, anestesia espinal, tos fuerte)

Anamnesis, exploración física y evaluación

- **Hx:** cefalea occipital que se irradia a los hombros/cuello, que empeora al sentarse/estar de pie (± se alivia con la posición supina); empeora con actividades que ↑ la PIC (p. ej., toser, estornudar, Valsalva); suele presentarse 48-72 h después de la lesión dural (pero puede ser > 1 sem); ± N/V, lumbalgia, fotofobia, acúfenos
- **EF:** examen neurológico no focal; la cefalea mejora al acostarse, empeora al sentarse
- **Dx:** ningún estudio específico, Dx clínico; evaluar otras causas de cefalea, si está indicado
  - Si se obtiene, la PL puede mostrar ↓ presión de abertura y ligero ↑ de proteínas/linfocitos del LCR; las imágenes cerebrales pueden mostrar realce dural o hundimiento, descenso del tronco encefálico

Tratamiento

- Hasta el 85% se resolverá sin Tx; el Tx está indicado para la sintomatología grave o prolongada (> 72 h)
- Parche hemático epidural (el coágulo sella el defecto): éxito del 70-98% (Br J Anaesth 2003;91(5):718)
- La cafeína (v.o./i.v.) puede ser útil, datos limitados, actúa como vasoconstrictor cerebral
- El cierre Qx de la brecha dural es el último recurso si el parche hemático u otras opciones fallan

Consejos y alertas

- Limitar el riesgo de cefalea post-PL con aguja espinal de pequeño calibre (24-27G), alineación del bisel con las fibras durales, agujas atraumáticas, menor número de intentos, sustitución del estilete
- Factores que no se ha demostrado que influyan: volumen de LCR extraído, reposo en cama tras la PL, hidratación i.v., posición, presión de abertura original
- Los casos graves pueden precipitar convulsiones y HSD (secundario a ↓ PIC → tirón cerebral → tensión de la vena puente)

NEOPLASIA INTRACRANEAL

Panorama general (Lancet 2018;392(10145):432)

- **Definición:** cualquiera de un espectro de neoplasias (benignas o malignas), cada una con una biología, epidemiología, evolución, Tx y pronóstico distintos; a menudo causan síntomas agudos debido al efecto de masa del tumor, edema vasogénico, convulsiones o hemorragia secundaria
- Tumores extraparenquimatosos (meningioma, neoplasia hipofisaria) o intraparenquimatosos
  - Intraparenquimatosos: más frecuentemente glioma (p. ej., oligodendroglioma, glioma mixto, astrocitoma), linfoma primario del SNC o cáncer metastásico de origen distinto al SNC
  - El Dxd de la masa cerebral también incluye infección, trastorno inflamatorio, lesión vascular

Anamnesis, exploración física y evaluación

- **Hx:** inicio subagudo, a menudo cefaleas matutinas diarias (secundario a ↑ PIC), ± N/V, déficits focales, cambios en la personalidad o el habla, convulsiones; el alivio con AINE/ paracetamol no ayuda a descartar el Dx
- **EF:** buscar signos de herniación (RadioGraphics 2019;39(6):1598)
  - Uncal: ↓ estado mental, pupila dilatada I/L, debilidad contralateral (C/L)
  - Subfalciana (más frecuente): desplazamiento de la línea media, debilidad del MI C/L
  - Central: AEM, postura de descerebración, parálisis del NC III, muerte
  - Amigdalina (posterior): compresión del tronco encefálico y del cerebelo
  - Hacia arriba: signos de compresión cerebelosa y del tronco encefálico (ataxia, disartria, AEM, signos de ↑ de la PIC)
  - Reflejo de Cushing (debido a ↑ PIC): HTA, bradicardia, respiración irregular
- **Dx:** neuroimagen con TC, generalmente seguida de RM (con contraste de gadolinio); en los ptes con sospecha de tumores hipofisarios, revisar los electrolitos, el cortisol, la TSH
  - El Tx y el pronóstico dependen del fenotipo y el grado del tumor

Tratamiento (glioma)

- Dexametasona 4 mg c/8 h (dosis variable) para el edema peritumoral (Neuro Oncol 2015;17:448)
- Tx antiepiléptico si hay convulsiones; no se recomienda profilaxis de rutina (Neurology 2000;54:1886)
- Consultar con neuro-Qx (considerar resección), neurooncología

Remisión

- Ingresar a todos los ptes con un nuevo Dx de neoplasia intracraneal; o trasladar a un centro con neuro-Qx
- El pronóstico depende en gran medida del fenotipo y del grado (de meses a años)

INFECCIONES DEL SNC

Meningitis (Infect Dis Clin North Am 2008;22(1):35)

Panorama general

- **Definición:** inflamación de las meninges que recubren el cerebro debido a una causa infecciosa (bacteriana, micótica, vírica) o no infecciosa; el Tx y los síntomas difieren mucho según la etiología

- La meningitis bacteriana es rara en los países desarrollados; las bacterias más frecuentes son S. pneumoniae, N. meningitidis, H. influenzae tipo b, L. monocytogenes (bebés, adultos mayores, embarazadas, inmunocomp), estafilococos (DVP, trauma, neuro-Qx); siembra del espacio subaracnoideo secundaria a propagación hematógena (p. ej., desde las vías respiratorias) o directa (p. ej., sinusitis, OM aguda)
- Meningitis viral causada por enterovirus (la más frecuente), VHS; otras menos habituales son paperas, VIH, CMV, VVZ (más comunes en ptes inmunocomprometidos)
- Otras causas infecciosas de meningitis aséptica: TB, sífilis, Mycoplasma, Chlamydia, Coccidioides, Histoplasma, Cryptococcus sp.
- Las causas de la meningitis aséptica no infecciosa incluyen fármacos (p. ej., antimicrobianos, vacunas, AINE), enf inflamatoria (LES, Behçet); rara vez las neoplasias pueden presentarse con enf leptomeníngea

Anamnesis
- Bacteriana: típicamente aguda (< 1 día), fiebre alta, cefalea, rigidez nucal, aspecto enfermizo, AEM
  - FaR: extremos de la edad, inmunosupresión (sobre todo VIH, corticoides, mucosa/sangre), entorno hacinado (dormitorios, albergues), esplenectomía, abuso de alcohol/cirrosis, TIV, enf reciente (sobre todo sinusitis/OM), defecto dural (trauma reciente, Qx; congénito, DVP)
  - Triada clásica para la etiología bacteriana: rigidez de cuello, fiebre, AEM (3 de 3 presentes < 50%, 2 de 3 presentes > 95%) (Lancet 2016;388(10063):3036–3047)
- Viral: típicamente subaguda (1-7 días), también con cefalea, fiebre, fotofobia, rigidez de cuello; salvo que sea VHS, generalmente con estado mental normal; VHS suele asociarse con AEM
- Hongos/TB: subaguda (> 1 sem), cefalea, fiebre baja, pérdida de peso, sudores nocturnos, ± AEM

Exploración física
- Puede tener rigidez nucal, desorientación/AEM, fotofobia
  - Signos: Brudzinski (flexión de la cadera provocada por la flexión pasiva del cuello) y Kernig (la flexión de la cadera y la extensión de la rodilla provocan dolor en las piernas/ espalda): alta Esp, baja Sen (5%) (Cin Infect Dis 2002;35(46))
- La erupción petequial/púrpura sugiere la presencia de meningococo (N. meningitidis)
- Se espera una presentación sutil en los ptes mayores o inmunocomprometidos; puede tratarse solo de una AEM

Evaluación
- La PL es el patrón de referencia para el Dx, pero no debe retrasar el Abx si la PPP es alta para bacterias y VHS
  - Véanse en la tabla siguiente las indicaciones de TC antes de la PL (riesgo de hernia cerebral si aumenta la PIC y se obstruye el flujo y equilibrio del LCR (CMAJ 1993;148:961))
  - Tubos para PL: (1 y 4) recuento celular y diferencial, (2) gluc y proteínas, (3) tinción de Gram, cultivo ± PCR para VHS
  - La Sen de la tinción de Gram depende de la etiología: S. pneumoniae (Sen > 90%), H. influenzae (75%), N. meningitidis (50%), L. monocytogenes (33%); el rendimiento de la PL y el cultivo puede ↓ en un 40% si se hace después de tomar Abx, mejora con PCR (Clin Infect Dis 2004;39(9):1267; Lancet 2016;388:3036–3047)
- Hemocultivos, eval Dx infecciosa (BH, RxT, EGO, +/− CRP/procal); TCP sugiere meningococo

Tratamiento (Clin Infect Dis 2004;39(9):1267)
- Precauciones para transmisión respiratoria si se sospecha que hay bacterias
- Abx empírico basado en la etiología sospechada (véase tabla); aciclovir 10 mg/kg c/8 h si hay posible VHS
- Los corticoides tempranos pueden ↓ la cascada inflamatoria en la meningitis bacteriana; por lo tanto, si la PPP de etiología bacteriana está probada o es alta: dexametasona 0.15 mg/kg a los 20 min del 1.er Tx (↑ resultados neurológicos favorables y ↓ mortalidad) (NEJM 2002;347:1549)
- Consultar con neuro-Qx para todos los ptes con aparatos permanentes (p. ej., DVP): su retiro mejora el éxito del Tx
- Profilaxis postexposición (si N. meningitidis [+]): ciprofloxacino 500 mg v.o. × 1. Alternativas: rifampicina 600 mg c/12 h × 2 días, ceftriaxona 250 mg i.m. (pte pediátrico o embarazada)
- Si es viral (no VHS): solo cuidados de apoyo, la profilaxis no es necesaria

Remisión
- Ingresar si es bacteriana, VHS, micótica; si es viral no VHS: alta vs. observación en función de la gravedad de los síntomas

Indicaciones de la TC antes de la PL (Clin Infect Dis 2004;39(9):1267)	
Edad > 60 años	Cualquier anomalía neurológica: ↓ ECoGª, alteración de NC, campos visuales anómalos, deriva del pronador, lenguaje anormal (p. ej., afasia)
Inmunocomprometidos	
Antecedentes de enf del SNC/neurol	
Convulsiones recientes a más tardar 1 sem desde la presentación	Incapacidad para seguir 2 órdenes consecutivas
Papiledema	Incapacidad para responder a 2 preguntas consecutivas

ªNo hay datos claros sobre el punto de corte preciso de la ECoG; algunos estudios sugieren la TC para cualquier ECoG < 13, mientras que otros sugieren la TC solo si es < 8. Otros utilizan simplemente «alerta» o «no alerta» (NEJM 2001;345:1727–1733).

Interpretación de los resultados de la PL

Prueba de LCR	Normal	Consecuencias de los resultados anómalos
Leuco	< 5 leucos < 1 PMN	Bacteriana: marcado ↑ de leuco (generalmente > 1 000), ↑ PMN Viral: por lo general, ↑ leuco pero < 500, mononucleares *Punción traumática: si el recuento de leuco en suero es normal, espere 1 leuco por cada 700 eritro (datos limitados)[a]*
Eritro	Ninguno	↑↑ eritro: PL traumática (si T1 > T4) o HSA (T1–T4) ↑ eritro (y ↑ leuco): considerar el VHS La xantocromía indica la presencia de eritro > 4 h
LCR: gluc sérica	0.6:1	↓ en la meningitis bacteriana/micótica o en la hiperglucemia
Proteína	15-45 mg/dL	↑ en meningitis bacteriana/micótica, sífilis, neoplasia, desmielinización, hemorragia (HSA)
Presión de abertura[b]	< 20 mm H$_2$O	↑ en caso de infección bacteriana, micótica o por TB
Tinción de Gram	Negativa	Positiva en el 80% de las meningitis bacterianas (*véase arriba*)

[a]Datos limitados de la población adulta. Lactantes de 29-60 días, puede ser seguro utilizar la proporción de 1 leuco: 877 eritro (*Ann Emerg Med* 2017;69(5)622).

[b]También puede ser elevada debido a causas no infecciosas.

Patógenos bacterianos comunes en la meningitis por edad con Abx empíricos

Edad	Patógenos comunes	Régimen de Abx empíricos
< 1 mes	Estreptococos grupo B, *E. coli*, *L. monocytogenes*, *Klebsiella*	Ampicilina Y (cefotaxima O gentamicina)
1-24 meses	Estreptococos grupo B, *S. pneumo*, *H. influenzae*, *N. meningitidis*	Vancomicina Y ceftriaxona
2-50 años	*S. pneumo*, *N. meningitidis*	Vancomicina 1 g Y ceftriaxona 2 g
> 50 años	*S. pneumo*, *N. meningitidis*, *P. aeruginosa*, *L. monocytogenes*	Vancomicina 1 g Y ceftriaxona 2 g Y ampicilina 150 mg/kg/día c/4 h
Cirugía/trauma	*S. aureus*, *S. epidermidis*, *P. aeruginosa*	Vancomicina 1 g Y cefepima 2 g

Encefalitis (Infect Dis Clin North Am 2008;22(1):33)

Panorama general

- **Definición:** inflamación del parénquima cerebral generalmente debida a una infección (a menudo viral); rara vez autoinmune/paraneoplásica (*Lancet Neurol* 2016;15(4):391–404)
- Se diferencia de la meningitis por la presencia de AEM o hallazgos neurol focales
- VHS (encefalitis 5-10%) que amenaza la vida (> 70% de mortalidad sin Tx) (*BMJ* 2012;344:e3166)

Anamnesis y exploración física

- **Hx:** fiebre de inicio agudo (> 90% con VHS), cefalea (> 80% con VHS), cambios conductuales (> 70% con VHS), alucinaciones/alteración de la consciencia (> 60% con VHS), confusión/alteración de la memoria (25% con VHS); ± síntomas neurol difusos o focales (debilidad, ataxia, alteración del habla), convulsiones o afectación meníngea (fotofobia [+], rigidez de cuello [+]) (*BMJ* 2012;344:e3166)
  - La ausencia de fiebre o cefalea sugiere fuertemente que el Dx no es encefalitis por VHS
  - La encefalitis por VHS suele venir precedida de un pródromo viral inespecífico (fiebre, malestar, N/V)
  - Evaluar inmunosupresión, viajes recientes, picaduras de garrapatas/mosquitos
- **EF:** AEM (puede evolucionar al coma), es más probable que tenga déficits neurol focales que una meningitis aislada (puede evolucionar a parálisis difusa o ataxia); puede tener afectación meningea concurrente

Evaluación (BMJ 2012;344:e3166)

- **PL:** LCR con ↑ leuco, ± ↑ eritro/xantocromía, ± ↑ proteínas; glucosa, tinción de Gram y cultivos normales
  - Es importante solicitar la PCR del VHS, pero no se debe aplazar el Tx
- **RM:** modalidad de imagen de elección y ayuda a descartar contraindicaciones a PL; Sen 90% en encefalitis por VHS
- **EEG:** Sen 84%, Esp 32% para la encefalitis por VHS (puede ayudar a orientar la necesidad de FAE)

Tratamiento

- Si hay preocupación por la encefalitis por VHS: aciclovir 10 mg/kg c/8 h i.v., FAE
- En caso de poca preocupación por el VHS: apoyo ± anticonvulsivos, corticoides
- Si hay preocupación por una posible meningitis bacteriana, Tx con Abx y corticoides como en el caso anterior
  - Los corticoides pueden ser beneficiosos en la encefalitis por VHS sin meningitis bacteriana (ensayos en curso) (*Antivir Ther* 2014;19(2):133)

Remisión

- Ingreso si se confirma/sospecha de VHS, el pte no se encuentra en el estado neurológico inicial (p. ej., AEM), inmunosupresión

Absceso

Panorama general (NEJM 2014;371(5):447)

- **Definición:** comienza como una cerebritis localizada que se convierte en una acumulación de pus rodeada por una cápsula (intraparenquimatosa, epidural, subdural, espinal); se forma por diseminación contigua (sinusal, mastoidea, dental) o por siembra hematógena (neumonía, endocarditis, bacteriemia)
  - FaR: inmunosupresión, TIV, trauma/Qx, infección local (mastoiditis, sinusitis, dental), y FaR de infección sistémica (p. ej., endocarditis, infección de una vía, bacteriemia)
- Algunas afecciones médicas predisponen a ciertos patógenos: VIH (*T. gondii, M. tuberculosis*), trasplante de órganos sólidos (*Nocardia, Aspergillus, Candida*), pos-Qx (estafilococo, Gram[−])
- Organismo común por etiología: propagación contigua (estrep, estafil, anaerobios, polimicrobianos); propagación hematógena (estafil, estrep, anaerobios)

Anamnesis, exploración física y evaluación

- **Hx:** cefalea (más frecuente), ± fiebre baja; AEM/síntomas neuro a menudo ausentes (Neurol 2014;82:806)
  - Hasta el 25% de los ptes pueden tener convulsiones
  - Evaluar la presencia de FaR y RS que sugieran una posible fuente de infección
- **EF:** puede tener un examen neurol normal dependiendo del sitio del absceso y el momento de la presentación
- **Dx:** ↑ leuco, ↑ VES, hemocultivos. TC con contraste (lesión de realce «anular»)
  - RM útil para diferenciar de otras masas cerebrales (Surg Neurol 2006;66:246)
  - Debido al riesgo de hernia cerebral y la baja Sen (25%), la PL no se realiza de forma rutinaria
  - Consulta con neuro-Qx: aspiración estereotáctica diagnóstica para cultivo y descompresión
  - La IgG antitoxoplasma puede confirmar el Dx de toxoplasmosis en los ptes con VIH (sin necesidad de aspiración)

Tratamiento

- Aunque la aspiración Dx por neuro-Qx tiene como objetivo descomprimir al máximo, la aspiración terapéutica (p. ej., si ya se conoce el patógeno) está indicada solo para abscesos grandes o aquellos con fracaso del Abx i.v. (J Neurosurg 1980;52:217; Neurosurg 1995;36:76)
- Abx precoz (antes de la aspiración Dx, sobre todo si es agudo o grave)
- Umbral bajo para intubar e ingresar en la UCI (puede progresar rápidamente)

Remisión

- Ingresar a todos los ptes; puede requerir UCI

Abx empíricos para el absceso cerebral (NEJM 2014;371(5):447)	
Habituales	Ceftriaxona[a] 2 g Y metronidazol 500 mg ± vancomicina 1 g
Ptes trasplantados	Ceftriaxona[a] 2 g Y metronidazol 500 mg ± vancomicina 1 g Y voriconazol Y TMP-SMX
Ptes seropositivos para VIH	Ceftriaxona[a] 2 g Y metronidazol 500 mg ± vancomicina 1 g Y pirimetamina Y sulfadiazina Considerar el Tx de la TB (isoniazida, rifampicina, pirazinamida, etambutol)

[a] El meropenem puede ser sustituido por la cefalosporina en caso de alergias.

CONVULSIONES

Panorama general (Am Fam Physician 2012;86(4):334)

- **Definición:** alteración de la actividad eléctrica cortical sincrónica, ya sea espontánea o provocada; las convulsiones recurrentes no provocadas se denominan «epilepsia» (Ann Emerg Med 2014;63(4):437–447)
- **Clasificación de la ILAE 2017** (Epilepsia 2017;58:512): basada en el origen (focal, generalizado o desconocido), el grado de consciencia (conservado o alterado), el nivel de movimiento corporal (con o sin movimiento)
  - **Estado epiléptico:** > 5 min de actividad convulsiva generalizada continua o intermitente continua sin retorno al estado mental basal (Front Neurol 2019;10:427)
  - **Epilepsia:** > 2 crisis no provocadas que ocurren con un intervalo de > 24 h o 1 crisis no provocada y probabilidad de más crisis con base en neuroimagen/EEG o Dx de Sx epiléptico (Epilepsia 2014;55(4):475)
  - **Crisis no epilépticas:** duración transitoria de los síntomas sin alteración eléctrica del cerebro
- Las crisis pueden separarse en 3 categorías de Dxd: no epilépticas, provocadas (también llamadas *crisis sintomáticas agudas*, con numerosas causas) y no provocadas (secundario a enf cerebral anterior o progresiva, o causa desconocida)
- Riesgo de crisis no febriles a lo largo de la vida: 2-5% (Ann Emerg Med 2004;43(5):605–625)

Causas frecuentes que provocan crisis (Epilepsia 2010;51(4):671)	
SNC	Isquemia (p. ej., ACV), HIC, malformaciones vasculares (aneurisma, MAV), neoplasia (primaria, met), trombosis sinusal, trauma, SERP, encefalitis HTA, hereditarias (neurofibromatosis, esclerosis tuberosa, Sturge-Weber, etc.)
Infección	Crisis febril (pediátrica), meningitis, encefalitis, absceso cerebral, infecciones oportunistas por VIH, encefalitis por VIH, neurocisticercosis, neurosífilis, paludismo
Tóxicas	Abstinencia (EtOH, BZD, barb), sobredosis (simpaticomiméticos, ATC, anticolinérgicos, ISRS/IRSN, bupropión, lidocaína, isoniazida), cafeína, tramadol
Metabólicas	↑↓ glucosa, ↑↓ Na, ↓ Ca, ↓ Mg, ↓ O₂, uremia, insuf hepática, tirotoxicosis
Obstétricas	Eclampsia
Medio ambiente	Golpe de calor, estrés, falta de sueño
Neonatales	CMV, sífilis congénita, rubéola, errores congénitos del metabolismo (p. ej., fenilcetonuria)

Tipos comunes de crisis (Epilepsia 2017;58:512)		
Ubicación	Tipo	Descripción
Inicio generalizado	Motor (tónico, clónico, tónico-clónico, mioclónico, atónico)	PDC repentina, a menudo apnea; rigidez (tónica), sacudidas rítmicas (clónica), fase tónica seguida de fase clónica (tónico-clónica, gran mal), pérdida de tono (atónica); a menudo con incontinencia, mordedura de lengua, trauma (p. ej., luxación de hombro)
		Seguido de un estado postictal con edo. mental deprimido que dura minutos a horas; los ptes no recuerdan el episodio
		Afecta a todas las edades; en adultos mayores, es más probable una lesión focal secundaria que se generaliza rápidamente
	No motor (ausencia)	PDC brusca; mirada fija o parpadeo rítmico; sin incontinencia
		Estado postictal mínimo, pero los ptes no pueden recordar el episodio
		Niños en edad escolar (suele resolverse en la edad adulta)
Inicio focal	Motor	Actividad motora unilateral aislada (p. ej., crisis, automatismos) o sensorial (p. ej., pérdida o cambio), o autonómica
		Puede estar alerta o no, puede progresar a tónico-clónico B/L
	No motor	Autonómico (sensación de elevación del estómago, calor/frío), paro conductual, síntomas cognitivos (alteración del habla), emocionales, sensoriales (gusto/olfato)
		Puede estar alerta o no, puede progresar a tónico-clónico B/L

Abordaje

- En caso de crisis activa: acceso i.v. inmediato, poner al pte en decúbito (evitar la aspiración), succión de la vía aérea, suplemento de O₂, glucemia capilar, magnesio (si está embarazada), antiepilépticos (i.v., i.o., i.m., i.n.)
- De no estar en crisis activa: evaluar la vuelta al estado mental de base, los déficits focales

Anamnesis

- Descripción de los episodios antes, durante y después de las crisis: pródromo, síntomas asociados (fiebre, vómito, cefalea, trauma, fotofobia, cambios visuales), cualquier síntoma neuro focal, FAE administrados, tipo de crisis (focal vs. generalizada) y duración, estado de consciencia y duración, estado postictal
  - Laceración lateral de la lengua e incontinencia: alta Esp para crisis epiléptica (Epilepsia 2008;49(6):962)
  - **1.ª crisis:** evaluar las posibles causas (*véase* arriba)
- **Crisis episódicas (breakthrough):** evaluar similitudes y diferencias con las crisis anteriores, frecuencia típica, última crisis antes de la presentación, todo cambio en los FAE, el proveedor de servicios ambulatorios, los factores que pueden reducir el umbral de las crisis (estrés, sueño, incumplimiento, nuevos meds, toxinas, alcohol, infección)
- Diferenciar del síncope (posibles sacudidas mioclónicas, sin incontinencia ni mordedura de lengua, retorno rápido al estado mental de base)
- Puede ser difícil de diferenciar de las CPNE (trauma/abuso infantil, TEPT, Hx de autolesión, alta frecuencia y duración de las crisis, resistencia a los FAE, inicio gradual, sin estado postictal, movimiento pélvico) (Epilepsy Behav 2011;20(2):308)
- Evaluar síntomas de lesión traumática

Exploración física

- Evaluar la ECoG, la orientación y la memoria (comparar con valores de referencia), déficits neuro
- Evaluar si hay trauma (incluso mordedura de lengua) o ingesta; si hay AEM persistente, no se presenció la crisis y hay indicio de TCE o caída, puede ser necesaria la inmovilización temporal de la columna vertebral hasta que se esclarezca

Evaluación *(Ann Emerg Med 2004;43(5):605–625; Neurology 2007;69(21):1996)*
- **En caso de crisis activa:** aplazar la evaluación hasta el cese de la crisis *(véase Abordaje)*
- **1.ª crisis y vuelta a estado de referencia**
  - Labs: BH, QS (glucosa, Na, Ca), hCG; ± lactato, CPK (↑ lactato y ↑ CPK pueden ayudar a diferenciar entre crisis convulsivas no presenciadas y síncope con mioclonía o CPNE, pero el lactato es superior a la CK *(Intern Emerg Med 2018;13(5):749)*
  - PRN basado en antecedentes: examen toxicológico, PFH, PL (obtener TC antes)
  - ECG para evaluar el síncope en todos los ptes con PDC
  - Neuroimagen: obtener TC sin contraste en el SU si es posible
    - Puede aplazar la neuroimagen hasta el alta si: edad < 40 años, examen neuro normal, sin indicios de enf intracraneal (sin trauma, sin Hx de cáncer o inmunosupresión, sin fiebre, cefalea ni uso de anticoag), y buen seguimiento tras el alta; el estudio ambulatorio preferido es la RM con contraste
    - RM con contraste > TC para evaluar tumores (sobre todo adultos mayores y Hx de cáncer), pero se puede hacer ambulatorio en la mayoría de los ptes si la TC es negativa
  - EEG: puede ser ambulatorio; solo es urgente en caso de AEM persistente, efectos adversos, Dx de encefalitis viral, intubado/paralizado, descartar estado epiléptico no convulsivo
- **Crisis episódicas**
  - Labs: electrolitos, EGO, concentraciones de FAE, ± RxT; ± lactato, CPK
  - Neuroimagen: considerar si difiere de la crisis anterior, duración prolongada desde la crisis más reciente, trauma u otra posible afección intracraneal
  - Mantener un diferencial amplio incluso si no se sabe de un trastorno convulsivo, sobre todo si los meds están en concentración terapéutica

Tratamiento
- Vías respiratorias: trompeta nasal, O₂ suplementario, succión, posicionamiento, puede ser necesario intubar si hay efectos adversos
- **Meds abortivos:** 1.ª línea: BZD (disponible i.v., i.m., i.n., bucal, rectal)
  - Lorazepam i.v. vs. midazolam i.m.: el midazolam i.m. no es inferior y puede ser superior al lorazepam i.v. respecto a terminar las crisis/necesidad de Tx de rescate, y es más rápido si no hay acceso i.v *(Epilepsia 2015;56(2):254; NEJM 2012;366(7):591)*
  - Lorazepam i.v. vs. diazepam i.v.: el lorazepam i.v. es superior al diazepam i.v. respecto a terminar las crisis/necesidad de Tx de rescate *(Cochrane Database Syst Rev 2014;(9):CD003723)*
  - Las opciones de 2.ª línea son el levetiracetam, la fosfenitoína o el valproato (eficacia e incidencia de eventos adversos similares *[NEJM 2019;381(22):2103]*)
  - Casos especiales con Tx de 1.ª línea alternativa: embarazo (Mg 4 g i.v.), tox por isoniazida (piridoxina 1 g)
- Si no hay crisis, Tx con FAE depende del riesgo de recurrencia: *(Ann Emerg Med 2014;63(4):437)*
  - 1.ª crisis (provocada o no provocada): no está indicado el uso de FAE si se recupera el edo. mental de base, no hay daño/enf cerebral estructural actual o conocido
  - Si hay Hx de trastorno convulsivo y ↓ concentraciones de FAE, cargar con FAE (v.o. o i.v.; fármaco domiciliario preferido)
  - Si hay Hx de trastorno convulsivo y concentraciones normales de FAE y no hay un desencadenante claro: contactar con quien provee atención ambulatoria para discutir ↑ la dosis de FAE

Paso	Antiepiléptico	Dosis
1	Lorazepam O	2-4 mg (0.1 mg/kg), repetir c/5-10 min si persiste la crisis
	Diazepam O	5-10 mg (0.2 mg/kg), repetir c/5-10 min si persiste la crisis
	Midazolam	5-10 mg (0.2 mg/kg), repetir c/5-10 min si persiste la crisis
2	Fenitoína O	1-1.5 g (10-15 mg/kg) durante 20 min
	Fosfenitoína O	1-1.5 g (15-20 mg/kg) durante 5-10 min
	Ácido valproico O	25-45 mg/kg (crisis de ausencia)
	Levetiracetam	1-1.5 g (en estudio; no incluido en directrices de la AAN/ACEP)
3	Fenobarbital	200-600 mg en bolo lento, luego 10-20 mg/kg si no hay resolución
4	Anestesia general con propofol, midazolam o pentobarbital ± paralizantes

Tx i.v. del estado epiléptico *(Epilepsy Curr 2016;16(1):48)*

Remisión
- Crisis provocada: remisión depende de la causa subyacente; si esta no se puede revertir rápidamente y el pte sigue en riesgo de crisis provocada recurrente, ingreso vs. observación
- Crisis no provocada: la mayoría de los ptes pueden ser dados de alta con seguridad si el seguimiento neuro cercano al estado mental, el examen y el seguimiento son normales (arriba)
- Si está tomando meds a largo plazo o tiene una 2.ª crisis, hablar con el neurólogo para que le ajuste la dosis o para que empiece a tomar un med a largo plazo
- Instrucciones explícitas de no conducir, manejar maquinaria peligrosa o realizar tareas en las que las crisis recurrentes puedan causar daños; en algunos sitios es obligado informar al departamento de vialidad
- Ingresar a todos los ptes con 2 o más crisis en unidad prehospitalaria/SU; puede necesitar UCI

Consejos y alertas
- Tratar las crisis por abstinencia al alcohol con BZD, casi nunca responde a la fenitoína

VÉRTIGO

Definición (Am Fam Physician 2017;95(3):154)
- Los mareos tradicionalmente se clasifican en 4 categorías: vértigo, presíncope, desequilibrio, aturdimiento; pero los ptes suelen tener dificultades para describir los síntomas y no pueden predecir la causa de los mareos (CMAJ 2011;183(9):E571)
- Vértigo: sensación de desorientación en el espacio combinada con la de movimiento/girar
- Puede deberse a causas benignas (por lo general, periférico) o mortales (normalmente central)
  - El central comprende ~10% de los casos; el ACV abarca ~4% (Mayo Clin Proc 2008;83:765–777)
  - FaR para el vértigo central: edad avanzada, varones, HTA, EAC, DM, FA, ACV/AIT

Diagnóstico diferencial del vértigo	
Periférico	CEx, compactación de cerumen, OM aguda, laberintitis, VPPB, enf de Ménière, neuronitis vestibular, fístula perilinfática, trauma, cinetosis, neurinoma del acústico, meds ototóxicos (p. ej., gentamicina, furosemida)
Central	Infección (encefalitis, meningitis, cerebritis), insuf arterial vertebrobasilar, Sx de robo de la subclavia, hemorragia o infarto cerebeloso o del tronco encefálico, migraña vertebrobasilar, trauma (Fx del hueso temporal, Sx posconmocional), tumor (tronco del encéfalo o cerebelo), EM, epilepsia del lóbulo temporal

Anamnesis y exploración física
- **Hx:** inicio y duración de los síntomas; cambios en posición y dirección; síntomas asociados (cefalea, neuro, disartria, cambios en la audición, DTo/aturdimiento, palpitaciones); circunstancias que rodean el inicio (trauma, lesión de cuello por torsión, manipulación del cuello, nuevos meds); HxM incluyendo meds
  - Distinguir entre vértigo y presíncope o aturdimiento
  - Abordaje TiTrATE: **Ti**ming (cronología), **Tr**iggers (desencadenantes), **A**nd a **T**argeted **E**xamination (y exploración dirigida) (Neurol Clin 2015;33(3):577), separa el vértigo en episódico desencadenado, episódico espontáneo o continuo
- **EF:** evaluar déficits neuro, nistagmo, examen cerebeloso, marcha, ± Dix-Hallpike; auscultar en busca de hematomas carotídeos, otoscopia, soplos cardiacos
  - Examen HINTS (impulso cefálico, nistagmo, prueba de inclinación) útil para distinguir la causa central de la periférica del Sx vestibular agudo (Stroke 2009;40(11):3504)
  - Se ha cuestionado el valor Dx del examen HINTS en el SU, ya que muchos ptes no cumplen los criterios de uso (vértigo continuo, nistagmo) (Acad Emerg Med 2021;28(4):387)
  - Maniobra Dix-Hallpike: se utiliza para el Dx del VPPB; se comienza en posición sentada, se acuesta rápidamente sobre la espalda, se extiende la cabeza del pte hacia atrás 45°, luego inmediatamente a la izq o a la der 45°, se mantienen los ojos del pte abiertos, se observa el nistagmo y los síntomas, se repite en el otro lado (NEJM 2014;370(12):1138)

Rasgos de la anamnesis y exploración del vértigo central vs. periférico		
	Periférico	**Central**
Cronología	Inicio agudo (s) Intermitente o constante A menudo se resuelve solo (s-h) Presente al inicio de la evolución	Inicio gradual (min-h) Progresivo y constante Presente más adelante en la evolución
Intensidad	Grave	Leve-moderada
Nistagmo	Siempre presente: unidireccional, fatigable horizontal o rotatorio (nunca vertical o con cambio de dirección)	Puede estar ausente o ser bidireccional Nistagmo vertical casi siempre de origen central
Impulso cefálico (con el pte sentado, la cabeza se empuja 10° a la izq/der con los ojos fijos en la nariz del examinador)	Sacada correctiva (movimiento rápido de ambos ojos)	Sin movimiento ocular
Prueba de inclinación (el sujeto mira hacia adelante, luego se tapa/descubre cada ojo)	Sin movimiento ocular	Desviación vertical del ojo cubierto tras destaparlo
Síntomas asociados	N/V intensos Causado por movimiento/posición ± pérdida de audición o acúfenos Examen normal del tronco encefálico/cerebelo	Náusea leve, a veces cefalea No afectado por movimiento No suele haber síntomas auditivos Puede tener un examen neuro anómalo

Evaluación
- ECG (descartar arritmia), glucosa y electrolitos, EGO, hCG (si está en edad fértil)
- Neuroimagen: indicado si hay hallazgos neuro o posible causa central
  - La modalidad preferida es la RM; TC craneal PRN para descartar hemorragia (p. ej., cefalea, trauma, anticoag); la TC tiene utilidad limitada para el cerebro/tronco encefálico
  - Considerar la angio-TC o angio-RM para evaluar la enf vascular (carótida, vertebrobasilar)

Tratamiento

- **Central:** alivio sintomático (antieméticos, BZD); consulta con neurología, AAS (si ACV isquémico); neuro-Qx (si ACV hemorrágico) y reversión de anticoag
- **Periférico:** por lo general cuidados de apoyo con meds contra el vértigo (diazepam 2-4 mg i.v./5-10 mg v.o., meclizina 25 mg v.o., difenhidramina, prometazina)
  - Para el VPPB, considere la posibilidad de probar la maniobra de Epley (o la maniobra de Epley modificada en casa)
  - Para la laberintitis bacteriana aguda: consulta con ORL, Abx i.v., suele exigir ingreso
  - Para Ménière: meds de apoyo, fomentar comer menos sal, diuréticos (HCTZ), seguimiento cercano de ORL

Remisión

- Alta una vez que los síntomas mejoran; seguimiento de MAP/ORL
- Ingresar si 1) central/ACV, 2) periférico con síntomas resistentes, 3) laberintitis bacteriana aguda

Consejos y alertas

- Más de la mitad de los ptes que acuden al SU con queja principal de «mareo» o «vértigo» pueden tener procesos no neurológicos (Mayo Clin Proc 2008;83:765–777)

Causas comunes del vértigo periférico	
Etiología	**Hallazgos**
VPPB (Otolaryngol Head Neck Surg 2008; 139(5 suppl 4): S47; Neurology 2008;70(22):2067)	• Debido a alteraciones de los otolitos en los canales semicirculares (a menudo posterior) • La causa más frecuente de vértigo periférico (prev. de por vida 2.4%; tasa anual de recurrencia del 15%) (NEJM 2014;370:1138-1147) • **Hx:** sensación de giro breve (s/min), episódica (< 1 min cada uno), precipitada por cambios en la posición de la cabeza (p. ej., darse la vuelta en la cama), intensa, se asocia con N/V • **Dx:** Dix-Hallpike causa síntomas y nistagmo unidireccional en > 70% • **Tx:** suele resolverse sin Tx (duración media de 7 días con canal horizontal, 17 días con canal posterior); la maniobra de Epley puede curar los síntomas en > 70% con 1 ciclo y casi 100% con ciclos sucesivos (Cochrane Database Syst Rev 2014;(12):CD003162)
Laberintitis • Viral • Bacteriana aguda • Tóxica	• Inflamación del oído interno secundaria a infección o toxina externa • Se distingue de la neuronitis vestibular por afectar la audición • **Viral/serosa:** suele haber IVRS/OM concomitante o reciente, puede haber hipoacusia; no suele ser tóxica, posible fiebre leve; descartar VVZ (Ramsay Hunt, asociado con erupción vesicular/parálisis del nervio facial) que requiere aciclovir i.v. e ingreso; el Tx habitual es de apoyo (antieméticos, hidratación); otras causas son CMV, rubéola, paperas, sarampión • **Bacteriana aguda:** OM coexistente ± colesteatoma (sobre todo si tomó Abx) o meningitis; síntomas graves, hipoacusia; tóxicos, con fiebre; Tx con Abx i.v. ± consulta con ORL para miringotomía; ingresar (única causa de vértigo periférico que suele necesitar ingreso) • **Tóxica:** debido a la ototoxicidad de la medicación; síntomas progresivos, a menudo con hipoacusia, acúfenos, SIN nistagmo
Neuronitis vestibular (Prim Care 2014;41(1):115)	• Trastorno no inflamatorio de sistema vestibular (posible causa viral secundaria) • **Hx:** aparición súbita, intensa, vértigo aislado (sin síntomas auditivos); progresivo durante horas y luego baja gradualmente, pero puede tener síntomas leves persistentes durante sem/meses; puede haber Hx de infección/toxina anterior; ± nistagmo, marcha anómala (caída hacia el lado afectado) • **Tx:** sintomático (véase más arriba), tranquilización • Se resuelve en días a meses
Enfermedad de Ménière (J Vestib Res 2015; 25(1):1)	• Aumento de la presión en el sistema endolinfático del oído interno, debido a una causa conocida (metabólica, endocrina, trauma, meds, etc.) o idiopática • **Hx:** tétrada clásica: vértigo episódico intenso (con N/V, que dura de min a h, a menudo el síntoma más grave), cambios unilaterales de la audición, acúfenos y sensación de llenado o presión en el oído; seguido de fatiga y náusea inespecíficas × días, luego remisión prolongada sin síntomas • **Tx:** cuidados de apoyo, evitar los desencadenantes, si es grave puede justificar pruebas con diuréticos o corticoides (datos de apoyo limitados)
Neurinoma del acústico (también llamado schwannoma vestibular)	• Neoplasia benigna intracraneal que surge de las células de Schwann que recubren el nervio vestibular o coclear; causa síntomas tanto por afectar la transmisión en el nervio afectado como por efecto de masa • **Hx:** inicio gradual, pérdida de audición neurosensorial unilateral progresiva (síntoma más común), ± acúfenos, cefalea, desequilibrio (rara vez vértigo franco), debilidad/entumecimiento facial, se asocia con NF tipo 2 • **Dx:** a diferencia de otras causas de vértigo periférico, el Dx requiere neuroimagen (RM con contraste) • **Tx:** observación (si hay pocos síntomas), resección Qx, RT estereotáctica

TRASTORNOS DE LOS NERVIOS CRANEALES

Caída facial (*Ann Emerg Med* 2018;71(5):618)
- **Definición:** debilidad unilateral de los músculos faciales, con o sin otros déficits neurológicos; puede deberse a causas centrales (motoneurona superior) o periféricas (motoneurona inferior)
- La fuerza del cierre de los ojos y la elevación de las cejas ayudan a diferenciar entre causas centrales y periféricas:
  - Las causas centrales *no afectan* la frente debido a la inervación B/L → eval Dx para ACV
- Medición capilar de la glucemia a pie de cama, ya que la hipoglucemia puede provocar esta situación

	Diagnóstico diferencial de la caída facial
Ubicación	**Diferencial**
Periférica	Parálisis de Bell (idiopática), lesión del nervio facial, pos-Qx (parotidectomía), infecciosa (enf de Lyme, VHS, mastoiditis), neurinoma del acústico, neoplasia parotídea, botulismo, sarcoidosis, VVZ (Sx de Ramsay Hunt)
Central	ACV/AIT, hemorragia intracraneal, parálisis de Todd, Sx de Guillain-Barré, vasculitis/arteritis cerebral, EM, miastenia grave, parálisis supranuclear progresiva, infección (meningitis, encefalitis, absceso cerebral), lesión en masa, sarcoidosis, Lyme

Localización de la lesión en la caída facial					
Ubicación	**Cara superior**	**Lacrim**[a]	**Saliva**[a]**/Gusto**[b]	**± Síntomas asociados**	**Causas habituales**
Corteza[c]	Intacto	Intacto	Intacto	MS débil	Infarto
Subcortical[c]	Intacto	Intacto	Intacto	MS débil	Infarto
Puente	Débil	Intacto	Intacto	MS débil/entumecido, ataxia, nistagmo, parálisis NC VI	Infarto, glioma, EM
Ángulo pontocerebeloso	Débil	Intacto	Intacto	Acúfenos, ataxia facial, nistagmo	Neoplasia, MAV, sarcoidosis
CAI proximal al ganglio geniculado	Débil	Cambio	Cambio	Acúfenos, hipoacusia, nistagmo	Parálisis de Bell, neurinoma del acústico, Ramsay Hunt
CAI/CF distal al ganglio geniculado	Débil	Intacto	Cambio	Acúfenos, hipoacusia, nistagmo	Parálisis de Bell, neurinoma del acústico, OMA
NF distal a FEM	Débil	Intacto	Intacto	Ninguno (excepto si es por trauma, parótida)	Lesión en la cabeza, vía parotídea

[a]Lacrimación y salivación inervadas desde el núcleo del nervio salival superior en el puente a través de los nervios intermediario y cuerda del tímpano (solo salivación).
[b]El gusto es inervado desde el núcleo de la fascia solitaria en el puente a través del nervio intermediario y la cuerda del tímpano.
[c]Lesiones corticales y subcorticales C/L a los síntomas (todas las demás, I/L).
CAI: conducto auditivo interno; CF: conducto facial; FEM: foramen estilomastoideo; FN: nervio facial (*NEJM* 2004;351(13):1323–1331).

PARÁLISIS DE BELL

Anamnesis (*Otolaryngol Head Neck Surg* 2013;149(3 suppl):S1)
- Inicio agudo (durante horas), caída facial unilateral indolora que afecta la frente, ± otalgia, disgeusia, hiperacusia, ojo seco, ± parestesias en las mejillas/boca (pero la pérdida sensorial real sugiere una lesión central)
  - FaR: adulto, DM, embarazo, exposición a garrapatas, HTA, IVRS reciente
  - Evaluar el riesgo de una enf más preocupante: FaR para AIT/ACV, síntomas de neoplasia, etc.
- Representa el ~50% de todas las parálisis faciales (*Otolaryngol Clin North Am* 1991;24(3):613). Puede ser B/L, pero esto requiere mayor Dx
- Causas poco claras (propuesta: mononeuropatía isquémica, reactivación del VHS en el ganglio geniculado) (*J Neurol* 2020;267(7):1896)

Exploración física
- La parálisis *debe incluir la frente*; incapacidad para sonreír o cerrar los ojos, sialorrea, hiperacusia
  - Evaluar los cambios en el lagrimeo, la salivación y el gusto (*véase arriba*)
- Buscar indicios de causas específicas; p. ej., eritema migratorio (Lyme), vesículas (VHS)

Evaluación
- Las pruebas analíticas y de imagen no están indicadas de forma rutinaria si la presentación es típica, considere prueba para Lyme
- Si la presentación es atípica, otros signos, síntomas sistémicos: neuroimagen y consulta neurológica

Tratamiento (Neurology 2012;79(22):2209; CMAJ 2014;186(12):917)
- Lágrimas artificiales, pegar el párpado antes de dormir para evitar lesiones en la córnea (no se pueden cerrar los párpados)
- Prednisona 60 mg c/24 h × 5, luego disminución lenta (NNT 11) (Cochrane Database Syst Rev 2010;3:CD001942)
- No hay Abx/antivirales empíricos, pero considérelos además de los corticoides si existe la sospecha o es grave: aciclovir (VHS), doxiciclina (Lyme)
  - No hay un beneficio claro del Tx antiviral sobre la parálisis de Bell (Cochrane Database Syst Rev 2009;4:CD001869)

Remisión
- Alta a casa, tranquilizar, seguimiento de neuro si la parálisis persiste durante meses o empeora
- Pronóstico: > 70% de recuperación completa en 3-5 meses, secuelas graves en < 5% (Acta Otolaryngol Suppl 2002;(549):4)

DIPLOPÍA

Abordaje (Semin Neurol 2010;30:54)
- Binocular (síntomas solo con ambos ojos abiertos) vs. monocular (oftalmológico primario)
- Hx: momento de aparición, dirección de la diplopía, presencia de dolor, otros síntomas asociados

Diagnóstico diferencial de la diplopía	
Ubicación	**Diferencial**
Binocular	Trombosis de la arteria basilar, aneurisma, disección de la arteria vertebral, neuropatía isquémica, HICI, atrapamiento, miositis o masa orbitaria, miopatía tiroidea, Miller-Fisher, EM, migraña, masa o infarto del tronco encefálico, trombosis del seno cavernoso, Wernicke, miastenia grave, botulismo, meningitis
Monocular	Astigmatismo, cataratas, luxación del cristalino, ojos secos

Neuropatías craneales específicas
- Parálisis oculomotora (NC III): diplopía en todas las direcciones excepto la mirada lateral hacia el lado afectado
  - Examen con el ojo afectado desviado hacia abajo y hacia afuera con pupila dilatada y ptosis
  - Si hay isquemia microvascular secundaria (HTA, DM), clásicamente la pupila no se ve afectada
  - Si hay compresión secundaria (aneurisma), la pupila clásicamente se dilata
- Parálisis troclear (NC IV): diplopía rotacional que empeora al mirar hacia abajo y hacia la nariz
- Parálisis del abducens (NC VI): diplopía que empeora con la mirada lateral hacia el lado afectado
- Dxd de mononeuropatía aislada: proceso desmielinizante, vasculopatía hipertensiva o diabética, compresión por aneurisma, PIC elevada (más comúnmente NC VI)
- Dxd de neuropatía craneal múltiple: infección o masa del seno cavernoso (NC III, IV, VI), infección del SNC, neoplasia, enf metabólica

HEMORRAGIA INTRACRANEAL

Panorama general (Emerg Med Clin North Am 2016;34(4):883)
Abordaje
- Acceso i.v. inmediato; umbral bajo para la intubación si la ECoG es < 8 o está en declive; evaluar indicios de herniación (dar Tx empírico hiperosmolar); neuroimagen de urgencia, consulta con neuro-Qx/neurología
- Atender las enfermedades concurrentes que ponen en riesgo la vida (p. ej., ATLS, ACLS)
- Los ptes con HIC pueden descompensarse rápidamente secundario a ↑ PIC

Anamnesis y exploración física
- **Hx:** agudeza/momento de inicio, posición, gravedad, duración, circunstancias que rodean el inicio (trauma, esfuerzo, Valsalva, cocaína), síntomas asociados (cefalea, N/V, cambios de la visión, síntomas neuro focales, cambios del habla o conductuales, fatiga, dolor de cuello, crisis, AEM), HxM (HTA, cáncer, conjuntivopatías), HxF (HIC, aneurisma/MAV, PQR), HxS (EtOH, cocaína), Meds (anticoag, antiplaq)
- **EF:** SV; NIHSS (véase la sección sobre ACV isquémico), ECoG, motor/sensorial y coordinación, signos meníngeos, trauma

- Signos de hernia inminente: ↓ ECoG, pupila asimétrica no reactiva, postura de decorticación o descerebración, reflejo de Cushing (↑ PA, ↓ FC)

Evaluación
- BH, QS, TP/INR, TTP, G&C
- TC de cráneo sin contraste inmediata para evaluar la localización y extensión de la hemorragia
  - Según el tipo de HIC, la angio-TC puede ayudar a discernir una causa vascular (p. ej., MAV, aneurisma) o la extravasación activa de contraste (signo de la mancha)
- La RM es útil para detectar la lesión subyacente (ACV, masa), pero, por cuestiones de tiempo, es preferible la TC
- Consulta neuro-Qx: si ↑ PIC y ↓ ECoG, puede necesitar perno, drenaje, craneotomía vs. craniectomía

Tratamiento (Stroke 2015;46(7):2032)
- Revertir anticoag: véase la sección sobre la reversión de la anticoagulación en el cap. 11
- Optimizar la PA (PAS > 90 y < 140-160 mm Hg): nicardipino, clevidipino, labetalol, esmolol gtt de 1.ª línea; considerar enalaprilat o labetalol i.v. si no se necesita gtt continuo
  - Ensayo INTERACT2: no hay mejoría en los resultados de muerte o discapacidad grave con el Tx intensivo de la PA (PAS < 140 mm Hg) en comparación con el habitual (PAS < 180 mm Hg), pero la reducción intensiva de la PA parece segura y los resultados secundarios son superiores, incluidos los resultados funcionales (NEJM 2013;368(25):2355)
  - Ensayo ATACH2: no hay mejor resultado de muerte o discapacidad grave con el Tx intensivo de la PA (PAS < 140 mm Hg) en comparación con el habitual (PAS < 180 mm Hg), mayores eventos adversos en el grupo de Tx intensivo (NEJM 2016;375:1033)
- Protección cerebral: elevación de la cabecera a 30°
  - Limitar ↑ de glucosa, hipertermia, ↑ O₂, ↑ CO₂, convulsiones
- Tx hiperosmolar para disminuir la PIC si hay signos de herniación: solución salina hipertónica/manitol
  - No se ha demostrado que alguno de los dos mejore la mortalidad o el resultado funcional, pero algunos estudios pequeños sugieren que la solución salina hipertónica puede ser superior (Crit Care 2018;22:37)
- La profilaxis de las convulsiones no se recomienda universalmente, solo si hay evidencia clínica o EEG de crisis; considerar el EEG continuo en caso de AEM/coma (Stroke 2009;40(12):3810)
- El ensayo TICH-2 de TXA en la HIC < 8 h después del inicio no mostró beneficio de recuperación funcional a los 90 días (no hubo beneficio de reducción de la muerte a los 7 días (no a los 90 días) y menor crecimiento del hematoma a lo largo de 24 h con bajo riesgo de eventos adversos (Lancet 2018;391:2107)

Hemorragia subaracnoidea

Panorama general (Stroke 2012;43:1711; West J Emerg Med 2019;20(2):203)
- Definición: hemorragia aguda en el espacio subaracnoideo entre la piamadre y la aracnoides; puede ser traumática (a menudo focal) o atraumática (p. ej., rotura de aneurisma, MAV; a menudo generalizada)
  - El 85% de las HSA atraumáticas se deben a la rotura de un aneurisma, pero entre el 30 y el 50% de ellas pueden haber tenido una hemorragia centinela previa (fuga); es importante tener en cuenta la hemorragia centinela en el Dxd de la cefalea

Anamnesis y exploración física
- Hx: clásicamente, cefalea en trueno, dolor máximo dentro de la hora, «la peor cefalea de la vida», ± dolor de cuello, N/V, fotofobia, síncope o AEM, déficits neuro focales, convulsiones
  - Signos de alerta: esfuerzo/Valsalva, dolor de cuello, llegada en ambulancia, PDC, N/V
  - FaR: edad > 60 años, HxF (4× riesgo), HTA, tabaco, alcohol, cocaína, anfetaminas, PQR, trastornos del colágeno/tejido conjuntivo
- EF: los rangos se basan en la gravedad; si la hemorragia centinela es de bajo grado, puede tener un examen neuro normal, o si es de alto grado con una ECoG baja, puede estar obnubilado; evaluar en busca de fotofobia y rigidez nucal; puede haber parálisis motora ocular secundaria a compresión del aneurisma

Evaluación
- Regla de la HSA de Ottawa: si se presenta uno de los criterios, sugiere que el pte debe recibir una eval Dx completa (Sen 100%, Esp 15%) (JAMA 2013;310(12):1248)

Regla de la HSA de Ottawa (BMJ 2010;341:c5204)		
Edad > 40	Se aplica a:	Criterios de exclusión:
Dolor o rigidez de cuello	Edad > 15	Nuevo déficit neurológico
PDC presenciada	Nueva cefalea atraumática intensa	Aneurisma o HSA anterior
Inicio durante el esfuerzo	Intensidad máxima dentro de la hora	Tumor cerebral conocido
Cefalea en trueno (pico de dolor en 1 s)		Cefalea crónica recurrente
Flexión limitada del cuello al examen		

- TC de cráneo sin contraste: en los ptes con baja PPP (*bajo riesgo* según anamnesis y examen neuro normales): Sen 100% (−LR 0.01) si es dentro de las 6 h, 89% si es más tarde (*BMJ* 2011;343:d4277; *Acad Emerg Med* 2016;23(9):963–1003)
  - Criterios de inclusión: Hct > 30%, cefalea en trueno aislada sin convulsiones, síncope o dolor de cuello, la TC debe ser de 3.ª o más reciente, leída por el radiólogo de guardia con indicación de cefalea en trueno (*Stroke* 2016;47(3):750)
- PL (recomendada si la TC no es definitiva por factores de tiempo, interpretación o del pte): ↑ presión de apertura (> 20 cm H_2O), eritro, xantocromía (Sen 100% si > 12 h)
  - No se ha establecido un «límite inferior» para los eritrocitos: se han estudiado múltiples «umbrales de prueba», entre ellos la xantocromía visible (Sen 31%, Esp 98%), eritro < 1 K × 10^6/L en el tubo 4 (Sen combinada de 76%, Esp 88%; +LR 5.7, −LR 0.21); bilirrubina espectrofotométrica (Sen 100%, Esp 95%; +LR 28.8, −LR 0.22) (*Acad Emerg Med* 2016;23(9):963–1003)
  - Utilizar la toma de decisiones compartida, baja utilidad diagnóstica después de la TC si se realiza dentro de las 6 h (*J Emerg Med* 2016;50(4):696); si se hace después de 6 h, la PL reveló aneurisma en el 0.4% (*Acad Emerg Med* 2015;22(11):1267)
- Angio-TC: alcanza una Sen del 98% para hemorragias; si la angio-TC y la TCSC son negativas, la probabilidad posprueba de HSA es < 1% (*Acad Emerg Med* 2010;(4):444)
  - La angio-TC con toma de decisiones compartida puede usarse como alternativa a la PL después de una TCSC negativa si hay riesgo alto de HSA (*Ann Emerg Med* 2019;74(19):e41)
  - Obtener una angio-TC si se diagnostica una HSA para localizar el aneurisma/MAV
- Angiografía convencional: patrón de referencia para localizar aneurismas/MAV si la angio-TC es negativa

Tratamiento
- *Véase* el *Abordaje* más arriba; la consulta temprana con neuro-Qx es fundamental para aplicar espirales (*coils*)/clips al aneurisma
- Según las directrices, el objetivo de la PAS es < 160 mm Hg (*Stroke* 2012;43(6):1711), pero algunos consideran < 140
- El 70% de las HSA tendrán vasoespasmo (por lo general, en 3-21 días, con un pico a los 7-10 días), lo que provoca isquemia cerebral retardada; debe iniciarse nimodipino (60 mg c/4 h v.o.) antes de las 96 h de la HSA

Remisión
- Ingreso, puede necesitar la UCI; el pronóstico depende de la gravedad, los síntomas neuro y la ECoG

Hematoma subdural y epidural
Panorama general
- **Definición:** hemorragia en los espacios subdural o epidural debido a trauma (HE, HSD) o desgarro de las venas puente por una lesión por aceleración/desaceleración rápida (HSD); ocasionalmente, no hay Hx de traumatismo (HSD)
- Ambos causan síntomas como resultado del efecto de masa en el parénquima cerebral y son urgencias neuro-Qx

Anamnesis, exploración física, evaluación y tratamiento
- *Véase* la sección sobre HE y HSD en el cap 18 de *Trauma*, así como el *Abordaje general* anterior sobre HIC

Hemorragia intraparenquimatosa no traumática
Panorama general (*Lancet* 2018;392(10154):1257)
- **Definición:** hemorragia a menudo en la sustancia blanca subcortical o (menos probable) en el tronco encefálico, causando síntomas debido al efecto de masa, edema vasogénico e inflamación localizada
- Clasificada como primaria (HTA, angiopatía amiloide) o secundaria (coagulopatía, MAV o fístula AV, aneurisma, neoplasia, TVSC, vasculitis, endocarditis, SERP, conversión hemorrágica de infarto isquémico)
- La hemorragia intraventricular y la hidrocefalia son factores pronósticos independientes (*Stroke* 1998;29(7):1352)

Aspecto típico y localización de las causas no traumáticas más frecuentes		
Causa	**Ubicación típica**	**Aspecto típico**
HTA	Cápsula int, tálamo, cerebelo/puente	Redondo, homogéneo
CAA	Lobular (cortical/subcortical)	Redondo, homogéneo
Coagulopatía	Lobular	Forma irregular
ªNeoplasia	Variable; puede ser múltiple	Edema circundante

ªNeoplasias comunes: tumores primarios del SNC, melanoma, pulmón, mama (*Semin Roentgenol* 2014;49(1):112–126).

Anamnesis, exploración física, evaluación y tratamiento
- *Véase* el *Abordaje* anterior de la HIC

Remisión
- Ingresar a neurología si no hay indicios de aneurisma/MAV en la angio-TC; a menudo requiere UCI

ACV ISQUÉMICO

Panorama general

Abordaje (Neurosurgery 2019;85:S38)
- Requiere evaluación inmediata y rápida; la utilidad de la trombólisis se ve limitada por el tiempo
- Acceso i.v. inmediato, telemetría, O_2 complementario si hay hipoxia, consulta con neuro si es candidato a tPA
- Evaluación rápida del ABC: si la ECoG < 8 pero la FR y la O_2 son normales, sopesar riesgos y beneficios de enviar al pte a la TC sin intubación; intubarlo si se teme un deterioro inminente
  - Si es posible, obtener la voluntad anticipada del pte (objetivos de atención) para orientar la reanimación
- Todos los ptes necesitan una prueba de glucosa capilar para descartar la hipoglucemia como causa de los síntomas
- El objetivo es descartar el AIT, las CEP y la HIC lo antes posible y suministrar líticos si la cronología lo amerita e identificar la OVG para una posible trombectomía

Anamnesis
- Establecer hora del inicio (si no se presenció, establecer la hora de la «última vez que se le vio bien»), progresión de los síntomas (estable vs. mejoría), circunstancias que rodean el inicio (salud reciente, trauma, convulsiones, toxinas), síntomas médicos (DTo, disnea, N/V)
  - Los motivos de consulta pueden ser vagos (AEM, entumecimiento, debilidad, Δ visuales, disartria)
- Evaluar los FaR para el ACV isquémico (HTA/HLD, DM, FA, EAC/EVP, ICC, valvulopatía, estados hipercoagulables, AOP [5-10% de la población con AOP clínicamente significativo])
- Evaluar otras causas (véase tabla), incluso el recrudecimiento («desenmascaramiento») de un antiguo ACV

Diagnóstico diferencial del ACV isquémico	
SNC	AIT, HIC, neoplasia, convulsiones (parálisis de Todd), recrudecimiento de un ACV anterior (p. ej., infección secundaria, metabólico, HD; puede que no se conozca el antecedente de un ACV), migraña compleja, TSVC
Vascular	Disección aórtica, disección arterial cervical (carótida, vertebral), endocarditis, encefalopatía por HTA, SERP
Tóxica/metab	↓ glucosa, ↑↓ Na, encefalopatía de Wernicke, tox por drogas
Hematológica	PTT
Otros	Parálisis de Bell, trastorno de conversión, criptogénica (causa desconocida; 25%)

Exploración física
- Examen neurológico rápido pero detallado con la Escala de ACV de los NIH (véase más abajo) (Stroke 2018;49(3):e46)
  - Puntuación > 6: Sen 87%, Esp 52% para OVG; > 10 Sen 73%, Esp 74% (Stroke 2018;49(3):e111)
  - NIHSS: valor limitado en el ACV de la circulación posterior y parietal (Arch Neurol 2001;58(4):621)
- Revisar si hay arritmias, soplos y si hay sangre oculta en el recto si se considera usar líticos

Escala de ACV de los NIH (NIHSS) (Stroke 1994;25:2220)		
Variable	**Hallazgo**	**Puntos**
Consciencia	Alerta, gran capacidad de respuesta	0
	Despierta con estimulación menor	1
	Despierta con estimulación repetida o dolorosa	2
	Coma	3
Orientación (mes actual, edad)	Responde ambas cosas correctamente	0
	Responde 1 correctamente	1
	No responde ninguna correctamente	2
Comandos (cerrar ojos, sujetar)	Realiza ambas cosas correctamente	0
	Realiza 1 correctamente	1
	No realiza ninguna correctamente	2
Mejor mirada	Normal	0
	Parálisis parcial (sin desviación forzada)	1
	Paresia total de la mirada o desviación forzada	2
Campos visuales	Sin pérdida visual	0
	Hemianopsia parcial	1
	Hemianopsia total	2
	Hemianopsia bilateral (ciego)	3
Parálisis facial	Ninguna	0
	Parálisis menor (p. ej., pliegue nasolabial aplanado)	1
	Parálisis parcial (casi total en parte inferior de la cara)	2
	Parálisis total (cara inferior/superior total)	3

Brazo móvil (deriva de 10 s)	Sin deriva	0
	Deriva pero no golpea la cama	1
	Algún esfuerzo pero deriva a la cama	2
	Ningún esfuerzo contra la gravedad	3
	Sin movimiento	4
Pierna móvil (deriva de 5 s)	Sin deriva	0
	Deriva pero no golpea la cama	1
	Algún esfuerzo pero deriva a la cama	2
	Ningún esfuerzo contra la gravedad	3
	Sin movimiento	4
Ataxia (dedo/nariz, talón/espinilla)	Ausente	0
	Presente en 1 extremidad	1
	Presente en 2 extremidades	2
Sensorial	Normal	0
	Pérdida leve-moderada («el pinchazo se siente menos agudo»)	1
	Pérdida grave-total	2
Habla (escritura si está intubado) (nombrar objetos, imágenes)	Normal, sin afasia	0
	Cierta pérdida de fluidez o comprensión	1
	Afasia intensa; fragmentada	2
	Mudo, afasia global	3
Disartria (hacer que el pte lea lista de palabras)	Normal	0
	Arrastra algunas palabras, pero comprensible	1
	Intensa, ininteligible	2
Extinción/inatención (estimulación bilateral)	Sin anomalías	0
	Inatención o extinción a la estimulación B/L	1
	Hemiinatención profunda	2
Puntuación < 5 = menor, > 20 = déficit neurológico grave		

Evaluación

- BH, QS, TP/INR, troponina, EGO, G&C, (+/- VES si hay posibilidad de ACG, examen tox, TSH)
- ECG: puede revelar FA; las ondas T cerebrales (precordiales profundas y simétricas) sugieren ↑ PIC (raro)
- TC sin contraste: descartar hemorragia y otras causas; evaluar indicios tempranos de infarto (pérdida de diferenciación gris-blanco, borrado de surcos, efecto de masa; segmento de vaso hiperdenso)
- Angio-TC: descartar disección arterial; localizar el trombo y la OVG y mapear las limitaciones vasculares (p. ej., estenosis, tortuosidad) para ayudar a guiar posible Tx endovascular
- RM: Sen y Esp más altas para el ACV en el contexto agudo (inicialmente ↑ DWI y ↓ ADC; después de 6 h ↑ FLAIR en T2; después de 16 h ↓ señal T1), pero a menudo no está disponible inmediatamente
- Imágenes por perfusión: perfusión por TC (PTC; preferido, puede realizarse con angio-TC) o por RM (PRM), útil para evaluar el núcleo isquémico (infarto irreversible) y el tejido en riesgo (penumbra isquémica)
- En los ptes que se presenten 6-24 h después de la última vez que se les vio sanos (tiempo LKW, *last known well*) con NIHSS > 6, obtener angio-TC con PTC, RM-DWI o PRM para determinar si es candidato para Tx endovascular
- Ecocardiografía: evaluar posibles trombos auriculares y ventriculares, valvulopatía mitral, mixoma, AOP; el rendimiento Dx es del 4-10% (ETT) y 11-41% (ETE), pero los hallazgos (+) suelen cambiar el Tx a largo plazo; es más útil en ptes con ECG anómalo o posible fuente embólica (*Postgrad Med J* 2014;90(1066):434–438)
- Una vez diagnosticado el ACV, evaluar los FaR (HbA1c, pruebas de lípidos) y guiar prevención 2.[a]

Ataque isquémico transitorio

Panorama general (*Stroke* 2014;45(7):2160)

- **Definición:** disfunción neuro focal aguda secundaria a isquemia por oclusión arterial (trombótica o embólica) pero que se resuelve totalmente en 24 h (por lo general, < 1 h) y no se asocia con infarto tisular residual; señala ↑ riesgo de ACV por fisiopatología subyacente común
- Causas: a menudo episodio tromboembólico (FA, AOP, ateroesclerosis), enf de vasos pequeños o estenosis fija de vasos grandes con PA ↓ transitoria
- Riesgo de ACV tras un AIT: > 5% a los 2 días, > 10% a los 90 días (*JAMA* 2000;284:2901)
- La puntuación ABCD[2] puede predecir el riesgo, pero no debe sustituir al juicio clínico ni determinar la urgencia del seguimiento

Puntuación ABCD²: riesgo de ACV tras un AIT						
Factor	Criterios	Pts	Riesgo de ACV a 7 días[a]		Riesgo de ACV a 7 días[b]	
Age (edad)	Edad > 60 años	1	0 pts	0%	< 4 pts	2.3%
BP (PA)	1.ª PA > 140/90	1	1 pt	0%	≥ 4 pts	10.2%
Clinical signs (signos)	Debilidad motora ± habla	2	2 pts	0%		
	Alteración aislada del habla	1	3 pts	0%	**Riesgo de ACV a 90 días²**	
Duración	> 60 min	2	4 pts	2.2%	< 4 pts	2.4%
	10-59 min	1	5 pts	16.3%	≥ 4 pts	7.2%
Diabetes	Requiere meds/insulina	1	6 pts	35.5%		

[a] Estudio original (comunidad única, RU) (*Lancet* 2005;366(9479):29–36).
[b] Metaanálisis conjunto de 29 cohortes (*Neurology* 2015;85(4):304–305). Hasta 1/3 de los ptes con simuladores de AIT pueden tener ABCD² ≥ 4, y 1/3 de los ptes con AIT verdadero tienen ABCD² < 4. Además, 1/5 de los ptes con ABCD² < 4 tienen una estenosis carotídea > 50%, lo que requiere seguimiento urgente. Por lo tanto, la puntuación debe venir acompañada del juicio clínico, la eval de otros FaR de ACV (estenosis arterial cervical), y se debe considerar mantener la consulta con neuro en SU para guiar el Tx y la urgencia del seguimiento.

Anamnesis y exploración física
- *Véase* el *Abordaje*; si es agudo, se debe hacer hincapié en la eval del grado de resolución

Evaluación
- Si los síntomas no se resuelven por completo (NIHSS > 0): eval Dx como ACV agudo (TC y angio-TC sin contraste)
- Si los síntomas se resuelven por completo (NIHSS = 0): puede aplazar la TC y obtener una RM/ARM antes de 24 h, a menos que haya otras causas posibles (p. ej., crisis parcial secundaria a neoplasia subyacente)
- Evaluar causa del AIT (ECO, imagen carotídea, Holter, RM/ARM), en general con el pte ingresado

Tratamiento *(Stroke 2013;44(3):870; Stroke 2014;45(7):2160)*
- El Tx se centra en la reducción del riesgo a corto y largo plazo
- AAS (325 mg c/24 h) ± clopidogrel (75 mg c/24 h) según la gravedad de la estenosis intracraneal
- Control de la PA: en el contexto agudo, puede ser razonable evitar el control activo de la PA durante > 24 h, a menos que esté muy alta (> 220/120) o que exista un problema médico que requiera una ↓ PA; si la PA sigue siendo alta después de varios días, el Tx debe ser con una PA objetivo < 140/90
- Tx con estatinas sin importar el valor de LDL
- Anticoag si hay datos de FA/AA (antagonistas Vit K o ACOD); si está CI, AAS ± clopidogrel
- Revascularización carotídea: recomendado para estenosis de alto grado (> 70%) y moderada (50-69%, NNT 15; si no es de alto riesgo Qx, no reduce el riesgo si la estenosis < 50%; si se puede realizar la EndartCo, se prefiere a la AGDC *(Cochrane Database Syst Rev 2012;9:10:662–668)*
- Modificaciones del estilo de vida: detectar y Tx la DM, pérdida de peso, dieta/baja en sal, ejercicio, ↓ EtOH, ↑ tabaco, estudio del sueño

Remisión
- Ingreso si es el 1.er AIT, varios AIT en poco tiempo, cardiogénico o en circulación posterior
  - En algunos centros de ACV, algunos casos pueden tratarse de forma ambulatoria (p. ej., eval Dx completa reciente)
- El ABCD² es un dato útil pero no está bien validado como herramienta de derivación

Consejos y alertas
- Los AIT recurrentes con diferentes síntomas probablemente sean émbolos cardiacos; si son los mismos síntomas, probablemente sean cerebrales

ACV isquémico
Panorama general
- **Definición:** disfunción neuro focal aguda secundaria a isquemia que causa infarto tisular, a menudo debida a una oclusión arterial aguda (embólica > 25%, trombótica > disección vascular, etc.) o a una estenosis fija con hipotensión

Anamnesis, exploración física y evaluación
- *Véase* el *Abordaje*; si es agudo, la eval inicial no debe retrasar la obtención de imágenes ni la decisión de administrar Tx fibrinolítico (aparte de la revisión de las CI)
- Los síntomas y resultados de los exámenes dependen de la distribución arterial afectada (*véase* tabla)
- Circulación anterior: déficit motor/sensorial unilateral (p. ej., entumecimiento, debilidad, caída facial, ceguera monocular [amaurosis fugaz], afasia)
- Circulación posterior: síntomas no lateralizantes (p. ej., diplopía, disartria, disfagia, ataxia)
- Puntuación del programa de TC temprana para los ACV de Alberta (ASPECT): escala de 10 pts para cuantificar la carga isquémica del territorio de la ACM; se ha estudiado como herramienta de cribado para la elegibilidad del Tx endovasc *(North Am Ed 2016;387(10029):1723)*
  - 10 pts: sin cambios isquémicos; < 6 pts: alta carga isquémica, beneficios con Tx endovasc
  - La puntuación puede empeorar con el tiempo (deterioro de la «ASPECTS»), por lo que es importante repetir las imágenes cuando el pte sea trasladado desde el servicio de salud ocupacional *(J NeuroIntervent Surg 2015;7(1):22)*

Patrones comunes del ACV isquémico	
Localización de ACV	**Presentación**
Arteria oftálmica	Pérdida de visión monocular transitoria e indolora (a menudo embolia de la ACI)
Arteria carótida interna	Ver AC anterior y AC media: déficits motores y sensoriales profundos
Arteria cerebral (AC) anterior	Hemiparesia y pérdida sensorial C/L (pierna, periné > brazo, cara) ± deterioro del juicio/confusión, ± incontinencia (debilidad del piso pélvico), ± Sx de desconexión (↓ consciencia del cuerpo I/L, secundario a infarto del cuerpo calloso)
AC media	Hemiparesia y pérdida sensorial C/L (cara, brazo > pierna, periné) ± afasia (si es en el hemisferio dominante; Broca/receptiva [frontal] o Wernicke/expresiva [temporal]) o negligencia (si es en el no dominante)
AC posterior	Hemianopsia homónima ± ceguera cortical
	± Agnosia (reconocimiento de objetos), alexia (reconocimiento de palabras), prosopagnosia (reconocimiento de caras), déficits de memoria
	± cambios sensoriales C/L prominentes sin parálisis (tálamo)
Arteria lacunar	Hemiplejía pura (puente/cápsula interna), sensorial pura (tálamo), Sx de mano torpe y disartria (puente), paresia unilateral de las piernas y ataxia (puente/cápsula interna)
Sx comunes de la fosa posterior (QJM 2013;106(7):607–615)	
Arteria cerebelosa posteroinferior (Sx medular lateral, Wallenberg)	SIN déficits motores Sensorial: pérdida sensorial *cruzada* en cara I/L, brazo/pierna C/L Ataxia: ataxia de los miembros I/L y tronco Oculobulbar: ocular (diplopía, nistagmo, torsión ocular), bulbar (disartria, disfagia, hipo, desviación uvular) Síntomas autonómicos: Sx de Horner
Art cerebelosa inferoanterior (Sx pontinos lat)	Debilidad facial y pérdida sensorial I/L Hipoacusia neurosensorial I/L (arteria laberíntica) Ataxia, nistagmo
Arteria basilar (pontina)	Deterioro o alternancia de capacidad de respuesta (puede haber coma) Varios síntomas motores B/L, incluyendo bulbar ± Deterioro visual/ceguera cortical • «Sx de enclaustramiento»: solo músculos oculares quedan intactos

Tratamiento (Stroke 2018;49:e46; 2019;50:e344)
- Consulta e imágenes de neuro tempranas: tiempo recomendado de puerta a médico, ≤ 10 min; de puerta a equipo de ACV, ≤ 15 min; de puerta a inicio de TC, ≤ 25 min; de puerta a interpretación de TC, ≤ 45 min
- AAS 325 mg v.o./v.r. Puede utilizar clopidogrel, ticlopidina o warfarina según neurología
- Control de la PA: labetalol (i.v.) y nicardipino (gtt) de 1.ª línea, usar fármacos i.v. de acción corta
  - Si es candidato a tPA: objetivo de PA < 185/110 (lisis CI si > 185/110 después de 2 dosis)
  - Si no es candidato a tPA: tratar solo si > 220/120 persistente, signos/síntomas de daño a otro órgano final (p. ej., IAM), u otra afección médica que necesite control de PA; bajar ≤ 10-20%
- Si hay disección arterial o sospecha de ACV cardioembólico, considerar anticoag con heparina
- Tx endovasc (a menudo con tPA) (p. ej., sist de recuperación Merci): recanalización con recuperación por Merci 57%, combinada con tPA i.a. 70%; riesgo de HIC 7-10% (Stroke 2008;39(4):1205)
  - Indicaciones para el Tx endovasc dentro de las 6 h de tiempo LKW: mRS pre-ACV 0-1, oclusión causal de la ACI o IM, edad > 18 años, NIHSS < 6, ASPECTS > 6; el Tx puede iniciarse dentro de las 6 h
  - Los ensayos DEFUSE3 (NEJM 2018;378:708) y DAWN (NEJM 2018;378:11) mostraron el beneficio del Tx endovasc en un tiempo LKW de 6-24 h en los ptes con déficits clínicos desproporcionados al tamaño del infarto o basados en imágenes de perfusión, respectivamente
- Terapia fibrinolítica (rtPA 0.9 mg/kg): en ptes seleccionados con cronología adecuada y sin CI
  - Las probabilidades de recuperación favorable disminuyen con el tiempo tras el inicio de los síntomas (véase tabla)
  - Riesgos del tPA: HIC (riesgo del 6%, clínicamente significativo: 1-2%), angioedema (1-5%), hemorragia sistémica; ↑ mortalidad a 7 días, pero sin ↑ mortalidad en el seguimiento final (Lancet 2012;379(9834):2364–2372)
  - Véase la tabla siguiente sobre los criterios de inclusión y las CI absolutas y relativas
  - Ensayo WAKE UP (NEJM 2018;379(7):611): tPA guiado por RM (lesión isquémica aguda en DWI pero sin hiperintensidad en FLAIR) para pte con inicio desconocido de los síntomas y tiempo LKW > 4.5 h; se encontró una mejoría de los resultados neuro a los 90 días en el grupo de tPA, pero el ensayo se detuvo antes
  - El tPA intraarterial (disponible en algunos centros de ACV) puede ser preferible (con o sin tPA i.v. previo) para lesiones proximales (ACI distal, ACM, basilar), síntomas graves, CI a tPA sistémico, o presentación retrasada tras el inicio de los síntomas hasta 6 h
- Para los ptes con ACV isquémico no cardioembólico leve que no han recibido tPA, se debe iniciar la terapia dual durante 24 h con AAS + clopidogrel (NEJM 2013;369:11)

Probabilidades agrupadas de resultados favorables tras el tPA			
Tiempo de administración del tPA después de los síntomas	0-1.5 h	1.5-3.0 h	3.0-4.5 h
Probabilidades de recuperación neuro favorable a los 3 meses	2.81	1.55	1.40

Datos agrupados de 6 ECA (*Lancet* 2004;363(9411):768–774); sin cambios en la mortalidad con diferentes tiempos de Tx

Criterios para la trombólisis en el ACV agudo
Criterios de inclusión

Criterios de inclusión
- Edad > 18 años
- Dx clínico de ACV isquémico agudo con déficit neuro medible
- Tiempo de inicio < 3 h (bien establecido), o < 4.5 h en algunos centros
- Considerar en caso de tiempo de inicio desconocido con tiempo LKW > 4.5 h y reconocimiento de síntomas < 4.5 h con RM DWI (+), lesión FLAIR (–) (*NEJM* 2018;379(7):611)

CI absolutas a la lisis
- La CTC muestra una HIC o un ACV muy grande (> 33% del hemisferio)
- Alta sospecha clínica de HSA (incluso con CTC normal) o endocarditis
- Hemorragia interna activa (p. ej., HD)
- Diátesis hemorrágica (plaq < 100K, heparina en las últimas 48 h con TTP elevado, anticoag con INR > 1.7, uso de ACOD)
- ACV, Qx intracraneal o TCE en los últimos 3 meses
- Glucemia anómala (< 50 mg/dL)
- Punción arterial reciente en un sitio no comprimible
- HIC previa, MAV, aneurisma o neoplasia intracraneal conocida
- HTA refractaria (PAS > 185 mm Hg y PAD ≥ 110 mm Hg a pesar del Tx)

CI relativas (ponderar riesgo-beneficio)
- Síntomas menores o de rápida resolución
- Convulsión presenciada al aparecer el ACV
- Punción arterial o LP recientes en un sitio no comprimible
- IAM en los últimos 3 meses, pericarditis post-IM
- Hemorragia GI/GU reciente en las últimas 3 sem
- Cirugía mayor o trauma grave en las últimas 2 sem
- Embarazo

CI relativas adicionales (para usar *después de 3 h y antes de 4.5 h*)
- Edad > 80 años
- NIHSS > 25 (sugiere un gran ACV)
- Uso de anticoag orales (sin importar el INR)
- Combinación de ACV isquémicos previos y DM
- La TC muestra un infarto multilobular (hipodensidad > 1/3 del hemisferio cerebral)

Remisión
- Ingresar a todos los ptes; los ACV grandes pueden necesitar la UCI (riesgo de edema, conversión a hemorrágico)

Consejos y alertas
- La eval Dx al ingreso incluye imagen carotídea, ECO, Holter, serología avanzada (hipercoagulabilidad, lípidos, diátesis hemorrágica, VES, ANA, TSH)
- La NIHSS se correlaciona con el resultado neurológico a los 3 meses, pero es un mal factor pronóstico de los ACV posteriores

SX NEUROMUSCULARES

MIASTENIA GRAVE

Panorama general (*Neurohospitalist* 2011;1(1):16)
- **Definición:** trastorno autoinmune (Ac contra receptores nicotínicos de ACh *postsinápticos*) que provoca una debilidad progresiva de grupos musculares incrementales, con crisis intermitentes marcadas por la posible necesidad de apoyo ventilatorio
- Epidemiología: afecta más frecuentemente a mujeres de 20-40 años y a hombres de 50-70 años (pico)
- Los Dxd incluyen el Sx miasténico de Lambert-Eaton (SMLE) y el botulismo
  - SMLE: los auto-Ac disminuyen la liberación de ACh de las terminales nerviosas, lo que provoca debilidad, proximal > distal, y Sx paraneoplásico; la debilidad mejora con la actividad; disfunción autonómica; Tx centrado en la enf subyacente +/– IGIV

- Botulismo: causado por la toxina de *C. botulinum* que se une irreversiblemente a la terminal nerviosa presináptica e inhibe la liberación de ACh y bloquea la función autonómica y motora; no hay dolor ni déficits sensoriales; a menudo causada por la ingesta de alimentos contaminados; clásicamente parálisis descendente con síntomas bulbares y anticolinérgicos, Tx con antitoxina
- Crisis miasténica: insuf resp que conduce a la ventilación mecánica

Anamnesis
- Debilidad muscular proximal y ocular gradual, simétrica y fluctuante, que empeora con la actividad
  - Común: extraocular/ptosis (presente en el 50% inicialmente), bulbar, miembros (prox > distal); sin embargo, al año la mayoría de los ptes tienen afectación generalizada
  - Síntomas menos graves por la mañana; empeoran con la actividad repetitiva y durante el día
- Evaluar los factores desencadenantes de las crisis: estrés, infección, embarazo, Qx, cambios de meds (Abx, corticoides, BB, BCC, levotiroxina, lidocaína, suspensión de anticolinérgicos)
- Si hay enf avanzada: obtener objetivos claros de atención en caso de necesidad de intubación

Exploración física
- Debilidad y fatiga proximal que empeora con la actividad repetitiva, se alivia con el descanso
- NC afectados tempranamente (ocular: ptosis, diplopía; bulbar: disartria, disfagia)

Puntuación de la fuerza motriz	
5 = fuerza normal	2 = se mueve pero no puede resistir la gravedad
4 = débil pero capaz de resistir	1 = parpadeo pero sin poder moverse
3 = se mueve contra la gravedad pero no puede resistir	0 = sin movimiento

Evaluación
- Consulta con neuro: si es de nueva aparición, mal seguimiento ambulatorio o probable necesidad de ingreso
- Si el Dx es reciente: la prueba de Ac anti-AChR tiene una alta Esp, pero una pobre Sen, especialmente en la enf localizada; prueba de edrofonio (2 mg i.v. durante 15 s; se une a la AChE, bloqueando la hidrólisis de ACh)
  - Si no hay reacción adversa con la ptosis no mejora, puede dar hasta 10 mg en total
  - La prueba de edrofonio puede precipitar bradicardia, bloqueo cardiaco, secreción de las vías respiratorias; tenga atropina a pie de cama
  - La alternativa es la prueba de la bolsa de hielo: colocar una bolsa de hielo sobre los ojos durante 2 min; (+) si la ptosis mejora al menos 2 mm (Sen 77-92%, Esp 96%) (*Ophthalmology* 2009;116:223)
- Si se conoce el Dx: diferenciar la crisis de MG de la crisis colinérgica (mayoría de ptes con meds colinérgicos)
  - Toxicidad colinérgica: lagrimeo, salivación, transpiración, broncorrea, N/V, diarrea, bradicardia
- La medición de la FIN y la CV (capacidad vital) puede identificar a los ptes con riesgo de insuf resp; una FIN < 20 cm H_2O o una CV < 1 L o < 20-25 mL/kg (menor Sen) sugiere una debilidad resp grave (*Semin Neurol* 2003;23:97)

Tratamiento
- Apoyo ventilatorio según la indicación (VPPNI, intubación)
- Plasmaféresis e IGIV: Tx para la crisis aguda (*Cochrane Database Syst Rev* 2012;CD002277)
- Los corticoides se administran en las crisis pero pueden empeorar los síntomas inicialmente; el efecto a corto plazo es mínimo; también se usan los inmunosupresores para el control crónico
- Los Tx a largo plazo incluyen inh de AChE (piridostigmina) e inmunomoduladores (corticoides, etc.); no se recomienda la terapia i.v. en el SU para la crisis miasténica dado que la plasmaféresis y la IGIV son muy eficaces
- La timectomía puede conducir a la remisión o reducción de otros meds crónicos

Remisión
- Ingresar a todos los ptes con crisis miasténica; pueden requerir UCI por estado respiratorio
- Si no hay crisis pero sí un buen seguimiento ambulatorio, puede dar el alta con seguimiento cercano

---

ESCLEROSIS LATERAL AMIOTRÓFICA

Panorama general (*Lancet* 2011;377(9769):942)
- **Definición:** enf degenerativa de la MNS y la MNI
- Epidemiología: edad > 40 años, M = F
- El Dxd incluye la polio (afecta a las células del asta anterior, lo que da lugar a una enf de la MNI), las neuropatías (debilidad distal que asciende), la mielopatía (enf de la médula espinal, se presenta con signos de enf de la MNS +/– afectación intestinal y vesical)

Anamnesis, exploración física y evaluación

- **Hx:** debilidad y atrofia motora progresiva, fasciculaciones, espasmos; SIN pérdida sensorial
  - Evaluar los objetivos de atención del pte respecto a las intervenciones de soporte vital, incluida la vía aérea
- **EF:** hallazgos de MNS y MNI, inicialmente distales; fasciculaciones secundarias a denervación; puede haber hallazgos bulbares (disfagia, disartria) en enf avanzada, espasticidad, ↑ RTP, Babinski (+)
  - Los esfínteres vesicales e intestinales y los músculos oculares a menudo no se ven afectados
- **Dx:** si es de nueva aparición, consulta neuro y considerar RM de cerebro y médula espinal

Signos de MNS vs. MNI			
Motoneurona	**Reflejos tendinosos profundos (RTP), tono**	**Atrofia, fasciculaciones**	**Babinski**
Superior	Aumentado	No	Presente
Inferior	Disminuido	Sí	Ausente

Tratamiento

- Cuidados de apoyo (apoyo respiratorio, antiespasmódicos)
- En los ptes con Dx conocido, tratar las causas (TVP por inmovilidad, neumonía por asp, IU, úlceras de decúbito)
- Tx crónico: riluzol (prolonga supervivencia), puede hacerse GEP para la nutrición

Remisión

- Depende del estado respiratorio, la agudeza

SX DESMIELINIZANTES

SX DE GUILLAIN-BARRÉ

Panorama general (NEJM 2012;366:2294)

- **Definición:** polineuropatía periférica inflamatoria aguda, a menudo en respuesta a una exposición infecciosa externa (o vacuna) y caracterizada por la pérdida de reflejos nerviosos periféricos y la disociación albuminocitológica
- Patógenos frecuentemente asociados: *Campylobacter* (~30%), VEB, CMV, VIH, *Mycoplasma*
- Recuperación lenta (puede llevar meses en los más afectados); el 5% muere por complicaciones (sepsis, EP, disautonomía)
- Dxd: enf neuromuscular, parálisis por garrapatas, lesión medular

Anamnesis, exploración física y evaluación

- **Hx:** debilidad ascendente progresiva; puede comenzar con entumecimiento/parestesias o dolor en los MI, seguido por debilidad simétrica B/L durante h a sem
  - Generalmente (2/3) anunciada por una IVRS reciente o enf diarreica de días a sem antes de los síntomas
- **EF:** debilidad simétrica aguda ascendente, cambios sensoriales, ↓ RTP (sin embargo, el 10% de los casos tempranos tendrán RTP), el 20% tendrán disfunción autonómica y arritmias potencialmente mortales; ± SNC (alucinaciones, psicosis, sueños vívidos) (NEJM 2012;366:2294–2304)
  - Variante de Miller-Fisher = ataxia, arreflexia, oftalmoplejía
- **Dx:** Dx clínico; eval Dx generalmente para descartar otros Dx
  - CPK normal (la miopatía aguda puede presentarse de forma similar pero con sensación normal y ↑ CPK)
  - PL (puede descartar Lyme, linfoma): disociación albuminocitológica (↑ proteínas, sin leuco o bacterias) solo presente en el 50% de los casos en la 1.ª semana, 75% en la 3.ª semana (NEJM 2012;366:2294–2304)
  - Evaluar la FIN y la CVF para ver el edo. respiratorio; CVF < 20 mL/kg o FIN < 30 cm H$_2$O se asocian con necesidad de intubación (Ann Neurol 2010;67:781)
  - Si los parámetros respiratorios son anómalos, obtener GA

Tratamiento

- Consultar con neurología
- Estabilización hemodinámica: telemetría (riesgo de arritmia; algunos ptes pueden necesitar MPP); fármacos vasoactivos rápidamente titulables según la necesidad para la disautonomía
- Apoyo respiratorio según la indicación (el 25% de los ptes necesitan intubación): evitar la succinilcolina para la SIR
- La plasmaféresis y la IGIV son igualmente eficaces; la combinación no es superior
- Los corticoides tienen una eficacia limitada para acelerar la recuperación

Remisión

- Ingresar hasta que no haya progresión; UCI si hay compromiso respiratorio
- Pronóstico: la recuperación total puede llevar meses y complicarse por múltiples enf (neumonía, sepsis, EP, etc.)

Panorama general *(Lancet 2017;389(10076):1336)*
- **Definición:** enf inmunomediada crónica progresiva del SNC
  - Generalmente sigue un curso remitente-recurrente (85-90%; puede no haber una recuperación completa entre recaídas) o primario progresivo (generalmente sin recaídas)
- Epidemiología: la recaída-remisión se presenta a edad temprana (30 años) y F > M (3:1); la primaria-progresiva se presenta a mayor edad (40 años) y F = M; riesgo ↑↑ si un familiar de 1.er grado también está afectado
- El diagnóstico requiere 2 o más episodios distintos con síntomas neuro diferenciales o hallazgos en la RM (separados en el tiempo y el espacio sin Dx de alteración *(Ann Neurol 2011;69:292)*)
- Trastornos del espectro de la neuromielitis óptica: se asocia con suero de IgG de acuaporina 4, enf distinta de la EM con Tx distinto *(Neurology 2015;85:177)*

Anamnesis
- Los episodios agudos se desarrollan a lo largo de h a días (también remiten en el mismo trayecto temporal)
- Buscar factores precipitantes de la exacerbación (p. ej., infección, hipertermia)
- El Sx puede ser muy variable: visión, sensación, movilidad/equilibrio, cognición, control de esfínteres
- *Véase* la tabla de presentaciones típicas, síntomas oculares comunes
- Fenómeno de Uhthoff: los síntomas empeoran con ↑ temp corporal (ejercicio, baño caliente, fiebre)

Presentaciones típicas y atípicas de la EM *(Lancet 2017;389(10076):1336)*	
Típica	**Atípica (considerar otra causa)**
Neuritis óptica unilateral aguda[a]	Neuritis óptica bilateral
Diplopía (secundaria a OIN o parálisis del NC VI)[b]	Neuritis óptica unilateral con mala recuperación
Pérdida sensorial facial o neuralgia del trigémino	Parálisis de la mirada completa o fluctuante
Ataxia cerebelosa, nistagmo	N/V o hipo intratables
Mielopatía parcial	Mielopatía transversal completa
Síntomas sensoriales en un patrón del SNC	Encefalopatía
Signo de Lhermitte[c]	Deterioro cognitivo subagudo
Debilidad asimétrica de los miembros	Dolor de cabeza o meningismo
Incontinencia de urgencia, disfunción eréctil	Fatiga aislada o astenia
	Síntomas constitucionales

[a]Neuritis óptica: MEO dolorosos, defecto pupilar aferente, menor agudeza visual, ± papiledema.
[b]OIN, oftalmoplejía internuclear (el ojo afectado puede abducir pero no aducir; el ojo no afectado tiene MEO normales) debido a una lesión del fascículo longitudinal medial.
[c] Signo de Lhermitte: sensación de choque eléctrico que desciende por la columna vertebral con la flexión del cuello.

Evaluación
- Consulta con neuro debido al beneficio clínico de un Dx temprano
- RM cerebral (Sen 80% en pts con Sx aislado): lesiones multifocales hiperintensas en T2 de la sustancia blanca (periventricular, yuxtacortical, infratentorial) *(Brain 2008;131:808; Neurology 1999;53:448)*
- RM de la columna vertebral (Sen 50% en ptes con Sx aislado; sobre todo columna cervical): indicado si los síntomas se localizan en la médula espinal o la RM cerebral no permite el Dx
- PL: indicada solo si hay incertidumbre basada en los hallazgos de la RM; puede mostrar pleocitosis (50%) y bandas oligoclonales IgG (85-95%) *(J Neurol Neurosurg Psychiatry 2013;84:909)*

Tratamiento *(Lancet 2018;391(10130):1622)*
- Tratar cualquier desencadenante subyacente reversible (p. ej., infección, deshidratación, fiebre)
- Los corticoides a dosis altas son la 1.ª línea para las recaídas agudas; considere agregar plasmaféresis como 2.ª línea en los casos fulminantes *(Neurology 2011;76(3):294–300)*
- Apoyo: espasticidad (baclofeno, gabapentina), dolor (gabapentina, ATC), fatiga (amantadina), disfunción vesical (oxibutinina, régimen intestinal)

Remisión
- Ingresar a todos los nuevos Dx para eval Dx más profunda
- La mayoría de los ptes son ingresados por recaídas; pueden darse de alta si los síntomas son leves, no progresivos y hay seguimiento cercano de neuro

Consejos y alertas
- Debido a la complejidad del Dx, las tasas de ptes con Dx erróneo (es decir, sin enf) pueden ser tan altas como 10% *(Lancet 2017;389(10076):1336–1346)*

MIELITIS TRANSVERSA (MT)

Panorama general (*NEJM* 2010;363:564)
- **Definición:** inflamación aguda o subaguda y desmielinización variable de una porción limitada de la médula espinal que provoca disfunciones motoras, sensoriales y autónomicas con síntomas correlativos al nivel afectado
- A menudo > 2 segmentos vertebrales implicados; la MT asociada con la EM puede afectar < 2 segmentos y parte de la médula
- Epidemiología: todas las edades se ven afectadas; pico bimodal (10-19 años y 30-39 años); M = F; sin relación con HxF
- Causas: posvacunación (60% en niños), postinfección, enf sistémica autoinmune o desmielinización adquirida (p. ej., EM), neuromielitis óptica, idiopática (15-30%)

Anamnesis, exploración física y evaluación
- **Hx:** paraplejía aguda o subaguda, cambios sensoriales (con el nivel definitivo de la médula espinal) y pérdida de esfínteres (por debajo del nivel); aparición en el transcurso de h a días; B/L pero a menudo asimétrica, a menudo con dolor neuropático de espalda/medial
  - Preguntar por enf virales recientes, vacunas, Hx de EM, enf de la vista (NMO)
- **EF:** debilidad simétrica o asimétrica y pérdida sensorial referible a un nivel de la médula espinal, hiperreflexia, Babinski (+), Lhermitte (+) (+ dolor de espalda irradiado eléctricamente con flexión del cuello)
- **Dx:** RM con contraste de toda la columna; consulta con neuro; si se confirma con las imágenes, puede ser necesaria la PL (pleocitosis [+]) para ayudar a diferenciar la causa y el pronóstico

Inclusiones y exclusiones para el Dx de la mielitis transversa (*Neurology* 2002;59(4):499)

Inclusiones	Exclusiones
Disfunción sensitivomotora y autónomica de la médula espinal B/L (puede ser asimétrica)	Radiación a la columna vertebral antes de 10 años
Nivel sensorial claramente definido	Distribución arterial del déficit clínico vs. trombosis de la arteria espinal anterior
Progresión de los síntomas entre 4 h y 21 días después de su inicio	Evidencia serológica o clínica de enf del tejido conjuntivo (sarcoidosis, Sjögren, Behçet, LES, etc.)
Demostración de la inflamación de la médula espinal[a]	Anomalías en la RM cerebral que sugieren EM[b]
Exclusión de otras causas (compresiva, posradiación, neoplásica, vascular, metabólica)	Manifestaciones de infección en el SNC (sífilis, Lyme, VIH, HTLV-1, micoplasma, VHS-1/2, VVZ, VEB, CMV, VHH-6, enterovirus)
	Hx de neuritis óptica clínicamente evidente[b]
	Vacíos anómalos de flujo vs. MAV

[a]Pleocitosis del LCR, índice de IgG elevado, RM con lesión medular realzada con contraste.
[b]No excluye la mielitis transversa asociada con enf.

Tratamiento (*NEJM* 2010;363:564)
- Apoyo ventilatorio según el nivel de afectación de la médula (columna cervical superior o tronco encefálico)
- Cuidados de apoyo: analgesia (ATC, carbamazepina), espasticidad (baclofeno, BZD), inmovilidad (profilaxis de TVP, fisioterapia, rehabilitación), disfunciones GU/GI (oxibutinina, regulación intestinal)
- Los corticoides en dosis altas (metilprednisolona 1 g i.v. c/24 h) son de 1.ª línea, especialmente para las causas postinfecciosas o desmielinizantes (*NEJM* 2010;363:564)
- Puede considerarse la plasmaféresis si es fulminante o refractaria a los corticoides; datos limitados

Remisión
- Ingresar en neurología
- El pronóstico depende de la causa: la mayoría de las recuperaciones tardan de meses a años
  - MT asociada con la EM: recuperación más rápida y completa; pero ↑ riesgo de recaída vs. idiopática, posviral o postinmunización

Definición (Am Fam Phys 2015;92(9):778–786)
- Sensación de dolor, ardor o molestia al orinar; generalmente indica infección o inflamación de la vejiga o la uretra

Anamnesis
- Enf actual: inicio/gravedad/localización, polaquiuria/vacilación/urgencia, hematuria, secreción peneana/vaginal anómala, lesiones genitales, dolor perineal, dolor con el coito
- RS: fiebre, trauma, dolor en fosa lumbar, abd o suprapúbico, dolor articular/de espalda
- HxM: procedimientos GU previos, ITS, DM, inmunocompromiso
- Meds: irritantes tópicos
- HxS: relaciones sexuales recientes, nueva pareja sexual

Exploración física
- General: ¿exploración abd con dolorimiento del ángulo costovertebral?
- Mujeres: considerar exploración pélvica si hay FaR de ITS, síntomas vaginales, posmenopausia
- Hombres: realizar exploración de pene, testículos y próstata dado el riesgo de enf complicada

Evaluación
- Estudios de orina (EGO de toma limpia ± urocultivo (UCx), hCG si es mujer, PAAN para GCC si hay FaR); BH/QS rara vez indicadas, a menos que se sospeche enf complicada (véase más abajo)
- Considerar estudios vaginales/uretrales (frotis con montaje húmedo, cultivo genital), ECO renal, TC de abd/pelvis si se justifica
- Otros estudios pueden incluir citología de orina, cistouretrografía miccional, cistoscopia, pruebas urodinámicas, pero no se realizan de forma rutinaria en el SU

Diferencial de la disuria	
Fisiopatología	**Diferencial**
Estructural	Cálculos renales/vesicales, HPB, estenosis/divertículos uretrales
Infecciosa	Vulvovaginitis, uretritis, cervicitis, prostatitis, epididimoorquitis, cistitis, pielonefritis, ITS
Meds	Ciclofosfamida, productos de higiene tópica (aerosol/ducha/lubricante vaginal)
Neoplásica/autoinmune	Cáncer GU (pene, vulva/vagina, próstata, vejiga), Behçet, Reiter
Otras	Instrumentación, trauma uretral, cistitis intersticial, vaginitis atrófica

INFECCIONES DE VÍAS URINARIAS

Definiciones (Ann Intern Med 2017;167(7):ITC49–ITC64)
- Las IU se clasifican según los síntomas clínicos predominantes y la localización y frecuencia de la infección
  - **Bacteriuria asintomática:** ausencia de síntomas urinarios en el UCx ≥ 10^5 ufc/mL de uropatógenos
  - **Cistitis aguda no complicada:** síntomas urinarios agudos con EGO ≥ 10 leuco/mm^3 y UCx ≥ 10^3 ufc/mL
  - **Pielonefritis aguda no complicada:** fiebre, escalofríos, dolor en fosa lumbar en ausencia de Dx alternativo y anomalía urológica con EGO ≥ 10 leuco/mm^3 y UCx ≥ 10^4 ufc/mL
  - **IU/pielonefritis complicada:** características de la cistitis/pielonefritis no complicada Y una o más de las siguientes: embarazo, diabetes, sexo masculino, inmunosupresión (p. ej., quimioterapia, sida), anomalía GU funcional (sonda permanente, vejiga neurógena), anomalía GU estructural (cálculo renal, fístula intestinal, PQR, pte con trasplante renal)
  - **Cistitis recurrente:** al menos 3 episodios de cistitis no complicada documentados por cultivo en los últimos 12 meses en ausencia de anomalía estructural/funcional

Bacteriuria asintomática
Definición (JAMA 2019;322(12):1188–1194)
- Ausencia de síntomas urinarios con EGO ≥ 10 leuco/mm^3 y UCx ≥ 10^5 ufc/mL del mismo uropatógeno en 2 muestras consecutivas de orina a mitad del chorro con un intervalo de ≥ 24 h; sin embargo, una sola orina a medio chorro positiva generalmente se acepta como adecuada y más práctica

Evaluación
- El USPSTF recomienda el cribado de la bacteriuria asintomática con UCx para las mujeres embarazadas a las 12-16 sem de gestación, dado el mayor riesgo de pielonefritis, parto prematuro y bajo peso al nacer
- El USPSTF desaconseja el cribado de la bacteriuria asintomática en hombres o mujeres no embarazadas
- La IDSA desaconseja el cribado/Tx rutinario de la bacteriuria asintomática en mujeres con diabetes, personas > 65 años que residen en la comunidad o residentes en centros de atención a largo plazo, lesiones medulares y ptes con sondas uretrales permanentes

Tratamiento
- Solo tratar la bacteriuria asintomática en el embarazo
- Ciclo de 3-7 días de nitrofurantoína o cefalosporina (cefalexina, cefpodoxima, cefdinir, cefaclor)

Consejos y alertas
- Dado el alto VPP de la esterasa leucocitaria y los nitritos en el EGO para la bacteriuria, un único resultado positivo en una pte embarazada asintomática en el SU debería considerarse para el Tx en espera de los datos del cultivo

Cistitis aguda no complicada

Definición
- Síntomas urinarios agudos (disuria, urgencia, polaquiuria, dolor suprapúbico) con EGO ≥ 10 leuco/mm^3 y UCx ≥ 10^3 ufc/mL (pero ≥ 10^5 ufc/mL también se usa para definir la IU); ausencia de anomalías estructurales/funcionales de la vía urogenital
- Se produce cuando los uropatógenos del intestino o la vagina colonizan la mucosa periuretral y ascienden por la uretra y la vejiga
- Uropatógenos predominantes: *E. coli* (75-95%), *K. pneumoniae*, *P. mirabilis*, *E. faecalis*, *S. saprophyticus* y *S. agalactiae* (estreptococo del grupo B); rara vez *P. aeruginosa*, especies de *Ureaplasma*
- La probabilidad de enf en los ptes que presentan 1 o más IU es ~50%

Anamnesis
- La combinación de disuria, polaquiuria, hematuria, fiebre, dolor de espalda o autodiagnóstico incrementan la probabilidad de una IU, mientras que su ausencia disminuye la probabilidad
- La secreción vaginal o la irritación sin los síntomas anteriores disminuye la probabilidad de una IU
- FaR: IU previa, relaciones sexuales (sobre todo si ≥ 3/sem en los últimos 30 días), nueva pareja sexual (en el último año), uso de espermicida, incontinencia de esfuerzo en los últimos 30 días, DM

Exploración física
- ± fiebre; dolorimiento a la palpación suprapúbica
- Examen GU si hay secreción o irritación vaginal

Evaluación
- BH/QS rara vez indicadas
- hCG en orina, EGO (si *tanto* la esterasa leucocitaria [EL] es [+] como el nitrito es [+], es más específico; si una o el otro son [+], es más sensible, EGO ≥ 10 leuco/mm^3)
- El UCx de rutina no está indicado

Tratamiento (Ann Intern Med 2017;167(7):ITC49–ITC64)
- Puede haber resolución espontánea en el 25-42% de las mujeres no tratadas
- Tx sintomático: AINE, fenazopiridina
- Regímenes Abx:
  1.a línea
  - Betalactámicos (cefalexina 500 mg v.o. c/12 h, cefuroxima 500 mg v.o. c/12 h, cefpodoxima 100 mg v.o. c/12 h) × 3-7 días
  - Nitrofurantoína 100 mg c/12 h × 5 días
  - TMP-SMX 160/800 mg (1 comprimido DS) c/12 h × 3 días (si < 20% de resistencia en la comunidad)
  - Fosfomicina 3 g en una sola dosis
  Regímenes alternativos:
  - Fluoroquinolonas (ciprofloxacino 250 mg v.o. c/12 h, levofloxacino 250 mg v.o. c/24 h) × 3 días

Remisión
- Alta

Consejos y alertas
- Probabilidad de cistitis > 90% en mujeres con síntomas de IU en ausencia de secreción o irritación vaginal, por lo que se debe considerar el Tx empírico sin EGO o con EGO normal (los resultados negativos de EL y nitritos no permiten descartar una IU)
- La IU en los hombres es rara, por lo que hay que tener en cuenta las ITS y la prostatitis
- Aumento de la resistencia de *E. coli* a la amoxicilina y a la TMP-SMX

Pielonefritis aguda no complicada
Definición
- IVU superiores (pelvis renal y riñón), más frecuentemente debido a una IU inferior ascendente (*véase Cistitis aguda no complicada* para conocer los uropatógenos más comunes)

Anamnesis
- Mayor incidencia en mujeres de 15-29 años, seguidas de niños y adultos mayores
- Combinación de síntomas constitucionales (fiebre, escalofríos, malestar y de vías urinarias inferiores (disuria, polaquiuria, hematuria) y superiores (dolor en fosa lumbar); N/V
- FaR: igual que la cistitis

Exploración física
- ± fiebre, taquicardia, hipotensión; dolorimiento del ángulo CV (~25% bilateral)
- Cambio del estado mental (sobre todo en adultos mayores)

Evaluación
- La BH puede mostrar leucocitosis, pero puede ser normal
- QS (especialmente BUN/Cr) si se sospecha deterioro renal
- hCG en orina, EGO (EL [+] Y nitrito [+] tienen la mayor utilidad diagnóstica, mientras que si una o el otro son [+], son útiles para los ptes con alta PPP, EGO ≥ 10 leuco/mm^3)
- Siempre pedir UCx y antibiogramas (en general revela ≥ 10^5 UFC/mL de un solo uropatógeno)
- No están indicados los hemocultivos de rutina
- El Dx por imagen no suele estar indicado; puede considerarse para descartar un Dx alternativo. Si se sospecha IU complicada, o si los síntomas no mejoran, o si hay recurrencia → TC durante una portografía arterial> ECO

Tratamiento (Ann Intern Med 2017;167(7):ITC49–ITC64)
Tx ambulatorio
- Cefpodoxima 200 mg v.o. c/12 h durante 10-14 días
- TMP-SMX 160/800 mg (1 comprimido DS) c/12 h × 14 días
- Ciprofloxacino 500 mg v.o. c/12 h × 7 días
- Levofloxacino 750 mg v.o. c/24 h × 5 días

Tx hospitalario
- Ceftriaxona 1 g (2 g si > 100 kg o infección grave) i.v. c/24 h
- Ciprofloxacino 400 mg i.v. c/12 h
- Levofloxacino 750 mg i.v. c/24 h
- Si hay alergia a la PCN, gentamicina 5 mg/kg i.v. c/24 h o aztreonam 2 g i.v. c/8 h
- Si se sospecha de *Pseudomonas*, cefepima 2 g i.v. c/8 h
- Si se sospecha de enterococo, vancomicina 20 mg/kg i.v. de carga o ampicilina 2 g i.v. c/6 h + gentamicina 1 mg/kg i.v. c/8 h
- Si se trata de un OMFR, considerar el carbapenem

Remisión
- Alta: la mayoría de los ptes por lo demás con buen aspecto y saludables
- Observación: considerar para ptes que requieran LIV o antieméticos, pero con buen aspecto

Cistitis/pielonefritis complicada
Definición
- Características de cistitis/pielonefritis Y «complicada» según la definición anterior

Evaluación
(*véase Dx de la pielonefritis no complicada*)
- Considerar la consulta con urología (sobe todo en caso de anomalía estructural/funcional conocida o sospechada, procedimiento urológico reciente, CEx en vías UG, uropatía obstructiva, IU en el hombre)

Tratamiento (Ann Intern Med 2017;167(7):ITC49–ITC64)
- El Tx en ptes hospitalizados y ambulatorios es el mismo que el de la pielonefritis no complicada, con una excepción (la fosfomicina puede usarse para la cistitis complicada, pero la dosis es de 3 g c/48 h en 3 dosis)
- Si está embarazada, tratar con betalactámicos (cefalexina 500 mg v.o. c/6 h, cefuroxima 500 mg v.o. c/12 h, cefpodoxima 200 mg v.o. c/12 h) × 7 días O fosfomicina 3 g c/48 h × 3 dosis

Remisión
- Cistitis: alta si por lo demás tiene buen aspecto y hay excelente seguimiento
- Pielonefritis: ingresar

IU asociada con catéter o sonda
Definición (*J Hosp Med* 2020;15(9):552–556)
- **IUAC:** síntomas o signos compatibles con IU sin otra fuente identificable de infección con ≥ 10^3 ufc/mL de uropatógeno en ptes con catéter uretral permanente, suprapúbico o intermitente recto en muestra de orina obtenida antes de 48 h de su retirada
- **Bacteriuria asintomática relacionada con el catéter (BARC):** presencia de ≥ 10^5 ufc/mL de uropatógenos en una muestra de orina del catéter de un pte asintomático

Anamnesis
- Fiebre de nueva aparición o que empeora, escalofríos, AEM, malestar o letargo sin causa identificable en pte con catéter
- Disuria, polaquiuria, urgencia, hematuria, dolor suprapúbico o en la fosa lumbar o en aquellos a quienes se les ha retirado recientemente la sonda

Exploración física
- ± Fiebre, taquicardia, hipotensión, dolorimiento del ángulo CV y suprapúbico
- La orina turbia/maloliente no debe utilizarse para diferenciar la IUAC y la BARC

Evaluación
- Obtener una BH, QS, estudios de orina incluyendo UCx y antibiograma
- Solicitar hemocultivos y Dx por imagen si está febril, taquicárdico o hipotenso
- Considerar la consulta con urología (sobre todo en caso de anomalía estructural/funcional conocida o sospechada, procedimiento urológico reciente, CEx en vías UG, uropatía obstructiva, IU en el hombre)

Tratamiento
(*Véase IU complicada para conocer los antimicrobianos*)
- No se recomienda el cribado ni el Tx de la BARC, excepto en las mujeres embarazadas
- Se puede considerar un régimen de 3 días en los ptes con IUAC ≤ 65 años sin enf de las vías superiores
- Se puede considerar un régimen de 5 días de levofloxacino en los ptes con IUAC que no estén gravemente enfermos
- Se recomienda un régimen de 7 días para ptes con IUAC con pronta resolución de los síntomas
- Régimen de 10-14 días recomendado en ptes con respuesta retardada

Prevención
- Considerar fuertemente la indicación del sondaje, limitar los cambios de las sondas, técnica aséptica durante la colocación, entre otros

Remisión
- Alta si no hay signos/síntomas de infección de vías urinarias superiores o sistemática y hay un excelente seguimiento; de lo contrario, ingresar

INFECCIONES DE VÍAS UG MASCULINAS

Uretritis
Definición
- Inflamación uretral de causa infecciosa o no infecciosa (p. ej., Reiter)
- Las causas infecciosas son gonocócicas (*N. gonorrhoeae*) y no gonocócicas (*C. trachomatis, M. genitalium, T. vaginalis*, VHS, adenovirus, CMV, sífilis, bacterias entéricas)

Anamnesis
- Prevalencia más alta en adolescentes, hombres sexualmente activos
- Disuria, prurito uretral, secreción uretral mucopurulenta o purulenta; sin embargo, son frecuentes las infecciones asintomáticas
- Polaquiuria y urgencia urinaria típicamente ausentes
- HxS: actividad sexual actual, tipo (oral, vaginal, anal), HSH, número de parejas sexuales, uso del preservativo, Hx de ITS (especialmente GCC/*Chlamydia*)
- ¿Síntomas sistémicos? (fiebre, dolor de garganta o espalda, artritis, sarpullido)

Exploración física
- Examen GU: meato uretral para detectar lesiones cutáneas, eritema, secreciones (incluye ordeñar la uretra); examen testicular/epididimario en hombres, examen pélvico en mujeres

Evaluación
- EGO de 1.ª micción («sucia») (puede revelar EL [+] y ≥ 10 leuco/CAP, hCG en orina
- Tinción de Gram de las secreciones uretrales con ≥ 5 leuco/CAP (presencia de diplococos intracelulares gramnegativos con enf gonocócica) y cultivo
- La PAAN en orina para *N. gonorrhoeae* y *C. trachomatis* es la más sensible

Tratamiento (Morbidity and Mortality Weekly Report 2020;69(50):1911–1916)
- La coinfección por GCC y *Chlamydia* es frecuente, por lo que el Tx debe dirigirse a ambos
- Doxiciclina 100 mg v.o. c/12 h × 7 días Y ceftriaxona 500 mg en una sola dosis i.m.
  - En caso de embarazo o mal seguimiento, azitromicina 1 g v.o. ×1 en lugar de doxiciclina
- Abstenerse de tener relaciones sexuales durante 7 días y hasta que todas las parejas sexuales (antes de 60 días) sean evaluadas o tratadas empíricamente

Remisión
- Alta con remisión al MAP para que reciba asesoramiento y más pruebas de ITS

Consejos y alertas
- Los GCC y la clamidia son notificables al departamento de salud de cada estado

Prostatitis bacteriana aguda (Curr Opin Infect Dis 2016;29:86)
Definición
- La clasificación de consenso de los Sx de prostatitis de los NIH incluye 4 categorías:
  - I. Prostatitis bacteriana aguda (infección bacteriana aguda de la próstata con UCx [+], SVUI, síntomas sistémicos y de obstrucción de la micción)
  - II. Prostatitis bacteriana crónica (≥ 3 meses de síntomas)
  - III. Prostatitis crónica/Sx de dolor pélvico crónico
    - Inflamatoria
    - No inflamatoria
  - IV. Prostatitis inflamatoria asintomática
- Uropatógenos predominantes (*E. coli* en el 50-90% de los casos; *K. pneumoniae, P. mirabilis, Enterobacter, Serratia, E. faecalis, S. saprophyticus, P. aeruginosa, U. urealyticum*) y microorganismos de transmisión sexual (*N. gonorrhoea, C. trachomatis, T. vaginalis*)

Anamnesis
- Edad típica 20-45 años; Dx urológico más frecuente en hombres < 50 años
- Fiebre de inicio agudo, escalofríos, malestar, polaquiuria, disuria, chorro débil de orina, sensación de micción incompleta de la vejiga, dolor lumbar/abdominal/pélvico, posible disfunción sexual (molestias eyaculatorias y hematospermia)
- FaR: intervención/instrumentación urológica reciente, uretritis/cistitis, HPB, estenosis uretral, fimosis, inmunocomprometidos
- HxS: actividad sexual actual, tipo (oral, vaginal, anal), HSH, número de parejas sexuales, uso del preservativo, Hx de ITS (esp GCC/*Chlamydia*)
- ¿Síntomas sistémicos? (fiebre, dolor de garganta o espalda, artritis, sarpullido)

Exploración física
- ± Fiebre; molestias abdominales suprapúbicas
- Debe realizarse un examen testicular para descartar epididimitis/orquitis
- TR con próstata caliente, sensible e hinchada

Evaluación
- Obtener UCx, antibiograma, PAAN en orina para GCC
- Solicitar BH, hemocultivos y Dx por imagen si está febril, taquicárdico o hipotenso
- Considerar la medición del residuo posmiccional, ya que la retención puede no ser evidente
- Considerar ECO transrectal si se sospecha de absceso prostático (mala respuesta a Abx)
- Biopsia de próstata en ptes ambulatorios

Tratamiento
- Enfermos sistémicos: ceftriaxona 2 g i.v. c/24 h O ciprofloxacino 400 mg i.v. c/12 h O levofloxacino 500 mg i.v. c/24 h
- Clínicamente estable/no se sospecha de ITS: ciprofloxacino 500 mg v.o. c/12 h, levofloxacino 500 mg v.o. c/24 h, TMP-SMX 160/800 mg (DS) v.o. c/12 h × 4-6 sem
- Clínicamente estable/sospecha de ITS: doxiciclina 100 mg v.o. c/12 h × 14 días Y ceftriaxona 500 mg en una sola dosis i.m.

Remisión
- Alta con seguimiento de urología en la mayoría de los casos
- Ingresar si hay enf sistémica o patógeno conocido resistente a los Abx

Consejos y alertas
- El 10% de los hombres con prostatitis bacteriana aguda pasan a prostatitis crónica y el 10% evolucionan a prostatitis crónica/Sx de dolor pélvico crónico
- Complicaciones: prostatitis crónica (5-10%), retención urinaria aguda, absceso prostático (~2%), sepsis

Epididimitis/orquitis
Definición (Clin Infect Dis 2015;61:S759)
La epididimitis y la orquitis son la inflamación del epidídimo y de los testículos, respectivamente, con o sin infección
- Pueden ser agudas (< 6 sem), subagudas (6 sem-3 meses) o crónicas (> 3 meses), según la duración de los síntomas

- La orquitis suele producirse cuando la inflamación se extiende del epidídimo al testículo adyacente (epididimoorquitis), pero puede observarse una orquitis aislada sin epididimitis en caso de paperas
- La epididimitis puede ser de transmisión sexual, causada por N. gonorrhoeae o C. trachomatis, o por una IU inferior ascendente por uropatógenos comunes (*véase IU no complicada*); se debe considerar M. tuberculosis en los ptes de alto riesgo, y las causas micóticas o virales en aquellos con inmunodeficiencia
- Las causas no infecciosas de la epididimitis incluyen reacciones inflamatorias postinfecciosas a patógenos (p. ej., M. pneumoniae, adenovirus), trauma, posterior a biopsia prostática o vasectomía, ejercicio, sedestación prolongada, vasculitis, meds (p. ej., amiodarona)

Anamnesis
- Afecta principalmente a hombres jóvenes de 18-35 años, con una distribución bimodal de 16-30 años y de 50-70 años
- Dolor/inflamación testicular que suele comenzar en la parte posterior del epidídimo suprayacente; puede haber SVUI
- FaR: relaciones sexuales sin protección (sobre todo anales), HSH, mayor número de parejas sexuales, ITS (sobre todo GCC/clamidia), anomalía estructural/funcional GU, instrumentación de vías urinarias

Exploración física
- ± Fiebre; buscar dolorimiento del ángulo CV/dolor suprapúbico como evidencia de otras enf urinarias
- Examen testicular: palpación del epidídimo, testículos, sensibles, eritematosos, cordón espermático y contenido testicular inflamados, reflejo cremastérico intacto
- Signo de Prehn: con la epididimitis puede verse el alivio del dolor con la elevación de los testículos. Examen inguinal para detectar hernias o ganglios inflamados y sensibles

Evaluación
- EGO con 1.ª orina de la mañana («sucio») (EL [+] y ≥ 10 leuco/CAP sugiere uretritis, favorece el Dx); UCx
- Cx y tinción de Gram de las secreciones uretrales con ≥ 5 leuco/CAP (presencia de diplococos intracelulares Gram[−] vs. enf gonocócica)
- PAAN en orina en busca de N. gonorrhoeae y C. trachomatis
- Imagen: ECO testicular con Doppler color (hallazgos: epidídimo engrosado con aumento del flujo sanguíneo que sugiere hiperemia)

Tratamiento
- Apoyo: reposo, hielo, AINE, soporte escrotal
- Si se sospecha una ITS: doxiciclina 100 mg v.o. c/12 h × 10 días Y ceftriaxona 500 mg en una sola dosis i.m.
  - Si se sospecha de ITS y se practica el sexo anal: levofloxacino 500 mg v.o. c/24 h × 10 días Y ceftriaxona 500 mg en una sola dosis i.m.
- Si no se sospecha de ITS: levofloxacino 500 mg v.o. c/24 h × 10 días
- Abstenerse de tener relaciones sexuales durante 7 días y hasta que todas las parejas sexuales (antes de 60 días) sean evaluadas o tratadas empíricamente

Remisión
- Alta

Consejos y alertas
- En los ptes < 35 años de edad la causa más probable es un microorganismo de ITS; en los > 35 años es más probable un patógeno entérico

TORSIÓN TESTICULAR

Definiciones (*Eur J Emerg Med* 2016;23(3):160–165)
- Torsión del cordón espermático y su contenido (plexo venoso, arterias espermáticas, conductos deferentes) → aumento de la congestión venosa → disminución del flujo sanguíneo arterial → isquemia
- Representa el 10-15% de los casos de enf escrotal aguda en niños
- Distribución bimodal de la edad: neonatos, pubertad

Anamnesis
- Dolor intenso de aparición repentina (± inflamación) en el escroto con irradiación al abdomen; el dolor puede ser intermitente; N/V
- Puede presentarse con dolor abd o en la fosa lumbar
- La deformidad en badajo de campana (túnica vaginal con fijación inusualmente alta al cordón espermático) deja a los testículos libres para girar, predisponiendo a la torsión

Exploración física
- Testículo de aspecto enfermizo, muy sensible/inflamado/elevado que puede estar en posición horizontal o rotado anteriormente; la presencia del reflejo cremastérico (elevación del testículo cuando se estimula la parte medial del muslo) no descarta la enf

- Torsión del apéndice testicular: presentación similar, pero examen con testículos de apariencia normal; dolorimiento localizado en el polo superior del testículo; puede tener un «punto azul» nodular en el polo superior del testículo debido al apéndice torsionado cianótico

Evaluación
- Labs: EGO, UCx, estudios preop si se anticipa una Qx
- Imagenología: ECO dúplex escrotal para evaluar el flujo al testículo (Sen 89%, Esp 99%), pero la prueba no debe retrasar el arribo al quirófano
- Si la ECO es negativa pero la sospecha es alta, considere hablar con urología para hacer una exploración Qx

Tratamiento
- Consultar inmediatamente con urología si se sospecha de una torsión testicular, ya que el tiempo al quirófano es crítico para la supervivencia del testículo
- Si se retrasa el arribo al quirófano, se puede intentar la destorsión manual en dirección medial a lateral (técnica de «libro abierto»)

Consejos y alertas
- Realizar un examen GU en todos los ptes masculinos con dolor abd bajo o en la fosa lumbar
- Dx clínico: la exploración Qx no debe retrasarse si la preocupación clínica es alta
- Hay > 90% de tasa de salvamento si la destorsión se produce en < 6 h
- El dolor continuo > 24 h sugiere un testículo infartado

FIMOSIS Y PARAFIMOSIS

Definición (*Emerg Med Clin North Am* 2019;37(4):583–592)
Fimosis
- Incapacidad para retraer el prepucio distal sobre el glande del pene; «abombamiento» del prepucio durante la micción; erección dolorosa, dolor de prepucio, chorro urinario débil

Parafimosis
- Incapacidad para reducir completamente el prepucio en sentido distal hasta su posición natural sobre el glande del pene. El prepucio atrapado forma una banda constrictiva que provoca dolor e hinchazón
- Se asocia con actividad sexual vigorosa y balanopostitis crónica
- Ocurre exclusivamente en varones no circuncidados y es una urgencia urológica
- Ptes pediátricos: a menudo se observa con la retracción forzada o el olvido de reducir el prepucio tras el baño/la micción; la irritabilidad puede ser el único signo en los niños que no hablan

Exploración física
Fimosis
- Incapacidad para retraer el prepucio proximalmente sobre el glande del pene

Parafimosis
- El prepucio se retrae detrás del glande y no puede volver a la posición normal; el cuerpo proximal es blando (a menos que haya una infección acompañante) con el glande de aspecto eritematoso/edematoso → azul/negro y firme

Tratamiento
- Si se espera una manipulación importante, puede realizar un bloqueo del nervio peneano. En la cara dorsal del pene, en las posiciones de las 2 y las 10 del reloj, aplique lidocaína al 1%; posteriormente, realice un bloqueo en anillo aplicando anestésico circunferencialmente alrededor del cuerpo proximal

Fimosis
- No se necesita una intervención aguda, a menos que se sospeche una infección. Considerar los esteroides tópicos (betametasona 0.05-0.1%) × 4-6 sem para los casos leves-moderados

Parafimosis
- Comprimir el prepucio y el glande tomándolo con la palma de la mano y aplicar presión durante varios minutos
- Intentar la reducción manual colocando los dedos índices en el borde dorsal del glande detrás del prepucio retraído y los pulgares en el glande; puede facilitarse con hielo, MEAL, venda elástica sobre el glande o esparciendo sustancias hiperosmolares (como azúcar/dextrosa) sobre el glande para reducir la hinchazón
- Consultar con urología si la reducción manual no tiene éxito

Remisión
- Fimosis: alta con seguimiento de urología ± Abx para infección acompañante
- Parafimosis: alta con seguimiento de urología si la piel está en posición normal; ingresar si no se reduce con métodos conservadores

- Instruir a los padres/cuidadores de los niños sobre la importancia de evitar las retracciones forzadas y sobre la reducción suave del prepucio después del baño y la micción
- Las parafimosis que no se tratan inmediatamente corren riesgo de necrosis y autoamputación

PRIAPISMO

Definiciones (*Emerg Med Clin North Am* 2019;37(4):583–592)
- El *priapismo* se define como una erección prolongada que generalmente dura > 4 h en ausencia de estimulación sexual
- El *priapismo isquémico* (de bajo flujo) es el subtipo más frecuente y se debe a una congestión dolorosa de los cuerpos cavernosos. Esto puede provocar acidosis intracavernosa, espesamiento de la sangre, trombosis de las arterias cavernosas y disfunción eréctil
- El *priapismo no isquémico* (de alto flujo) es raro, indoloro, y es causado por un aumento del flujo arterial en el pene como resultado de fístulas arteriocavernosas traumáticas

Anamnesis
- Erección dolorosa y persistente > 4 h de duración, que no se alivia con la eyaculación
- FaR: fármacos para la impotencia (sildenafilo), AD, leucemia, neoplasias urogenitales, ACV, lesiones medulares, antihipertensivos (hidralazina, prazosina, doxazosina), antidepresivos (trazodona, fluoxetina, sertralina), antipsicóticos (fenotiazinas y atípicos), inh de la fosfodiesterasa, cocaína, toxinas (escorpión, viuda negra, CO)

Exploración física
- Erección evidente, que generalmente implica solo los cuerpos cavernosos y los cuerpos esponjosos flácidos

Evaluación
- Labs: estudios preop si puede necesitar quirófano
- Considerar la gasometría de un aspirado del pene (un pH ácido sugiere un flujo bajo)

Tratamiento
- Realizar el bloqueo del nervio peneano: en la cara dorsal del pene, en las posiciones de las 2 y las 10 del reloj, aplique lidocaína al 1%; posteriormente, realice un bloqueo en anillo aplicando anestesia de forma circunferencial alrededor del cuerpo proximal
- V.o./i.m.: seudoefedrina 60 mg × 1 +/− terbutalina 5 mg v.o. × 1 vs. terbutalina 0.25-0.5 mg i.m. × 1 (beneficio poco claro)
  - Inyección de fenilefrina intracavernosa: con una aguja 25G o 27G (o jeringa de tuberculina), inyectar 0.2-0.5 mg de fenilefrina en solución de1 mg/mL en el cuerpo del pene c/10-15 min (máx 4-5 dosis) 2 cm distal al origen del cuerpo en el pene dorsal en la posición 2 o 10 del reloj
    Nota: *debe diluir la solución de fenilefrina. Tomar la solución de fenilefrina al 1% (10 mg/mL) y extraer 1 mL (10 mg) de la solución. Añada este mililitro a 9 mL de solución salina, lo que le dará 1 mg/mL de solución de fenilefrina. A continuación, puede extraer 0.2-0.5 mL (0.2-0.5 mg) de esto para la inyección intracavernosa*
- Si no tiene éxito, técnica de aspiración/irrigación:
  - Preparar y cubrir el pene de forma estéril
  - En la posición de las 2 o las 10 del reloj, inserte una aguja de 16-18G (también considere una aguja de acceso mariposa para diálisis de 18G), y usando una jeringa de 10-30-mL, aspire lentamente mientras ordeña los cuerpos con la otra mano hasta que regrese la sangre roja brillante y se produzca la detumescencia
  - Si esto falla, puede intentar irrigar inyectando 20-30 mL de solución de fenilefrina y SSN (10 mg de fenilefrina en 500 mL de SSN) como intercambio de 20-30 mL de aspirado
- Consultar con urología en caso de priapismo resistente (puede ser necesaria la descompresión quirúrgica)
- Tx adicionales en drepanocitosis: LIV, O_2, control del dolor, considerar la exanguinotransfusión

Remisión
- Se recomienda observar durante al menos 2 h para evaluar las recurrencias
- Alta: una vez alcanzada la detumescencia. Se recomienda dar el alta con un Tx de 3 días con un adrenérgico α v.o. (seudoefedrina)
- Ingresar: si el priapismo no responde al Tx

Consejos y alertas
- Tener > 12 h de priapismo se asocia con inicio de pérdida del tejido; > 24 h, con impotencia permanente
- Complicaciones: hematoma, infección, absorción sistémica de fármacos vasoactivos (HTA grave), recurrencia, impotencia (este riesgo debe ser abordado con el pte y es una posibilidad a pesar de los esfuerzos y la cronología del Tx)

HEMATURIA

Definición *(Prim Care 2019;46(2):265–273)*
- La *hematuria* es la presencia de sangre en la orina. Llamada *hematuria macroscópica* cuando es visible vs. *hematuria microscópica* cuando no lo es y hay ≥ 3 eritro/CAP en el sedimento urinario
- La hematuria debe distinguirse de la pigmenturia (cambio de color de la orina). La pigmenturia puede ser causada de forma endógena por la melanina, las porfirinas, la bilirrubina, la mioglobina o la hemoglobina o de forma exógena por meds (p. ej., warfarina, rifampicina, fenazopiridina, fenitoína, etc.), betabel (remolacha)

Anamnesis
- ¿Inicio (repentino o crónico)? ¿Disuria/polaquiuria/cólico renal? ¿Durante todo o parte del chorro de orina? (hematuria al inicio de la micción → uretral; durante toda la micción → vías urinarias superiores o vejiga proximal; al final de la micción → cuello de la vejiga o uretra prostática)
- La hematuria indolora debe hacer sospechar una neoplasia GU
- RS (fiebre, pérdida de peso, sudores nocturnos, exantema, faringodinia, dolor abd, N/V, infección viral reciente o IU; traumatismo; ejercicio excesivo; radiación pélvica)
- HxM (cálculos renales, HTA, cáncer, enf renal congénita, vasculopatía, diátesis hemorrágica, drepanocitosis, esferocitosis hereditaria)
- Meds
  - Meds que causan pigmenturia: rifampicina, fenazopiridina, fenitoína, azatioprina, deferoxamina, doxorrubicina, riboflavina
  - Meds que causan mioglobinuria: anfotericina B, barbitúricos, cocaína, diazepam, etanol, heroína, metadona, estatinas
  - Fármacos que provocan hematuria: AINE, anticoagulantes, busulfano, ciclofosfamida, ACO, quinina, vincristina
- Social (tabaquismo, exposición al benceno o a las aminas aromáticas)

Exploración física
- Evaluar si hay HTA, petequias, artritis, exantema
- Valorar la sensibilidad suprapúbica y del ángulo CV; examen GU completo, incluida la próstata
- Residuo posmiccional si hay preocupación por la retención de orina

Evaluación
La pregunta clave: ¿es realmente hematuria?
- Tira reactiva de orina (+) para sangre (puede verse con hematuria, hemoglobinuria, mioglobinuria u otras pigmenturias); el sedimento urinario es necesario para confirmar > 5 eritro/CAP, así como para identificar proteínas, cilindros de eritro (sugiere glomerulonefritis) y cristaluria (sugiere urolitiasis)
- Otros estudios de orina: UCx, citología urinaria
- BH, BUN/Cr, coag (si hay hematuria aislada [eritro en el sedimento, pero no proteínas], sugiere diátesis hemorrágica)
- Imagenología ambulatoria: urografía por TC (1.ª línea), ECO, RM renal. Cistoscopia si tiene ≥ 35 años

Remisión
- La hematuria macroscópica y grave puede justificar el control continuo del Hct y la eval urológica. Si es microscópica, se puede recurrir a una eval adicional de nefrología o urología

Diferencial de la hematuria	
Fisiopatología	**Diferencial**
Estructural	Urolitiasis, HPB, PQR, nefropatía por analgésicos, necrosis papilar, menstruación
Infecciosa	IU, ITS, TB renal, paludismo
Vascular	MAV, enf de arteria renal (trombosis, disección, HTA maligna), trombosis de la vena renal, crisis drepanocítica
Meds	Ciclofosfamida, anticoagulantes
Inflamatoria	Glomerulonefritis (postestrep, postinfecciosa, nefropatía por IgA, nefritis lúpica, Sx de Alport, enf de membrana basal fina, etc.), vasculitis (PHS, granulomatosis con poliangitis, etc.), reacción transfusional
Traumatismos/otros	Trauma renal, traumatismos uretral o ureteral, instrumentación reciente, hemoglobinuria paroxística nocturna, ejercicio vigoroso
Neoplásica	Cáncer renal, uretral, vesical, prostático

DOLOR EN LA FOSA LUMBAR

Abordaje del paciente

Anamnesis
- ¡Inicio (repentino o progresivo)? ¿Localización? ¿Disuria/hematuria/polaquiuria? Hx de síntomas similares
- RS (fiebre, exantema, trauma, náusea, vómito, debilidad, dolor abd), HxM (cálculos renales, gota, cáncer, AAA, enf renal congénita, enf cardiaca o vascular)

Evaluación
- BH, Cr; considerar ECO renal o TC abdominal sin contraste

Diferencial del dolor en la fosa lumbar	
Fisiopatología	**Diferencial**
Renal	Nefrolitiasis, urolitiasis, hematoma retroperitoneal, rotura de quiste renal, estenosis ureteral
Infecciosa	Pielonefritis, absceso perinéfrico, absceso del psoas, neumonía, discitis, osteomielitis vertebral, absceso epidural
Vascular	Rotura de AAA, infarto renal, trombosis de la vena renal, EP
GI	Enf biliar
Otras	PQR (rotura de quiste), neoplasia renal, varicela zóster
Trauma	Espasmo lumbar, radiculopatía

Urolitiasis (nefrolitiasis y ureterolitiasis) (Prim Care 2019;46(2):203–212)

Definición
- *Urolitiasis* denota cálculos (de sólidos minerales u orgánicos) que se forman en cualquier parte de las vías urinarias; *nefrolitiasis* (riñón) y *ureterolitiasis* (uréter) denotan más específicamente la localización de los cálculos
- Los cálculos renales se forman cuando la orina se satura con sales formadoras de cálculos
- Tipos de cálculos
  - Cálculos de oxalato de calcio (~80%): las afecciones predisponentes incluyen la hipercalciuria (hiperparatiroidismo, sarcoidosis, ATR de tipo I, hipercalcemia por neoplasia, tiazidas) y la hiperoxaluria (Crohn y otras enf ileales)
  - Cálculos de fosfato de amonio y magnesio (estruvita) (~15): requieren una combinación de amoniaco y orina alcalina. La fuente de amoniaco procede de la división de la urea por las bacterias productoras de ureasa (*Proteus, Klebsiella, Pseudomonas* y *Staphylococcus*)
  - Cálculos de ácido úrico (~5-10%): secundarios a hiperuricosuria (gota, DM2, HTA)
  - Cálculos de cistina: secundarios a defectos hereditarios de reabsorción tubular de aminoácidos
  - Cálculos inducidos por fármacos secundarios a anomalías metabólicas que favorecen la formación de cálculos o la cristalización del fármaco o sus metabolitos
- Los cálculos alojados en el uréter suelen encontrarse en tres lugares: unión ureteropélvica, a nivel de los vasos iliacos, y unión ureterovesical

Anamnesis
- M:F, 2:1; caucásicos > hispanos > asiáticos > africanos; pico de incidencia: 20-50 años
- Cólico renal (dolor agudo, espasmódico, unilateral en la fosa lumbar que se irradia a la ingle/testículos/labios) y síntomas viscerales (N/V/diaforesis)
- Los cálculos distales pueden causar dolor abd bajo y síntomas urinarios inferiores (disuria, polaquiuria, hematuria)
- HxM: HxF de nefrolitiasis, hiperparatiroidismo, sarcoidosis, ATR, neoplasia, Crohn, derivación yeyunoileal, IU recurrente, gota, DM2, HTA, anomalías urológicas estructurales
- Meds: indinavir, diuréticos de asa/tiazídicos, laxantes, inh de la anhidrasa carbónica, ciprofloxacino y sulfamidas se han asociado con cálculos inducidos por meds

Exploración física
- ¿Fiebre? ¿Taquicardia? Aspecto de molestia general, diaforético, piel fría/húmeda
- Dolorimiento en ángulo CV y en la parte inferior del abd/pelvis (si el cálculo ha migrado)
- Evaluar en busca de PTT de la línea media de la columna vertebral, abd agudo, etc., que sugieren un Dx alternativo

Evaluación
- EGO (eritro [+], aunque Sen 84% Esp 48% para cálculos; proteinuria, cristaluria), UCx
- BUN/Cr; la BH suele ser inespecífica y no es útil
- Imagenología

- ECO renal (Sen 45%, Esp 94% para cálculos; Sen 85-90%, Esp 90-100% para hidronefrosis)
  - Puede ser el examen radiográfico inicial si hay alta PPP o si la TC no es posible (embarazo); especialmente útil para detectar hidronefrosis o dilatación ureteral; no es sensible para cálculos < 5 mm; puede hacerse en el lugar de atención
- TC helicoidal sin realce (Sen 96-98%, Esp 100%)
  - Útil como examen radiográfico inicial, particularmente con la 1.ª presentación de un cálculo sospechoso o de probabilidad baja-moderada; capaz de hacer Dx alternativos; modalidad de elección cuando está disponible

Tratamiento
- LIV si el pte parece deshidratado o tiene LRA
- Control del dolor: AINE (ibuprofeno 600 mg v.o. c/8 h o ketorolaco 15 mg i.v. si no se puede tomar v.o. [precaución en caso de insuf renal]) y morfina 0.1 mg/kg × 1 que se ajusta para mayor alivio
- Terapia médica de expulsión: tamsulosina 0.4 mg v.o. c/24 h hasta la expulsión del cálculo (se ha demostrado un posible beneficio para los cálculos grandes pero no para los más pequeños) (*JAMA Intern Med* 2018;178(8):1051–1057)
- Consulta de urología: en caso de infección concomitante, insuf renal o baja probabilidad de expulsión de cálculos (> 10 mm)

Remisión
- Alta: control adecuado del dolor en SU, Cr normal; seguimiento con urología en 24-48 h si cálculo > 5 mm
- Ingresar: dolor intratable, incapacidad de tolerar v.o., insuf renal, infección, trasplante renal, riñón único, enf comórbidas (DM, ERC de base), cálculo infectado con obstrucción

Consejos y alertas
- La presencia o ausencia de hematuria por sí sola no puede servir para diagnosticar o descartar la nefrolitiasis
- La mayoría de los cálculos ≤ 5 mm (70-98%) se eliminan espontáneamente. Los cálculos > 5 mm tienen menos posibilidades (25-51%) de salir espontáneamente y es más probable que necesiten una intervención urológica (*J Urol* 2015;194:1009)
- Envíe al pte a casa con un colador, sobre todo a los de 1.ª vez, para el análisis de los cálculos
- Complicaciones: riñón infectado obstruido (urgencia urológica que requiere descompresión urgente), insuf renal, expulsión fallida

LESIÓN RENAL AGUDA

Definición y estadificación (*Lancet* 2019;394(10212):1949–1964)
- La LRA se define como cualquiera de las siguientes opciones:
  - Aumento de la Cr sérica por ≥ 0.3 mg/dL (≥ 26.5 μmol/L) dentro de 48 h; o bien
  - Elevación de la Cr sérica por ≥ 1.5 veces el valor de referencia, que se sabe o se presume que ha ocurrido en los 7 días anteriores; o
  - Volumen de orina < 0.5 mL/kg/h durante 6 h
- La gravedad de la LRA se clasifica según los siguientes criterios:
  LRA estadio 1
  - Cr sérica: > 0.3 mg/dL de aumento en 48 h O > 1.5-1.9× de aumento respecto al valor inicial
  - Diuresis: < 0.5 mL/kg/h durante 6 h
  LRA estadio 2
  - Cr sérica: > / 2-3× de aumento respecto al valor inicial
  - Diuresis: < 0.5 mL/kg/h durante 12 h
  LRA estadio 3
  - Cr sérica: > 2-3× de aumento desde el inicio, Cr > 4, TFGe a < 35 (si < 18 años)
  - Diuresis: < 0.3 mL/kg/h durante 24 h, o anuria durante > 12 h

Anamnesis
- La IRA suele ser asintomática y se diagnostica cuando los análisis revelan anomalías renales
- Los síntomas pueden incluir disminución de la diuresis, incremento de peso, retención de líquidos (edema periférico, anasarca, ascitis), fatiga, anorexia, N/V, prurito, alteración del sensorio, sed/ortostatismo (prerrenal)
- RS (fiebre, exantema, dolor en la fosa lumbar, hematuria)
- HxM: daño renal de base, ICC, hepatopatía, LES, mieloma múltiple
- Meds (IECA/ARA, AINE, aminoglucósidos, otros Abx, cisplatino, anfotericina B, diuréticos)

Exploración física
- Evaluar estado de volumen; mioclonía, roce pericárdico o pleural, exantema, Edo mental, edema
- Estigmas de ICC, hepatopatía, enf de colágeno vascular

Evaluación

- BH, QS10 (cociente BUN/Cr), osmolalidad sérica; considerar GV con potasio urgente
- EGO/sedimentos, electrolitos en orina (Na, K y Cr en orina, osmolalidad urinaria)
- EFNa = (Na en orina × Cr en plasma)/(Na en plasma × Cr en orina) × 100
- Considerar las PFH, BNP si está indicado
- ECG en busca de inestabilidad eléctrica cardiaca por posibles alteraciones electrolíticas
- Considerar la posibilidad de realizar una ECOLA cardiaca, de VCI y renal
- ECO renal con Doppler (descartar obstrucción, evaluar flujo); considerar TC de abd por posible masa pélvica
- Umbral bajo para la biopsia renal

Diagnóstico diferencial de la LRA/IRA	
Fisiopatología	**Diferencial**
Prerrenal	**Hipovolemia:** deshidratación, hipotensión/choque, hemorragia, vómito/diarrea, diuresis, quemaduras, pancreatitis, hipoalbuminemia grave **Alteración de la hemodinámica renal:** estados de bajo gasto cardiaco (ICC, valvulopatía grave, taponamiento, EP masivo, Sx compartimental abd), sepsis, anafilaxia, meds (AINE, IECA/ARA), Sx hepatorrenal
Renal intrínseca	**Obstrucción renovascular:** ateroesclerosis/trombosis/embolia/disección/vasculitis de arteria renal; trombosis de la vena renal/compresión externa **Enf glomerular:** glomerulonefritis, vasculitis, HTA maligna, preeclampsia, CID, vasculopatía del colágeno (LES, esclerodermia) **Obstrucción intratubular:** mieloma múltiple, ácido úrico, aciclovir, MTX, indinavir **Necrosis tubular aguda:** isquemia profunda, infección, radiocontraste, inh de la calcineurina, Abx (aminoglucósidos), antimicóticos (anfotericina B), quimioterapia (cisplatino), etilenglicol, rabdomiólisis, SUH/PTT **Nefritis intersticial:** nefritis alérgica (betalactámicos, fluoroquinolonas, sulfas, AINE), pielonefritis, leucemia/linfoma, sarcoidosis
Posrenal	**Uréter:** cálculos, coágulos, cáncer (masa pélvica), compresión externa **Cuello vesical:** HPB, cálculos, coágulos, cáncer (pancreático), neurogénico **Uretra:** estenosis, válvulas

Interpretación de los datos de laboratorio en la LRA/IRA						
	BUN/Cr	**FE_{Na}**	**$Na_{urinario}$**	**Densidad esp**	**Osmol urinaria**	**Otras**
Prerrenal	≥ 20	< 1%	< 10 mmol/L	> 1.018	> 500	Cilindros hialinos
Renal intrínseca	10-20	> 1%	> 20 mmol/L	< 1.015	300-500	• Cilindros marrones fangosos (NTA) • Cilindros de eritro (lesión glomerular, nefritis tubulointersticial) • Cilindros de leuco (nefritis intersticial) • Cilindros granulares anchos (ERC) • Eosinofiluria (nefritis alérgica) • Cristales de ácido úrico (nefropatía por urato) • Cristales de oxalato/hipurato (tox por etilenglicol)
Posrenal	< 10	> 1%	—	—	< 350	

Tratamiento

- *Prerrenal:* corregir el estado de volumen/presión de perfusión (LIV, vasopresores, CE si está indicado, diuresis/inotrópicos) si es cardiorrenal)
- *Intrínseca:* eliminar las nefrotoxinas, tratar la causa subyacente, considerar los glucocorticoides
- *Posrenal:* colocación de sondas transuretrales o suprapúbicas; puede requerir la colocación de endoprótesis ureterales o de una sonda de nefrostomía percutánea
- Considerar el bicarbonato de sodio si el pH < 7.2 o el HCO_3 < 15 mmol/L como puente a la diálisis

Indicaciones de diálisis y terapia sustitutiva renal de urgencia «A, E, I, O, U»

- **A**cidosis(pH < 7.1)
- **E**lectrolitos en desequilibrio (hiperpotasemia, hipocalcemia, hiperfosfatemia)
- **I**ntoxicación (litio, salicilatos, etilenglicol, metanol, entre otros)
- (**O**verload) Sobrecarga de volumen
- **U**remia (pericarditis, encefalopatía, neuropatía, hemorragia)

Remisión

- Alta: la azoemia prerrenal leve puede tratarse adecuadamente con hidratación; los ptes con IRA postobstructiva pueden ser enviados a casa si se alivió la obstrucción (con sonda vesical) y no hay comorbilidades importantes
- Ingresar: pte con uremia, alteraciones electrolíticas importantes, sobrecarga de volumen, acidosis metabólica grave, IRA inexplicable

Consejos y alertas

Complicaciones: sobrecarga de volumen intravascular, hiponatremia, hiperpotasemia, hiperfosfatemia, hipocalcemia, hipermagnesemia, acidosis metabólica, uremia, anemia, arritmias

URGENCIAS EN LOS PTES EN DIÁLISIS

Definición (Clin J Am Soc Nephrol 2017;12(2):357–369)
- Los motivos de consulta más frecuentes y las consideraciones especiales incluyen:

Motivos principales de consulta y consideraciones especiales en ptes en diálisis	
Motivo de consulta	**Diferenciales/consideraciones especiales**
Fiebre	Neumonía (asociada con la atención sanitaria), IU, bacteriemia, peritonitis (especialmente con diálisis peritoneal), infección relacionada con el acceso (la propagación hematógena puede provocar endocarditis, émbolos pulmonares sépticos, artritis séptica, osteomielitis vertebral, absceso epidural)
Disnea	Sobrecarga de líquidos/EP, insuf cardiaca de alto gasto (fístula AV), derrame pleural (urémico, sobrecarga crónica de líquidos), anemia (menor producción de EPO), NT (tras acceso subclavio o yugular interno para hemodiálisis [HD]), derrame pericárdico (urémico), EP
Dolor torácico	SCA, EP, pericarditis urémica, pleuritis urémica
Síncope	Hipotensión intradialítica, neuropatía autonómica urémica, disritmias, otras causas frecuentes de síncope
Hipotensión	Hipotensión intradialítica, disautonomía, antihipertensivos, derrame/taponamiento pericárdico, sepsis, anafilaxia (contaminantes del condroitín sulfato sobresulfatado en la heparina)
Dolor abdominal	Considerar las causas más frecuentes de dolor abd, gastritis/colitis urémica, peritonitis (particularmente con diálisis peritoneal), hernias de la pared abd (por aumento de la presión abd con la ascitis)
Cefalea/AEM	Sx de desequilibrio por diálisis, encefalopatía urémica/HTA, urgencia hipertensiva, HIC, ACV, efectos de los meds por alteración de la farmacodinámica (benzodiacepinas, morfina, meperidina, etc.), hiponatremia
Cambios en la piel	Prurito urémico, prurigo nodular, calcifilaxis (arteriolopatía urémica cutánea)
Síntomas del acceso para HD	Sx de robo del acceso AV, fístula AV/trombosis de la vena de acceso al catéter, hemorragia de la fístula AV
Otras	Anomalías electrolíticas (hiperpotasemia, hiperfosfatemia, hipermagnesemia, hipocalcemia, hiponatremia), acidosis metabólica, polineuropatía urémica (Sx de las piernas inquietas, parestesias)

Anamnesis

- Debe centrarse en la eval de las causas comunes de los respectivos motivos principales de consulta, con atención a las consideraciones especiales propias de los ptes con ERET

Exploración física

- Atención a los signos vitales anómalos
- Examen pulmonar y cardiaco, incluyendo la eval del roce, los roncus y los estertores
- Exploración abd, sobre todo en ptes con catéteres para diálisis peritoneal (DP)
- Examen de los miembros y PVY en busca de signos de sobrecarga de líquidos
- Valoración de la piel en busca de calcifilaxia
- Evaluar el sitio del injerto para ver si hay frémito y signos de hemorragia, infección, edema y hematoma; valorar el sitio del catéter tunelizado para ver si hay celulitis o absceso subyacente

Diagnóstico

- ECG en busca de inestabilidad eléctrica cardiaca por posibles anomalías electrolíticas, isquemia
- BH, QS10; considerar la gasometría con potasio urgente para evaluar el estado ácido-base
- Considerar las PFH, el BNP y los marcadores cardiacos si está indicado
- Contemplar la obtención de una muestra del dializado para diálisis peritoneal (recuento celular [leuco > 50-100 cel/mm^3 sugiere peritonitis], Gram, cultivo)
- Considerar una ECOLA cardiaca y pulmonar y un examen FAST en busca de derrame y ascitis
- Imagenología: imágenes adecuadas según los motivos de consulta respectivos; imágenes Doppler del sitio de la fístula AV si hay preocupación por la trombosis

Tratamiento

- *Véanse* las secciones correspondientes para el Tx de las afecciones indicadas anteriormente
- Consideraciones especiales:
  - **Peritonitis en pte con DP:** vancomicina 2 g Y cefepima/ceftazidima 1 g cada uno añadidos a 1 bolsa de dializado infundida y dejada en la cavidad peritoneal durante 6 h
  - **Sx de desequilibrio de la diálisis:** reducir PIC (elevar la cabecera > 30°, terapia hiperosmolar [manitol, solución salina hipertónica], euglucemia, eutermia, eunatremia, PAM > 65, CO_2 40 mm Hg, PPC 50-70 mm Hg); consulta nefrología
  - **Injerto/fístula AV coagulada:** consulta inmediata con Qx vascular para considerar la trombólisis dirigida por catéter, la trombólisis farmacomecánica y la trombectomía quirúrgica
  - **Catéteres de acceso vascular coagulados:** consultar las políticas institucionales; si es factible, intentar con tPA dirigido por catéter mediante la infusión de 2 mg de tPA en el lumen ocluido y llenar el resto con solución salina. Después de 15 min, inyectar 0.3 mL de solución salina para desplazar la enzima activa hacia la punta del catéter. Después de otros 15 min, inyectar otros 0.3 mL para mover la enzima activa hacia la punta del catéter. Después de otros 15 min, intentar aspirar el catéter. Si no se consigue, enviar al pte a cambio de catéter
  - **Hemorragia del acceso vascular:** aplicar presión directa durante 10-15 min; si ocurre a horas de la diálisis, considerar protamina 1 mg por cada 100 U de heparina recibidas (o 10-20 mg si se desconoce la dosis) para revertir el anticoag de la heparina; considerar la aplicación de Gelfoam® u otro agente hemostático; consulta inmediata con Qx vascular en caso de hemorragia no controlada

Remisión

- Depende del motivo de consulta, pero la mayoría requerirá invariablemente el ingreso

Consejos y alertas

- La medición de la PA por encima y el uso de sitios cercanos a la fístula AV para la extracción de sangre/administración de Tx están CI
- Las concentraciones de BNP no son fiables para el Dx de sobrecarga de líquidos/insuficiencia cardiaca en los ptes en diálisis, ya que los valores basales de BNP suelen ser elevados y el aumento del BNP desde el valor inicial puede no correlacionarse con la insuficiencia cardiaca clínica
- La troponina crónicamente alta es común y aumenta la mortalidad; hace que la eval del SCA sea un reto; sin embargo, la National Academy of Clinical Biochemistry (NACB) recomienda un cambio del 20% en la concentración de troponina respecto al valor de referencia para el Dx de IAM

SANGRADO VAGINAL

Anamnesis (*Emerg Med Clin North Am* 2012;30:991)
- ¿Inicio? ¿Dolor? ¿Calidad (oscura vs. coagulada vs. roja brillante)? ¿Cantidad (número de toallas femeninas/h)? ¿Embarazo o posparto? ¿FUM? ¿Última relación sexual? ¿Uso de la protección? ¿Gravidez y paridad? ¿Traumatismos?
- RS: ¿mareos o aturdimiento? ¿Presíncopal? ¿Otra hemorragia? ¿Fiebre? HxM (trastorno de la coag, hipo o hipertiroidismo, hepatopatía), meds (Tx anticoag o antiplaq, anticonceptivos, Tx hormonal), HxS (violencia doméstica)

Evaluación
- Hemograma, G&C (Rh), hCG en orina; hCG cuantitativa si la pte está embarazada; prueba cruzada (si hay mucho sangrado); considerar ECO pélvica

Consejos y alertas
- La toalla femenina media contiene entre 5 y 15 mL de sangre
- Un tampón medio contiene 5 mL de sangre

Diferencial del sangrado vaginal	
Fisiopatología	**Diferencial**
No embarazada: PALM-COEIN (*Int J Gynaecol Obstet* 2011;113:3)	**P**ólipo, **A**denomiosis, **L**eiomioma, **M**alignidad/hiperplasia, **C**oagulopatía, disfunción **O**vulatoria, **E**ndometrial, **I**atrogénico, **N**o clasificado (otros incluyen SOP, DIU o anticonceptivos orales, endometritis, cervicitis, hemorragia poscoital)
1.er trimestre	Hemorragia de implantación, aborto espontáneo, embarazo ectópico, mola hidatiforme
2.°/3.er trimestre	Placenta previa, vasa previa, desprendimiento de la placenta, rotura uterina
Otros	Hemorragia posparto, retención de productos de la concepción

Sangrado uterino anormal (no embarazada)
Presentación
- Hx: cambio en la frecuencia, duración o cantidad de la hemorragia, sangrado entre ciclos, cualquier hemorragia posmenopáusica, HxM, paridad, Hx de ITS
- EF: sangrado continuo; signos de anemia; lesiones vaginales o cervicales, masa en el examen bimanual

Evaluación
- Labs: hCG en orina, BH, coag, considerar pruebas de ITS, TSH
- Imagenología: considerar la ECO pélvica (no suele ser urgente, considerar Tx ambulatorio)

Tratamiento
- Transfundir si es inestable o Hb < 7, AINE para dolor pélvico/calambres
- Hemorragia anovulatoria: combinación de ACO con 35 μg de etinilestradiol o 20 mg de medroxiprogesterona c/8 h × 7 días
- En caso de hemorragia grave, considerar administrar 25 mg de estrógenos i.v. cada 4-6 h durante 24 h o hasta que cese la hemorragia (*Obstet Gynecol* 2013;122:176)

Sangrado poscoital
Anamnesis
- ¿Trauma durante el coito? Secreción vaginal, evaluar la violencia doméstica o el abuso
- FaR: anomalías cervicales, ITS, posmenopausia

Exploración física
- Sangrado continuo; laceraciones vaginales, abrasiones

Evaluación
- Labs: hCG en orina, pruebas de GCC/*Chlamydia*; Hct

Tratamiento
- Abx: tratar adecuadamente las ITS (*véase Secreción vaginal* más abajo)
- Consulta: servicio de G&O para las laceraciones que requieran reparación extensa; servicios sociales si se trata de violencia intrafamiliar

CAMBIOS FISIOLÓGICOS DEL EMBARAZO

- El cuerpo materno se adapta durante el embarazo para acoger al bebé en crecimiento

Cambios fisiológicos del embarazo (Neurol Clin 2012;30(3):781)	
Sistema de órganos	**Adaptaciones asociadas**
Cardiovascular	Aumento del gasto cardiaco, de la FC y del volumen sistólico Disminución de la RVP La presión arterial desciende en el primer trimestre y luego vuelve al valor inicial La compresión de la VCI puede disminuir el retorno venoso (puede causar hipotensión, mayor edema de MI)
Hemático	Aumento del volumen de sangre (plasma, eritro, leuco) Disminución del Hct y de la hemoglobina Hipercoagulabilidad
Metabólico	Aumento del peso corporal Disminución de la sensibilidad a la insulina
Renal	Aumento de la TFG y la diuresis
Respiratorio	Aumento del volumen corriente Disminución de la capacidad residual funcional Alcalosis respiratoria (con compensación metabólica)
Gastrointestinal	Motilidad gastrointestinal más lenta y reducción del tono del EEI Inhibición de la contracción de la vesícula biliar y del transporte biliar Náusea y vómito, estreñimiento
Mamas	Aumento del tamaño Producción de leche

COMPLICACIONES DEL INICIO DEL EMB

Aborto espontáneo (Emerg Med Clin North Am 2012;30:837)

Definición
- La interrupción espontánea del embarazo antes de las 20 sem es la complicación grave más frecuente del embarazo; la pérdida dentro de las 6 semanas de la FUM ocurre en el 20-30% de los embarazos
- La muerte del feto después de 20 sem de gestación (o feto < 500 g) se denomina *nacimiento prematuro*
- Las ptes con hemorragia que no abortan suelen tener embarazos normales, pero un mayor riesgo de parto prematuro y bajo peso al nacer (BJOG 2010;117:245)

Presentación
- Hemorragia vaginal ± paso de coágulos o tejido a < 20 sem; dolor/calambres abd
- Espéculo y examen bimanual para evaluar el paso de sangre/productos de la concepción y si el orificio cervical está abierto o cerrado (si el sangrado es abundante, eliminar los productos de la concepción con tracción suave para permitir que el útero se sujete)

Evaluación
- Labs: EGO, hCG cuant, Hct, G&C (cruzadas si está HD inestable). Si los productos son expulsados, enviar a patología
- Imagenología: ECO pélvica para determinar localización del emb, confirmación de EIU en caso de saco gestacional «doble» intrauterino, polo fetal, saco vitelino o actividad cardiaca

Clasificación de los abortos espontáneos
- Amenaza: orificio cervical cerrado, sin paso de productos de la concepción, feto viable con latidos cardiacos, cólicos/sangrado leves (~35% acabará abortando) (Am J Emerg Med 2012;30:399)
- Inevitable: orificio cervical dilatado y borrado; productos de la concepción no expulsados; cólicos; sangrado moderado
- Completo: productos de la concepción expulsados, orificio cervical cerrado; pocos cólicos o hemorragia, ECO con útero vacío
- Incompleto: algunos, pero no todos los productos han pasado. Retención de tejido fetal o placentario
- Perdido: pérdida del emb después del desarrollo del embrión/feto, orificio cervical cerrado

Tratamiento
- Tx de apoyo; transfusión si está HD inestable
- Consultar con G&O si está inestable o requiere un legrado (aborto inevitable, incompleto o perdido)
- Inmunoglobulina Rh: 50 µg < 12 sem, 300 µg > 12 sem si es Rh negativo
- Incompleto o fallido: Tx expectante, Tx médico con misoprostol o evacuación Qx (Cochrane Database Syst Rev 2010;(1):CD007223), extraer cualquier tejido fetal del orificio cervical con pinzas de anillo
  - Considerar profilaxis con doxiciclina o pruebas para ITS si se da de alta con el orificio cervical abierto (no hay pruebas concluyentes que apoyen esta práctica) (Contraception 2015;91:19)

Remisión
- Alta: ptes estables con aborto completo o amenaza de aborto; seguimiento con G&O dentro de las 72 h
- Ingresar: hemorragia descontrolada o ptes que requieren legrado inmediato

Consejos y alertas
- Las amenazas de aborto y los perdidos solo pueden distinguirse mediante ECO pélvica

Embarazo ectópico (NEJM 2009;361(4):379)

Definición
- El embarazo implantado fuera del útero, el embarazo heterotópico, es raro pero su frecuencia se está incrementando debido a las técnicas de reproducción asistida (1/100 en embarazos asistidos)
- Se presenta con mayor frecuencia entre las 6 y 10 sem de edad gestacional estimada

Presentación
- Sin rotura: dolor abd, cólicos (a menudo unilaterales), amenorrea
- Con rotura: hipotensión, taquicardia (no siempre presente), dolor abd, síncope
- FaR: Hx de EPI, Qx tubárica, DIU, Tx de fertilidad, aborto reciente o ectópico previo, edad > 35 años, tabaco, endometriosis
- Examen: evaluar la estabilidad HD. Signos de peritonitis si se ha producido la rotura. El espéculo y el examen bimanual pueden revelar sensibilidad pélvica o masa anexial

Evaluación
- Labs: hCG cuant, Hct, Rh, TP/TTP y G&C 4 U (si HD inestable)
- Imagenología: ECO pélvica (ETV debe identificar EIU a las 5.5 semanas y hCG 1500-3000 IU/L) (JAMA 2013;209:1722); si está HD inestable, examen FAST para evaluar si hay líquido libre
  - Hallazgos que sugieren emb ectópico: ausencia de EIU, identificación de masa de embarazo ectópico, líquido libre
  - El EIU solo se diagnostica de forma definitiva mediante la visualización ecográfica de un saco vitelino o un embrión (el emb ectópico puede ir acompañado de un «seudosaco» dentro del útero que puede confundirse con el EIU)
  - La identificación de un EIU puede descartar un ectópico, a menos que se sospeche de un heterotópico (raro pero más frecuente con la reproducción asistida)

Hallazgos ecográficos en el embarazo normal y anómalo			
(NEJM 2009;361(4):379; Ultrasound 2018;26(3):153)			
Embarazo normal		**Embarazo anómalo**	
EG (sem)	Hallazgos	Anomalía	Hallazgos
4-5	Saco gestacional	Molar	Patrón de tormenta de nieve
5	Signo de doble decidua		Racimo de uvas dentro del útero
5.5	Saco vitelino		No hay EIU definitivo
6	Polo embrionario	Aborto espontáneo	Saco gestacional > 2 cm sin polo fetal
6.5	Actividad cardiaca fetal		Longitud corona-rabadilla > 0.5 cm sin actividad cardiaca
		Ectópico	Embarazo extrauterino +/− polo fetal +/− actividad cardiaca
			Masa anexial (puede estar separada del ovario)
			Seudosaco intrauterino y ausencia de EIU
			Signo del anillo (anillo hiperecoico alrededor del saco gestacional anexo)
			Líquido libre

Tratamiento
- De apoyo: 2 vías i.v. de gran calibre, reanimación con LIV, monitor, transfusión: si está HD inestable
- Inmunoglobulina Rh: 50 μg < 12 sem, 300 μg > 12 sem si es Rh negativo
- Consulta: eval Gin urgente para considerar el Tx médico (TxM) frente al Qx
- El TxM es una opción para las ptes HD inestables, mínimamente sintomáticas, sin actividad cardiaca fetal o saco vitelino en la masa anexial, poco líquido libre, hCG < 5000 UI/L, sin CI para el TxM debido a otros meds o HxM

Embarazo de localización desconocida
- Se diagnostica cuando se obtiene hCG (+) pero no se identifica el embarazo en la ETV
- Si está estable, la hCG es < 1500-3000 UI/L y no se puede visualizar el EIU, seguimiento con el ginecólogo en 48 h para una serie de hCG/ECO (la hCG debe aumentar al menos un 50-66% en 2 días) (Ann Emerg Med 1990;19(10):1098)

Consejos y alertas
- Los síntomas de presentación atípicos pueden simular otras enf como apendicitis o IU, o ser inespecíficos, como aturdimiento, mareo, vómito

Hiperemesis gravídica *(JAMA 2016;316:1392)*
Definición: náusea y vómito que provocan pérdida de peso > 5%, deshidratación, cetonemia/cetonuria

Hx: embarazo (1.er trimestre, generalmente sem 8-12), N/V, incapacidad para v.o.

Hallazgos físicos: taquicardia, deshidratación

Evaluación: labs: electrolitos, EGO; a menudo tienen cetosis y alteraciones electrolíticas

Tratamiento: LIV (con dextrosa, tiamina), antieméticos (metoclopramida, doxilamina, piridoxina)
- El ondansetrón en el 1.er trimestre puede ↑ riesgo de malformaciones cardíacas *(Reprod Toxicol 2014;50:134)*; algunos estudios recientes sugieren que es seguro, pero se necesita mayor investigación *(Gynecol Obstet (Sunnyvale) 2015;5:2)*

Remisión: alta si tolera v.o., ingresar si hay deshidratación grave

Embarazo molar *(Obstet Gynecol 2021;137(2):355)*
- Forma de enf trofoblástica gestacional, tumor benigno de la placenta con potencial maligno, puede ser completo o parcial
- Presentación: sangrado anómalo, paso de vellosidades hidropésicas, tamaño uterino superior al de las fechas, ausencia de latidos fetales, hiperemesis, agrandamiento ovárico, HTA
- Evaluación: hCG inusualmente alta, ECO para establecer el Dx (patrón ecogénico mixto que sustituye a la placenta)
- Tratamiento: consulta con G&O sobre aborto Qx, Rhogam Rh-negativo
  - Requiere la monitorización de la hCG después del aborto para identificar a las ptes que desarrollan una neoplasia trofoblástica gestacional maligna

Anticoncepción de urgencia
- Tx para prevenir el embarazo después de una relación sexual sin protección; ninguna implica la interrupción de un embarazo preexistente, no hay evidencia de efectos adversos en el feto en desarrollo
- Oral *(Lancet 2010;375:555)*: inhibe la ovulación, acetato de ulipristal (30 mg, eficaz hasta 120 h después del coito); levonorgestrel (régimen de una [1.5 mg] o dos dosis [0.75 mg × 2 espaciadas 12 h]), eficaz hasta 72 h después del coito (máx eficacia en 24 h); ACO combinados con progestágenos y estrógenos en gran medida en desuso
  - Efectos adversos: náusea, cefalea, sangrado irregular 1 sem-1 mes después del Tx, sin beneficio anticonceptivo continuo
- DIU de cobre: previene la fecundación, proporciona un beneficio anticonceptivo continuo, es eficaz si se coloca dentro de los 5 días, posiblemente 10 días *(Hum Reprod 2013;28:2672)*
  - Efectos adversos: perforación uterina (infrecuente), cólicos y hemorragias
- Considerar las pruebas y el Tx de las ITS concomitantes

COMPLICACIONES AL FINAL DEL EMBARAZO

Embolia de líquido amniótico *(Obstet Gynecol 2014;123(Pt 1):337)*
Definición: la liberación de líquido amniótico en la circulación materna, se produce durante las contracciones uterinas, la manipulación o el desprendimiento de placenta (rara vez puede ser espontáneo); desencadena una respuesta anafilactoide que lleva a un colapso cardiovascular materno rápidamente mortal

Presentación
- Hipotensión repentina, hipoxia, coagulopatía
- Conduce a CID, SDRA, disfunción del VI, convulsiones
- Los Dxd incluyen EP, anafilaxia, choque séptico, eclampsia, HELLP, desprendimiento de placenta, coagulopatía crónica

Evaluación: BH, coag, fibrinógeno, GA, RxT, control de la diuresis, monitorización fetal y materna

Tratamiento: oxigenación y ventilación de apoyo (CNAF, intubación, líquidos, vasopresores, inotrópicos, Tx de la coagulopatía, consultar con Obst)

Remisión: ingresar en la UCI

Hígado graso agudo *(J Obstet Gynaecol Res 2010;36:751)*
Definición: trastorno del tercer trimestre que puede provocar insuficiencia hepática y llevar a un parto complicado y a la muerte del feto; los FaR incluyen la gestación primípara y gemelar
- Diferenciar de la colestasis del embarazo, que se caracteriza por ictericia y prurito sin síntomas sistémicos, transaminasas normales

Presentación
- Náusea, vómito, malestar, dolor en CSD e ictericia en el 3.er trimestre
- Puede progresar a coagulopatía, convulsiones, CID y encefalopatía hepática
- Los Dxd incluyen hepatitis viral, preeclampsia, Sx HELLP, colecistitis, insuficiencia hepática inducida por meds

Evaluación: BH (leucocitosis, plaq bajas), coagulación (elevada), fibrinógeno (bajo), QS, PFH, amoniaco, ácido úrico, ECO del CSD (puede ser normal), monitorización fetal y materna

Tratamiento: apoyo (Tx de las vías respiratorias, Tx de la hipoglicemia y las convulsiones, reposición de líquidos y hemoderivados), consultar con el Obst; el parto es el único Tx definitivo

Remisión: ingresar para la estabilización y el parto

Enfermedad tromboembólica
- Principal causa de muerte en el embarazo
- El emb es un estado hipercoagulable; otros FaR: tabaquismo, edad > 35, hipercoagulabilidad, várices, TEV previa, parto prematuro, hemorragia posparto *(Obstet Gynecol 2011;118:718)*
- Para más detalles, *véase* la sección de la TEV en el capítulo de cardiovascular

Parto prematuro
- Se define como contracciones uterinas con cambios cervicales antes de las 37 sem
- FaR: abuso de sustancias, Hx de parto prematuro, gestaciones múltiples, anomalías placentarias, infección, edad extrema
- Tratamiento: monitorización fetal, ECO, EGO, BH, consulta de Obst
- Objetivo de prolongación de la gestación: tocolíticos (MgSO$_4$, terbutalina), terapia de maduración fetal (corticoides), reposo en cama, hidratación

Rotura prematura de membranas (RPM)
- Se define como la rotura de las membranas amnióticas y coriónicas antes del inicio del parto (se refiere a la RPM < 37 sem)
- Anamnesis y exploración estéril: chorro de líquido, identificación del líquido amniótico (nitrazina, cristalización en helecho)
- Dx y Tx: pruebas de ITS, eval del parto, ECO fetal, consulta e ingreso a Obst, considerar terapia de maduración fetal, Abx

Placenta previa y desprendimiento prematuro de la placenta
Anamnesis *(Emerg Med Clin North Am 2012;30:919)*
- Placenta previa: implantación de la placenta adyacente o sobre el orificio cervical. Se presenta como sangrado vaginal indoloro, de color rojo brillante, generalmente después de la sem 28. FaR: gestación múltiple, multiparidad, edad materna avanzada, Hx de placenta previa/cesárea, hemorragia posparto materno, HTA
- Desprendimiento prematuro de la placenta: separación de la placenta implantada entre las 20 sem y el parto. Se presenta con una hemorragia dolorosa y de color rojo oscuro (80%); también puede presentarse con signos y síntomas de CID. FaR: edad < 20 o > 35, preeclampsia, DM, HTA, trauma abd, cocaína, tabaquismo, antecedentes
- Complicaciones: sufrimiento fetal o muerte, embolia de líquido amniótico, transfusión fetomaterna

Exploración física
- Revisar la altura del fondo uterino, las contracciones y el dolorimiento uterino:
  - Útero firme/dolorido = desprendimiento de la placenta hasta que se demuestre lo contrario
- EVITAR EL ESPÉCULO Y EL EXAMEN VAGINAL (puede provocar una hemorragia)

Evaluación
- Labs: BH, QS7, PFH, TP/TTP, fibrinógeno (descartar CID), EGO, G&C 2 U
- Imagenología: ECO Doppler (latidos cardiacos fetales); ECO abd para evaluar la placenta y los signos de movimiento fetal, aunque no siempre puede detectar el desprendimiento

Tratamiento
- De apoyo: colocación en el lado izq (útero fuera de la VCI), 2 vías de gran calibre, LIV, monitorización de la pte y del feto
- Transfusión: hemoderivados ± PFC (HD inestable o signos de CID)
- Medicamentos: inmunoglobulina Rh 300 µg si es Rh negativo, magnesio para la neuroprotección del feto si el parto es urgente antes de las 32 sem
- Consulta: eval ginecológica urgente para posible cesárea inmediata

Remisión
- Ingresar: todas las ptes al servicio de Obst, aunque estén HD estables para su seguimiento

Miocardiopatía periparto *(J Am Coll Cardiol 2020;75(2):207)*
- Forma rara de miocardiopatía no isquémica que causa insuf card sistólica y que afecta a las mujeres al final del embarazo o en los meses posteriores al parto
- FaR: afroamericanas, preeclampsia, HTA, gestación múltiple, edad > 30 años
- Los sistemas a menudo se confunden con los síntomas habituales del embarazo normal, lo que lleva a un retraso en el Dx; diagnosticar con ecocardiografía

- Las complicaciones incluyen arritmia, tromboembolia, muerte
- El Tx depende de la etapa del embarazo
  - Durante el embarazo: BB, diuréticos de asa, hidralazina/mononitrato de isosórbida, digoxina, HBPM, IECA/ARA/espironolactona están CI; considere la posibilidad de un parto prematuro, dispositivos de soporte mecánico para insuf cardiaca grave o choque cardiogénico
  - Después del embarazo: BB, enalapril, espironolactona (segura durante la lactancia), anticoag si hay trombo o disfunción grave del VI, considerar DCI
- Los resultados incluyen una recuperación variable (espectro que va desde la recuperación completa hasta la insuf cardiaca persistente)

PREECLAMPSIA Y ECLAMPSIA

Definición (*Emerg Clin North Am* 2012;30:903; *Obstet Gynecol* 2020;135(6):e237)
- HTA crónica: PA sistólica > 140/90 antes de las 20 sem de gestación o más de 12 sem después del parto
- HTA gestacional: presión > 140/90 en 2 ocasiones después de 20 sem de gestación
- Preeclampsia: HTA gestacional y proteinuria, trombocitopenia o daños en los órganos diana, puede clasificarse de leve a grave
- Preeclampsia con características graves: tensión > 160/110, Plaq < 100k, insuf renal, deterioro de la función hepática, EP, cefalea que no responde a la medicación, síntomas visuales
- Eclampsia: preeclampsia con convulsiones o coma; suele ser en el 3.er trimestre o el posparto

Abordaje de la paciente

Anamnesis
- Cefalea, alteraciones visuales, cambios en el estado mental, N/V, dolor abd, edema. ¿Gestación múltiple? HxM (preeclampsia previa, nuliparidad, extremos de la edad, HTA, obesidad, Sx de anticuerpos antifosfolípidos, DM, ERC, trastorno del tejido conjuntivo, SAOS, tecnología de reproducción asistida)

Exploración física
- HTA, dolorimiento abd, hiperreflexia/clono, edema periférico, papiledema, AEM

Evaluación
- EGO, BH, QS, Mg, PFH, LDH, ácido úrico, coagulación, G&C, monitorización fetal/materna
- Considerar una TC craneal para evaluar si hay trombosis cerebrovascular o HIC (sobre todo si no hay Hx de preeclampsia, convulsiones refractarias, cambios en el estado de ánimo o trastornos neuro focales)

Tratamiento
- PA: hidralazina, labetalol o nifedipino (objetivo de PA < 140/90)
- Profilaxis de convulsiones: carga de magnesio 2-6 g i.v. + 1-2 g/h
- Convulsiones: magnesio (2-4 g i.v. c/5-10 min); convulsiones refractarias: diazepam (5 mg i.v. c/5 min hasta 20 mg) O fenobarbital (200 mg i.v.)
- Consulta: ginecólogo para todas las ptes; parto = único Tx definitivo para la eclampsia

Complicaciones
- Complicaciones maternas: hemorragia esplénica o hepática, daño permanente del SNC, HIC, insuf renal, muerte
- Complicaciones fetales: hipoxia, infarto de la placenta, RCIU, desprendimiento de placenta
- Síndrome HELLP: hemólisis, concentraciones altas de enzimas hepáticas, plaq bajas (coagulación normal), aumento de la morbilidad y mortalidad materna; se presenta con dolor en CSD, N/V, malestar

Remisión
- Alta: preeclampsia leve (sin daño de órganos diana, PA controlada); programar seguimiento con Obst en 24 h
- Ingresar: las ptes con eclampsia y preeclampsia más graves necesitan un parto urgente (según control de la presión y las convulsiones) e ingreso en la UCI

PARTO DE URGENCIA

(*Emerg Med Clin North Am* 2019;37(2):265)

Definición
- Parto verdadero: contracciones uterinas regulares de intensidad creciente a intervalos menores
- Falso parto (contracciones de Braxton-Hicks): contracciones uterinas que no llevan a un cambio cervical
- 1.ª etapa (cervical): dilatación y borramiento cervical (hasta 12 h)
- 2.ª etapa (expulsión): dilatación cervical completa, que culmina con el parto (hasta 2 h)
- 3.ª etapa (placentaria): separación y alumbramiento de la placenta
- Parto precipitado: parto < 3 h desde el comienzo de las contracciones regulares hasta el nacimiento

Abordaje de la paciente

Anamnesis

- Frecuencia e intensidad de las contracciones, rotura de membranas (pérdida de líquido), hemorragias, movimientos fetales; ver si la pte recibió atención prenatal para evaluar las complicaciones del embarazo, pruebas de detección, etcétera, partos anteriores y complicaciones, fecha prevista de parto o FUM
- Síntomas del parto: contracciones, dolor de espalda, dolor abd, cólicos/presión pélvica, vómito, urgencia urinaria

Exploración física

- Externa: evaluar si hay coronación o hemorragia activa (si es así, aplazar examen con espéculo/bimanual); feto visiblemente coronado: no hay tiempo para traslado: dar a luz en el SU
- Altura del fondo uterino: se palpa a nivel del ombligo a las 20 sem y crece 1 cm/sem
- Examen con espéculo estéril: confirmar la rotura de membranas evaluando la cristalización en helecho o la prueba de nitrazina
- Examen bimanual: eval borramiento y dilatación cervical (10 cm = completa), posición, presentación (parte fetal en el canal), situación (relación del eje largo con la madre → longitudinal o transversal) y estación (−3 a +3; 0 es a nivel de las espinas isquiáticas); ¿prolapso del cordón?

Evaluación

- ECO abd si la placenta previa es motivo de preocupación; evaluar presentación, latidos cardiacos fetales

Parto vaginal normal

- Fundamentos del parto
  - Material: guantes estériles, EPP, 2 pinzas umbilicales/hemostáticas, tijeras, bombilla de aspiración, toallas, equipo de sutura, equipo de reanimación fetal
  - Colocar a la madre en posición de litotomía; limpiar/cubrir el perineo si es posible; con contracciones, pedir a la madre que «puje»
    - Cabeza: una mano en el área occipital y la otra en el perineo; mantener la cabeza del feto en posición flexionada; si el cordón está envuelto en el cuello, redúzcalo sobre la cabeza o lleve el cordón caudalmente sobre los hombros y haga salir al bebé a través del cordón. En circunstancias extremas puede cortar el cordón primero
    - Hombros: girar la cabeza y ejercer una presión suave hasta que salga el hombro anterior; levantar la cabeza hacia arriba para extraer los hombros posteriores; intente guiar el hombro posterior sobre el perineo
    - Cuerpo: apoyar la cabeza y tomar el cuerpo con la otra mano. Succión de la boca y la nariz
    - Cordón: pinzar el cordón en dos sitios y cortar; enviar sangre del cordón para serología y Rh. Pinzar el cordón 1-3 cm distal al ombligo
    - Placenta: aplicar presión por encima de la sínfisis con tracción mínima sobre el cordón (mucha tracción puede causar la inversión uterina); un chorro de sangre repentino y el alargamiento del cordón significan un alumbramiento inminente de la placenta
    - Cuidados posteriores: masaje del útero ± oxitocina 20 U i.v. (puede administrarse como 10 U i.m. si no hay acceso i.v. para la hemorragia en curso); inspeccionar y reparar las laceraciones del cuello uterino y la vagina
    - Cuidado de los neonatos: aspirar la boca y la nariz, estimular con una manta caliente. BVM si no hay respiraciones espontáneas. Si el pulso es < 60, inicie la RCP y la reanimación neonatal según PALS. Obtenga las puntuaciones de Apgar a 1 y 5 min

Complicaciones del parto

- Prolapso del cordón umbilical: colocar manualmente la mano en la cúpula vaginal, levantar la parte que se presenta lejos del cordón umbilical; colocar a la pte en posición genupectoral o Trendelenburg profunda. Administrar tocolíticos (Mg 4-6 g i.v., terbutalina 0.25 mg s.c.)
- Distocia de hombros:
  - McRoberts: hiperflexión de las caderas hacia el abd con rotación externa y ligera abducción
  - Maniobra Rubin I: presión hacia abajo justo proximal a la sínfisis del pubis
  - Maniobra Rubin II: colocar los dedos en el hombro más fácilmente accesible y empuje el hombro hacia la superficie anterior del tórax del feto para disminuir la distancia entre los hombros y liberar el hombro anterior impactado
  - Maniobra del tornillo de Woods: introducir la mano en la vagina y aplicar presión en la cara anterior del hombro posterior para abducir/extender el hombro y liberarlo
  - Parto del brazo posterior: introducir la mano en la vagina y flexionar el brazo posterior del feto, llevándolo a través del pecho. Extraer ese brazo y luego girar el feto hacia afuera
  - Posición de Gaskin: colocar a la madre en posición de manos y rodillas, que permite que la gravedad ayude a abrir el espacio
- Parto de nalgas: lo ideal es que el obstetra esté presente, o que el parto sea en el quirófano para la cesárea. Si es inminente, tocar el feto lo menos posible y dejar que el parto se produzca espontáneamente, no tirar del feto porque puede atorar su cabeza. Si la cabeza queda atorada, se puede administrar un relajante uterino como la terbutalina

Histerotomía de reanimación

- Parto perimórtem: > 23 semanas de edad gestacional (útero grávido evidente); debe iniciarse a los 4 min del parto materno (*Emerg Med Clin North Am* 2012;30:937; *Emerg Med J* 2016;33(3):224)
- Incisión vertical desde el epigastrio hasta la sínfisis del pubis que se extiende a través de todas las capas hasta la cavidad peritoneal

- El útero se expone y se incide en el reflejo de la vejiga, retrayendo la vejiga caudalmente
- La incisión se extiende hasta el fondo uterino, con la mano del operador para palpar las partes del feto y evitar daños. Extraer al bebé, pinzar y cortar del cordón umbilical

COMPLICACIONES POSPARTO

Hemorragia posparto (HPP) (Am Fam Physician 2017;95(7):442)
- Se define como una pérdida estimada de sangre (PES) de 1000 mL o pérdida asociada con signos y síntomas de hipovolemia (la primaria ocurre en las 1.as 24 h, la secundaria hasta 6 sem después del parto)
- Dxd: las 4 T (tono [atonía uterina], trauma [laceración, hematoma, inversión o rotura uterina], tejido [placenta retenida o invasiva], trombina [coagulopatía, CID])
- La estrategia más eficaz para prevenir la HPP es la gestión activa de la tercera fase del parto (administración de oxitocina, tracción controlada del cordón para expulsar la placenta, masaje uterino)
  - Alternativas a la oxitocina y fármacos de segunda línea: misoprostol, carboprost, metilergonovina, TXA
  - Según el ensayo WOMAN (Lancet 2017;389:1205), el TXA reduce la muerte por hemorragia en la hemorragia posparto cuando se administra dentro de las 3 h, no aumenta los eventos adversos

Fiebre posparto
- Definición: la forma temprana ocurre dentro de las 48 h del parto, la tardía dentro de las 6 sem
- Abordaje: anamnesis, evaluar mamas, heridas, vías urinarias, respiratorias y GU, obtener BH, EGO, hemocultivos, +/- RxT, ECO pélvica, TC a/p

Diagnóstico diferencial de la fiebre posparto (Obstet Med 2014;7(3):98)		
Causa	**Diagnóstico**	**Tratamiento**
Endometritis	Causa más frecuente; se presenta con fiebre dolorimiento uterino, sangrado vaginal, loquios malolientes	Clindamicina y gentamicina O ampicilina y gentamicina y metronidazol
Absceso pélvico	ECO o TC	I&D, Abx (como arriba para la endometritis)
IU	EGO y urocultivo, Tx con Abx	Abx
Neumonía	RxT	Abx
Infección de la herida	Inspección, cultivo	Abx (cefazolina si hay celulitis; si no, como en la endometritis), desbridamiento
Mastitis	Clínico, ECO en busca de absceso	Tratar con Abx para cubrir S. aureus, drenar el absceso, continuar con la lactancia
Tromboflebitis	Sospechar cuando no responda a los Abx para la endometritis	Anticoagulación y Abx (como en el caso de la endometritis)
EP/TVP	TC para EP (no invasiva de miembro inferior)	Anticoagulación

Productos de la concepción retenidos y sepsis postaborto
Anamnesis (Obstet Gynecol 2015;125:1042)
- Infección de la placenta o de los productos de la concepción que puede extenderse al útero → sistémica
- Retención de productos de la concepción: cólicos, sangrado abundante
- Sepsis postaborto: cólicos, secreción sanguinolenta o purulenta, fiebre

Exploración física
- Fiebre, sangrado vaginal o secreción purulenta/sanguinolenta, dolorimiento uterino

Evaluación
- Labs: hCG cuant, G&C, labs preoperatorios
- Imagenología: ECO pélvica

Tratamiento
- Apoyo: estabilizar (véase capítulo de Sepsis), corregir la coagulopatía/anemia
- Abx: si se sospecha de infección, clindamicina 900 mg i.v. c/8 h MÁS gentamicina 5 mg/kg/día o ampicilina 2 g c/4 h MÁS gentamicina MÁS metronidazol 500 mg c/8 h o levofloxacino 500 mg c/24 h MÁS metronidazol O piperacilina-tazobactam 4.5 g c/8 h
- Consulta: servicio de Gin para legrado

Remisión
- Ingresar: todas las ptes a G&O para legrado

DOLOR PÉLVICO NO INFECCIOSO

Anamnesis (Emerg Med Clin North Am 2019;37(2):207; Am Fam Physician 2010;82(2):141)
- ¿Dispareunia, hemorragia o secreción vaginal? Síntomas urinarios, RS, HxM (ITS, procedimiento reciente) Meds (dispositivos anticonceptivos, terapia hormonal), social (violencia intrafamiliar)

Exploración física
- Exploración abd; examen ginecológico (secreción o sangrado, masas o dolorimiento)

Evaluación
- Labs: EGO, GCC/Chlamydia, montaje húmedo
- Imagenología: ECO pélvica (evaluar flujo, torsión, masa, líquido)

Diferencial del dolor pélvico (Am Fam Physician 2010;82(2):141)	
Fisiopatología	**Diferencial**
No ginecológico	Apendicitis, diverticulitis, nefrolitiasis, cistitis, pielonefritis, EII, SII, hernia, OID, absceso perirrectal, trombosis de la vena mesentérica, AAA, porfiria, somatización, intoxicación por plomo
Ginecológico	Torsión ovárica, rotura de quiste ovárico, adenomiosis, fibroma uterino degenerado, endometriosis, EPI, ATO, dolor intermenstrual, himen imperforado, tabique vaginal transversal
Relacionado con el embarazo	Embarazo ectópico, endometritis, hematoma del cuerpo lúteo, trombosis de la vena ovárica, desprendimiento de la placenta, rotura uterina

Quiste ovárico
Definición
- Causa más frecuente de masa ginecológica, generalmente benigna, más común en la edad reproductiva, puede estar asociado con hemorragia o torsión

Presentación
- Sensación de dolor pélvico o dispareunia sorda, vaga y unilateral; puede ser asintomático
- Rotura: dolor pélvico súbito, unilateral y agudo; también puede presentarse como una peritonitis difusa
- Exploración: dolorimiento en el cuadrante inferior del abdomen, dolorimiento/masa anexial

Evaluación
- Labs: BH, G&C (prueba cruzada si HD inestable), hCG
- Imagenología: ECO pélvica para evaluar tamaño, complejidad, torsión, presencia de líquido libre. FAST en la cama si está HD inestable

Tratamiento
- De apoyo: LIV, transfusión si está HD inestable y con hemorragia
- Analgesia: AINE, opiáceos PRN
- Consulta: servicio de Gin por dolor persistente, hemorragia de gran volumen

Remisión
- Alta: estable, dolor bien controlado; seguimiento con Gin o MAP en 1-2 meses para repetir ECO y reevaluar el tamaño
- Ingresar: HD inestable

Torsión ovárica
Definición (J Minim Invasive Gynecol 2014;21:196)
- Torsión del ovario y de la trompa uterina en el eje entre el ligamento uteroovárico y el infundibulopélvico, lo que conduce a una obstrucción venosa y linfática que inicialmente progresa hacia la isquemia y la necrosis, pudiendo evolucionar hacia la hemorragia, la peritonitis y la infección

Presentación
- Dolor abdominopélvico unilateral que empeora de forma aguda (horas a días), N/V, puede ser intermitente
- FaR: quistes ováricos (ovario > 5 cm), tumores dermoides y otros, Tx de la infertilidad, embarazo (normalmente la 1.ª mitad), más común en la edad reproductiva
- La exploración es inespecífica y variable; el examen ginecológico revela una masa anexial unilateral palpable en ~25% de los casos ± dolorimiento (Human Reprod 2010;25:2276)

Evaluación
- Labs: hCG en orina, labs preoperatorios
- Imagenología: la ECO pélvica con Doppler es la prueba de elección para evaluar el edema ovárico, quistes/masas, flujo sanguíneo venoso y arterial, líquido libre
  - Los hallazgos de la TC con torsión incluyen aumento asimétrico o realce, engrosamiento de las trompas uterinas, torsión del pedículo vascular, estrías grasas, desviación uterina. Si la PPP es baja y se visualizan ovarios normales, la torsión es poco probable (Eur J Radiol 2014;83:733)

Tratamiento
- Analgesia/antieméticos
- Consultar con Gin para una laparoscopia urgente; se deben hacer intentos de salvamento aunque el Dx sea tardío; el ovario a veces puede recuperarse dado el doble aporte sanguíneo

SECRECIÓN VAGINAL

Cervicitis *(MMWR Morb Mortal Wkly Rep 2020;69:1911)*
Definición
- Secreción purulenta o mucopurulenta del endocérvix y friabilidad cervical

Anamnesis
- ¿Secreción purulenta o maloliente? ¿Dispareunia? ¿Prurito? ¿Sangrado poscoital? ¿Disuria, polaquiuria o urgencia urinaria? ¿Higiene vaginal, autotratamiento? ¿Menstruación? Puede ser asintomática
- FaR: múltiples parejas sexuales y relaciones sexuales sin protección

Exploración física
- Externa: inspeccionar en busca de lesiones, ulceraciones; adenopatías
- Espéculo: inflamación de la pared vaginal/secreción; inflamación/secreción cervical
- Bimanual: si hay dolorimiento anexial o al movimiento cervical, piense en EPI (*véase más abajo*)

Evaluación
- Labs: pruebas de GCC/*Chlamydia* y tricomonas; montaje húmedo; considerar la posibilidad de realizar pruebas para otras ITS, incluyendo VHS, VIH, sífilis, hepatitis

Tratamiento
- *N. gonorrhoeae:* ceftriaxona 500 mg i.m. × 1 (la alternativa es la gentamicina)
- *C. trachomatis:* doxiciclina 100 mg v.o. c/12 h × 7 días
- *T. vaginalis:* metronidazol 2 g v.o. × 1 O 500 mg v.o. c/12 h × 7 días

Consejos y alertas
- Educar a las ptes en las prácticas sexuales seguras y aconsejarles que digan a sus parejas que se hagan la prueba/Tx
- Tx empírico para *N. gonorrhoeae* y *C. trachomatis*
- Fomentar la realización de pruebas ambulatorias de VIH si no se ofrecen en el SU
- Beber alcohol mientras se toma metronidazol puede provocar una reacción similar a la del disulfiram (rubor, ↑ FC, ↓ PA)

Enfermedad inflamatoria pélvica y absceso tuboovárico
Definición *(Clin Infect Dis 2015;61:S759)*
- Espectro de trastornos inflamatorios causados por una infección ascendente que conduce a endometritis, salpingitis, absceso tuboovárico y peritonitis pélvica
- A menudo se asocia con gonorrea y clamidia, pero < 50% de las ptes con EPI son positivas a estos microorganismos (*Am J Emerg Med* 2012;30:1114). Implica a otras bacterias (p. ej., BGN, anaerobios) y virus (p. ej., *M. genitalium*)
- Las complicaciones incluyen abscesos, perihepatitis (Fitz-Hugh-Curtis), sepsis, dolor crónico, mayor riesgo de embarazo ectópico, infertilidad

Presentación
- Dolor en el bajo vientre, secreción o sangrado vaginal, disuria, dispareunia, náusea ± fiebres
- FaR: edad < 25 años, múltiples parejas sexuales, relaciones sexuales sin protección, Hx de EPI, colocación de un DIU en el último mes, instrumentación reciente del cuello uterino, duchas vaginales, tabaquismo
- Exploración: dolorimiento abd bajo, secreción y friabilidad cervical, dolorimiento al movimiento cervical, dolorimiento/plenitud anexial (poca sensibilidad, presentación a menudo atípica)

Evaluación
- Labs: evaluar siempre la prueba de embarazo; pruebas de GCC/*Chlamydia* y tricomonas, EGO, BH, VES/CRP (sin Sen)
- La TC abd o la ECO pélvica solo son necesarias si se sospecha de ATO (dolorimiento unilateral o masa palpable, enf sistémica)

Tratamiento
- Umbral bajo para el Tx empírico: los criterios mínimos en mujeres jóvenes sexualmente activas u otras en riesgo son dolor pélvico y dolorimiento cervical, uterino o anexial
- Ambulatorio: ceftriaxona 500 mg i.m. × 1 + doxiciclina durante 14 días + metronidazol durante 14 días
- En el hospital: cefotetán o cefoxitina + doxiciclina O clindamicina + gentamicina
- Consulta: servicio de Gin si hay preocupación por ATO

Remisión
- Ingresar si aparecen tóxicos, vómito intenso, ATO, fracaso del Tx ambulatorio, embarazo, inmunocompromiso, joven, mal seguimiento en las últimas 72 h
- Las ptes dadas de alta necesitan seguimiento en 3 días para asegurar la resolución de los síntomas. Las parejas deben ser examinadas

Consejos y alertas

- Dada la ↑ resistencia a los regímenes antibióticos, los CDC actualizan las recomendaciones con frecuencia
- La EPI en el embarazo es rara, pero ocurre; la pte debe ser ingresada; considerar Dx alternativos

Vaginitis (Am Fam Physican 2018;97(5):321–329)

- Afección con síntomas de secreción vaginal anómala, olor, irritación, picazón o ardor

	Vaginitis		
Etiología	**Causa**	**Evaluación y diagnóstico**	**Tratamiento y consejos**
Vaginosis bacteriana	No se considera una ITS; es causada por la alteración de la microbiota vaginal con sustitución de la microbiota normal por microorganismos polimicrobianos (G. vaginalis, anaerobios, etc.)	• Secreción maloliente y blanquecina • Olor a pescado (acentuado con KOH) • pH > 4.5 • Citología en montaje húmedo	• Tratar a todas las ptes con síntomas • Metronidazol 500 mg v.o. c/12 h × 7 días O metronidazol 0.75% gel intravaginal 5 g/día × 5 días O clindamicina al 2% crema intravaginal 5 g × 7 días • Mayor riesgo de ITS, EPI y complicaciones del embarazo
Candidiasis	Causada por C. albicans, infecciones recurrentes frecuentes, no se considera una ITS	• Prurito, dispareunia, disuria, secreción espesa y blanquecina, eritema y edema vulvar/vaginal • El montaje húmedo muestra la levadura en gemación y las seudohifas	• Tratamiento: azoles tópicos (de venta libre) × 7 días O fluconazol 150 mg v.o. × 1 • El fluconazol está CI en el embarazo
Tricomonosis	ITS causada por Trichomonas vaginalis	• Secreción espumosa verde o amarillo, dolor vaginal • Cérvix en «fresa» • Diagnosticada por PAAN	• Tratada con metronidazol v.o. • Tratar a las parejas sexuales

Definición (Am Fam Physician 15;81(6):726–734)
- Erupción de una o más lesiones cutáneas

Abordaje
- Padecimiento actual: inicio (momento, localización); evolución (distribución, morfología); periodicidad (constante vs. fluctuante, asociaciones temporales); síntomas (dolor, prurito, ardor, fiebre, sangrado); nuevas exposiciones o eventos precipitantes (exposiciones tópicas o sistémicas, viajes recientes, exposiciones ocupacionales, contacto con enfermos, animales, HxS)
- HxM/RS: se debe ser minucioso, ya que los exantemas pueden ser el 1.er signo de un proceso sistémico
- Meds: formulaciones/dosis actuales, nuevos meds, suplementos, sustancias ilegales
- EF: determinar la distribución, la forma (si procede), la morfología y los cambios secundarios
  - Distribución: localizada/agrupada/regional/generalizada, central/periférica, superficie flexora/extensora, dermatómica, acral, intertriginosa, folicular, mucosa, zonas expuestas al sol
  - Forma (si procede): anular (anillo), redonda/numular/discoide (moneda), en diana, arcuata (arco), lineal, serpinginosa, reticular (en forma de retícula/pelusa), espiralada (como mármol), policíclica (lesiones circulares/anulares convergentes)
  - Morfología y cambios secundarios: *véanse* tablas

		Morfologías dermatológicas habituales
Planas	Mácula	Área plana circunscrita de cambio de coloración (vs. la piel circundante) < 1.0 cm de diámetro
	Parche	Área plana circunscrita de cambio de coloración (vs. la piel circundante) > 1.0 cm de diámetro, o confluencia de máculas de tamaño similar
Elevadas	Pápula	Lesión sólida elevada < 1.0 cm de diámetro; en comparación con el nódulo, la pápula es superficial; puede ser de cualquier color
	Placa	Área sólida elevada > 1.0 cm de diámetro, o confluencia de pápulas de tamaño similar; puede ser de cualquier color
	Nódulo	Abultamiento sólido elevado y a menudo redondo; en comparación con la pápula, el nódulo es más grande y profundo (epidérmico, epidérmico-dérmico, dérmico, dérmico-subdérmico, subcutáneo); puede ser de cualquier color
	Habón	Área elevada de forma variada, a menudo eritematosa, edematosa y pruriginosa; suele ser > 1.0 cm de diámetro; en comparación con la placa, el habón a menudo tiene bordes irregulares y afilados
Llenas de líquido	Vesícula	Lesión elevada llena de líquido < 0.5 cm de diámetro; comparado con la pústula, el líquido de la vesícula es transparente; comparado con el quiste, la vesícula es superficial, de paredes finas y más pequeña
	Pústula	Lesión elevada llena de líquido < 0.5 cm de diámetro; comparado con la vesícula, el líquido de la pústula es purulento
	Ampolla	Lesión elevada llena de líquido > 0.5 cm de diámetro; el líquido puede ser transparente o hemorrágico
	Quiste	Cavidad/saco firmemente encapsulado lleno de líquido o material semisólido; comparado con la vesícula, el quiste es más profundo y firme
Vasculares	Petequias	Máculas numerosas, uniformes, pequeñas (puntiformes), no blanqueables, de color rojo/púrpura, asintomáticas; secundarias a trombocitopenia
	Púrpura	Máculas o manchas de forma irregular, circunscritas, no blanqueables; ocasionalmente dolorosas; secundaria a extravasación de sangre, a menudo con trombosis de vasos pequeños
Deprimidas	Escaras	Lesión deprimida circunscrita cubierta por tejido necrótico negro seco y adherido
	Erosión	Lesión circunscrita mínimamente deprimida con tejido dérmico húmedo abierto/expuesto
	Úlcera	Lesión deprimida circunscrita con tejido dérmico o subcutáneo húmedo abierto/expuesto

	Cambios secundarios comunes
Escamación	Epidermis externa engrosada (estrato córneo), generalmente blanca
Costras	Restos líquidos secos (p. ej., suero, sangre, exudados), generalmente de color amarillo-marrón
Liquenificación	Engrosamiento de la epidermis con líneas/marcas cutáneas acentuadas
Excoriación	Abrasiones superficiales, generalmente debidas al rascado

Manifestaciones típicas de erupciones agudas diseminadas comunes o críticas	
Causas virales	
VIH agudo	Maculopapular **2-3 sem después de infección inicial**; asociado con síntomas constitucionales
Dengue	Máculas maculopapulares/confluentes con islas intactas **asociadas con fiebre alta, cefalea, dolor retroorbitario y corporal intenso**; dura 2-3 d
Sarampión	Maculopapular, comienza detrás de las orejas y la cara/cuello, se extiende al tronco y los miembros (con palmas/plantas), ± confluencia; asociado con **fiebre, tos, coriza, conjuntivitis; dura 3-7 días**, se va como llegó
Mononucleosis	Maculopapular; no afecta palmas/plantas; con **fatiga, faringodinia, fiebre**
Parvovirus B19	**Mejillas enrojecidas («abofeteadas»)** con palidez peribucal (dura 1-4 días) –> erupción reticular generalizada, superficies extensoras (las palmas de las manos y plantas de los pies intactos) con progresión al tronco y las nalgas (puede durar 3 sem)
Pitiriasis rosada	Pequeñas placas maculares ovaladas distribuidas en las líneas divisorias del tronco/partes proximales de los miembros (cara, palmas de las manos y plantas de los pies intactos); a menudo 1-3 sem después de la **mancha heráldica** (una sola placa de 2-4 cm con bordes finos de descamación y centro pálido deprimido); la erupción dura de 5 sem a 5 meses
Roséola	Máculas que comienzan en el cuello/tronco **después de la defervescencia** y se extienden a la cara/miembros; duran 1-2 días
Rubéola	Maculopapular, comienza en la cara/cabeza y luego en el tronco/miembros, ± converge; asociada con **fiebre, cefalea, artralgias; dura ~3 días**
Varicela	Pruriginoso maculopapular –> vesículas –> costras c/48 h (**los tres estadios presentes al mismo tiempo**); tronco/cara > miembros; ± membranas mucosas; las costras caen después de 1-2 sem
Causas bacterianas	
Gonococcemia	Escasas **pústulas hemorrágicas** dispersas (a menudo sobre las articulaciones) que se producen después de la infección de la mucosa; con **artralgias y fiebre baja**
Leptospirosis	Inicialmente cálido y ruborizado, puede presentar petequias transitorias, más tarde púrpura; con fiebre, cefalea, mialgias, síntomas GI, **hemorragia subconjuntival**; el síntoma puede ser bimodal; enf grave (**Sx de Weil**) con insuf hepática y renal
Lyme	**Eritema migratorio (lesión en forma de diana)** en el 20% de los casos de Lyme primario; Lyme secundario, entre 3 y 10 sem después de la infección, con pequeñas máculas ovaladas/parches, **con complicaciones neuro, cardiacas y musculares**
Meningococcemia	**Petequias y púrpura** rápidamente progresivas; **aspecto tóxico**; pródromo de ± 2-3 días de cefalea, síntomas de IVRS (pero el 20% de los ptes presentan sepsis); mort 10-15% con Tx (*Intern Med* 2016;55(6):567–572)
FMMR	Numerosas máculas rojas con petequias centrales que comienzan en las muñecas/tobillos, luego en las palmas/plantas, luego en los brazos/piernas/ tronco; el 10-15% puede no tener erupción; **asociada con fiebre brusca, cefalea grave**, N/V, dolor abd, mialgias
Escarlatina	**Erupción** eritematosa fina difusa **convergente tipo «lija»**; inicia en cuello y se extiende a tronco/miembros, se convierte en máculas que convergen en parches; cara ruborizada con palidez peribucal; **asociada con infección reciente por estreptococos**; dura 7 días y luego descamación fina
Sx de piel escaldada por estafilococo	**Descamación dolorosa generalizada de la piel**; sin mucosas; malestar general, fiebre
Sífilis secundaria	**Máculas difusas, pápulas** (± pústulas), **incluso en las palmas/plantas** y en las membranas mucosas
Sx de choque tóxico	Máculas y parches eritematosos **convergentes en «lija»** difusos, ± ampollas hemorrágicas; afectación de las membranas mucosas; **relacionado con fiebre**, síntomas GI, confusión, insuf multiorgánica
Mordeduras de artrópodos	
Chinches	Pápulas rojas pruriginosas indoloras en **zonas expuestas**; a veces, habones, nódulos hemorrágicos, vesículas secundarias a proteasas de insectos
Piojos	Pápulas y ronchas rojas pruriginosas indoloras, concentradas en **zonas de alta densidad capilar** (cuero cabelludo, axila, ingle); no afectan mucosas
Escabiosis (sarna)	Pápulas rojas pruriginosas indoloras, a menudo **agrupadas**, inician en mano/ pie y se extienden a tronco; buscar las **madrigueras intertriginosas**
Vascular/hematológico	
PHS	Máculas y pápulas eritematosas que se tornan purpúricas (**púrpura palpable**) simétricamente en los **miembros inferiores**; plantas de los pies intactos; **dolor abd y articular**
PTI	**Petequias**, especialmente en los MI y la paleta; puede ser asintomática

PTT	**Petequias**, asociada con fiebre, **AEM/deficiencias neuro**, ± ictericia
CID	**Petequia, púrpura, ampollas hemorrágicas**, cianosis acral, necrosis/gangrena localizada (incluidos miembros); **asociada con insuf multiorgánica**
Reacciones de hipersensibilidad	
Psoriasis pustulosa aguda generalizada	Pequeñas pústulas pruriginosas estériles **difusas sobre una base eritematosa**, con fiebre; tronco y zonas intertriginosas comúnmente afectadas (sin membranas mucosas); puede haber disfunción multiorgánica
Dermatitis de contacto (DC) alérgica	*Hiedra/roble venenosos*: habones y **vesículas** (± ampollas) **en zonas expuestas** *Tópico* (p. ej., tinte para el cabello): **vesículas** y pápulas con costras, edema
Penfigoide ampolloso	Prurito agudo o subagudo, difuso, **ampollas tensas** sobre base normal, eritematosa o de urticaria (**Nikolsky**[−]); muchas asociaciones causales (diuréticos, AINE, captopril); Dx con biopsia
Sx DRESS	Exantema maculopapular, papuloescamoso, pustular, ampolloso o urticariano; se asocia con fiebre, LA, **síntomas sistémicos**; **secundario a fármacos**
Eritema multiforme	Máculas/pápulas eritematosas difusas con **morfología en evolución** (se convierten en **similares a dianas**, luego policíclicas y de configuración anular); tronco, miembros (**incluyendo palmas/plantas**), **cara (membrana mucosa ~70%)**
Eritema nodoso	**Nódulos dolorosos**, redondos, ovalados, maculares (1-6 cm de diámetro), que pueden converger; simétricos y generalmente en la **parte anterior de la tibia** (también en rodillas, tobillos, muslos y antebrazos); se resuelven solos después de 1-6 sem
Eritrodermia	**Eritema generalizado** (> 90% de SCT; no incluye palmas/plantas), evoluciona hacia la escamación y descamación; pruriginoso; a menudo con edema; LA y evidencia de insuf cardiaca de alto gasto, hepatomegalia, esplenomegalia
Erupción morbiliforme por meds	**Máculas/pápulas morbiliformes difusas** (poco usual: eritrodermia, pústulas, lesiones en diana), que pueden unirse y volverse edematosas; tronco, miembros, cara
Pénfigo vulgar	**Ampollas flácidas** difusas, pequeñas o confluentes, **y erosiones** en la base eritematosa (**Nikolsky**[+]); incluso en las mucosas
SSJ/NET	Máculas o manchas eritematosas confluentes de color oscuro, que **evolucionan con rapidez hasta unirse y formar ampollas** (Nikolsky[+]); a menudo comienzan en tronco y se extienden a miembros (incluidas las palmas y las plantas) y cara (**incluidas las membranas mucosas**); con el tiempo se produce una descamación generalizada
Escombroide	Eritema macular o papular difuso con urticaria < **30 min después de ingerir** pescado escombroide; **se asocia con** cefalea, **N/V**, palpitaciones
Enf del suero y reacción similar	Máculas o manchas urticarianas o serpiginosas difusas, **bien delimitadas con un borde rojo intenso** y un aclaramiento central; tronco, cara, miembros (no palmas/plantas); se asocia con **artralgias**
Sx de Sweet	Pápulas y placas **sensibles, violáceas, bien delimitadas** (± pústulas, ampollas o úlceras centrales), que pueden evolucionar hasta converger; a menudo en la parte superior del cuerpo (incluyendo cara y miembros); **se asocia con artralgias, fiebre, cáncer, enf autoinmune, emb**
Urticaria	**Habones** pruriginosos, eritematosos y **migratorios**, cuyo tamaño oscila entre unos pocos mm y varios cm; pueden tener forma redonda o irregular
Varios	
Psoriasis en gota	Pápulas **difusas** de 1-10 mm de color salmón con escamas finas; pueden unirse; pueden estar **precedidas por una IVRS** o una infección **por estreptococos del grupo A**
Erupción por fotosensibilidad	Eritema o ampolla (incluso hemorrágica) **en la zona de exposición a los rayos UV**
Pitiriasis versicolor	Máculas y manchas subagudas **hipo** o **hiperpigmentadas** no contagiosas, a menudo en cuello/tronco/MS; secundaria a hongos *Malassezia*; los FaR son humedad, inmunosupresión, ACO, desnutrición

EXANTEMAS VIRALES

Sarampión («primera enfermedad»)

Definición (*Lancet* 2017;390(10111):2490–2502)

- Enfermedad altamente contagiosa causada por el virus del sarampión, que se transmite por contacto con las gotas
- Epidemiología: en general, afecta a no inmunizados o inmunodeprimidos (fallo de la vacuna de 1° < 0.2%); puede ocurrir en adultos inmunizados (fallo de la vacuna de 2° del 5% en > 15 años y después de la vacunación), sobre todo si no hay inmunidad de rebaño (aunque a menudo más leve); común en invierno/primavera; incubación ~1 sem

Anamnesis y exploración física

- Evaluar el estado de vacunación
- Pródromo (dura 3 días): enf febril aguda; las **4 C**: **C**ough (tos), **C**oriza (inflamación de la mucosa nasal), **C**onjuntivitis, manchas de **K**oplik (pequeñas máculas blanco-azuladas de forma irregular en la mucosa bucal)
- Exantema (dura 3-7 días): inicia detrás de las orejas, en cara/cuello como máculas y pápulas discretas de color rojo púrpura; se extiende al tronco y a los miembros (incluidas las palmas/plantas), volviéndose confluente; desaparece en el mismo orden en que llegó

Evaluación

- Los análisis de rutina rara vez están indicados (la BH puede mostrar leucopenia)
- Confirmación de lab: serologías de sarampión (inmunoanálisis enzimático para IgG e IgM de sarampión), hisopado de garganta o nasofaríngeo para aislamiento viral/RT-PCR. Contactar con el especialista del laboratorio

Tratamiento

- Apoyo, consultar con infectología
- Dos dosis de Vit A pueden reducir la mort en niños < 2 años (*Lancet* 2017;390(10111):2490–2502)

Complicaciones

- Durante/post-infección: otitis media (la más frecuente) y mastoiditis, queratitis, ulceraciones corneales y ceguera, crup, neumonía (la complicación grave más común), miopericarditis, PTT, convulsiones febriles, encefalomielitis (incidencia de 1:1000 ~2 sem después de la infección; 2.º a desmielinización autoinm; fiebre/convulsiones/varios síntomas neuro)
- Complicaciones tardías (raras): encefalitis por cuerpos de inclusión (un mes después de la infección; mortal), panencefalitis esclerosante subaguda (un año después de la infección; mortal)

Remisión

- Alta si no hay complicaciones graves
- Notificar al departamento de salud pública en un plazo de 24 h

Rubéola (sarampión alemán; sarampión de 3 días; «tercera enfermedad»)

Definición (*Pediatr Rev* 2010;31(3):1279–1330)

- Enfermedad contagiosa de la infancia causada por el virus de la rubéola, que se transmite por contacto con las gotas
- Epidemiología: por lo general, afecta a los niños, pero los adultos también pueden contraerla (fallo de la vacuna a largo plazo < 10%); común en invierno/primavera; incubación 2-3 sem
- La infección de la rubéola en niños/adultos es distinta del Sx de la rubéola congénita (SRC), una infección congénita teratogénica grave (no discutida aquí)

Anamnesis y exploración física

- Evaluar el estado de vacunación
- Pródromo: malestar, fiebre baja, cefalea, faringodinia, adenopatías, artralgias
- Exantema: las máculas y pápulas eritematosas comienzan en la cara/cabeza, se extienden al tronco/miembros, pueden converger; suele durar 3 días y luego se resuelve

Evaluación

- Los análisis de rutina rara vez están indicados (la BH puede mostrar leucopenia, trombocitopenia)
- Confirmación del lab: serologías de la rubéola (inmunoanálisis enzimático, aglutinación en látex, AIF), hisopado de garganta o nasofaríngeo para aislamiento viral/RT-PCR. Contactar con el especialista del laboratorio
- La confirmación es importante en las ptes embarazadas

Tratamiento

- Apoyo

Complicaciones

- Durante/post-infección: artritis inflamatoria (más frecuente), encefalopatía (1:5 000-1:30 000), trombocitopenia transitoria, anemia hemolítica (rara), SGB
- Si la pte está embarazada: Sx de rubéola congénita (mayor riesgo en el 1.er trimestre)

Remisión

- Alta, evitar el contacto con mujeres embarazadas (defectos congénitos graves)
- Notificar al departamento de salud pública en un plazo de 24 h

Eritema infeccioso («quinta enfermedad»)

Definición

- Enfermedad altamente contagiosa causada por el parvovirus B19, que se propaga por las gotitas respiratorias
- Epidemiología: principalmente niños en edad escolar (2-14 años); común en invierno/primavera; incubación 1-2 sem; transmisión mediante hemoderivados rara (el virus vive en el precursor de los eritro)

Anamnesis y exploración física

- Pródromo: malestar, fiebre baja, cefalea, artralgias
- Exantema: cara muy enrojecida («mejilla abofeteada») con palidez peribucal (× 1-4 días), luego erupción generalizada reticular, superficies extensoras (palmas/plantas intactas) con progresión a tronco/nalgas (puede durar 3 sem); erupción infrecuente en adultos

Evaluación

- Las pruebas de rutina rara vez están indicadas; considerar BH, recuento de reticulocitos y haptoglobina en ptes con anemia hemolítica (p. ej., esferocitosis hereditaria) o hemoglobinopatías (p. ej., drepanocitosis)
- Confirmación de lab: pruebas serológicas, análisis de ADN (hibridación directa)

Tratamiento

- Apoyo
- Si se complica (*véase* más abajo), considerar un curso de IGIV en consulta con hematología

Complicaciones

- Durante el contagio: artritis inflamatoria (más frecuente, sobre todo en adultos), crisis aplásica transitoria (en especial en ptes con anemias hemolíticas y hemoglobinopatías), aplasia pura de eritro
  - El parvovirus interrumpe temporalmente la producción de eritro durante la infección
- En ptes embarazadas, riesgo de pérdida fetal 5-10%; mayor en el 2.° trimestre (*Birth Defects Res* 2017;109(5):311–323)

Remisión

- Alta; los CDC no recomiendan evitar la escuela o el lugar de trabajo

Roséola infantil (exantema súbito; «sexta enfermedad»)

Definición

- Enf de niños de 6-36 meses (95%) causada por el VHH-6 y el VHH-7, propagada por las secreciones salivales
- Tres etapas de la infección: aguda, latente, reactivación
- Epidemiología: la enf aguda es el exantema vírico más frecuente en los niños < 3 años (10-20% de todas las enf febriles agudas en esta edad), sin estacionalidad, incubación 1-2 sem; la reactivación puede ser grave en inmunodeprimidos (sobre todo THC reciente) (*Clin Microbiol Rev* 2015;28(2):313–335)

Anamnesis y exploración física

- Pródromo: fiebre alta repentina (± convulsiones febriles), cefalea, coriza, edema periorbitario
- Exantema: comienza después de la defervescencia; máculas eritematosas; comienza en el cuello/tronco y se extiende a cara/miembros; desaparece en 1-2 días

Evaluación

- Los análisis de rutina rara vez están indicados (la BH puede mostrar leucopenia)
- La infección primaria por VHH-6 es difícil de confirmar en el Dx

Tratamiento

- Apoyo para la infección primaria
- Reactivación en inmunodeprimidos: puede tratarse con ganciclovir o foscarnet

Complicaciones

- Infección primaria: convulsiones febriles (complicación más frecuente)
- Infección de reactivación (más grave en los ptes trasplantados, sobre todo con THC reciente): encefalitis, supresión de médula ósea, neumonitis, hepatitis, fallo del trasplante, EICH

Remisión

- Alta

Herpes simple 1 y 2 (VHH-1 y VHH-2)

Definición

- Históricamente, el VHS-1 se asocia con enf bucofacial y el VHS-2 con enf genital; ahora, ambos pueden causar ambas enf; transmisión por contacto con lesiones activas, pero también por gotas de la respiración y secreciones infectadas
- Tres etapas: primaria, latente (asintomática), reactivación; los factores desencadenantes de la reactivación son enf, fiebre, menstruación, exposición al sol, estrés psicológico (pero generalmente espontáneo)
- **Gingivoestomatitis herpética:** afecta las membranas mucosas bucales/peribucales, generalmente infección 1.ª
- **Herpes labial:** afecta la piel peribucal y las membranas mucosas; es difícil distinguir la enf 1.ª y 2.ª; el virus latente vive en el ganglio del trigémino; reactivación en > 1/3 de los ptes
- **Herpes genital:** afecta los genitales y las membranas mucosas; es difícil distinguir la enf 1.ª y 2.ª; el 60-70% de las infecciones 1.ª pueden ser asintomáticas; la reactivación es común (la reactivación a 1 año del VHS-1 es del 20-50%, la del VHS-2 del 70-90%); hasta el 25% de los infectados son portadores asintomáticos (*NEJM* 2016;375(7):666–674)

Anamnesis y exploración física

- Gingivoestomatitis herpética y labial:
  - Pródromo: malestar general, fiebre, prurito/hormigueo/quemaduras localizadas, disfagia si es intrabucal
  - Erupción (gingivoestomatitis): vesículas bucales/peribucales, úlceras bucales, gingivitis (× 1-2 sem)
  - Erupción (labial): vesículas agrupadas en la base eritematosa, a menudo fuera de la boca en el borde bermellón (pero puede estar en la nariz); ± LA y faringodinia; distinguir de la estomatitis aftosa (aftas), que son lesiones intrabucales discretas y dolorosas
- Herpes genital:
  - Pródromo: malestar general, fiebre, cefalea, LA sensibles; ardor/dolor localizado en región genital

- Exantema: vesículas agrupadas sobre una base eritematosa, úlceras con costra si se trata de una piel seca
- FaR: número de parejas sexuales a lo largo de la vida, Hx de ITS/VIH

Evaluación
- No suele ser necesaria en el SU; si es recurrente, determinar si VHS-1 vs. VHS-2 ayuda a guiar el pronóstico y Tx
- PCR (mejor), frotis de Tzanck (no diferencia el VHS-1 del VHS-2), cultivo viral (lento), biopsia

Tratamiento
- Control del dolor, hidratación
- Herpes labial: el Tx tópico (crema de docosanol al 10% o de penciclovir al 1%, ungüento de aciclovir al 5%, gel de cidofovir al 0.3 o 1%) y el Tx oral (aciclovir, famciclovir, valaciclovir) pueden ↓ síntomas y tiempo de curación; el protector solar puede ↓ las recaídas
- Herpes genital: el Tx difiere para el 1.er infarto, el infarto recurrente y el Tx supresor
  - 1.ª infec: aciclovir 400 mg c/8 h, famciclovir 250 mg c/8 h, valaciclovir 1 g c/12 h (7-10 días)
  - Recurrente: aciclovir 400 mg c/8 h, famciclovir 125 mg c/12 h, valaciclovir 1g c/24 h (5 días)
- Enf grave o diseminada: aciclovir i.v. 5-10 mg/kg c/8 h

Complicaciones
- Superinfección bacteriana (p. ej., impétigo), queratitis (2.ria a autoinoculación), enf diseminada (p. ej., meningoencefalitis, hepatitis, neumonitis), sobre todo en neonatos e inmunosup

Remisión
- Alta, a menos que sea grave/diseminada (requiera antivirales intravenosos) o no tolere la v.o.
- Los ptes con herpes genital deben recibir asesoramiento sobre sexo seguro y prevención

Varicela (VHH-3)
Definición *(New Microbiol 2018;41(2):95–105)*
- Infección primaria por VVZ; altamente contagiosa (~90% de transmisión entre contactos domésticos; 10-35% con exposición limitada); transmisión por gotitas de respiración o secreción de las vesículas
- Epidemiología: principalmente en niños (5-10 años), pero puede afectar a bebés y adultos (en especial si son de regiones tropicales, la infección infantil 2.ria es menos común); la mort es baja, pero ~4× más alta en bebés y ~25× más alta en adultos, incluyendo la mayoría de los inmunocompetentes; común en invierno/primavera; incubación ~14 días

Anamnesis y exploración física
- Pródromo (24-48 h antes de la erupción): fiebre, malestar, cefalea, dolor abd que dura 24-48 h antes de las lesiones cutáneas. Erupción y formación de nuevas lesiones × 1-7 días
- Exantema: máculas pruriginosas, que evolucionan a pápulas y vesículas, con formación de costras en 48 h; tronco/cara > miembros, las costras se caen después de 1-2 sem; pueden dejar cicatrices hipopigmentadas a largo plazo
- Las membranas mucosas pueden verse afectadas: conjuntiva, genitales, bucofaringe
- La «varicela de vacunados» de los ptes inmunizados es similar pero leve (< 50 lesiones)

Evaluación
- Los análisis de rutina rara vez están indicados (la BH puede mostrar linfopenia y transaminitis)

Tratamiento
- Niños sanos: apoyo (loción de calamina, baños de avena coloidal; EVITAR los salicilatos secundario a Sx de Reye)
- Grupos de alto riesgo (lactantes, edad > 12 años, emb, cualquier corticoide o inmunosupresor, enf crónica de piel o pulm, uso prolongado de AAS) o enf complicadas: aciclovir i.v.
- Precauciones: aplicar precauciones de transmisión por aire (presión negativa) y por contacto hasta que se formen costras
  - Los ptes no deben ser atendidos por proveedores sin inmunidad o por mujeres emb

Complicaciones
- Superinfección bacteriana (impétigo, celulitis; las más frecuentes); infecciones bacterianas invasivas (neumonía, artritis, osteomielitis, fascitis necrosante, sepsis) y neumonía por varicela; neuro (ataxia cerebelosa [1:4000], encefalitis, mielitis); hemocultivo (trombocitopenia, púrpura fulminante); vasculitis (incluida la intracraneal); hepatitis
- En casos raros, la varicela materna al principio de la gestación puede causar un Sx de varicela congénita (microcefalia, retraso mental, hipoplasias de los miembros, defectos cutáneos, etc.); más adelante en el emb, la varicela puede causar parto prematuro y varicela neonatal

Profilaxis postexposición (PEP)
- Los antivirales no se recomiendan para la PEP
- Si es candidato para la vacuna contra VVZ: administrar la vacuna a los 3-5 días de la exposición, si no hay evidencia de inmunidad previa
- Si no es candidato para la vacuna contra el VVZ (alergia, inmunosupresión, embarazo, bebé): la inmunoglobulina contra el VVZ puede prevenir la varicela o reducir su gravedad, administrada antes de las 96 h de la exposición

Remisión
- Alta para casos no complicados
- Ingreso para grupos de alto riesgo o con complicaciones

Herpes zóster («culebrilla», VHH-3)

Definiciones *(NEJM 2013;369(3):255–263)*

- Reactivación del VVZ de los ganglios sensoriales; 20-50% de riesgo de por vida (si no se vacuna)
- **Herpes zóster oftálmico:** (rama V1 del NC V) erupción en frente, periocular, nariz
- **Herpes zóster ótico (Sx de Ramsay Hunt):** (NC VII/ganglio geniculado) erupción en el oído, paladar duro, 2/3 anteriores de la lengua; puede haber parálisis del nervio facial ipsilateral; se asocia con otros hallazgos de NC (acúfenos, pérdida de audición, N/V, vértigo, nistagmo, etc.)
- Zóster sin herpes: características clínicas similares al VVZ pero sin erupción

Anamnesis y exploración física

- FaR: infección previa por VVZ, edad, inmunosupresión, enf neoplásica (sobre todo hemática)
- Pródromo (puede estar ausente): 2-3 días de sensaciones cutáneas localizadas (hormigueo, sensación de frío/calor, prurito, dolor ardiente) antes de la erupción; puede asociarse con cefalea, fotofobia, malestar
- Exantema: vesículas agrupadas sobre una base eritematosa, eventualmente costrosa; dolor; distribuidas en un patrón dermatológico, sin cruzar la línea media; se superponen a los dermatomas adyacentes en el 20% de los casos
- Los cambios sensoriales varían: parestesias (hormigueo), alodinia (dolor), hiperestesia (exageración), prurito

Evaluación

- Dx clínico; pruebas indicadas si la erupción es atípica o el pte tiene comorbilidades
- AFD para Ag de VVZ (Sen ~80%), PCR (base de la lesión) (Sen 95-100%)

Tratamiento

- Los antivirales están indicados antes de las 72 h de la aparición del exantema, pero se recomiendan incluso después de las 72 h si se forman nuevas vesículas, hay complicaciones (p. ej., oculares) o factores de riesgo para el pte (inmunodepresión, edad avanzada)
- Los antivirales (valaciclovir, aciclovir, famciclovir) disminuyen el curso y el dolor neurálgico
  - Aciclovir 800 mg v.o. c/4 h 5 veces al día × 7-10 días
  - Valaciclovir 1000 mg v.o. c/8 h × 7 días (puede tener mejor biodisponibilidad que el aciclovir)
  - Famciclovir 500 mg v.o. c/8 h × 7 días (puede tener mejor biodisponibilidad que el aciclovir)
- Corticoides: datos ambiguos; pueden acelerar la curación y posiblemente reducir el dolor; pueden no ayudar a prevenir la neuralgia postherpética *(NEJM 2013;369(3):255–263)*
- Herpes zóster oftálmico: consultar con oftalmología
- Cuidados de apoyo (AINE/paracetamol; pueden necesitar opiáceos durante la erupción aguda)
- Neuralgia postherpética: Tx decepcionante (< 50% de los ptes tienen una reducción del dolor > 50%); agentes tópicos (parche de lidocaína [NNT 2.0], crema de capsaicina [NNT 3.3]), Tx sistémico (gabapentina [NNT 4.4], pregabalina [NNT 4.2], ATC [NNT 2.6]); el Tx combinado es mejor que el Tx único (si se tolera); consultar al algólogo si se considera el uso de opiáceos *(NEJM 2014;371(16):1526–1533)*

Complicaciones

- Neuralgia postherpética (dolor > 90 días después de la erupción, puede ser de larga duración; incidencia del ~20% después del VVZ, riesgo que aumenta con la edad); parálisis de Bell; mielitis transversa, enf cerebrovascular; enf diseminada (neumonitis, hepatitis, pancreatitis, SNC), especialmente en inmunodepresión
- Herpes zóster oftálmico: ~50% puede tener complicaciones oculares (p. ej., iritis, epiescleritis, queratitis)

Remisión

- Alta, a menos que se disemine

Pitiriasis rosada (VHH-6 y VHH-7 asociados)

Definición *(BMJ 2015;351:h5233)*

- Exantema agudo y autocurativo de causa incierta: puede ser viral (asociado con VHH-6 & VHH-7), pero también puede asociarse con meds (sobre todo si no hay parche heráldico y la duración es mayor)
- Epidemiol: en adolescentes/adultos jóvenes (10-35 años); asociado con asma, eccema e IU

Anamnesis y exploración física

- Síntomas constantes en solo ~50%: fiebre, cefalea, artralgia, tos, N/V, LA
- Parche heráldico presente en el 40-75%: placa ovalada única de 2-4 cm de diámetro con bordes de escamas finas y centro deprimido pálido; precede a la erupción hasta 3 sem
- Exantema: numerosas lesiones de aspecto similar a la mancha heráldica en el tronco y en las partes proximales de los miembros, pero en las líneas características de hendidura («patrón de árbol de Navidad»); por lo general, se salvan cara, cuero cabelludo, palmas y plantas; dura 5 sem, pero puede durar hasta 5 meses

Tratamiento

- Apoyo (los baños de avena y emolientes pueden ayudar): no se recomienda el uso de corticoides, Abx o antivirales, incluyendo el aciclovir. En los casos graves, pueden probarse meds tópicos a nivel local, y si se produce una mejoría, pueden utilizarse de forma generalizada

Remisión

- Alta ± seguimiento de dermatología

Molusco contagioso (poxvirus asociado)

Definición (Curr Opin Pediatr 2016;28(2):250–257)
- Erupción benigna, autolimitada pero de larga duración secundaria a poxvirus; se transmite por fómites, contacto de piel a piel y sexual y autoinoculación
- Puede servir como marcador o infección oportunista en los ptes con VIH

Anamnesis y exploración física
- Exantema: pápulas lisas en forma de cúpula de color canela (2-5 mm de diámetro) con centro umbilicado en la cara, el tronco y los miembros (pero pueden verse en axila, ingle, fosa acromioclavicular, etc.); pueden durar hasta 12-18 meses

Tratamiento
- Autolimitado y asintomático: no necesita Tx; puede remitirse a dermatología para la erradicación de la lesión para disminuir el riesgo de diseminación (crioterapia, láser, curetaje, crema de imiquimod, ácido tricloroacético o tretinoína), sobre todo si es numerosa o VIH(+)

Remisión
- Alta ± seguimiento de dermatología

EXANTEMAS BACTERIANOS

Véase el capítulo 4 («Infecciones de tejidos blandos») para conocer lo siguiente: celulitis, erisipela, Sx de la piel escaldada por estafilococo, Sx de choque tóxico y fascitis necrosante

Fiebre escarlata (escarlatina, «segunda enfermedad»)
Definición
- Erupción en niños (3-12 años) secundaria a cepas productoras de toxina eritrogénica de estreptococos β-hemolíticos del grupo A; se transmite a través de gotitas en el aire y fómites de personas enf y portadores asintomáticos; incubación 1-4 días; común en invierno/primavera

Anamnesis, exploración física y evaluación
- Pródromo: faringodinia de aparición aguda, fiebre, cefalea, vómito, ± dolor abd (puede ser grave)
- Exploración: erupción eritematosa fina difusa convergente como lija (aspecto de «piel de gallina»); comienza en el cuello/axila/glándula y se extiende a tronco/miembros (sin palmas/plantas); se convierte en máculas que se unen en parches; dura 7 días y luego hay descamación fina
- Rasgos característicos: cara ruborizada con palidez peribucal; mayor intensidad en los pliegues flexores (líneas de Pastia: vetas rojas transversales en los pliegues cutáneos); lengua de fresa; faringe y amígdalas rojas y carnosas con o sin exudado
- Dx: prueba rápida de estreptococos (Sen 60-90%, Esp 90%), cultivo faríngeo; BH rara vez indicada pero generalmente leucocitosis con predominio de PMN

Tratamiento
- PCN-VK c/6 h × 10 días, PCN benzatínica 1.2 millones de U i.m. × 1, o macrólido en ptes alérgicos a PCN

Remisión
- Alta

Impétigo
Definición (Pediatr Rev 2020;41(4):210–212)
- Infección superficial altamente contagiosa secundaria a S. aureus y estreptococos β-hemolíticos del grupo A; se transmite por contacto directo (incluida la autoinoculación) y fómites; frecuente en verano
- Dos tipos: no ampollosa (mayoría de los casos; representa la respuesta del hospedero a la infección), ampollosa (por toxinas bacterianas, sobre todo las exfoliativas del estafilococo)
- Epidemiología: afecta sobre todo a los niños (2-5 años; infección cutánea bacteriana más frecuente en la infancia)

Anamnesis y exploración física
- Impétigo no ampolloso: comienza como una mácula o pápula enrojecida que se convierte en una vesícula; la vesícula se rompe para formar una erosión, y su contenido se seca para formar costras de color miel; generalmente en la cara (mejillas o debajo de los labios) o en los miembros; se autolimita en 2 sem
- Impétigo ampolloso: comienza como vesículas que se agrandan rápidamente y forman ampollas bien delimitadas con poco o ningún eritema circundante; estas se rompen, formando costras amarillas que rezuman; generalmente se trata de zonas intertriginosas húmedas (pliegue del cuello, axila, ingle, perineo); autolimitada

Evaluación
- El Dx es clínico; la tinción de Gram y el cultivo rara vez están indicados

Complicaciones
- Celulitis, linfangitis, glomerulonefritis postestreptocócica, SCHT, SxDE, infecciones bacterianas invasivas

Tratamiento
- La mayoría se resolverá espontáneamente, pero se recomiendan Abx
- Los Abx tópicos son igual o más eficaces que los orales (ungüento de mupirocina al 2% c/8 h 3-5 días)
- Los Abx orales pueden estar indicados en aquellos que no toleran el Tx tópico o con enf extensa: amoxicilina/clavulanato, dicloxacilina, cefalexina, macrólido para ptes alérgicos a PCN

Remisión
- Alta con instrucciones para evitar el contagio

EXANTEMAS MICÓTICOS

Dermatofitosis
Definiciones
- Infecciones micóticas superficiales que afectan el estrato córneo, el cabello o las uñas:
  - Tiña de la cabeza: infección del cabello y del cuero cabelludo
  - Tiña del cuerpo: infección de la piel lisa y lampiña (excepto palmas, plantas e ingles)
  - Tiña inguinal: infección de ingle, genitales, pubis o perineo
  - Tiña del pie: infección de los pies, comúnmente regiones interdigitales
  - Tiña de la mano: infección de la mano, comúnmente regiones interdigitales
  - Tiña ungueal/onicomicosis: infección de la uña

Características clínicas y Tx de las dermatofitosis		
Dermatofitosis	**Anamnesis y exploración física**	**Tratamiento**[a]

Tiña de la cabeza	Hx: a menudo niños de 3-14 años; FaR: mala higiene, hacinamiento, ↓ CSE
	Exploración: alopecia, descamación, prurito
	Dx: clínico; la lámpara de Wood puede revelar fluorescencia verde
		• El Tx tópico es ineficaz, pero el champú de selenio puede reducir la transmisión
		• Se prefiere el Tx sistémico:
		  • Terbinafina
		  • Itraconazol

Tiña del cuerpo	Hx: FaR: ropa apretada, traumatismos cutáneos leves, contacto frecuente con la piel
	Exploración: placa escamosa anular/policíclica
	Dx: clínico; preparación de KOH con hifas septadas y ramificadas
		• Enf localizada: Tx tópico (los azoles son fungistáticos; las alilaminas y el ciclopirox son fungicidas)
		• Enf extensa, inmunosupresión, folículos pilosos: Tx sistémico
		  • Terbinafina
		  • Fluconazol
		  • Itraconazol

Tiña inguinal	Hx: los FaR incluyen la oclusión y la humedad Exploración: placa anular y bordes elevados escamosos; desde los pliegues inguinales; pruriginoso Dx: clínico; preparación de KOH con hifas septadas y ramificadas	
Tiña del pie	Hx: los FaR incluyen baños comunes, vestuarios, piscinas Exploración: descamación, eritema y maceración de los espacios interdigitales; la superinfección bacteriana provoca erosiones, prurito y «pie de atleta»	
Tiña de la mano	Exploración: descamación de las palmas, región interdigital y pliegues palmares	

Tiña ungueal (onicomicosis)	Hx: los FaR incluyen traumatismos en las uñas (zapatos apretados), inmunosupresión, DM, baños comunitarios
	Exploración: la uña del pie varía desde el cambio de coloración y el engrosamiento de las porciones proximal, distal/subcutánea o superficial de la placa ungueal
		• Tx tópico solo para enf limitada (< 50% del lecho ungueal distal), puede tener tasas de curación bajas:
		  • Ciclopirox (no como mono-Tx)
		• Se prefiere el Tx sistémico:
		  • Terbinafina (preferida)
		  • Itraconazol

[a]La mayoría de los regímenes de Tx duran 2-6 sem. La onicomicosis puede tardar meses en ser tratada adecuadamente, por lo que los ptes deben consultar a su MAP o dermatólogo

Remisión
- Alta con seguimiento de MAP o dermatología

- Reacción dermatofítide: reacción de hipersensibilidad retardada a antígenos micóticos en ptes con dermatofitosis; ptes con pápulas o vesículas pruriginosas en manos y pies; responden al Tx de la infección 1.ª por dermatofitosis

Candidiasis/intertrigo cutáneo
Definición
- Infección micótica por especies de *Candida* (*C. albicans*); predilección por colonizar los pliegues de la piel (zonas intertriginosas) donde el ambiente es cálido y húmedo

Anamnesis y exploración física
- FaR: obesidad, DM, ropa apretada, inmunosupresores, mala higiene
- Exantema: mancha húmeda, roja y brillante con bordes festoneados y máculas y pústulas satélites, a menudo en zonas intertriginosas (ingle, axila, pliegues del paño, pliegue glúteo, espacios interdigitales); puede ser pruriginosa, urente o asintomática

Hallazgos
- Máculas/parches húmedos, rojos y brillantes con bordes festoneados, pústulas satélites adyacentes

Tratamiento
- Mantener seco, antimicóticos tópicos (varios preparados: cremas, lociones, polvos, con o sin combinaciones de corticoides leves)

Remisión
- Alta

EXANTEMAS DE ALTO RIESGO

Pénfigo vulgar
Definición (Lancet 2019;394(10201:882–894)
- Enfermedad autoinmune aguda y progresiva (secundaria a autoanticuerpos), rara pero potencialmente mortal, que afecta a la piel y la mucosa; mortalidad del 5-10% con Tx
- Idiopática, pero asociado con HxM/HxF de enf autoinmune

Anamnesis, exploración física y evaluación
- Hx: ampollas de inicio subagudo (de días a sem) aditivas en la mucosa y la piel (la mucosa puede preceder a la piel por sem o meses); dolor > prurito; preguntar por HxM y HxF de enf autoinmunes
- EF: ampollas flácidas pequeñas o confluentes y erosiones en la base eritematosa (Nikolsky[+]); difusas, incluso en las membranas mucosas (bucofaringe, conjuntiva, anogenital)
- Dx: histológico (consulta con dermatología para biopsia); labs para descartar otras causas o complicaciones

Tratamiento
- De apoyo: analgesia, cuidado de heridas
- Corticoides (1 mg/kg/día prednisona o equiv); consulta con dermatología y ORL/oftalmología según localización
- No está claro el papel del Tx con inmunomoduladores (micofenolato de mofetilo, azatioprina, ciclosporina, IGIV, plasmaféresis, infliximab) en la enf aguda, pero puede ayudar a disminuir el riesgo de recaída

Duración y remisión
- La duración puede ser de por vida, o puede remitir (con Tx) con riesgo de recurrencia
- Si la progresión es rápida o la enf extensa, ingresar; consulta con Derma en todos los casos en el SU

Eritrodermia (dermatitis exfoliativa generalizada)
Definición (Adv Skin Wound Care 2015;28(5):228–236)
- Erupción roja aguda, rara pero potencialmente mortal, que afecta > 90% de la SCT; más frecuente en varones; asociado con insuf cardiaca de alto gasto
- Idiopática (25%) o secundaria a meds, malignidad, psoriasis, dermatitis no controlada, entre otros
- Meds frecuentemente asociados: IECA, alopurinol, anticonvulsivos, BB, Abx betalactámicos, BCC, furosemida, minociclina, AINE, sulfonamidas, otros

Anamnesis, exploración física y evaluación
- Hx: erupción de inicio subagudo (de días a sem) generalizada con descamación, malestar general, escalofríos ± fiebre; prurito frecuente; preguntar siempre por los meds, por los síntomas recientes de infección, por los HxM y HxF de enf inflamatoria y por cáncer
- Exploración: eritema generalizado (> 90% de la SCT; no incluye las palmas ni las plantas) que evoluciona hacia la escamación; a menudo con edema; LA ± evidencia de insuf cardiaca de alto gasto, hepatomegalia, esplenomegalia
- Dx: elevación de la VES, hipoalbuminemia, hiperglobulinemia (secundaria a anticuerpos), anemia leve; puede haber indicios de neoplasias hemáticas que requieran eval Dx adicional; consultar con dermatología

Tratamiento

- Tratar causa subyacente o descontinuar fármaco causal si se conoce
- De apoyo: hidratación de la piel, antihistamínicos, corticoides tópicos; los corticoides sistémicos suelen estar justificados (a menos que pueda haber SxDE o psoriasis subyacente); vigilar el equilibrio de líquidos (riesgo de deshidratación e insuf cardiaca)

Duración y remisión

- La resolución depende de la causa y de la capacidad de controlarla/eliminarla
- Ingresar, especialmente si es rápido o inestable; consultar con dermatología

Pustulosis exantemática aguda generalizada (PEAG)

Definición (*J Am Acad Dermatol* 2015;73(5):843–848)

- Exantema pustuloso agudo difuso mediado por inmunidad, raro, pero potencialmente mortal, a menudo con disfunción multiorgánica en ~17% (sobre todo adultos mayores)
- A menudo secundario a meds (90%), infección (parvovirus B19, *C. pneumoniae*, CMV), mercurio, picaduras de araña
- Meds frecuentemente asociados: Abx betalactámicos, quinolonas, sulfonamidas, carbamazepina, terbinafina, diltiazem, hidroxicloroquina, otros

Anamnesis, exploración física y evaluación

- Hx: erupción pustulosa difusa de inicio agudo (en horas); a menudo se produce a las 48 h de empezar a tomar el med (o más tiempo si no es secundaria a Abx); pruriginosa; preguntar siempre por los meds y por los síntomas recientes de infección
  - Puede haber síntomas de afectación de órganos sistémicos: disnea, dolor abd, N/V, infección de piel
- Exploración: numerosas pústulas pequeñas y estériles en una base eritematosa, con fiebre; tronco y zonas intertriginosas comunes (rara vez mucosas); prurito
  - Evaluar posible enf sistémica: derrames pleurales/hipoxia, disfunción hepática, rara vez sobreinfección sistémica o CID
- Dx: BH con leucocitosis (± eosinofilia), PFH, ± RxT; consulta con dermatología para biopsia

Tratamiento

- Descontinuar fármaco o tratar infección subyacente
- De apoyo: apósitos húmedos y soluciones antisépticas; los corticoides tópicos de alta potencia pueden ayudar al prurito, pero no hay papel para los corticoides sistémicos; ± Abx empíricos si es inestable

Duración y remisión

- Mortalidad del 5%, secundaria sobre todo a superinfección
- Se resuelve días después de la suspensión del fármaco causal
- Ingreso (puede necesitar la UCI)

Reacción al fármaco con eosinofilia y síntomas sistémicos (DRESS)

Definición (*J Am Acad Dermatol* 2013;68(5):693)

- Erupción cutánea inmunomediada poco frecuente pero potencialmente mortal con disfunción multiorgánica
- Meds frecuentemente asociados: alopurinol, anticonvulsivos, sulfonamidas, otros

Anamnesis, exploración física y evaluación

- Hx: pródromo de prurito y fiebre, seguido por erupción difusa de inicio agudo (horas a días); ocurre dentro de las 2-6 sem de iniciar el med
- Exploración: máculas/pápulas morbiliformes difusas (menos frecuentemente eritrodermia, pústulas, lesiones en diana), que pueden unirse y volverse edematosas; tronco, miembros, cara (puede afectar las membranas mucosas)
  - Evaluar disfunciones multiorgánicas: hepáticas (>70% de los ptes; principal fuente de morbilidad/mortalidad), hemáticas, linfáticas, renales, pulmonares (neumonitis, SDRA), cardiacas (miocarditis), gastroenteritis, meningoencefalitis
- Dx: BH con diferencial (leuco puede ser >50k/L; Eos >1.5k/L; linfáticos atípicos [+]), QS10(Cr, electrolitos, PFH), troponina, RxT, consulta con Derma para biopsia

Tratamiento

- Descontinuar fármaco causal
- De apoyo: antihistamínicos, Tx de las disfunciones orgánicas subyacentes
- Corticoides sistémicos con disminución gradual durante 3-6 meses

Duración y remisión

- Mortalidad del 10%, sobre todo inmunosuprimidos
- Se resuelve meses después de dejar de tomar el fármaco causante
- Ingreso (puede necesitar la UCI)

Sx de Stevens-Johnson (SSJ)/necrólisis epidérmica tóxica (NET)

Definición (*Am J Clin Dermatol* 2015;16(6):475–493)

- Erupción mucocutánea descamativa aguda generalizada con varias causas asociadas; inmunomediada pero de mecanismo preciso desconocido
  - Las membranas mucosas son un sello distintivo de la enf: 80% de los casos(1.er síntoma en el 30%); bucofaríngeo, ocular (80% de los casos), anogenital, GI, endotraqueal/bronquial; todos con complicaciones graves

- La diferenciación entre el SSJ y la NET depende de la SCT descamada:
  - SSJ: < 10% de SCT con epidermis desprendible con cizallamiento horizontal («signo de Nikolsky [+]»)
  - Superposición de SSJ/NET: 10-30% de SCT con Nikolsky (+)
  - NET: > 30% de SCT con Nikolsky (+)
- Idiopático (20%), pero a menudo se asocia con meds (causa más frecuente), infección (*M. pneumoniae*, VHS); menos probable: aditivos alimentarios, pesticidas, cáncer
- Meds frecuentemente asociados: alopurinol, anticonvulsivos, Abx betalactámicos, nevirapina, piroxicam, sulfonamidas, otros

Anamnesis, exploración física y evaluación

- Hx: pródromo gripal (fiebre, malestar, cefalea, faringodinia, rinitis, mialgias) seguido de inicio agudo (durante días) de erupción difusa ± síntomas de la mucosa (disfagia, etc.); dolor; preguntar siempre por los meds (por lo general, antes de 4 sem), síntomas de infección reciente, HxM y HxF de enf inflamatoria y cáncer
- EF: máculas o manchas purpúricas eritematosas confluentes de color oscuro, que evolucionan rápidamente hasta unirse y formar ampollas (Nikolsky [+]); a menudo comienzan en el tronco y se extienden a los miembros (incluidas las palmas y las plantas) y la cara (incluidas las membranas mucosas); con el tiempo se produce una descamación generalizada
  - La extensión de la SCT con Nikolsky (+) establece si es SSJ (< 10%) vs. SSJ/NET (10-30%) vs. NET (> 30%)
- Dx: BH, QS, lactato y hemoCx (sobre todo si es hipotenso), consulta con Derma para biopsia

Tratamiento

- Tratar la causa subyacente o descontinuar el fármaco causal
- De apoyo: analgesia, termorregulación (28-32 °C; especialmente importante si la SCT es alta), LIV, protección de vías respiratorias PRN, apoyo nutricional (ayuda a la cicatrización) y cuidado de heridas (desbridamiento, bacitracina)
- Los datos de alta calidad son limitados y apoyan modalidades específicas de Tx sistémico:
  - Los esteroides sistémicos son el estándar de atención, pero su beneficio en cuanto a la mortalidad no está claro (*Ann Pharmacother* 2015;49(3):355–342)
  - Una dosis alta (> 2 g/kg) de IGIV + corticoides puede reducir la estancia en el hospital por ~3 días y disminuir la mortalidad; el beneficio es mayor en la NET y en ptes asiáticos (*PLoS One* 2016;11(11):0167120; *Int J Dermatol* 2015;54(1):108–115)
  - Los inh de la ciclosporina/TNF pueden mejorar la supervivencia (*J Am Acad Dermatol* 2014;71(5):941–947; *J Clin Invest* 2018;128(3):985–996)

Complicaciones

- Sobre todo por ulceraciones de la mucosa en tráquea y bronquios (dificultad resp), esófago (HD, desnutrición), ojos (uveítis, ulceración, ceguera), GU (disuria, retención)
- La sepsis puede ser secundaria a superinfección de la pérdida de continuidad cutánea

Duración y remisión

- Mortalidad: 5-30%; pronóstico de la NET predecible mediante SCORTEN (*véase tabla*)
- Todos los ptes son ingresados; la NET requiere el ingreso en la unidad de quemados
- SU o ingreso precoz y consulta con Oftalmo, Uro (Foley urgente), ± GI, Neumo

Puntuación de la gravedad de la enfermedad de la NET (SCORTEN)			
(*J Invest Dermatol* 2000;115(2):149–153)			
Punto		**Puntos**	
1	Edad > 40 años	1	Desprendimiento epidérmico > 10% de la SCT en el día 1
1	FC > 120 lpm	1	BUN > 28 mg/dL
1	Cánceres concomitantes	1	HCO_3 < 20 mEq/L
Puntaje	**Mortalidad**	**Puntaje**	**Mortalidad**
0-1	3.2%	4	58.3%
2	12.2%	≥ 5	90.0%
3	35.5%		

OTROS EXANTEMAS

Reacciones alérgicas/urticarianas

Definición

- Exantema agudo (puede ser crónico o recurrente) mediado por la histamina, a menudo debido a la IgE, la activación directa de los mastocitos, el complemento o el metabolismo alterado del ácido araquidónico (p. ej., AINE)
- Desencadenantes: exposiciones sistémicas (alimentos, meds, picaduras de insectos, contacto con alérgenos externos, parásitos), físicos (p. ej., colinérgicos, ejercicio, presión, agua, frío)
- Meds frecuentemente asociados: AAS, IECA, Abx betalactámicos, AINE, sulfonamidas, otros

Anamnesis, exploración física y evaluación
- Hx: urticaria difusa de aparición aguda (en pocos minutos), ± disnea, N/V, aturdimiento; prurito (sin dolor); suele aparecer en las primeras horas del desencadenamiento
- Exploración: habones eritematosos difusos o localizados, de tamaño variable (mm a cm), de forma redonda o irregular, que pueden ser excoriados por su naturaleza pruriginosa; se presentan en cualquier parte de la piel
  - Buscar signos de anafilaxia (sibilancias, hipotensión)
- Dx: clínico; si hay mialgias, PFH para descartar hepatitis aguda

Tratamiento
- Descontinuar fármaco causal u otro desencadenante
- Antihistamínicos (H1 y H2), corticoides para casos graves, epinefrina si hay anafilaxia

Duración y remisión
- Se resuelve horas después de retirar el desencadenante; no hay riesgo de mortalidad (salvo anafilaxia)
- Inicio; recetar autoinyector de epinefrina en caso de recurrencia; seguimiento con alergólogo para las pruebas de alérgenos o desensibilización

Enfermedad del suero y reacciones similares
Definición
- Erupción aguda inmunomediada (hipersensibilidad de tipo III), a menudo por exposición a fármacos
- Meds frecuentemente asociados: barbitúricos, Abx betalactámicos, fluoxetina, sulfonamidas, tiazidas, vacunas/antisueros, otros

Anamnesis, exploración física y evaluación
- Hx: fiebre, artralgias intensas, malestar general y erupción difusa de inicio agudo (en horas); dolor > prurito; suele aparecer a las 2 sem de empezar a tomar el fármaco
- Exploración: máculas y manchas urticarianas o serpiginosas difusas (aunque son posibles otras morfologías), bien delimitadas con un borde rojo intenso y un claro central; tronco, cara, miembros (no palmas/plantas); movimiento articular limitado por dolor
- Dx: clínico, no se indican pruebas

Tratamiento
- Descontinuar fármaco causal u otro desencadenante
- De apoyo: antihistamínicos, AINE para el dolor
- Corticoides para la enf grave

Duración y remisión
- Se resuelve 2-3 sem después de retirar el factor desencadenante; sin riesgo de mortalidad
- Alta si el dolor está controlado; seguimiento con alergólogo

Erupción exantemática (morbiliforme)
Definición
- Erupción aguda inmunomediada (hipersensibilidad de tipo IV) por exposición a fármacos
- Meds frecuentemente asociados: alopurinol, anticonvulsivos, Abx betalactámicos, AINE, sulfonamidas, otros

Anamnesis, exploración física y evaluación
- Hx: puede tener fiebre baja, seguida por erupción difusa de inicio agudo (de horas a días); prurito > dolor; suele ocurrir a las 2-6 sem de empezar el fármaco
- Exploración: máculas o pápulas eritematosas difusas (pero pueden ser pustulosas o ampollosas), que se vuelven confluentes; aspecto viral (morbiliforme); tronco y miembros (no palmas/plantas ni cara)
- Dx: clínico; CRP alta, la BH puede tener una leve eosinofilia (si los eosinófilos están muy elevados, considere el DRESS), las PFH son normales (si están elevadas, considere el DRESS)

Tratamiento
- Descontinuar el fármaco causante (si se desconoce, suspender todos los fármacos innecesarios); en raras ocasiones, la medicación causante puede continuarse durante la erupción si es esencial; consultar con dermatología
- Cuidados de apoyo: antihistamínicos
- Corticoides para la enf grave

Duración y remisión
- Se resuelve ~2 sem después de discontinuar el fármaco; sin riesgo significativo de mortalidad
- Alta; seguimiento con dermatología

Erupciones fijas por medicamentos
Definición
- Erupción cutánea inmunomediada aguda pero recurrente debida a exposición repetida a un fármaco
- Meds frecuentemente asociados: AAS, AINE, quinina, sedantes, sulfonamidas, tetraciclinas, otros

Anamnesis, exploración física y evaluación
- Hx: erupción sin síntomas sistémicos; pruriginosa; se produce en las primeras horas o días después de empezar a tomar el fármaco; al repetir la exposición, las lesiones se presentan en el mismo lugar que antes (también pueden aparecer nuevas lesiones)
- Exploración: máculas ovaladas eritematosas o hiperpigmentadas, solitarias o en pequeños grupos, que evolucionan a placas (pueden volverse marrones); prurito; las zonas más frecuentes son los labios, los miembros y los genitales
- Dx: clínico

Tratamiento
- Descontinuar el fármaco causal (puede quedar una zona hiperpigmentada)
- De apoyo: antihistamínicos

Duración y remisión
- Se resuelve días después descontinuar la medicación; no hay riesgo de mortalidad significativo
- Alta; seguimiento con dermatología

Eritema multiforme
Definición (Am Fam Physician 2019;100(2):82–88)
- Erupción inmunomediada difusa aguda (pero a veces recurrente o persistente) que puede tener afectación de las mucosas
  - *Eritema multiforme mayor: afectación de las mucosas*
  - *Eritema multiforme menor: sin afectación de las mucosas*
- Idiopático, pero puede asociarse con infección (90% de los casos; sobre todo VHS, *M. pneumoniae*, VHC, VEB), meds, cáncer, RT, enf inflamatoria
- Meds frecuentemente asociados: anticonvulsivos, Abx betalactámicos, AINE, fenotiazinas, sulfonamidas, otros

Anamnesis, exploración física y evaluación
- Hx: pródromo (fiebre, malestar) presente en eritema multiforme mayor, seguido de erupción difusa de inicio agudo (durante días) (*véase* diana); siempre preguntar sobre meds, infección reciente, HxM y HxF de enf inflamatoria y cáncer
- Exploración: máculas/pápulas eritematosas difusas con morfología evolutiva (adquieren forma de diana, luego policíclicas y de configuración anular); tronco, miembros (incluyendo palmas/plantas), cara (membranas mucosas ~70%)
  - En comparación con el SSJ: menos purpúrica, menos afección del tronco, menos dolorosa, menos mucosa
- Dx: clínico e histopatológico (consulta con dermatología para biopsia); labs incluyendo PCR/IgM para VHS (sobre todo si el episodio es recurrente), ± RxT para descartar causas y complicaciones

Tratamiento
- Tratar causa subyacente o descontinuar med causal si se conoce
- De apoyo: antihistamínicos, analgesia ± soluciones anestésicas orales/enjuagues antisépticos
- Corticoides tópicos si es leve, sistémicos si es grave (sobre todo de mucosas)
  - Considerar el valaciclovir a largo plazo si es recurrente

Duración y remisión
- Se resuelve en semanas; no hay riesgo significativo de mortalidad, pero puede evolucionar a SSJ/NET si no se elimina el factor causante
- Alta; seguimiento con dermatología y oftalmología (si hay afectación ocular)

Eritema nodoso
Definición (World J Pediat 2018;14(6):548–554)
- Paniculitis (inflamación de la grasa subcutánea) de mecanismo desconocido; se cree que es secundario a un depósito de complejos inmunitarios en el tejido conjuntivo
- Idiopática ~30%, infección ~30% (TB, infección reciente por estreptococo del grupo A), sarcoidosis ~20%, enf inflamatoria, malignidad, embarazo, fármacos
- Meds frecuentemente asociados: sulfonamidas, ACO/estrógenos, otros

Anamnesis, exploración física y evaluación
- Hx: pródromo (fiebre, fatiga, malestar, poliartralgia [simétrica, aditiva, articulación grande], cefalea, síntomas GI), seguido de erupción generalmente localizada de inicio agudo (de días a sem) ± fiebre, fatiga, malestar, poliartralgia (simétrica, aditiva, articulación grande), cefalea, síntomas GI; preguntar siempre por la medicación, infección reciente, HxM y HxF de enf inflamatoria y cáncer
- Exploración: nódulos eritematosos o púrpura ovalados dispersos (1-6 cm de diámetro) que pueden converger; simétricos y generalmente en la parte anterior de la tibia (también en rodillas, tobillos, muslos y antebrazos)
- Dx: clínico; labs PRN para enf subyacente (BH, VES/CRP, RxT [descartar TB, sarcoidosis])

Tratamiento
- De apoyo: AINE para el dolor
- Corticoides orales de corta duración en la enf grave

Remisión

- La mayoría de los casos se resuelven por sí solos en 6 sem, pero puede reaparecer; no hay un riesgo significativo de mortalidad
- Alta; seguimiento con dermatología o reumatología

Definición (*Neurol Clin* 2019;37(2):465–473)

- Erupción inmunomediada (inmunocomplejo, ANCA) aguda, crónica o intermitentemente recurrente, a veces con afectación de órganos sistémicos
- Idiopática (~50%) o asociada con infección (viral [especialmente VHB/VHC], bacteriana, parásitos, hongos), enf inflamatoria, meds (*véase* tabla), drogas ilegales, cáncer
- Meds frecuentemente asociados: alopurinol, Abx, anticoagulantes (orales), anticonvulsivos, AINE, diuréticos tiazídicos, tiouracilo, otros

Anamnesis, exploración física y evaluación

- Hx: erupción de inicio agudo (en días); ± síntomas sistémicos (fiebre, artralgias, GI [diarrea, dolor abd], hematuria, hemoptisis); prurito/quemaduras; preguntar siempre sobre meds, infección reciente, HxM y HxF de enf inflamatoria y cáncer
- Exploración: púrpura palpable difusa o localizada o urticaria purpúrica, que puede evolucionar hasta formar placas o ampollas; a menudo en los MI
  - Es posible la afectación de varios órganos: MESQ, GI, corazón, pulmones, ojos, riñones
- Dx: clínico; labs para descartar enf sistémica (BH, VES/CRP, QS10, EGO ± RxT)

Tratamiento

- Tratar causa definitiva (si se conoce) o descontinuar fármaco causal
- De apoyo (elevar las piernas, medias de compresión), antihistamínicos, analgesia con AINE
- Colchicina (± diarrea) si no responde a los AINE (0.6 mg c/12 h); corticoides de corta duración si sigue siendo resistente

Duración y remisión

- Se resuelve en 2 sem si es secundaria a meds; si es por enf subyacente, puede persistir o reaparecer
- Alta si no hay indicaciones sistémicas para el ingreso; remitir a dermatología y reumatología

Definición (*Rev Chil Pediatr* 2018;89(4):511–515)

- Erupción cutánea eritematosa aguda presuntamente inmunomediada, caracterizada histológicamente por densos infiltrados neutrofílicos
- Idiopática (~2/3 de los casos; F > M); malignidad (2.ª causa más frecuente; a menudo no se diagnostica), enf inflamatorias, infecciones (sobre todo GU, GI, otras), meds, emb
- Meds frecuentemente asociados: vacunas, G-CSF, TMP-SMX, minociclina, otros

Anamnesis, exploración física y evaluación

- Hx: erupción de inicio agudo (en horas) con fiebre (puede preceder a la erupción), se asocia con artralgias, cefalea; dolorosa
- EF: pápulas y placas sensibles, violáceas y bien delimitadas (pueden aparecer pústulas centrales, ampollas o úlceras, sobre todo si son paraneoplásicas), que pueden evolucionar hasta converger; son usuales en la parte superior del cuerpo (incluidas cara y mucosas)
- Dx: se requiere biopsia para el Dx; VES elevada (> 90%), BH (leuco > 8k en 80%, bandas [+]), anemia, plaq bajas; PFH, ± RxT; ± imagen para evaluar Dx de cáncer

Tratamiento

- De apoyo: analgesia
- Corticoides sistémicos para la enf aguda; múltiples fármacos para el Tx supresor

Duración y remisión

- Resolución rápida con corticoides (sin Tx puede persistir de sem a meses); puede reaparecer
- Alta si el dolor está controlado y estable; seguimiento con dermatología

Definición

- Cualquier exantema que aparezca en la fotodistribución tras la exposición a la luz UV
  - Causas relacionadas con los fármacos: quemaduras solares excesivas, reacción a fármacos fotosensibles (fototóxicos, fotoalérgicos), seudoporfiria
    - Meds frecuentemente asociados: diuréticos, AINE, fenotiazinas, quinolonas, sulfonamidas, sulfonilureas, tetraciclinas, otros
  - No asociados con meds: porfiria cutánea tardía (PCT), enf inflamatoria (lupus, dermatomiositis)

Anamnesis, exploración física y evaluación

- Hx: erupción de inicio agudo (en horas) localizada en zonas expuestas al sol; Hx de exposición a los rayos UV (cabina de bronceado, fototerapia, luz solar); preguntar siempre por los meds (en las últimas 4 sem), infección reciente, HxM y HxF de enf inflamatoria
  - Reacción fototóxica: aparición min a h después de la UV
  - Reacción fotoalérgica: aparición 24-72 h después de la UV
  - Seudoporfiria: aparición horas después de la UV

- Exploración: exantema solo presente en la zona expuesta al sol, morfológicamente diverso
  - Reacción fototóxica a fármacos: respuesta exagerada a las quemaduras solares (eritema, edema ± ampollas)
  - Reacción fotoalérgica a fármacos: eritema ± cambios eccematosos
  - Seudoporfiria: eritema, ampollas tensas (incluso hemorrágicas) y erosiones (a diferencia de la PCT, carece de pigmentación crónica, pelo o cambios esclerodérmicos)
- Dx: clínico; pruebas adicionales PRN para descartar PCT o enf inflamatoria (p. ej., porfirinas, ANA)

Tratamiento
- De apoyo: protección solar (ropa, protector solar de alto FPS), compresas frías, cuidado de las heridas
- Corticoides tópicos, corticoides sistémicos para enf grave
- La N-acetilcisteína puede acelerar la resolución de la seudoporfiria

Duración y remisión
- La resolución es variable, pero la seudoporfiria inducida por fármacos puede durar meses
- Alta; seguimiento con Derma y Reumatol PRN para descartar PCT o causas inflamatorias

Dermatitis
- Clase de enf cutánea inflamatoria marcada por signos y síntomas similares: eritema, prurito, descamación, fisuras, grados variables de liquenificación y ampollas
- Por lo general, crónica/subaguda, pero los ptes pueden acudir al SU si hay un brote grave (sobre todo si la remisión ha sido larga y reciente)

Características clínicas y tratamiento de la dermatitis		
Afección	**Presentación**	**Tratamiento**
Dermatitis atópica	Definición: crónica, con recaídas/remisiones; principalmente en niños (10-20% de los niños; 1-3% de los adultos), la mayoría durante el 1.er año FaR: HxM/HxF de atopia (asma, rinitis alérgica, alergias alimentarias) Desencadenantes: temp, humedad, irritantes, infección, alimentos, alérgenos, estrés Exploración: lesiones papulovesiculares eritematosas secas con excoriaciones y exudado seroso ± liquenificación; en los niños a menudo en cara, cuello, superficies extensoras; en los adultos a menudo en los pliegues flexores	Hidratación de la piel: baños de inmersión seguidos por crema hidratante en los 10 min siguientes Corticoides tópicos: baja potencia para el mantenimiento, media y alta potencia para los brotes Antihistamínicos: para el prurito; no utilizar fármacos tópicos por riesgo de sensibilización de la piel Prevención: evitar los irritantes Seguimiento con dermatología: puede necesitar Tx con inh tópicos de la calcineurina
Dermatitis de contacto (alérgica) Dermatitis de contacto (irritante)	Definición: reacción inflamatoria secundaria a contacto directo con agente exógeno y posterior reacción de hipersensibilidad de tipo IV; en la DC alérgica, el antígeno reacciona con las proteínas de la piel para causar inflamación; en la DC irritante, el antígeno raspa o daña químicamente la piel causando inflamación Desencadenantes: látex, sustancias vegetales, metales (especialmente níquel), resinas vegetales, jabones, detergentes, fragancias, productos capilares, protectores solares, meds de uso general Exploración: lesión eritematosa, papulovesicular con liquenificación variable, fisura, escamación, excoriación; a menudo localizada en la zona expuesta	Evitar cualquier posible desencadenante Alivio sintomático: compresas frías, baños coloidales, emolientes Corticoides tópicos: empezar con los de potencia alta si está localizada (no en la cara o los genitales), y luego pasar a potencia media o baja a medida que mejoran los síntomas Corticoides sistémicos para la enf grave o extensa Evaluar y tratar superinfección Los antihistamínicos pueden ser ineficaces Remitir a dermatología para realizar prueba de parche

Dermatitis numular	Definición: tipo morfológicamente único de dermatitis atópica; puede aparecer en la edad adulta; M > F FaR: piel seca, atopia, lesión/abrasión de la piel, flujo vascular deficiente, meds que contienen Vit A Exploración: erupción papulovesicular redonda/ovalada de color rosa/marrón con exudado seroso, que evoluciona a una placa (2-10 cm de diámetro) con costra y luego escamas; a menudo en los miembros (pero puede ser en el torso)	*Véase* dermatitis atópica
Dermatitis seborreica	Definición: enf de las zonas ricas en sebo (cuero cabelludo, cara y tronco), posiblemente por respuesta inmunitaria a un hongo de la piel (*Malassezia*); a menudo en bebés (costra láctea) y adultos mayores, pero también en el sida y el Parkinson; el 20% de los ptes tienen Hx de caspa; peor en invierno Exploración y tratamiento: parches de piel grasos y escamados en el cuero cabelludo, la cara (pliegues nasolabiales, cejas, orejas), el tórax, las flexuras cutáneas	Baños frecuentes con champús queratolíticos (p. ej., con selenio o zinc), reducir la grasa Antimicótico: champú o cremas con ketoconazol Corticoides tópicos: cremas de baja potencia (si no es en el cuero cabelludo)
Dermatitis xerótica (xerosis)	Definición: enf de la piel caracterizada por cambios secundarios a la piel seca; común en adultos mayores Exploración: piel seca con grietas superficiales eritematosas y excoriaciones, a menudo en las piernas	Hidratación de la piel: baños de inmersión seguidos por crema hidratante en los 10 min siguientes Corticoides tópicos: baja potencia y corta duración
Eccema dishidrótico	Definición: subtipo de eccema secundario a acumulación de líquido edematoso en zonas con epidermis gruesa; afecta la piel palmoplantar; agudo, recurrente o crónico Desencadenantes: se asocia con dermatitis atópica y de contacto, reacciones farmacológicas estrés, meds en ptes con tiña del pie Exploración: vesículas o ampollas pruriginosas no eritematosas en palmas o plantas	Corticoides tópicos: alta potencia Corticoides sistémicos si es grave Seguimiento con dermatología: puede necesitar Tx con inh tópicos de la calcineurina

Preparados tópicos de corticoides por potencia (genéricos)	
Potencia alta	**Potencia media-alta**
Propionato de clobetasol[C,G,U,So]	Fluocinonida[C,U]
Dipropionato de betametasona[C,G,U,So]	Valerato de betametasona[U]
	Furoato de mometasona[C,U]
Potencia media-baja	**Potencia baja**
Acetónido de triamcinolona[C,U,Ae]	Propionato de fluticasona[C,L,U]
Valerato de hidrocortisona[C,U]	Hidrocortisona al 1%, 2.5%[C,L,U,Ae]
Desonida[C,L,U]	
Notas especiales sobre la administración	

(1) Vehículos: ungüento (U) más calmante para la piel seca. La crema (C) es la más aceptable desde el punto de vista estético. La loción (L), el gel (G) y la solución (So) son los más adecuados para el cuero cabelludo. Aerosol (Ae) en circunstancias únicas.

(2) Evitar la potencia alta o media-alta prolongada para los ptes pediátricos (alta absorción), los pliegues de la piel, incluyendo los genitales (causa estrías), y la cara (causa atrofia/rosácea/complicaciones oculares).

Abordaje del paciente

Diagnóstico
- QS; considerar PFH, BH, electrolitos en orina, GA/GV y osmolalidad sérica

Nota: el HCO_3 de la GA se calcula y debe estar a menos de 2 mmol/L del CO_2 total de la QS

Abordaje por pasos
- **Paso 1:** ¿hay acidemia o alcalemia? (acidemia: pH < 7.36; alcalemia: pH > 7.44)
- **Pasos 2 y 3:** ¿la alteración principal es metabólica o respiratoria?, ¿hay compensación?

Evaluación de alteraciones metabólicas primarias y compensación fisiológica				
Alteración primaria	**pH**	**pCO₂**	**HCO₃**	**Fórmula de compensación**
Acidosis metabólica	Bajo	Bajo	Bajo	$\Delta pCO_2{}^a = 1.2 \times \Delta HCO_3$
Alcalosis metabólica	Alto	Alto	Alto	$\Delta pCO_2 = 0.7 \times \Delta HCO_3$
Acidosis respiratoria aguda	Bajo	Alto	Bajo	$\Delta HCO_3 = 0.1 \times \Delta PCO_2$
Alcalosis respiratoria aguda	Alto	Bajo	Bajo	$\Delta HCO_3 = 0.2 \times \Delta PCO_2$
Acidosis respiratoria crónica	Normal o bajo	Alto	Alto o normal	$\Delta HCO_3 = 0.4 \times \Delta PCO_2$
Alcalosis respiratoria crónica	Normal o alto	Bajo	Bajo o normal	$\Delta HCO_3 = 0.4 \times \Delta PCO_2$

Nota: pCO_2 normal = 40 mm Hg; HCO_3 normal = 24 mEq/L
[a]O calcular con la fórmula de Winter: pCO_2 esperada = $1.5 \times HCO_3 + 8 \pm 2$ mm Hg

- **Paso 4a:** ¿hay una brecha aniónica (BA)?

Acidosis por brecha aniónica: $(Na - [Cl + HCO_3]) > 14$ (véase tabla)

Nota: debe corregirse en función de la albúmina; un descenso de la albúmina sérica de 1 g/dL con respecto al valor normal (4.4 g/dL) disminuye la brecha aniónica en 2.5 mEq/L.

$$BA \text{ corregida} = BA + (2.5 \times [4.4 - albúmina])$$

- **Paso 4b:** si hay una brecha aniónica, ¿hay una brecha osmolar?

Brecha osmolar: Osm sérica medida − Osm calculada > 10 mOsm/L, donde Osm calculada = $(2 \times Na)$ + glucosa/18 + BUN/2.8 + Etanol/4.6

- **Paso 4c:** si no hay brecha aniónica, ¿de cuánto es la BAU?

Brecha aniónica urinaria (BAU): $Na + K - Cl$

Nota: la BAU puede ayudar a diferenciar las causas GI y renales de la acidosis metabólica sin BA (hiperclorémica), ya que la base puede perderse desde el intestino o el riñón (BAU negativa: pérdidas GI [diarrea, fistula del intestino delgado, ileostomía]; BAU positiva: pérdida renal, sobre todo ATR de tipo I y IV)

- **Paso 5:** ¿qué es el gradiente delta, también conocido como «delta-delta»?

$(BA - BA\ normal) - (HCO_3\ normal - HCO_3)$, o solo $(BA - 12) - (24 - HCO_3)$

- Si delta-delta > +6, sugiere alcalosis metabólica concomitante, o acidosis respiratoria compensada previa
- Si delta-delta = 0, sugiere acidosis metabólica con BA no complicada
- Si delta-delta < −6, sugiere una acidosis metabólica hiperclorémica sin BA concomitante

Acidosis metabólica	
Acidosis con brecha aniónica	**Acidosis sin brecha aniónica**
«A CAT'S MUDPILE»	**«FUSED CARD TIP»**
Alcoholic ketoacidosis (cetoacidosis alcohólica)	**F**anconi (Sx)
CO, Cianuro	**U**reteroenterostomía
Ácido acetilsalicílico (AAS)	**S**mall bowel fistula (fistula de intestino delgado)
Tolueno	**E**xceso de Cl⁻ (NaCl, Cl⁻ amónico)
Starvation KA (cetoacidosis por inanición)	**D**iarrea
Metanol, Metformina, Metahemoglobinemia	**C**arbonic anhydrase inhibitors (inhibidores de la anhidrasa carbónica)
Uremia	**A**ddison (enfermedad)
DKA (cetoacidosis diabética)	**R**enal tubular acidosis (acidosis tubular renal)
Paraldehído, fenformina (*Phenformin*), Propilenglicol	**D**rogas y fármacos (espironolactona, amilorida, colestiramina, triamtereno)
Isoniazida, hierro	**T**olueno (crónico, secundario a ATR)
Láctica, acidosis; tipos A y B	**I**leostomía
Etilenglicol, etanol	**P**ancreática (fistula), alimentación Parenteral, Posthipocapnia

Causas de la brecha osmolar	
Alcoholes tóxicos	**Otros**
*Metanol	Acetona
*Etilenglicol	Manitol
*Propilenglicol	Sorbitol
Alcohol isopropílico	Glicerol
	Éter tricloroetano

*Se asocia con una brecha aniónica elevada

Brecha aniónica baja (< 6)
Error de laboratorio
Toxicidad del litio
Tóxicos de bromuro
Hipoalbuminemia
Paraproteinemias
Hipercalcemia/hipermagnesemia grave

Alcalosis metabólica	
Fisiopatología	**Diferencial**
Alteraciones de la respuesta al NaCl *(Cl en orina < 10-15 mEq/L)*	• Pérdida GI de H⁺: vómito, drenaje por SNG, adenomas vellosos • Pérdida renal de H⁺: uso de diuréticos a distancia • Diarrea por pérdida de cloro (p. ej., abuso de laxantes) • Posthipercapnia: EPOC, Sx de hipoventilación por obesidad, debilidad muscular respiratoria • Administración de álcalis exógenos con hipoperfusión renal: cargas de citrato de las transfusiones de sangre, cargas de acetato de la alimentación parenteral total (APT), Sx de leche y alcalinos (suplementos de calcio, leche o antiácidos)

Alteraciones por falta de respuesta al NaCl *(Cl en orina > 15 mEq/L)*	• Diuresis activa
	• Bartter (actúa como diurético de asa), Gitelman (como tiazida)
	• Hipopotasemia o hipomagnesemia graves
	• Hipercalcemia/hipoparatiroidismo
	• Exceso de mineralocorticoides de cualquier causa
	  • Hiperaldosteronismo 1.º: hiperplasia suprarrenal, tumor productor de aldosterona
	  • Hiperaldosteronismo 2.º: enf renovascular, tumor productor de renina
	  • Mineralocorticoide exógeno, Sx de Cushing, regaliz
	• Sx de Liddle

Acidosis respiratoria	
Fisiopatología	**Diferencial**
Depresión respiratoria central	Meds (opiáceos, sedantes), infarto del tronco encefálico, lesión de la columna cervical alta, Sx de hipoventilación por obesidad (Sx de Pickwick)
Trastornos nerviosos o musculares	Parálisis, distrofia muscular y otras miopatías, miastenia grave, toxinas (p. ej., organofosforados, botulismo, tétanos, intoxicación por mordedura de serpientes), SGB, ELA
Problemas con las vías respiratorias	Obstrucción de las vías respiratorias superiores, laringoespasmo, broncoespasmo
Problemas respiratorios	Asma, EPOC, ICC, neumonía, enf pulm intersticial, aspiración, SDRA, ventilación mecánica inadecuada
Traumatismo de pared torácica	Tórax deformado, neumotórax, hemotórax, parálisis diafragmática, cifoescoliosis

Alcalosis respiratoria	
Fisiopatología	**Diferencial**
Cardiaco, respiratorio	Edema y EP, enf pulmonar restrictiva, hiperventilación mecánica
Psiquiátrico, neurológico	Sxs de hiperventilación (p. ej., ansiedad, dolor, estrés), meningoencefalitis, tumor, traumatismo, ACV
Infección	Fiebre, neumonía, sepsis
GI	Insuf hepática
Meds, otros	Salicilatos, hipertiroidismo, gran altura, anemia, embarazo

Tratamiento y remisión

• Ambos dependerán en gran medida de la gravedad y la causa subyacente del trastorno
• Papel limitado del bicarbonato en ausencia de colapso hemodinámico

ALTERACIONES ELECTROLÍTICAS

Hiponatremia

Definición
- Na < 135, exceso de agua en relación con el sodio, generalmente por elevación de la ADH; no suele ser sintomático con Na > 125

Anamnesis
- La mayoría de los síntomas son inespecíficos: fatiga, debilidad, calambres musculares, sed o mareos posturales. Los síntomas graves incluyen confusión, agitación, delírium, letargia, somnolencia, coma o convulsiones
- Otras características útiles incluyen los Hx de ICC, cirrosis, enf renal, cáncer, disfunción suprarrenal o hipofisaria, Qx GI reciente, uso de tiazidas o diuréticos de asa, alcoholismo

Exploración física
- Busque signos para evaluar el estado hídrico del pte:
  - Hipervolemia: elevación de la PVY, edema periférico, crepitaciones, ascitis, anasarca
  - Hipovolemia: taquicardia, hipotensión, sequedad de las mucosas, oliguria, escasa turgencia de la piel, colapso de la VCI
- Buscar signos de hiponatremia profunda: letargo, desorientación/alteración del sensorio, reflejos deprimidos, hipotermia, parálisis seudobulbar, respiración de Cheyne-Stokes

Diagnóstico
- **Labs:** QS, GLC, electrolitos en orina (Na, Cr, Osm), Osm sérica, albúmina
- La GV con sodio y Osm urgente puede proporcionar una respuesta más rápida
- **Na$_{glucosa}$ corregido= Na sérico + (0.024 × [glucosa sérica – 100])**

Abordaje por pasos de la hiponatremia
- **Paso 1:** ¿cuál es la osmolalidad del suero?

Causas de hiponatremia según la osmolalidad sérica		
HipoNa hipertónica	**HipoNa isotónica**	**HipoNa hipotónica**
Hiperglucemia	Error de lab/extracción de sangre	Causa basada en el estado de
Manitol	Hiperparaproteinemia	volumen
Glicerol	Hiperlipidemia	*Véase Paso 2
Sorbitol	Post-RTUP/histeroscopia (irriga-	⇓
IGIV	ción con osmótico)	
Osmolalidad sérica normal = 275-290 mosmol/kg		

- **Paso 2:** ¿cuál es el estado de volumen del pte? ¿Hipervolémico, euvolémico o hipovolémico?
- **Paso 3:** ¿cuáles son los valores de Na, Osm y EFNa en orina?
  - **Excreción fraccionada de sodio = EFNa =**
    (Na$_{urinario}$ × Cr$_{sérica}$)/(Na$_{sérico}$ × Cr$_{urinaria}$)

Evaluación de las causas de hiponatremia hipotónica mediante el estado del volumen y el análisis de orina				
Estado de volumen	**Na en la orina**	**Osm de la orina**	**EFNa**	**Etiología**
Hipervolemia	> 20		> 1%	Insuf renal
	< 10		< 1%	ICC, cirrosis, nefrosis
Euvolémico		> 100		SIADH,[a] hipotiroidismo, deficiencia de glucocorticoides
		< 100		Polidipsia psicógena (> 12 L de líquido/día), bajo soluto (potomanía de cerveza, dieta del té/tostada, fórmula infantil diluida)
		Variable		Desnutrición crónica (anorexia), embarazo
Hipovolémico	> 20		> 1%	Pérdidas renales: uso de diuréticos, diuresis osmótica, nefropatía por pérdida de sal, insuf de mineralocorticoides, NTA no oligúrica
	< 10		< 1%	Pérdidas extrarrenales: vómito, diarrea, drenaje por SNG, 3.er espacio (pancreatitis, OID), sudoración

[a]Causas: neumonía, asma, EPOC, cáncer pulm microcítico, NT, trauma, ACV, hemorragia, tumores, VIH, hidrocefalia, antipsicóticos/antidepresivos, quimioterapia, vasopresina, postoperatorio, sales de baño/anfetaminas, maratones.
Am J Med 2013;126(10):S1–S42; Nephrol Dialy Transplant 2014;29(suppl_2):i1–i39.

Tratamiento

- Asintomáticos o síntomas leves de hiponatremia: corregir el Na sérico en ≤ 0.5 mEq/L/h (máx 10 mEq/L en 24 h)
- Manifestaciones graves de hiponatremia: corrección RÁPIDA del Na sérico a 2 mEq/L/h × 2-3 h O hasta que los síntomas se resuelvan

Administración de líquidos i.v.		
Agua corporal total (ACT) = peso (kg) × 0.6 (utilizar 0.5 si es mujer o adulto mayor, 0.6 para los lactantes)		
Velocidad de infusión (cm³/h) = $\dfrac{1000 \times (ACT \times [Na\ deseado - Na\ sérico])}{(Na\ [mmol/L]_{infusado} \times tiempo\ [h])}$		
Concentraciones de infusiones: LR: 130 mEq/L	SSN: 154 mEq/L	SS al 3%: 513 mEq/L

Requiere comprobar el Na *(& Glu) sérico c/hora.

- Hiponatremia euvolémica
  - Asintomático: restricción de agua libre (500-1000 mL/día)
  - Sintomático: *véase arriba*
- SIADH
  - Restricción de agua libre + tratar la causa subyacente
  - Precaución si se usa una SS hipertónica o normal, sobre todo si la Osm de los LIV < a la de la orina, ya que el Na sérico puede empeorar (la mayor Osm extraerá líquido)
  - Los vaptanos, la urea, los diuréticos de asa y las tabletas de sal son Tx ambulatorios habituales
- Hiponatremia hipovolémica
  - Reposición de volumen con SSN, como en el caso anterior (una vez resuelta la deshidratación, la estimulación de la ADH disminuirá y el Na se corregirá)
- Hiponatremia hipervolémica
  - Restricción de agua libre (0.5-1.5 L/día)
  - Hiponatremia grave: considerar diuresis + reposición de Na con SS hipertónica

Remisión

- Alta: hiponatremia leve asintomática
- Ingresar: sintomático, comorbilidades, adulto mayor. Puede requerir el ingreso en la UCI si es grave

Consejos y alertas

- Una corrección rápida > 10-12 mEq/L/día puede provocar mielinólisis pontina central (disartria, convulsiones, cuadriparesia debido a la destrucción local de la mielina en el puente y las zonas extrapontinas)

Hipernatremia
Definición

- Na > 145, generalmente por pérdida de agua libre o ganancia de sodio (p. ej., infusión de líquido hipertónico)
  - La respuesta adecuada a la hipernatremia es el aumento de la ingesta de agua libre estimulada por la sed y la excreción renal de un volumen mínimo de orina de máxima concentración regulada por la ADH

Anamnesis

- Los síntomas leves incluyen aumento de la sed o poliuria
- Síntomas intensos: AEM (irritabilidad, letargia, confusión, delírium, coma)
- FaR: adultos mayores, bebés, debilitados. Enf endocrina; enf cardiaca, renal, hepática; trastorno psiquiátrico; meds (*véase tabla inferior*); situación de vida (acceso a agua libre)

Exploración física

- Busque signos para evaluar el estado hídrico del pte:
  - Hipervolemia: elevación de la PVY, edema periférico, crepitaciones, ascitis, anasarca
  - Hipovolemia: taquicardia, hipotensión, sequedad de las mucosas, oliguria, escasa turgencia de la piel, colapso de la VCI
- Hipernatremia grave: letargia, espasticidad muscular, temblor, hiperreflexia, convulsiones, parálisis respiratoria, ataxia

Diagnóstico

- **Labs:** QS, GLC, electrolitos en orina (Na, Cr, Osm), Osm sérica, albúmina
- La GV con sodio y Osm urgente puede proporcionar una respuesta más rápida
- **Na$_{glucosa}$ corregido** = Na sérico + (0.024 × [glucosa sérica − 100])

Abordaje por pasos de la hipernatremia

- **Paso 1:** ¿cuál es la osmolalidad del suero?
  - Osmolalidad sérica normal = 275-290 mosmol/kg
- **Paso 2:** ¿cuál es el estado de volumen del pte?, ¿hipervolémico, euvolémico o hipovolémico?
- **Paso 3:** ¿cuáles son los valores de Na y Osm en orina?

Evaluación de las causas de la hipernatremia por estado del volumen y análisis de orina			
Estado de volumen	**Na en la orina**	**Osm de la orina**	**Etiología**
Hipervolemia	> 20		**Aumento de la absorción de Na:** enf de Cushing, hiperplasia suprarrenal, esteroides exógenos, exceso de mineralocorticoides
Euvolémico		< 300	DI completa (central y nefrogénica)[a]
		300-600	DI parcial (central y nefrogénica)[a]
		> 600	**Ingesta de Na exógeno:** SS hipertónica, tabletas de bicarbonato de sodio, ingesta de agua de mar, fórmula infantil concentrada
Hipovolémico	> 20	300-600	**Pérdidas renales de agua:** diurético de asa, diuresis osmótica (manitol, urea, hiperglucemia)
	< 20	> 600	**Pérdidas extrarrenales de agua:** vómito, diarrea, drenaje por SNG, convulsiones, ejercicio, quemaduras graves, fiebre, 3.er espacio. **Disminución de ingesta de agua:** mecanismo de sed defectuoso, demencia, AEM, infancia, intubación

[a]DI central: congénita, trauma/cirugía, tumores, deficiencia hipotalámica o hipofisaria, encefalopatía hipóxica, anorexia, idiopático. DI nefrogénica: congénita, fármacos (litio, anfotericina, demeclociclina, foscarnet, cidofovir), hipercalcemia, hipopotasemia grave, desnutrición proteínica, enf de riñón poliquístico, drepanocitosis, Sjögren, amiloidosis, embarazo.

Tratamiento

Administración de líquidos i.v.[a]
Déficit de agua libre (litros) = agua corporal total × ([Na actual/Na deseado] − 1)
Agua corporal total (ACT) = peso (kg) × 0.6 (usar 0.5 si es mujer o adulto mayor; 0.6 para niños)
Tasa de mantenimiento horaria de D5W** (mL/h) = déficit de agua libre (mL)/24 h

[a]Requiere comprobar la glucosa y el Na en suero cada hora al principio, y después cada 4-6 h. La tasa de corrección de Na NO debe superar los 10 mEq/L en 24 h para evitar el edema cerebral. Objetivo de diuresis: > 0.5 mL/kg/h.
**Reemplazar las pérdidas de agua por hora en curso si se conoce.
N Engl J Med 2000;342(20):1493.

- Hipernatremia hipervolémica
  - Tratar el trastorno subyacente
  - Sustituir el déficit de agua libre (como arriba)
- Hipernatremia euvolémica
  - Sustituir el déficit de agua libre (como arriba)
  - Tratar la causa subyacente
  - DI central: vasopresina 10 U s.c.
- Hipernatremia hipovolémica
  - Restablecer el volumen con líquidos cristaloides primero y luego reemplazar el déficit de agua libre usando D5W (como arriba); agregar potasio i.v. al reemplazo de líquidos según la necesidad una vez que el pte esté orinando

Remisión

- Alta: hipernatremia leve que puede corregirse en < 24 h
- Ingresar: hipernatremia de moderada a grave
(*Clin Endocrinol Metab* 2016;30(2):189–203)

Hipopotasemia

Definición

- K^+ < 3.5 mEq/L (↓ ingesta, desplazamiento hacia las células, pérdida); el 98% del K es intracelular

Diferencial de la hipopotasemia	
Fisiopatología	**Diferencial**
GI	Baja ingesta oral; diarrea, vómito y drenaje de la SNG
Endocrina	Concentraciones altas de insulina, hiperaldosteronismo, alcalosis, CAD, enf de Cushing, hipomagnesemia
Renal	Acidosis tubular renal (tipo 2), enf renovascular, Sx de Bartter, Sx de Liddle, Sx de Gitelman
Meds/toxinas	Diuréticos tiazídicos y de asa, insulina, agonistas β-2, antagonistas α, anfotericina B, abuso de laxantes, empleo de mineralocorticoides exógenos, transfusiones masivas de sangre, toxicidad por bario y tolueno

Anamnesis
- Generalmente no es sintomático hasta que el $K^+ < 3$ mEq/L
- Náusea, vómito, debilidad, fatiga, mialgia, calambres musculares
- Los ptes con mayor riesgo de sufrir complicaciones electrocardiacas por hipopotasemia son aquellas con isquemia aguda, Sx de QT largo y aquellos que toman digoxina

Exploración física
- Parestesias, depresión de los reflejos, debilidad muscular proximal, íleo
- Hipopotasemia grave: hipoventilación, espasmo, parálisis, rabdomiólisis, mioglobinuria
- IRA, TV polimórfica, asistolia

Diagnóstico
- **Labs:** QS, EGO; electrolitos, creatinina y Osm en orina; considerar gasometría, CPK, Osm sérica
- K^+ en orina < 15 mmol/día (muestra puntual $K_{urinario}$:$Cr_{urinaria}$ < 1.5) sugiere una causa extrarrenal, mientras que K^+ en orina > 15 mmol/día (muestra puntual $K_{urinario}$:$Cr_{urinaria}$ > 1.5) sugiere una causa renal
- El gradiente de concentración transtubular de K^+ (GCTK) es útil, pero rara vez se utiliza en el SU: **GCTK = (Plasma$_{osm}$ × K$_{orina}$)/(K$_{plasma}$ × Orina$_{osm}$)** (*Am J Kidney Dis* 1990;15(4): 309–315)

Nota: la hipopotasemia con GCTK > 4 sugiere pérdida de K^+ renal por secreción distal de K^+
- **ECG:** aplanamiento/inversión de la onda T, depresión del ST, ondas U, prolongación del intervalo QT/QU; también puede haber prolongación del PR, disminución del voltaje, ensanchamiento del QRS, disritmias auriculares/ventriculares

Tratamiento
- SU
  - Restitución de potasio: cloruro de potasio, bicarbonato de potasio, fosfato de potasio

---
(Caída de 1 mEq/L = 200-400 mEq de pérdida corporal total)
Leve ($K^+ > 2.8$ mEq/L): 40 mEq de K^+ v.o. c/4-6 h
Moderada/grave: 40 mEq de K^+ v.o. c/4 h (si tolera la v.o.) + KCl 10 mEq/h i.v.; volver a comprobar K^+ c/4 h

---

- Tratar la causa subyacente
  - Reemplazar el Mg según la necesidad (*nota: la deficiencia concurrente de Mg y K^+ podría conducir a una reposición refractaria de K^+)
  - Objetivo de $K^+ = 4$ mEq/L en los ptes de mayor riesgo
- Alta
  - Aconsejar a los ptes que aumenten la ingesta de K^+ (frutos secos, nueces, aguacates, germen de trigo, habas, vegetales [espinacas, brócoli, coliflor, remolacha, zanahorias], frutas [plátano, kiwi, etc.])
  - Discutir con el MAP: reducir la dosis de diuréticos; iniciar/sustituir por medicación ahorradora de K^+ (BB, IECA, ARA, diuréticos ahorradores de K^+)
  - Sustitución de potasio: KCl 20 mEq v.o. c/24 h para la prevención; KCl 40-100 mEq v.o. c/24 h para el Tx

Remisión
- Alta: hipopotasemia leve con seguimiento cercano para volver a evaluar los análisis
- Ingreso: hipopotasemia moderada/grave, anomalías ácido-base, arritmia, síntomas graves

Consejos y alertas
- Evitar las soluciones de dextrosa (estimulan la insulina y el desplazamiento hacia el interior del K^+)

(*Endocr Connect* 2018;7(4):R135–R146)

Hiperpotasemia

Definición
- $K^+ > 5$ mEq/L (liberación de K^+ de las células, ↓ de las pérdidas renales, iatrogénica)

Diferencial de la hiperpotasemia	
Fisiopatología	**Diferencial**
Endocrina/metabólica	Hipoaldosteronismo, CAD, otras acidosis
Renal	Insuf renal, ERET, acidosis tubular renal (tipo 4), nefropatía diabética, Sx de Gordon
Otros	Sx de lisis tumoral, hemólisis, rabdomiólisis, lesión por aplastamiento, quemaduras,[a] seudohiperK (muestra de sangre hemolizada, torniquete prolongado), ejercicio, parálisis periódica hipercalémica
Meds	AINE, IECA, ARA, heparina, TMP-SMX, pentamidina, BB, intoxicación por digoxina, diuréticos ahorradores de K^+, suplementos exógenos de KCl, inh de la calcineurina, succinilcolina, transfusión de gran volumen de sangre

[a] La seudohiperpotasemia debe sospecharse en ptes asintomáticos sin causas subyacentes. Antes de iniciar el Tx en estos casos, debe repetirse la toma de K^+.

Anamnesis
- Debilidad, calambres musculares, parestesias, náusea, palpitaciones Meds (*véase* tabla de Dxd)

Exploración física
- Parestesias, tetania; evaluar el estado hídrico
- Hiperpotasemia grave: parálisis flácida, hipoventilación, paro por AESP o asistolia

Diagnóstico
- Labs: QS; considerar gasometría con K^+ urgente, EGO, electrolitos en orina, Osm urinaria, CPK
- ECG: temprano: ondas T máximas y simétricas, ondas P aplanadas, prolongación del PR, BAV 1.°. Tardío: ensanchamiento/deslizamiento del QRS → forma de onda sinusoidal → FV o asistolia

Tratamiento de la hiperpotasemia			
Intervención	**Dosis**	**Inicio**	**Efecto**
Gluconato de calcio O cloruro de calcio[a,b]	1-2 ampolletas i.v.	Pocos minutos	Estabiliza la membrana celular; se utiliza en ptes con anomalías de la conducción cardiaca (no tiene efecto directo sobre K^+)
Bicarbonato	1-2 ampolletas	15-30 min (hasta 2 h)	K^+ transitorio en las células a cambio de H^+ (puede ↓ K^+ 0.47 mmol/L)
Albuterol (agonista β)	10-20 mg inh o 0.5-2.5 mg i.v.	30-90 min	K^+ transitorio en las células (↓ K^+ 0.3-0.99 mmol/L)
Insulina + D50W	5-10 U i.v. + 1 ampolleta D50W	15-30 min, dura 2-4 h	K^+ transitorio en las células (↓ K^+ 0.45-1 mmol/L)
Ciclosilicato de circonio y sodio	10 g v.o.	60 min	Intercambio catiónico GI con K^+ externo, Na+/H+ interno (↓ K^+ 0.7 mmol/L en 4 h)
Patirómero	8.4 g v.o.	Desconocido	Intercambio catiónico GI con K^+ externo, Ca^{2+} interno, típicamente para uso crónico
Kayexalato[c]	30-90 g v.o./v.r.	90 min para v.o., 30 min para v.r.	Disminuye el K^+ corporal total al intercambiar Na por K^+ en el intestino
Diuréticos (furosemida)	≥ 40 mg i.v.	30 min	Disminuye el K^+ total del cuerpo
Hemodiálisis (urgente)			Disminuye el K^+ total del cuerpo (ptes con complicaciones cardiacas o insuf renal nueva o que empeora)

[a] La enseñanza estándar es no usar calcio en caso de toxicidad por digitálicos → la hipercalcemia puede potenciar la toxicidad; sin embargo, datos recientes muestran que esto puede ser inexacto.

[b] El cloruro de calcio contiene tres veces más iones de calcio, aparece en segundos o minutos y dura 30 min, pero es mucho más cáustico para las venas que el gluconato de calcio.

[c] Puede causar necrosis intestinal en ptes con íleo pos-Qx; también puede empeorar el edema pulmonar en ptes con sobrecarga de líquidos; los datos sobre su eficacia para reducir el potasio corporal total son escasos. Evitar si hay otros fármacos disponibles.

Tratamiento
- Monitorización cardiaca continua
- Tratar la causa subyacente
- Comprobar los electrolitos cada 2-4 h hasta que se normalicen

Remisión
- Alta: solo si la hiperpotasemia es leve, estable y con buen seguimiento ambulatorio
- Ingresar: la mayoría de los ptes requerirán ingreso con consulta de nefro; algunos pueden requerir ingreso en UCI para diálisis urgente

Consejos y alertas
- Piense en «ABCD» (albuterol, bicarbonato, calcio, dextrosa/insulina, diálisis, diuréticos)
- El Tx combinado ha demostrado ser más eficaz que cualquier Tx por separado
- La hemodiálisis es la forma más rápida y eficaz de reducir el K^+ plasmático

(J Emerg Med 2018;55(2):192–205)

Hipocalcemia
Definición
- Ca < 8.5 mg/dL (2 mmol/L) O Ca ionizado < 4.5 mg/dL (1.1 mmol/L); 50% unido a la albúmina, 40% libre, 10% en complejo con aniones

Causas de la hipocalcemia		
Fisiopatología	PTH	Diferencial
Endocrina	↓	Hipoparatiroidismo [familiar, autoinmune, infiltrativo, iatrogénico: cirugía, radiación del cuello], Sx de DiGeorge, hipomagnesemia
Insuf de Vit D	↑	Privación nutricional/luz solar; malabsorción; fármacos (fenitoína, rifampicina, ketoconazol, 5-FU/leucovorina); genética; insuf renal (producción alterada)
Renal	↑	Insuf renal crónica, IRA (fósforo elevado)
Neoplasia	↑	Metástasis osteoblásticas, lisis tumoral (fósforo elevado)
Otros	↑	Pancreatitis, transfusiones sanguíneas múltiples, rabdomiólisis, quemaduras, prematuridad, seudohipoparatiroidismo, intoxicación por flúor, quelantes del calcio, cinacalcet, foscarnet

Anamnesis
- Debilidad, calambres musculares, parestesias, irritabilidad, depresión, tetania, AEM. Meds *(véase tabla de diferencial)*

Exploración física
- Parestesias; signo de Chvostek (golpear sobre el nervio facial causa espasmos faciales); signo de Trousseau (+) (inflar un manguito de presión arterial hasta 20 mm Hg por encima de la PAS sobre el bíceps × 3 min para provocar espasmos carpianos); también puede verse psicosis, convulsiones, ↑ PIC, broncoespasmo, laringoespasmo

Diagnóstico
- Labs: QS con pruebas de Ca/Mg/fósforo. Evaluar el calcio ionizado y la albúmina, considerar la PTH para continuar la eval Dx ambulatoria:

$$Ca\ corregido = Ca\ sérico\ medido\ (mg/dL) + (0.8 \times [4\text{-albúmina sérica } (g/dL)])$$

- ECG: *QTc prolongado*, bloqueos cardiacos, disritmias ventriculares, *TdP*

Tratamiento
- Asintomáticos: Ca elemental oral (1-3 g/día en dosis divididas) ± Vit D
- Sintomático: (gluconato de calcio al 10% [1-2 g i.v. durante 20 min] O cloruro de calcio al 10% [1-2 g i.v. diluidos en 100 mL de D5W para disminuir la irritación de los tejidos]), ± Vit D, ± Mg (50-100 mEq/día)

Remisión
- Alta: asintomático, con régimen oral descrito anteriormente y seguimiento del MAP en 5-7 días para volver a evaluar los electrolitos
- Admitir: hipocalcemia grave, enf concomitante, hemodinámicamente inestable

(BMJ 2008;336(7656):1298–1302)

Hipercalcemia
Definición
- Ca > 10.5 mg/dL; generalmente asintomático en concentraciones de hasta 11.5 mg/dL

Causas de la hipercalcemia		
Fisiopatología	PTH	Diferencial
Exceso en la producción de PTH	↑	Hiperparatiroidismo 1.°[a] (adenoma, hiperplasia, rara vez adenocarcinoma, NEM), hiperparatiroidismo 2.° (insuf renal), HHF
Exceso de Vit D	↓	Sarcoidosis, TB, histoplasmosis, granulomatosis de Wegener, intox por Vit D, linfoma
↑ resorción ósea	↓	Hipertiroidismo, inmovilización
Neoplasia[a]	↓	Tumores sólidos productores de PTHrP (células escamosas, vejiga renal), lesiones líticas (mama, mieloma), enf de Paget
Otros	↓	Meds (litio, Vit A, tiazidas, antiácidos a base de Ca), consumo masivo de lácteos (Sx de leche y alcalinos), APT, trastorno endocrino (insuf suprarrenal, VIPoma)

[a]Causas más frecuentes de hipercalcemia.

Anamnesis
- Poliuria, polidipsia, deshidratación, náusea, vómito, depresión, confusión, coma, AEM; dolor abd, anorexia, estreñimiento, dolor óseo, meds (*véase* tabla de diferencial)
- Puede causar pancreatitis, nefrolitiasis, Fx patológicas, por lo que hay que sospechar de hipercalcemia en los ptes con síntomas compatibles con estos Dx

Exploración física
- Debilidad general, dolorimiento epigástrico, reflejos tendinosos profundos deprimidos, coma

Diagnóstico
- Labs: QS con pruebas de Ca/Mg/fósforo, Ca ionizado, lipasa (si se considera pancreatitis), electrolitos en orina, albúmina (*véase* ecuación de Ca corregida más arriba), considerar PTH
- ECG: *QTc corto*, prolongación del PR, ensanchamiento del QRS; rara vez BR, bradicardia sinusal o bloqueo AV de alto grado

Tratamiento
- Abordar/tratar las causas subyacentes

Tratamiento agudo de la hipercalcemia			
Intervención	Dosis	Inicio/duración	Efecto
SSN	4-6 L/día	Horas	Promover la excreción de calcio (el Ca puede bajar 2 mEq)
Furosemida	20-60 mg i.v. c/6 h	Horas	Promueve la excreción de calcio; se mantiene si se seca por vía i.v.
Bisfosfonatos (pamidronato, ácido zoledrónico, alendronato)	Variable	Días	Inhibe los osteoclastos (útil sobre todo en caso de cáncer), precaución en caso de insuf renal Riesgo de osteonecrosis mandibular a largo plazo
Antídoto contra la hipercalcemia	Calcitonina: 4 UI/kg i.m. o s.c. c/12 h	Horas/dura días	Análogo de la hormona peptídica, puede desarrollar taquifilaxia
Denosumab	120 mg s.c. mensuales	Días	Anticuerpo monoclonal, reduce la resorción ósea y la actividad de los osteoclastos
Hidrocortisona	200-300 mg i.v. c/24 h	Días	Útil solo para ptes con toxicidad por Vit D, mieloma múltiple, sarcoidosis y linfoma
Hemodiálisis			Útil en ptes con insuf renal

Remisión
- Alta: hipercalcemia estable leve. El hiperparatiroidismo 1.° puede requerir una paratiroidectomía
- Ingresar: la mayoría necesitará ser ingresada hasta su resolución

Consejos y alertas
- Hipercalcemia = cálculos, huesos, gemidos, quejidos abd y matices psiquiátricos (*BMJ* 2015;350:h2723)

Hipomagnesemia
Definición
- Mg < 0.7 mmol/L

Diferencial de la hipomagnesemia	
Fisiopatología	**Diferencial**
Cardiaco	ICC
GI	V/D, succión por SNG, malabsorción, pancreatitis
Renal	Insuf renal crónica (que causa hipoparatiroidismo terciario), Sx de Bartter/Gitelman
Endocrina	Hiperaldosteronismo, insuf de Vit D, hipercalcemia
Otros/meds	Alcoholismo, embarazo, diuréticos tiazídicos y de asa, aminoglucósidos, anfotericina, gentamicina, pentamidina, tobramicina, IBP

Anamnesis
- Debilidad, AEM, calambres musculares, convulsiones, coreoatetosis. Meds (*véase* tabla de Dxd)

Exploración física
- Tetania, signos de Chvostek/Trousseau, papiledema, hiperreflexia

Diagnóstico
- Labs: QS con pruebas de Ca/Mg/fósforo, Ca ionizado, albúmina, considerar PTH para continuar eval Dx ambulatorio
- ECG: similar a la hipopotasemia e hipocalcemia (intervalos prolongados, aplanamiento de la onda T, ensanchamiento del QRS, ondas U)

Tratamiento
- Abordar la causa subyacente
- Sustitución de magnesio: sulfato de magnesio al 50% 2-4 g (16.6-33 mEq) i.v. durante 30 min. La forma oral puede causar diarrea (p. ej., citrato de magnesio, leche de magnesia)
- Alcohólicos: considerar el uso de tiamina; sustitución de fósforo y potasio según la necesidad

Remisión
- Alta: hipomagnesemia leve
- Ingresar: hipomagnesemia grave con otras anomalías electrolíticas asociadas (potasio, calcio), enf concomitantes

Consejos y alertas
- La mayor parte del Mg administrado exógenamente se excreta en la orina; la restitución completa lleva días
- La hipomagnesemia provoca una pérdida renal de potasio. Se debe corregir el Mg para corregir el K

(*J Am Soc Nephrol* 1999;10(7):1616–1622)

Hipermagnesemia
Definición
- Mg > 3 mEq/L

Diferencial de la hipermagnesemia	
Fisiopatología	**Diferencial**
GI	Estreñimiento crónico, obstrucción intestinal
Renal	Insuf renal aguda o crónica
Autoinmunitaria/endocrina	CAD, insuf suprarrenal, hiperparatiroidismo, hipotiroidismo
Otros/meds	Hemólisis, litio, fuentes exógenas de Mg (antiácidos, laxantes, infusiones para la preeclampsia, sales de Epsom), opiáceos, anticolinérgicos, Sx de lisis tumoral, Sx de leche y alcalinos, rabdomiólisis

Anamnesis
- N/V, cefalea, letargo, debilidad, AEM; depende de la concentración (insuf renal, trastornos de la motilidad GI, insuf suprarrenal, hiperparatiroidismo), meds (*véase* arriba)

Exploración física
- Depende de la concentración
  - Mg > 4 mEq/L: N/V, rubor cutáneo, hiporreflexia, letargia, somnolencia
  - Mg > 6 mEq/L: hipotensión, bradicardia, arreflexia, somnolencia
  - Mg > 10 mEq/L: parálisis flácida, insuf respiratoria, choque, coma, paro cardiaco

Diagnóstico
- Labs: QS con pruebas de Ca/Mg/fósforo, Ca ionizado, albúmina
- ECG: ensanchamiento del QRS, prolongación del QT, conducción AV prolongada → bloqueo completo

Tratamiento
- Calcio:
  - Inmediato: gluconato de calcio i.v. o cloruro de calcio (*véase Hipocalcemia*)
  - Continuo: gluconato de calcio al 10% 2-4 mg/kg/h si está indicado
- Diuréticos: diuréticos de asa + hidratación intensiva (mejorar la excreción)
- Diálisis: especialmente para los ptes con insuf renal

Remisión
- Alta: asintomático, estable
- Ingresar: todos los ptes necesitan ser ingresados hasta que los síntomas y los labs se hayan normalizado

Consejos y alertas
- Las anomalías del magnesio se observan a menudo con las alteraciones del K⁺ o el calcio
- Evaluar los RTP en serie para en busca de toxicidad en ptes preeclámpticas que reciben Mg

(Rev Endocr Metab Disord 2003;4(2):195-206)

Hipoglucemia

Definición
- Glucosa < 60 mg/dL; sin embargo, la hipoglucemia clínica es cualquier glucemia lo suficientemente baja como para causar síntomas o signos en comparación con la hipoglucemia (*véase* más abajo). Por lo general, si es < 55 mg/dL provoca síntomas
- Triada de Whipple: signos/síntomas de hipoglucemia, glucosa plasmática baja, resolución de los síntomas cuando se eleva la glucosa plasmática

Diferencial de hipoglucemia	
Fisiopatología	**Diferencial**
Medicamentos[a]	Insulina, sulfonilureas (gliburida, glipizida, glimepirida), meglitinidas (repaglinida, nateglinida), alcohol
GI	Insuf hepática, post-gastrectomía/derivación gástrica
Renal	Insuf renal aguda
Endocrina	Hipotiroidismo, insulinoma (incluyendo NEM-1), hipopituitarismo, insuf suprarrenal, hipoglucemia autoinmune a la insulina (Ac contra la insulina o su receptor)
Otros	Sepsis, inanición, hipoglucemia accidental/subrepticia/maliciosa

[a]Causa más frecuente de hipoglucemia.

Anamnesis
- Síntomas neurogénicos/autonómicos: agitación, temblor, diaforesis, palpitaciones, palidez, hambre
- Síntomas neuroglucopénicos: fatiga, cefalea, AEM, letargo, somnolencia, coma, convulsiones
- Hacer una anamnesis detallada (*véase* tabla de diferencial); considerar nuevos meds, cambios de dosis de meds, uso incorrecto, sobredosis intencional/accidental, meds de venta libre/naturopáticos, LRA
- Ptes con diabetes: preguntar los valores recientes de GLC (si se han tomado), la última comida, los cambios en la dieta, el exceso de ejercicio
- RS de causas coadyuvantes: fiebre, escalofríos, tos, dolor abd, diarrea, síntomas urinarios, etc.
- FaR: diabetes (especialmente con insulina), alcohólicos, niños, adultos mayores, Hx de derivación gástrica, enfermos críticos

Diagnóstico
- Labs: GLC, QS; considerar eval Dx de infecciones (BH, EGO, RxT)

*En personas por lo demás sanas, sin diabetes, considerar PFH, TSH, insulina, β-hidroxibutirato, proinsulina y péptido C (bajo en insulina exógena, alto en insulinoma o sulfonilureas) en consulta con un especialista endocrino.

- Pueden ser necesarias evaluaciones seriadas de la glucosa cuando se espera una hipoglucemia prolongada en ptes incapaces de comunicarse (p. ej., demencia, delírium, coma, lactantes)

Tratamiento
- Sustitución de la glucosa:
  - V.o.: pasta/tabletas de glucosa (20 g), jugo (zumo) de frutas, gaseosas, caramelos, una comida, etc.
  - I.v.: 1 ampolleta D50; puede ser necesaria una infusión
  - I.m.: 0.5-1 mg de glucagón i.m o s.c. (puede causar N/V)

Remisión
- Alta: causa identificable, no necesita más seguimiento
  - Se debe concertar una cita de seguimiento inmediata con el MAP o el endocrinólogo
  - Los ptes deben llevar un diario de glucosa y preocuparse por la posibilidad de desarrollar una hipoglucemia cuando las concentraciones de glucosa autocontroladas descienden rápidamente o no son superiores a 70 mg/dL
- Ingresar: fármacos hipoglucemiantes de acción prolongada, incapaces de tolerar los v.o., hemodinámicamente inestable

Consejos y alertas
- Los BB pueden ocultar los signos adrenérgicos de la hipoglucemia
- Hay que intentar contactar con el MAP o el endocrinólogo del pte

(Directriz: J Clin Endocrinol Metab 2009;94:709–728)

Criterios de cetoacidosis diabética (CAD) y estado hiperglucémico hiperosmolar (EHH)				
	CAD (glucosa > 250 mg/dL)			EHH (glucosa > 600 mg/dL)
	Leve	**Moderado**	**Grave**	
pH arterial	7.25-7.30	7 a < 7.24	< 7	> 7.3
Bicarbonato sérico (mEq/L)	15-18	10 a < 15	< 10	> 18
Cetona en orina	+	+	+	Escasa
Cetona sérica	+	+	+	Escasa
Osmolalidad sérica	Variable	Variable	Variable	> 320 mOsm/kg
Brecha aniónica	> 10	> 12	> 12	Variable
Estado mental	Alerta	Alerta/ somnolencia	Estupor/ coma	Estupor/coma

Adaptado de *Diabetes Care* 2009;32(7):1335–1343.

Cetoacidosis diabética y estado hiperglucémico hiperosmolar

Definición
- *Véanse* arriba los criterios Dx consensuados. La CAD se caracteriza por hiperglucemia incontrolada, acidosis metabólica y aumento de la concentración de cuerpos cetónicos. El EHH se caracteriza por hiperglucemia profunda e hiperosmolalidad sérica, pH arterial y bicarbonato normales y AEM
- Marcada por la insuficiencia de insulina y el aumento de las hormonas contrarreguladoras
- El EHH suele aparecer en la diabetes de tipo II; la CAD suele hacerlo en la diabetes de tipo I, pero puede presentarse en la diabetes de tipo II con factores de estrés:

Las 5 «I» de la CAD	
Etiología	**Causa**
Insulina (insuficiencia)	DM1 de nueva aparición, incapacidad para tomar su insulina
Infección[a]	Neumonía, IU, celulitis, etc.
Inflamación	Pancreatitis
Intoxicación	Alcohol, drogas
Iatrogenia	Glucocorticoides, tiazidas, simpaticomiméticos, antipsicóticos
Otros	IAM, ACV, trastorno de alimentación en ptes con DM1

[a]Factor precipitante más común.

Anamnesis
- La cetoacidosis suele tener un inicio más agudo, mientras que el EEH evoluciona durante días o semanas
- Poliuria, polidipsia, N/V, deshidratación, pérdida de peso, dolor abd, AEM
- Obtener una anamnesis detallada (*véase* tabla de diferencial); considerar nuevos meds, cambios de dosis de meds, uso incorrecto, sobredosis intencional/accidental, meds de venta libre/naturopáticos, bomba de insulina
- RS de causas contribuyentes: fiebre, escalofríos, tos, dolor abd, diarrea, síntomas urinarios, depresión
- FaR: usuarios de bombas de insulina

Exploración física
- Aparece seco, respiración de Kussmaul, letargo, coma; dolorimiento abd (íleo)

Evaluación
- Labs: GLC, QS (acidosis aniónica elevada, seudohiponatremia, K+ corporal total generalmente perdido a pesar del valor de lab), Ca/Mg/fósforo, cetonas en orina/suero, β-hidroxibutirato, EGO, BH, lactato, lipasa, PFH, osmolalidad sérica, GV, hCG en orina; GA si está hemodinámicamente inestable o comatoso; Cx de sangre u orina si está clínicamente indicado

Ecuaciones
Brecha aniónica (BA) = (Na − [Cl + bicarbonato])
BA corregida = BA + (2.5 × [4.2 − albúmina])
Osm calculada = $(2 \times [Na^+])$ + glucosa/18 + BUN/2.8 + Etanol/4.6
$Na_{glucosa}$ corregido = Na sérico + (0.024 × [glucosa sérica − 100])

- ECG: si es mayor de 30 años
- Imagenología: RxT (descartar infección); puede necesitar TC o ECO abd si está clínicamente indicado

Tratamiento
- De apoyo: monitorización cardiaca continua, 2 vías i.v. de gran calibre
- Control de electrolitos: medidor capilar de glucosa c/hora; QS, Ca/Mg/fósforo, GV c/2-4 h

Tratamiento agudo	
Medicación	**Dosis/frecuencia**
Hidratación intravenosa[a,b]	Bolo de SSN + SSN 15-20 mL/kg/h (ajustar según deshidratación y estado cardiovascular); por lo general, 1-1.5 L durante la 1.ª hora → continuar SSN 250-500 mL/h si se corrige Na bajo → Δ LIV a SS al 0.45% 250-500 mL/h si se corrige Na normal o alto → Δ LIV a D5 en SS al 0.45% 150-250 mL/h cuando la glucosa ≤ 200 mg/dL
Insulina	0.1 U/kg (insulina normal) por bolo i.v. × 1, seguido de 0.1 U/kg/h Persistencia de la brecha aniónica: goteo continuo Resolución de la brecha aniónica: cambiar a insulina s.c. (superponer la i.v. con la s.c. por 1-2 h) → cuando la glucosa ≤ 200 mg/dL en la CAD y ≤ 300 mg/dL en el EHH, reducir la infusión de insulina a 0.02-0.05 U/kg/h i.v., o Δ a insulina de acción rápida a 0.1 U/kg c/2 h
Reposición de electrolitos	Potasio: objetivo de mantener K⁺ a 4-5 mEq/L → añadir 20-40 mEq/L de LIV si el K⁺ sérico < 4.5 (la insulina favorece la entrada de K⁺ en las células, pero cuidado con los ptes renales) → mantener la insulina y dar K⁺ 20-40 mEq/L si K⁺ < 3.3 HCO₃: si el corazón es inestable o el pH < 7. Contraindicado en niños Fosfato: sustituir si < 1 (20-30 mg/L de fosfato de K añadido a los LIV)

[a]Después de la reanimación con volumen, la elección del sustituto de líquidos dependerá de la hemodinámica, el estado de hidratación, los electrolitos, etc.
[b]El volumen de LIV debe utilizarse con precaución en los ptes con insuf cardiaca o renal.
Adaptado de *Diabetes Care* 2009;32(7):1335–1343.

Remisión
- Alta: ninguno
- Ingresar: todos los ptes requerirán ingreso, pueden necesitar monitorización en la UCI

Consejos y alertas
- Aprox. 10% de la población con CAD puede presentar glucosa ≤ 250 mg/dL
- El bolo de insulina inicial puede no ser necesario, ya que algunos ptes responden a la reanimación con líquidos
- Considerar aumentar la dosis de insulina continua si la glucosa no disminuye 50-75 mg/dL/h
- Los ptes con CAD grave hiperventilan en respuesta a la acidosis metabólica, evitando la intubación si es posible, ya que esto les quita la compensación fisiológica
- El Tx con insulina de acción rápida s.c. c/1-2 h es una alternativa eficaz a la insulina regular i.v.
- Complicaciones: hipoglucemia, hipopotasemia, sobrecarga de líquidos, edema cerebral (más frecuente en edades < 20 años), edema pulmonar no cardiogénico

URGENCIAS TIROIDEAS

Hipotiroidismo/mixedema coma

Definición
- El hipotiroidismo se caracteriza por una producción insuficiente de hormonas tiroideas por parte de la glándula tiroides. El cretinismo es una forma de hipotiroidismo que se presenta en los bebés
- El hipotiroidismo puede clasificarse en función del momento de aparición (congénito o adquirido), el nivel de disfunción endocrina (1.° [tiroides] o 2.° [hipófisis o hipotálamo]) y de su gravedad (subclínica, clínica, grave [coma mixedematoso])
- El coma mixedematoso es una expresión rara y extrema del hipotiroidismo grave. Suele ocurrir en ptes con enf sistémicas superpuestas a un hipotiroidismo no diagnosticado

Diferencial del hipotiroidismo	
	Causa
Endocrina	Hashimoto (tiroiditis autoinmune), tiroiditis subaguda (tiroiditis de De Quervain), tiroiditis posparto, insuf hipotalámica o hipofisaria, insuficiencia o exceso de yodo
Iatrogénico	Tiroidectomía y RT
Meds/toxinas	Yodo radioactivo, amiodarona, litio, estavudina, interferón α, bifenilos polibromados/policlorados, resorcinol (trabajadores del sector textil) tionamidas, interleucina 2, inh de la tirosina-cinasa, inmunoterapia con inh de puntos de control
Otros	Hipotiroidismo congénito (carencia endémica de yodo, disgenesia de la glándula tiroides, biosíntesis defectuosa de la hormona tiroidea); enf infiltrante

Adaptado de *Lancet* 2004;363(9411):793–803; *Ann Int Med* 2009;151(11):ITC6–1.

Factores que precipitan el coma mixedematoso	
• Infection (sepsis, neumonía, IU)	• Alteraciones metabólicas (hipoglucemia, hiponatremia,
• ACV	acidosis, hipercapnia, hipercalcemia)
• ICC	• Meds (anestésicos, sedantes, opiáceos, amiodarona, litio,
• Hipotermia	abstinencia de L-tiroxina)
• Hemorragia digestiva	• Ingesta de bok choy crudo

Adaptado de *Med Clin N Am* 2012;96(2):385–403.

Anamnesis
- Hipotiroidismo: debilidad, fatiga, mialgias, cefalea, depresión, intolerancia al frío, aumento de peso, estreñimiento, menorragia, piel seca, cabello quebradizo, ronquera, deterioro de la memoria
- Coma mixedematoso: alteración grave del estado mental/coma
- Meds (*véase* tabla de diferencial)
- FaR: puerperio, familia con trastornos tiroideos autoinmunes, Qx o irradiación previa de cabeza y cuello, Tx previo de enf de Graves, otros trastornos autoinmunes (p. ej., DM1, insuf suprarrenal, Sx autoinmune poliendocrino tipos 1 y 2, etc.), Sx de Down, Sx de Turner

Exploración física
- Hipotiroidismo: hipertensión, bradicardia, obesidad, bocio, hinchazón periorbitaria, piel seca/gruesa, piel fría, adelgazamiento de las cejas laterales y retraso en la fase de relajación de los RTP
- Coma mixedematoso: la hipotermia y la AEM son el sello distintivo
  SV/pulmón/CV: hipotermia, hipoventilación, hipoxia, hipotensión o bradicardia
  CONGO: hinchazón facial, edema periorbitario, macroglosia
  Neuro: letargo → coma, signos cerebelosos, mala memoria y cognición
  Psiquiatría: desorientación por «locura del mixedema», paranoia, depresión, alucinaciones, etc.
  Otros: edema subcutáneo (mixedema), derrames pleurales/pericárdicos/peritoneales

Evaluación
- Labs: PFT (TSH elevada) y T_4 libre. Considerar T_3, Ac antimicrosómicos, Ac antiperoxidasa tiroidea, Ac antitiroglobulina, QS (hiponatremia, hipoglucemia), BH (anemia), creatina-cinasa (rabdomiólisis), coagulación, cortisol
  - ↑TSH, ↓T_4 libre confirma hipotiroidismo primario de cualquier causa
  - ↑TSH, ↓T_4 libre, Ac antitiroideos + confirman Hashimoto/silente/tiroiditis posparto
  - ↓TSH, ↓T_4 libre compatible con trastornos por hipotiroidismo secundario
  - ↑leve de TSH, T_4 libre normal y síntomas sutiles compatibles con hipotiroidismo subclínico
- ECG: mixedema-bradicardia, bloqueo AV, bajo voltaje, ondas T aplanadas/invertidas, QTc prolongado, disritmias auriculares/ventriculares
- ECOPC cardiaca: el derrame/taponamiento pericárdico puede verse en el mixedema

Tratamiento (solo iniciar Tx empírico si está gravemente sintomático/coma)
- Sustitución de la tiroides: empezar en urgencias si está gravemente sintomático/coma
- Levotiroxina: 200-400 μg i.v. × 1, luego 50-100 μg c/24 h; considerar T_3 sintética 5-10 μg i.v. c/8 h (debido a conversión periférica deteriorada, pero es más arritmogénica)
- Sustitución suprarrenal: hidrocortisona 100 mg i.v. c/8 h (disminución de la reserva en coma)
- Medidas de apoyo adicionales: antibióticos empíricos, líquidos/vasopresores, dextrosa i.v., recalentamiento pasivo, ventilación mecánica

Remisión
- Alta: discutir con el MAP antes de iniciar cualquier med para la tiroides; dosis inicial habitual de levotiroxina 1.6 μg/kg v.o. c/24 h (se requiere repetir las pruebas de función tiroidea a las 4-6 sem)
- Ingresar: todos los ptes con hipotiroidismo/mixedema grave; pueden requerir ingreso en la UCI

Tirotoxicosis/hipertiroidismo/tormenta tiroidea
Definición
- La tirotoxicosis es un trastorno por exceso de hormona tiroidea
- El hipertiroidismo describe específicamente la sobreproducción y secreción de un exceso de hormonas tiroideas libres: tiroxina (T_4), triyodotironina (T_3) o ambas
- La tormenta/crisis tiroidea es una expresión rara y extrema de la tirotoxicosis grave
- Se han definido criterios precisos para la tormenta tiroidea (*Endocrinol Metab Clin North Am* 1993; 22:263–277).
- La puntuación de Burch-Wartofsky puede utilizarse para identificar la tormenta tiroidea

Diferencial	
Tirotoxicosis con hipertiroidismo	
Endocrina	Enf de Graves,[a] bocio multinodular tóxico,[b] adenoma tóxico solitario,[b] adenoma hipofisario secretor de TSH
Neoplasia	Carcinoma folicular de tiroides metastásico, estroma ovárico, coriocarcinoma (secreción de hCG)
Otros/meds	Hiperemesis gravídica (hCG), amiodarona, yodo/contraste i.v.
Tirotoxicosis sin hipertiroidismo	
Tiroiditis (destrucción de las células tiroideas)	Hashimoto precoz (tiroiditis autoinmune), tiroiditis dolorosa (de De Quervain, asociada con fiebre/Sx viral), tiroiditis linfocítica (tiroiditis posparto), tiroiditis inducida por fármacos (amiodarona, litio, interferón α), tiroiditis por radiación
Otros	Hormona tiroidea exógena, tirotoxicosis de «hamburguesa» por ingesta de alimentos, infarto de adenoma tiroideo

[a]Causa más frecuente de hipertiroidismo causada por autoanticuerpos y estimulación de los receptores de TSH.
[b]Se trata de las causas más frecuentes de hipertiroidismo causadas por la sobreproducción autónoma de hormona tiroidea secundaria a mutaciones activadoras en *TSHR* o por un foco de autonomía funcional, respectivamente.
Adaptado de *Lancet* 2012;379(9821):1156–1166.

Factores que precipitan la tormenta tiroidea	
• Infección (sepsis)	• Trauma (incluyendo la palpación vigorosa de la tiroides), quemaduras
• Convulsiones	• Perioperatorio (estrés por anestesia, cirugía)
• EP	• Alteraciones metabólicas (hipoglucemia, CAD)
• Parto	• Meds (amiodarona, Tx con yodo radioactivo, contraste yodado,
• Estrés emocional	sobredosis de tiroxina/triyodotironina, AAS, abstinencia de PTU/metazol)

Adaptado de *Med Clin N Am* 2012;96(2):385–403.

Anamnesis
- Plenitud de cuello, diplopía, inquietud, ansiedad, palpitaciones, sudoración, intolerancia al calor, temblor, pérdida de peso, pérdida de apetito, N/V, diarrea, menstruación irregular, miopatía, parálisis periódica, letargo, adelgazamiento/pérdida de cabello
- Tormenta tiroidea: AEM (delírium, agitación, coma), convulsiones, fiebre, taquicardia, N/V, diarrea
- Meds (*véase* tabla de diferencial; evaluar Hx de hipertiroidismo)

Exploración física
- Tirotoxicosis: caquexia, diaforesis, agitación, temblor, taquicardia, FA, HTA sistólica, aumento de la presión diferencial, debilidad muscular proximal, agrandamiento de tiroides/dolor a la palpación/nodularidad
- Graves: mixedema pretibial, exoftalmos, retraso del párpado, oftalmoplejía, edema periorbitario
- Tormenta tiroidea: la hipertermia y la AEM intensa son el sello distintivo
  - SV/pulm/CV: hipertermia, hiperventilación, taquicardia
  - GI: náusea, vómito, diarrea, dolor abd difuso (puede simular un abdomen agudo)
  - Neuro/Psiq: AEM (delírium, agitación, coma), convulsiones, desorientación, paranoia, psicosis

Evaluación
- Labs: TSH (baja) con T$_4$ libre $\uparrow$ o T$_3$ total $\uparrow$; BH/QS/Ca/Mg/P, PFH, EGO, hCG en orina; considerar los Ac contra el receptor de TSH y contra la peroxidasa antitiroidea para sospechar Graves; considerar la globulina fijadora de tiroxina en el embarazo (para corregir la T$_4$ libre)
- Imagenología: gammagrafía de captación de yodo radioactivo ([+] en Graves/nódulos autónomos), ECO tiroidea
- ECG: taquicardia, ectopia supraventricular, FA

Tx (iniciar Tx de urgencias solo si hay síntomas graves/tormenta tiroidea)
- Tx de la tirotoxicosis: BB (propranolol), Tx antitiroideo (metimazol/PTU), yodo radioactivo, Qx
- Tx de la tormenta tiroidea: BB → PTU o metimazol → yodo o litio → corticoides con cuidados suplementarios
  - BB: propranolol o esmolol (mejoran la actividad adrenérgica α y la taquicardia)
    - Propranolol 1 mg i.v. durante 10 min, luego bolos de 1-3 mg c/3 h
    - Propranolol 60-80 mg c/4 h si se toma v.o.
    - Esmolol 250-500 µg/kg de dosis de carga, luego 50-100 µg/kg/min
  - Metimazol: bloquea la síntesis de la hormona, fármaco antitiroideo de 1.ª línea preferido
    - Dosis de 20 mg c/4 h (60-80 mg/día)

- Contraindicado en el 1.er trimestre del embarazo por su teratogenicidad
  - PTU: bloquea la síntesis hormonal e inhibe la conversión periférica de T_4 a T_3
  - Dosis de carga de 500-1000 mg, luego 250 mg c/4 h
  - Se prefiere al metimazol en el 1.er trimestre del embarazo
- Yodo: bloquea la liberación de hormona tiroidea, pero se administra > 1 h después del metimazol/PTU (puede potenciar la tormenta tiroidea si se da antes; igualmente, evitar los estudios con contraste yodado)
  - Yoduro de potasio 5 gotas (0.25 mL o 250 mg) v.o. c/6 h (Lugol o yoduro de K supersaturado)
  - Para los alérgicos al yodo, se puede utilizar carbonato de litio 300 mg 6 h
- Corticoides: hidrocortisona 300 mg i.v. en bolo, luego 200 mg i.v. c/8 h (puede disminuir la conversión de T_4 a T_3)
- Considerar la plasmaféresis y el intercambio terapéutico de plasma (enf de Graves)
- Cuidados de apoyo: hiperpirexia con paracetamol según necesidad; evitar el AAS (puede aumentar la conversión a T_3)
- Tratar el precipitante subyacente (a menudo una infección)

Remisión
- Alta: TSH baja pero sin síntomas graves: seguimiento con MAP o endocrino: meds ambulatorios ± Qx
- Ingresar: todos los ptes con hipertiroidismo grave. Los ptes con tormenta tiroidea requieren ingreso en la UCI

(Directriz: *Thyroid* 2016;26(10):1343–1421)

INSUFICIENCIA SUPRARRENAL

Definición
- Afección en la que las glándulas suprarrenales no producen cantidades adecuadas de hormonas esteroideas
- La insuf suprarrenal primaria (ISRP) se debe a una alteración dentro de la corteza suprarrenal, y provoca una deficiencia de todas las hormonas suprarrenales (aldosterona, cortisol, andrógenos)
- La insuf suprarrenal secundaria y terciaria son el resultado de una alteración de la hipófisis y del hipotálamo, respectivamente, y solo afectan la producción de glucocorticoides en las glándulas suprarrenales
- La disfunción del eje hipotalámico-hipofisario-suprarrenal en la enf crítica se denomina *insuficiencia de corticoesteroides relacionada con enfermedades graves* (ICREG)

Diferencial de la insuficiencia suprarrenal	
	Causa
Enf infiltrante	Tuberculosis, CMV, hongos, histiocitosis, sida (enf oportunista), sífilis, tripanosomosis, amiloidosis, sarcoidosis, hemocromatosis
Vascular[a]	Hemorragia, trombosis, necrosis (meningococcemia, sepsis, SACAF[b])
Endocrina	Suprarrenalitis autoinmune (sola como enf de Addison o como componente de Sx poliglandulares autoinmunes tipos 1 y 2), insuf hipofisaria
Neoplasia	Enf metastásica (pulmón, mama, riñón), linfoma, tumor hipofisario (primario o con metástasis), craneofaringioma, tumores hipotalámicos
Meds	Retirada de glucocorticoides, ketoconazol, fluconazol, etomidato, rifampicina, fenitoína, megestrol, fenobarbital, troglitazona, mitotano, metirapona
Otros[a]	Trauma (especialmente TCE, quemaduras), necrosis hipofisaria posparto (Sx de Sheehan), Sx de la silla turca vacía, RT/Qx hipofisaria, adrenalectomía, hiperplasia suprarrenal congénita, adrenoleucodistrofia

[a]Causas de la insuf suprarrenal de inicio agudo.
[b]SACAF: Sx de anticuerpos antifosfolípidos.
Adaptado de *NEJM* 1996;335(16):1206–1212; *Lancet* 2014;383(9935):2152–2167.

Anamnesis
- Debilidad, fatiga, anorexia, náusea, vómito, mareo e hipotensión postural, deseo de sal, cólicos, dolor abd, confusión o somnolencia
- Meds (*véase* tabla de diferencial); también hay que preguntar si el pte está tomando corticoides crónicos de inicio

Exploración física
- Hipotensión ortostática, hiperpigmentación, vitíligo

Evaluación
- Labs: QS (puede haber hipoglucemia, hiponatremia, hiperpotasemia, acidosis, LRA prerrenal por hipovolemia), BH (puede ver anemia normocítica leve, linfocitosis y eosinofilia); cifras de cortisol y ACTH al azar
  - La prueba de estimulación de ACTH se utiliza rara vez en el SU

- La mejor forma de diagnosticar la ICREG es mediante el cortisol aleatorio < 10 μg/dL y el cortisol delta (cambio en el cortisol basal a los 60 min de < 9 μg/dL) tras administrar cosintropina 250 μg i.v. (ACTH sintética)
  - El cortisol sérico por la mañana < 5 μg/dL sugiere insuf suprarrenal
- Prueba de estimulación con ACTH: un valor de cortisol < 18 μg/dL 30-60 min después de la prueba de estimulación con ACTH (250 μg de corticotropina i.v., que es ACTH sintética) es diagnóstico de insuf suprarrenal
- Las pruebas de anticuerpos contra la 21-hidroxilasa son específicas para la suprarrenalitis autoinmune (p. ej., Addison)
- Un valor elevado de ACTH, renina y aldosterona apoya el Dx de ISRP
- Imagenología: considerar la RM de la cabeza (evaluar la hipófisis), TC de las suprarrenales

Tratamiento (solo iniciar el Tx en urgencias si es sintomático/hipotenso)

- Los corticoides (en particular, la hidrocortisona, ya que tiene efectos tanto glucocorticoideos como mineralocorticoideos) deben considerarse en el Tx de los ptes con choque séptico que han respondido mal a la reanimación con líquidos y vasopresores (PAS < 90, a pesar de los LIV y los vasopresores)
  - Dosificación de corticoides: hidrocortisona 100 mg i.v. en bolo, seguido de una infusión continua de 10 mg/h; también pueden administrarse 200 mg/día divididos en 4 dosis
- Hidratación i.v.: reanimación mediante volumen con SSN

Remisión

- Alta: estable, ya está medicado
- Ingresar: todos los ptes con insuf suprarrenal de nueva aparición; pueden requerir ingreso en la UCI si hay infección concomitante o si está hemodinámicamente inestable

Consejos y alertas

- La insuf suprarrenal aguda debe sospecharse en presencia de líquidos e hipotensión resistente a los vasopresores, especialmente en un pte con signos y síntomas como los mencionados arriba
- Nunca se debe retrasar el Tx en aras de la eval Dx de la sospecha de una crisis suprarrenal
- Los ptes con insuf suprarrenal conocida y enf febril concomitante deben ser instruidos para aumentar su dosis de corticoides en casa 2-3 veces hasta lograr la recuperación con el fin de prevenir una posible crisis suprarrenal. Los corticoides en dosis de estrés pueden ser administrados en el SU antes de la remisión

Consenso: *Intensive Care Med* 2017;43(12):1751–1763.

DESHIDRATACIÓN

Abordaje
- Determinar rápidamente la causa de la pérdida de volumen
- El inicio rápido del Tx para restablecer la euvolemia puede salvar la vida

Diferencial de la deshidratación	
Fisiopatología	**Diferencial**
Cardiaca	Arritmia
Endocrina	Insuf suprarrenal, DI, CAD, SIADH, disfunción tiroidea
Infecciosa	Encefalitis, meningitis, enf de Lyme, sepsis, sífilis
GI	Obstrucción intestinal, diarrea, gastroenteritis, vólvulo intestinal, vómito, HD
Líquidos, electrolitos, nutrición/GU	Alteraciones electrolíticas, insuf renal
Neurológica	SGB, miastenia grave, ELA, ACV, migraña
Hematológica/oncológica	Enf metastásica
Toxicología	Inducida por fármacos
Medio ambiente	Hipertermia
Psiquiatría	Anorexia, bulimia, abuso de laxantes, psicosis

Anamnesis
- Identificar la causa de la pérdida de volumen: renal (poliuria, uso de diuréticos, nefropatías, aldosteronismo), GI (diarrea, emesis, melena/hematoquecia), cutánea (quemaduras, sudoración), secuestro del tercer espacio (ascitis, pancreatitis) o disminución de la ingesta (debilidad, hospitalización, trastornos neuromusculares)

Tipos de deshidratación		
	Pérdidas	**Mecanismo**
Hipotónica	Pérdida de Na > pérdida de agua	Diuréticos
Isotónica	Pérdida de Na = pérdida de agua	Vómito, diarrea
Hipertónica	Pérdida de Na < pérdida de agua	Fiebre, sudor, mecanismo de sed defectuoso

Hallazgos
- Los signos y síntomas de deshidratación dependen de la extensión de la hipoperfusión tisular

Grados de deshidratación			
Grado	**Déficit de líquidos**	**Síntomas**	**Signos**
Leve	30 mL/kg (3%)	Sed, fatiga	Ligero ↑ FC, ↓ diuresis
Moderada	50-60 mL/kg (5-6%)	Oliguria, debilidad, aturdimiento	Hipotensión postural (> 20 mm Hg), ↑ FC, venas del cuello planas, mucosas secas, signo de pliegue cutáneo positivo, retraso en el llenado capilar
Grave	70-90 mL/kg (7-9%)	AEM, miembros fríos, convulsiones, coma	Choque hipovolémico

Evaluación
- BH (hemoconcentración), QS (relación BUN/Cr > 20:1, Na y K anómalos), pH anómalo (alcalosis vs. acidosis metabólica), ECG anormal
- EGO: cetonas, cilindros hialinos, densidad específica > 1.02: uroconcentración, > 1.03 = deshidratación grave. U[Na] puntual > 30 mmol/L en causas renales; < 30 mmol/L en causas extrarrenales
- EFNa: diferencia las causas oligúricas/LRA: prerrenal < 1% vs. NTA > 1%

Tratamiento
- Reanimación inicial con cristaloides (SS o LR; evitar SSN si se teme una hiponatremia), luego adaptar a la enf/anomalía electrolítica
- Función normal del VI: 2-3 L de SSN, seguir los síntomas clínicos, SV, diuresis (objetivo de > 0.5 mL/kg/h)
- Función comprometida del VI: 500 mL/h, vigilar estado pulmonar (saturación de O_2, disnea)
- Considerar un antiemético si N/V contribuyen a la deshidratación

Composición de los líquidos de reanimación				
1 L de líquido	**Glucosa (g/L)**	**Sodio (mEq/L)**	**Cloruro (mEq/L)**	**Potasio (mEq/L)**	**mOsm/L**
SSN	0	154	154	0	308
Ringer lactato	0	130	109	4	272
D5W	50	0	0	0	278
D_5W en SS al 0.45%	50	77	77	0	432
SSN al 3%	0	513	513	0	1026

Remisión
- Dar de alta una vez que la deshidratación sea tratada adecuadamente y el pte sea capaz de mantener su estado de hidratación
- Ingreso por inestabilidad hemodinámica persistente, necesidad de restitución de electrolitos o de Tx continuo debido a la causa subyacente

Consejos y alertas
- Hasta el 30% de los ptes sanos tienen ortostatismo sin deshidratación (BB, disfunción autónoma, DM)
- Rehidratación oral con glucosa para facilitar la absorción intestinal de Na y agua si el pte lo tolera, la «receta» es 2 cucharadas de azúcar: 0.5 cucharaditas de sal: 1 L de agua; ½ jugo (zumo) de manzana diluido también es eficaz
- Los adultos sanos que toleran los líquidos por v.o. rara vez requieren líquidos i.v.; la rehidratación por v.o. suele ser adecuada

MORDEDURAS Y PICADURAS

Abordaje
- Tratar la anafilaxia; administrar profilaxis antitetánica
- Considerar radiografías en caso de Fx subyacente o CEx
- Evaluar la alteración del espacio articular, irrigación/lavado abundante de la herida; evitar el cierre en muchos casos
- Revisión de la herida a las 24-48 h en caso de mordeduras de alto riesgo, sobre todo en niños o ptes poco fiables
- Centro Nacional de Control de Intoxicaciones (EE. UU.): (800) 222-1222

MORDEDURAS HUMANAS Y DE ANIMALES

Humano
Anamnesis
- Las mordeduras humanas pueden ser involuntarias («mordeduras de amor» vs. morderse las uñas) o intencionadas (mordeduras oclusivas/semicirculares vs. «mordeduras de pelea»)
- Obtenga la hora de la lesión, el estado de inmunización actual, Hx de inmunocompromiso, el estado de salud conocido del mordedor, si están disponibles (VIH, hepatitis B, hepatitis C)

Evaluación
- Evaluar en busca de CEx (fragmento de diente), infección superficial vs. profunda; examen neurovascular distal; asegurar la exploración completa en la posición en la que se produjo la lesión
- La laceración cerca de la articulación MCF durante un altercado debe considerarse una mordedura humana o «mordedura de pelea»: las bacterias pueden extenderse a los tejidos blandos cercanos, a las articulaciones o profundamente a lo largo de las vainas tendinosas
- Obtener una Rx para evaluar si hay Fx, aire en la articulación, CEx retenido; la serología suele ser innecesaria para las heridas no infectadas
- Considerar la consulta Qx en caso de heridas profundas, infección significativa, compromiso neurovascular o lesión facial compleja

Tratamiento
- Cuidado local de las heridas: irrigación copiosa; no cerrar dada la alta probabilidad de infección: las laceraciones faciales simples no infectadas < 24 h pueden ser cerradas por razones estéticas; cierre retrasado de 1.ª intención si es necesario el cierre
- Abx preventivo: amoxicilina-clavulanato 875/125 mg v.o. c/12 h × 5-10 días
- Abx alternativo: doxiciclina o TMP-SMX o penicilina VK o fluoroquinolona o cefuroxima MÁS clindamicina o metronidazol O moxifloxacino
- Si se retrasa/se complica/necesita ingreso: ampicilina-sulbactam 1.5 g i.v. c/6 h

Remisión
- Alta con seguimiento estricto programado en 24-48 h para revisión de la herida
- Ingreso por enf sistémica, celulitis significativa, fracaso del Tx Abx ambulatorio o necesidad de intervención Qx

Consejos y alertas
- *Eikenella* (más frecuente), especies de *Staph/Strep* encontradas en la boca, anaerobios

Gato
Evaluación
- Las mordeduras de gato suelen penetrar profundamente; ¡el 80% de las mordeduras de gato se infectan!
- Considerar una Rx para evaluar si hay Fx, aire en la articulación, fragmentos de dientes
- Extender y explorar las lesiones articulares, incluso en la posición en la que se produjo la lesión

Tratamiento
- Cuidado local de la herida con desbridamiento, irrigación abundante y vendaje
- Abx preventivo: amoxicilina-clavulanato 875/125 mg c/12 h, cefuroxima 500 mg c/12 h o doxiciclina 100 mg c/12 h
- Permitir la cicatrización abierta por 2.ª intención para heridas que no sean simples, no infectadas, laceración facial < 24 h

Remisión
- Seguimiento programado estricto en 24 h para revisión de la herida; puede considerar el cierre retrasado de 1.ª intención si no hay indicios de infección tras uso de Abx en 48-72 h

Consejos y alertas
- *Pasteurella multocida* es el organismo más frecuentemente encontrado
- Considerar la enf por arañazo de gato si el pte tiene linfadenopatías dolorosas 1 sem después de la mordedura/arañazo
- Considerar profilaxis de la rabia (Ig antirrábica + vacuna) si el gato es desconocido

Perro
Evaluación
- Considerar una Rx para evaluar si hay Fx, aire en la articulación, fragmentos de dientes

Tratamiento
- Amoxicilina-clavulanato 875/125 mg c/12 h o clindamicina 300 c/6 h + ciprofloxacino 500 mg c/12 h
- El cierre por 1.ª intención después de una abundante irrigación es posible, excepto en la mano/pie; solo el 5% se infecta

Remisión
- Seguimiento programado estricto en 24 h para revisión de la herida

Consejos y alertas
- Infecciones polimicrobianas; *Capnocytophaga* frecuentemente informada en perros
- Considerar la profilaxis antirrábica si se trata de un perro desconocido, como en el caso de los gatos

MORDEDURAS DE SERPIENTE

Crotalinae/crotalinos (víboras de cascabel, cabezas de cobre, boca de algodón)
Anamnesis
- Las mordeduras de víbora de cascabel son la fuente de envenenamiento de serpiente más frecuente en los EE.UU.
- Dolor e hinchazón alrededor de las marcas de los colmillos; intentar identificar la serpiente si es posible

Hallazgos
- Locales (dolor, hinchazón, equimosis, Sx compartimental), sistémicos (↓ PA, ↑ FC, parestesias, rabdomiólisis, coagulopatías (↓ plaq, ↑ INR, ↓ fibrinógeno) y reacciones alérgicas. Se ha informado de edema pulmonar y colapso cardiovascular
- Víbora de cascabel de Mojave: síntomas neurológicos retardados (ptosis, debilidad muscular, depresión respiratoria) informados varias horas después de la mordedura

Evaluación
- Consultar al CT/toxicólogo; BH, QS, coagulación con fibrinógeno y productos divididos, CK, G&C, análisis de sangre oculta; Rx para descartar colmillo retenido; vigilar presiones compartimentales
- Las plaq y el fibrinógeno son los más útiles para pronosticar la gravedad y la necesidad de un antídoto; repetir cada 2-6 h hasta que se estabilice

Tratamiento
- Retirar anillos, ropa constrictiva, cuidado de heridas en general, actualizar el tétanos
- Tx intensivo con antídoto (*Crotalidae*) para efectos sistémicos o coagulopatía; eval Qx si hay Sx compartimental; cuidados de apoyo; sin beneficio demostrado con Abx o corticoides

Grados de envenenamiento de los crotalinos (dinámico)		
Grado	**Signos/síntomas**	**Frascos de antídoto**
Leve	Dolor local, edema. No hay signos de toxicidad sistémica. Labs normales	Ninguno
Moderado	Dolor local intenso, edema < 50 cm alrededor de la herida. Toxicidad sistémica: N/V. Labs anómalos (↓ Hct, ↓ plaq)	4-6
Grave	Petequias/equimosis generalizadas, Sx compartimental, hemorragia, ↓ PA, AEM, disfunción renal, coag marcadamente anómala	Dosis inicial 8-12

Remisión
- Alta si no hay ningún hallazgo 8-12 h después del envenenamiento por mordedura en adultos sanos, 12-24 h en niños/adultos mayores, 12-24 h si se trata de la víbora de cascabel de Mojave
- Ingreso en la UCI si se administra el antídoto

Consejos y alertas
- Evitar la succión oral o mecánica de la herida, torniquetes, incisión o aspiración
- El 25% de las mordeduras son «golpes secos» (sin efecto); los crotalinos se identifican por sus dos colmillos

Elapidae/coralillo (*Micrurus fulvius*)
Anamnesis
- Mordedura de serpiente de colores brillantes (bandas negras, rojas y amarillas); se dan principalmente en el sureste de EE.UU.

Hallazgos
- Predominan los efectos neurotóxicos; efectos locales mínimos: temblor/convulsiones, ↑ salivación, parálisis respiratoria, parálisis bulbar (disartria, diplopía, disfagia)
- Los síntomas aparecen a las pocas horas, pero pueden retrasarse hasta 12 h

Evaluación
- Consultar al CT/toxicólogo; BH, QS, evaluación de coagulación/CID no suele estar indicada, considerar pruebas de función pulmonar

Tratamiento
- Consultar con el CT antes de dar el antídoto, ya que hay un mayor riesgo de reacción alérgica; si hay indicios de neurotoxicidad o coagulopatía, generalmente se aconseja dar el antídoto. Eval Qx si hay preocupación por el Sx compartimental; cuidados de apoyo (especialmente asistencia respiratoria)

Remisión
- Observación: 12-24 h; ingreso en la UCI si se administra antídoto o hay compromiso resp

Consejos y alertas
- Las verdaderas coralillos tienen bandas rojas sobre amarillo, las serpientes no venenosas tienen bandas rojas sobre fondo negro: «*Rojo sobre amarillo: mata a un compañero. Rojo sobre negro: veneno no tengo*»

PICADURAS DE ESCORPIÓN

Escorpión (*Centruroides exilicauda*)
Anamnesis
- Ardor y escozor sin lesión visible en el lugar de la picadura

Hallazgos
- No suele haber lesiones locales visibles; los posibles efectos sistémicos incluyen movimientos oculares errantes (patognomónicos), opistótonos, ↑ FC, diaforesis, fasciculaciones
- Midriasis, nistagmo, hipersalivación, disfagia, inquietud
- El envenenamiento grave puede causar pancreatitis, insuf respiratoria, coagulopatía, anafilaxia

Evaluación
- «Prueba de la palpación»: sensibilidad extrema con ligeros golpecitos en las picaduras de *Centruroides*; consultar al CT/toxicólogo
- BH, QS, coagulación, PFH, CK, ECG

Tratamiento
- La mayoría de las picaduras remiten espontáneamente y se resuelven en horas; ofrecer cuidados de apoyo
- BZD para espasmos/fasciculaciones musculares, control del dolor, tétanos, tranquilidad
- Si hay síntomas graves, 1-2 frascos de antídoto para *Centruroides*; disponible en CT de Arizona

Remisión
- Ingreso para observación; ingreso en la UCI si se administra antídoto

Consejos y alertas
- Solo *C. exilicauda* (escorpión de la corteza) que se encuentra en el oeste de EE.UU. produce toxicidad sistémica

---

MORDEDURAS DE ARAÑA

Reclusa marrón (*Loxosceles reclusa*)
Anamnesis
- El pte puede no recordar la mordedura; por lo general se presenta con dolor, prurito y una lesión en forma de «diana» que aparece en el transcurso de 12 h

Hallazgos
- Loxoscelismo cutáneo: dolor y ampollas seguidos de una úlcera necrótica que puede desarrollarse durante 3-4 días y tardar 1 sem en curarse
- Loxoscelismo sistémico: reacción sistémica 1-2 días después del veneno; N/V, fasciculaciones, mialgias/artralgias, convulsiones, rara vez insuf renal, CID, anemia hemolítica, rabdomiólisis

Evaluación
- Consultar a CT/toxicólogo, consultas con Qx/plástica para lesiones > 2 cm
- BH, QS, perfil de coagulación, EGO

Tratamiento
- Antídoto no disponible en EE.UU.: brindar atención a las heridas, tétanos, cuidados de apoyo (p. ej., hidratación, Abx, transfusión, hemodiálisis), desbridamiento local
- Puede considerar la dapsona 50-100 mg c/12 h para prevenir la necrosis, O_2 hiperbárico, corticoides (todos son controvertidos)
- La dapsona provoca hemólisis, hepatitis; vigilar las PFH, revisar concentración de G6PD

Remisión
- Ingreso para observación

Consejos y alertas
- Situado en el centro sur y sudoeste (desierto) de EE.UU.; marca en forma de violín en la parte posterior
- Muchas mordeduras de araña autodeclaradas y no presenciadas son en realidad afecciones cutáneas infecciosas, como el SARM

Viuda negra (Latrodectus mactans)
Anamnesis
- Dolor, hinchazón y lesión en forma de diana; puede presentarse con dolor intenso en el tórax, abdomen o espalda (puede simular un IAM o abdomen quirúrgico); los calambres musculares aparecen en 1 h
- El dolor puede continuar de forma intermitente durante 3 días, a menudo con debilidad muscular y espasmos durante sem o meses

Hallazgos
- Reacciones graves: HTA, sudoración local, insuf resp, rigidez abd, fasciculaciones, choque, coma, rara vez mortal

Evaluación
- BH, QS, CK, perfil de coag, EGO, ECG, +/– TC abd (descartar abdomen agudo)

Tratamiento
- Antídoto si hay reacción grave que no responde a los cuidados estándar, inestabilidad HD, dificultad respiratoria o riesgo de parto prematuro en el embarazo: 1-2 frascos durante 30 min (después de la dosis de prueba cutánea)
- Cuidado de heridas, tétanos, cuidados de apoyo: BZD, analgesia

Remisión
- Considerar el ingreso para observación y control de síntomas

Consejos y alertas
- Identifique a las viudas negras por la marca roja en forma de reloj de arena que se encuentra en el abdomen de la araña

---

HIMENÓPTEROS (ABEJAS, AVISPAS, HORMIGAS)

Anamnesis
- Dolor inmediato e hinchazón en el lugar de la picadura

Hallazgos
- Eritema local, habones, ampollas, edema; pueden producirse signos sistémicos graves y reacciones alérgicas

Tratamiento
- No hay antídoto disponible. Tratar la anafilaxia/reacción alérgica; reacción local tratada con analgesia, limpieza, profilaxis del tétanos, compresas de hielo y elevación
- Si está presente, el aguijón debe retirarse inmediatamente raspándolo de la herida

Remisión
- Seguimiento cercano al cuidado de la herida; prescribir autoinyectores de epinefrina en casos de anafilaxia

Consejos y alertas
- Cuanto más rápida sea la aparición de los síntomas, más grave será la reacción; reacción alérgica mediada por IgE
- Inicio rápido: 50% muere en 30 min, 75% en 4 h; suele verse una reacción mortal tras reacción leve anterior
- Puede presentarse una reacción retardada similar a la de la enf del suero 10-14 días después de una picadura/mordedura

Anamnesis
- Nadar en agua de mar con medusas

Hallazgos
- Líneas dolorosas de lesiones papulares («huellas de tentáculos») y erupciones urticarianas que duran de minutos a horas
- Reacciones sistémicas raras; vómito, espasmos musculares, parestesias, debilidad, fiebre, dificultad respiratoria, Sx de Irukandji: raro, dolor intenso de tórax/abd/espalda, HTA, síntomas GI

Evaluación
- BH, QS, PFH, CK, perfil de coag, EGO, ECG, enzimas cardiacas

Tratamiento
- Analgesia, cuidados de apoyo
- Los tentáculos deben retirarse con pinzas; los nematocistos deben rasparse con un bisturí/cuchilla después de espolvorearlos con talco y cubrirlos con crema de afeitar
- Analgesia y después de la extracción de los nematocistos lavar con agua salada caliente (40 °C) (ayuda al dolor)
- Antídoto disponible para efectos sistémicos graves (paro cardiopulmonar, dolor intenso) del Commonwealth Serum Laboratory en Melbourne, Australia

Remisión
- Alta si es leve y el dolor está controlado; de lo contrario, ingreso para observación

Consejos y alertas
- Las cubomedusas son muy tóxicas, pueden inducir paros respiratorios y miocárdicos en min
- Utilice agua de mar/vinagre (¡no orina!) para lavar; el agua dulce provoca que los nematocistos liberen su veneno

EXPOSICIÓN OCUPACIONAL

Abordaje
- Las directrices institucionales varían en cuanto a la exposición ocupacional de los profesionales sanitarios (PS) a los líquidos corporales
- Remitirse a los CDC/expertos locales para obtener información sobre la profilaxis postexposición (PEP)
- Línea directa nacional (EE.UU.) de profilaxis postexposición de 24 h para médicos (PEPline): (888) 448-4911

Anamnesis
- Cualquier lesión percutánea, exposición de las membranas mucosas o exposición de la piel no intacta a sangre y cualquier otro líquido corporal considerados potencialmente infecciosos
- FaR: procedimientos de alto riesgo, uso de equipos sin diseños de seguridad más recientes, incumplimiento de las precauciones universales

Hallazgos
- Exploración física normal; debe ser documentada para futuras referencias

Evaluación
- Evaluar al pte de origen: consentimiento y obtener VIH (Ac de 4.ª gen o ARN del VIH si se sospecha de VIH activo), HBsAg y ARN del VHC. Si se sabe que el pte de origen es VIH(+), consultar a infectología sobre el régimen apropiado para el pte
- Evaluar al PS: VIH (Ac de 4.ª gen) y Ac de VHC, obtener HBsAb y anti-HBs si se desconoce el estado inmunitario contra el VHB
- Evaluar β-hCG, BH, QS, PFH y EGO antes de iniciar PEP

Tratamiento
- Limpiar las heridas con agua y jabón; las mucosas requieren abundante irrigación
- PEP del VIH: el objetivo es iniciar el Tx en 1-2 h (puede iniciarse hasta 1 sem después de la exposición); puede interrumpirse el Tx si el resultado del pte es negativo para VIH

Antirretrovirales para la exposición al VIH	
Consideraciones especiales	**Régimen**
General	TDF/FTC (300/200 mg) c/24 h + DTG (50 mg c/24 h) × 4 sem
Embarazada o en edad fértil	TDF/FTC (300/200 mg) c/24 h + RAL (400 mg c/12 h) × 4 sem
Fuente conocida de VIH(+) resistente a los meds	TDF/FTC (300/200 mg) c/24 h+ DTG (50 mg c/24 h) O DRV (800 mg c/24 h) × 4 sem
Función renal reducida	TAF (200/25 mg) c/24 h × 4 sem

- PEP del VHB: comenzar la serie de vacunación si el PS no está vacunado y la inmunoglobulina contra la hepatitis B (0.06 mL/kg i.m.) si el pte de origen es HBsAg(+). La IgHB debe administrarse antes de 1 sem de la exposición y ofrece una protección de hasta el 75% durante 3-6 meses
- PEP del VHC: no hay PEP para el PS expuesto al VHC; el abordaje implica el Dx y Tx tempranos si se produce la seroconversión del VHC. Considerar el Tx con interferón y ribavirina tan pronto como se documente la seroconversión del VHC

Remisión
- Seguimiento con el especialista en infectología; informar plenamente de los riesgos y beneficios del Tx y de su ausencia

Consejos y alertas
- La tasa de transmisión del VIH ↓ ~80% con el inicio inmediato (antes de 2 h) de la PEP
- Tasas de seroconversión por pinchazo de aguja: pte de origen del VIH(+): 0.3%; pte de origen de Hep B(+): 23-62%; pte de origen de Hep C(+): 0-7%

Riesgo de exposición percutánea para la seroconversión del VIH	Cociente de posibilidades (OR, *odds ratio*)
Lesión que provoca una herida profunda	OR 15
Lesión por aguja hueca de gran calibre (< 18)	OR 14
Lesión por dispositivo con fuente visible de sangre del pte	OR 10
Lesión por aguja colocada en la arteria o vena del pte	OR 5.9
Lesión durante un procedimiento de urgencia	OR 5.6
Exposición de un pte con sida terminal	OR 4.8

N Engl J Med 1997;337(21):1485.

QUEMADURAS

Abordaje
- Evaluación temprana de las vías respiratorias, determinar la necesidad de intubación (hollín en las vías respiratorias, edema, Δ de voz, quemaduras faciales profundas, ↓ Sat O_2; traslado al centro de quemados si se intuba)
- O_2 al 100% u O_2 por máscara con reservorio hasta evaluar el CO y otros tóxicos inhalados
- Evaluar si hay trauma concomitante (caída, lesión por explosión); mantener las precauciones de la columna cervical
- Iniciar la reanimación con LIV de forma temprana (se requiere casi universalmente)
- Mantener la habitación caliente para ↓ las pérdidas insensibles

Anamnesis
- Determinar el mecanismo de la quemadura (térmica, eléctrica, química, por radiación o por fricción), la duración de la exposición, la profundidad de la quemadura, la extensión de la lesión, las quemaduras de circunferencia existentes, el riesgo de inhalación de humo, los posibles traumatismos asociados y los estados comórbidos existentes

Hallazgos
- Evaluar la profundidad y el alcance de la lesión

Clasificación de las quemaduras según su profundidad			
Grado	**Áreas de afectación**	**Resultados clínicos**	**Sensación**
1° Superficial	Solo la epidermis	Zona eritematosa, indurada, sin ampollas, escaldada	Dolorosa
2° Espesor parcial superficial	Epidermis y dermis superficial	Eritematosa o moteada, indurada, ampollas, escaldada	Dolorosa
2° Espesor parcial profundo	Epidermis y dermis profunda	Blanco céreo, ampollas, sin mancha	Dolorosa
3° Espesor total	Epidermis, toda la dermis	Blanco pálido, coriáceo, negro, carbonizado, no blanqueado	No es dolorosa
4° Cuarto grado	Epidermis, dermis, s.c., músculo y hueso	Músculos y fascias visibles	No es dolorosa

Evaluación
- ¡ABC!
- Evaluar concentraciones de CO, cianuro (combustión de sintéticos/plásticos), BH, QS, CK, lactato, GA, PFH, coags, tox, G&C, EGO, RxT e imágenes avanzadas si se sospecha trauma

Tratamiento
- Abordaje de las vías resp: intubar pronto si se sospecha quemadura grave por inhalación
  - Inhalación tóxica (tos, disnea, esputo carbonoso, hollín en la bucofaringe): intubar o realizar un examen de las vías respiratorias con fibra óptica de forma temprana; el retraso podría causar ↑ edema de la vía aérea → compromiso de la vía aérea, intubación difícil/imposible

- Si > 15% de la SCT, reanimación intensiva con LIV, 2 vías i.v. de calibre ancho a través de la piel no quemada
  - La fórmula de Parkland calcula la necesidad de LIV en las 1.ᵃˢ 24 h después de la quemadura:
    - 4 mL × peso (kg) × SCT (quemaduras de 2.° y 3.ᵉʳ grado)
    - Administrar la ½ en las 1.ᵃˢ 8 h, la otra ½ en las siguientes 16 h; utilizar LR para evitar acidosis metabólica sin BA con SSN
- Colocación de sonda urinaria: objetivo de producción de orina: 0.5-1 mL/kg/h (~30-50 mL/h)
- Analgesia temprana y generosa: morfina i.v. c/5-10 min ajustada al dolor
- Tx de las quemaduras: irrigar con SSN, retirar los restos, la ropa, las joyas y las ampollas rotas (para prevenir futuras infecciones)
  - Aplicar ungüento de sulfadiazina de plata (antiseudomonas) en las zonas denudadas
  - Bacitracina solo en la cara (la sulfadiazina de plata puede causar cambios de coloración)
  - Escarotomía inmediata para las quemaduras circunferenciales de espesor total que comprometen el estado neurovascular distal o que ↓ significativamente la distensibilidad torácica
- Profilaxis del tétanos, no hay papel para los corticoides o Abx i.v. inmediatos

Remisión
- Ingresar en caso de quemaduras de 2.° grado en el 10-20% de la SCT (o 5-10% si < 10 años), circunferenciales o si cumplen los criterios de traslado a la unidad de quemados

Criterios para el traslado a la unidad de quemados
Quemaduras > 20% de la SCT (o > 10% si la edad es < 10 o > 50)
Quemaduras de 3.ᵉʳ grado > 5% de la SCT o quemaduras de 2.° grado > 20% de la SCT
Quemaduras que afectan la cara, los ojos, las orejas, las manos, los pies o el perineo
Quemaduras asociadas con lesiones eléctricas, químicas, por inhalación o traumáticas importantes
Quemaduras sospechosas de estar relacionadas con el maltrato
Quemaduras en ptes con necesidades especiales de atención psicosocial o de rehabilitación

Consejos y alertas
- La lesión inicial puede ser difícil de estimar; las quemaduras evolucionan y deben ser reevaluadas en 24 h
- El humo contiene otros gases potencialmente tóxicos: considere la toxicidad del cianuro, la metahemoglobinemia y la lesión por gas cáustico

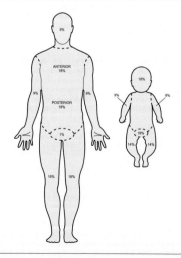

Figura 10-1 Reproducida con autorización de Cullen BF, Ortega R, Sharar SR, Stock MC, Holt NF, Nathan N, Connor C. *Clinical Anesthesia Fundamentals.* 2ⁿᵈ ed. Wolters Kluwer; 2022. Fig. 32-6.

INTOXICACIÓN POR MONÓXIDO DE CARBONO

Abordaje
- Evaluación temprana de las vías respiratorias, determinar la necesidad de intubación (AEM)
  - O_2 al 100% u O_2 por máscara con reservorio hasta que se evalúe el CO
- Llamar al centro regional de control de intoxicaciones para que le aconsejen y localicen una cámara hiperbárica local si es necesario

Anamnesis
- Exposición al CO por combustión, calefacción defectuosa, fuego en espacios cerrados, escape de automóvil defectuoso; a menudo varias personas expuestas/sintomáticas

Hallazgos
- Intoxicación leve: cefalea frontal, N/V, mareo/confusión
  - Puede haber sutiles anomalías psicomotoras: ataxia, rigidez muscular, taquicardia, hemorragia retiniana, ↓ agudeza visual, cianosis o palidez
- Exposición grave: síncope, coma, convulsiones, arritmia, ↓ PA y muerte
- La sangre venosa brillante o la piel color rojo cereza lo sugieren, pero no se ven mucho

Evaluación
- Revisar CO, GA, QS, ECG, embarazo; cianuro y metahemoglobina si el pte inhaló humo
- La oximetría de pulso no es útil porque detecta la carboxihemoglobina (COHb) como oxihemoglobina
- La GA por sí sola no es útil porque la pO_2, una medida del O_2 disuelto, será normal; compruebe la GA para la COHb mediante la co-oximetría
  - El valor se correlaciona débilmente con la toxicidad pero confirma la exposición importante
  - Una concentración < 10-15% puede ser normal en los fumadores
- Alto riesgo de lesión miocárdica: evaluar ECG, sobre todo si hay EAC de base, FaR o CO alto
- Evaluar las intenciones suicidas; puede necesitar una consulta psiquiátrica

Tratamiento
- O_2 con máscara con reservorio (60% de O_2) al menos, idealmente administrar 100% de O_2
- Abordaje de las vías respiratorias: si hay AEM, hipoxemia o choque → intubar
- Monitorización cardiaca; ingreso si hay disritmia o indicios de isquemia en el ECG
- El Tx con O_2 hiperbárico es controvertido, pero está recomendado por la Undersea & Hyperbaric Med Society; posible beneficio a largo plazo relativo a secuelas neuro
- La Hb fetal tiene mayor afinidad por el CO que la Hb adulta; umbral más bajo para el O_2 hiperbárico en embarazadas

Indicaciones de O_2 hiperbárico en la intoxicación por CO
Pérdida de conocimiento transitoria o prolongada (síncope, coma)
Concentración de CO > 25%
Alteraciones neurológicas persistentes
Evidencia de isquemia de órganos diana (encefalopatía, dolor torácico, Δ ECG)
Acidosis grave (pH < 7.1)
Embarazo con CO > 20% o signos de sufrimiento fetal

Remisión
- Ingreso según concentración y hallazgos clínicos; alta del pte asintomático con HbCO < 5%

Consejos y alertas
- El CO es la causa más frecuente de muerte por intoxicación aguda e incendios; se une reversiblemente a la Hb con más avidez que el O_2 → anemia funcional
- Pueden observarse secuelas neurológicas tardías (Δ de personalidad, cefalea, convulsiones, Δ parkinsonianos) 2-40 días después de la exposición; prácticamente se resuelven en todos los casos a los 6 meses
- Vida media de la COHb: 360 min en aire ambiente, 90 min en 100% con máscara con reservorio, 30 min en hiperbárica

DISBARISMO

Antecedentes
- El *disbarismo* se refiere a las complicaciones derivadas de los cambios dinámicos de presión y gas durante las etapas de ascenso o descenso del buceo mientras se respira aire comprimido

Abordaje
- Anamnesis minuciosa: duración, profundidad, número de inmersiones, intervalo entre inmersiones, enf concomitante, dolor sinusal durante la inmersión, intoxicación, inicio de los síntomas, inmersión relativa a los límites de descompresión
- Divers Alert Network, Universidad de Duke: (919) 684-8111, asesoramiento médico de 24 h

ENFERMEDAD DESCOMPRESIVA (ED)

Anamnesis
- Tiempos de inmersión y ascenso inadecuados, profundidad; el Sx puede desarrollarse durante o después del ascenso (1-24 h), más tiempo si se viaja en avión

Hallazgos
- Hallazgos específicos del tipo I leve y del tipo II más grave de ED

Tipos de enfermedad descompresiva	
Tipo I	• MESQ: dolor en los miembros/articulaciones sin dolorimiento localizado o eritema • Piel: prurito, erupción, moteado o marmoleado de la piel, erupción violácea • Linfáticos: estasis venosa • Inflar el manguito de PA a 150 mm Hg sobre la articulación afectada; si se alivia el dolor, se confirma el dx
Tipo II: embolia gaseosa en el SNC o en los pulmones	• Pulm: dolor pleurítico, dificultad respiratoria, tos no productiva («los ahogos»), insuf del VD «bloqueo de aire», insuf circulatoria, choque, muerte • Neuro: ataxia («los tambaleos»), imita el trauma de la médula espinal; debilidad externa y parestesias, se mueve proximalmente, déficit neurológico focal, AEM, convulsiones

Evaluación
- Monitor cardiaco, BH, MCP, saturación de O_2, análisis toxicol, CO, coag, RxT, TC craneal

Tratamiento
- Considerar la cámara hiperbárica: el objetivo de la recompresión es ↓ la obstrucción mecánica de las burbujas de aire, ↑ suministro de O_2 tisular
- O_2 al 100% (máscara con reservorio), colocar al pte en decúbito lateral izquierdo y Trendelenburg leve, O_2 hiperbárico, LIV (diuresis 1.5 mL/kg/h) para recompresión
- Tx del Sx: intubación, descompresión con agujas, control de convulsiones

Remisión
- Transporte terrestre, o transporte aéreo a bajas altitudes (presión de cabina < 1000 pies)
- Ingresar en una institución con O_2 hiperbárico

Consejos y alertas
- Espectro de la enf: formación de pequeñas burbujas de gas nitrógeno en la sangre y los tejidos
- Depende de la ubicación y del grado de formación de burbujas
- ↑ frecuencia con inmersiones más largas y profundas, enf comórbida (EPOC, EAC, AOP, asma)
- Posible parálisis residual, necrosis miocárdica y otras lesiones isquémicas; es imperativo el reconocimiento y el Tx tempranos
- Esperar > 12-48 h entre la inmersión y el vuelo, no bucear durante 7 días después de la ED I, 28 días después de la ED II

BAROTRAUMATISMO DEL OÍDO MEDIO

Anamnesis
- Trastorno más frecuente entre los buzos; suele ocurrir en el descenso; ↑ dolor con ↑ presión del agua sobre la MT, equilibrio a través de las trompas faringotimpánicas; la rotura se produce entre 1.5 y 5 m → alivio del dolor; vértigo, N/V, hipoacusia

Hallazgos
- Parálisis de Bell reversible por aumento de la presión en el nervio facial en casos graves

Evaluación
- Evaluación concomitante del barotrauma del oído interno

Tratamiento
- Gotas vasoconstrictoras nasales/aerosol para abrir el líquido del oído medio; antihistamínicos, analgesia, pellizcar la nariz y tragar para desplazar el líquido por la trompa faringotimpánica

Remisión
- Seguimiento por ORL en 2 sem

Consejos y alertas
- No hay beneficio con los Abx; usar tapones oclusivos al bucear/ducharse hasta que se cure la MT
- Presión atmosférica a nivel del mar = 760 mm Hg = 14.7 psi: 1 atm
  - Cada descenso de 10 m bajo el agua ↑ la presión en 1 atm

Otros disbarismos	
Barotraumatismos del oído interno	• Se produce durante el descenso; náusea, vértigo, acúfenos, hipoacusia • La insuflación en el conducto auditivo con el otoscopio produce nistagmo • Tx conservador, 1 sem de reposo en cama, elevación de la cabecera, sin Valsalva
Barotraumatismos faciales	• Presión negativa generada en el espacio aéreo creado por la máscara sobre la cara • Si el pte no exhala con fuerza por la nariz, tiene edema conjuntival, hemorragias petequiales en la cara y hemorragias subconjuntivales
Neumotórax (NT)/neumomediastino	• Resultados del barotrauma, vistos en la RxT • Dolor pleurítico, disnea, enfisema subcutáneo/crepitación • A menos que haya compromiso hemodinámico o tensión, sin riesgo vital
Embolia gaseosa arterial (EGA)	• La complicación más grave del barotrauma pulmonar Síntomas de aparición súbita de ACV a 10 min de regresar a la superficie, disnea, hemoptisis • Buscar AOP, no debe volver a bucear, recompresión urgente
Narcosis nitrogénica	• «Rapto de las profundidades»: debido a la ↑ concentración de nitrógeno en el SNC • Signos y síntomas de intox por EtOH/BZD: euforia, falsa sensación de bienestar, confusión, pérdida de juicio, desorientación, risa inapropiada, ↓ control motor, parestesias • Ocurre a 30 m; puede llevar al ahogamiento pero se resuelve con el ascenso

LESIÓN ELÉCTRICA

Antecedentes
• Corriente: medida del volumen de electrones que fluyen a través de un objeto por segundo; en amperios (A)

Abordaje
• Identificar la clase de lesión eléctrica: alta tensión (> 1000 V) o baja tensión (< 1000 V); la corriente no puede medirse de forma directa pero es directamente proporcional a la tensión
• Identifique la categoría de la lesión eléctrica: patrón clásico (herida de entrada y salida), quemadura por arco eléctrico, quemadura térmica por fuente eléctrica o rayo

Tipos de corriente	
Corriente continua (CC)	Ocupacional, alta tensión: la corriente fluye en una sola dirección; la mayoría de los ptes son arrojados por esta exposición y sufren un traumatismo contuso
Corriente alterna (CA)	Hogar, baja tensión: 3× más peligroso que la CC del mismo voltaje debido a la continua contracción/tetania del músculo por la alternancia de la dirección del flujo de la corriente; el pte «no puede soltarse»
Lesión por arco voltaico	Pte atrapado en un arco eléctrico entre dos objetos; la más grave debido al ↑ riesgo de traumatismo y a la temp de hasta 2 500-5 000 °C que provoca quemaduras

Anamnesis
• Suele ser evidente y se informa (p. ej., lesión ocupacional de electricista, personal de mtto); el pte informa de una pequeña descarga (hormigueo); relacionado con el uso de electrodomésticos
• Niño pequeño con quemaduras en las comisuras de la boca (al masticar) o en las manos (al jugar con el enchufe)
• Lesión por arma eléctrica (pistola paralizante/taser) por parte de las fuerzas de seguridad
• Víctima de un rayo

Hallazgos
• Pulm: posible paro respiratorio por parálisis de la pared torácica o del centro resp del cerebro
• Cardiacos: disritmias comunes; FV más común con CA de bajo voltaje, asistolia con CA o CC de alto voltaje
• Neuro: disfunción autonómica, pérdida motora y sensorial; vasoespasmo por «ceraunoparálisis» que provoca parálisis, cianosis, moteado y ausencia de pulso en los MI
• Renal: rabdomiólisis y NTA por necrosis tisular y LRA relacionada con la mioglobina
• Piel: las heridas pueden parecer menores y puede haber heridas de entrada/salida (examinar la planta de los pies para ver si hay salida); a menudo los hallazgos subestiman *significativamente* el verdadero alcance de las lesiones internas
• MESQ: Fx de los huesos largos, Fx escapular, luxación del hombro, Fx de la columna por trauma mecánico causado por contracciones tetánicas de todo el cuerpo o por el trauma de ser lanzado hacia atrás

Evaluación
- ECG, BH, QS, enzimas cardiacas, CK, EGO (mioglobina), coagulación, considerar imágenes avanzadas o simples en busca de un posible traumatismo concomitante

Tratamiento
- Reanimar, evaluar trauma, inmovilizar la columna cervical, monitor cardiaco continuo
- Reanimación con cristaloides i.v. de gran volumen e intensiva (SSN, evitar líquidos con K)
  - Evitar las fórmulas de reanimación de Parkland o de quemaduras térmicas según los hallazgos cutáneos, ya que estos no permiten ver el verdadero alcance de las lesiones internas
  - Utilizar los parámetros fisiológicos y la diuresis objetivo: 0.5-1 mL/kg/h
- Si hay rabdomiólisis (↑ CK, EGO [+]), mantener la diuresis alta hasta que EGO [−]
  - Objetivo de pH sérico: 7.45-7.55
  - Alcalinizar orina (pH > 6.5) para ↑ excreción de mioglobina ácida por ↑ solubilidad; D_5W + 150 mEq de $NaHCO_3$ D5 en SSN al 0.225% o D5 en SSN al 0.45% + 100 mEq de $NaHCO_3$
  - Diuresis con furosemida 20-40 mg i.v. o manitol 25 g i.v. (luego 12.5 g/kg/h) PRN
- Tratar las heridas igual que las quemaduras térmicas (10 días)
- Presiones compartimentales ± fasciotomía si hay Sx compartimental
- Ferulizar miembros lesionados en la mejor «posición funcional» para limitar las contracturas

Remisión
- < 1000 V, ECG normal, quemaduras cutáneas leves, orina normal: observar en urgencias durante 2 h y luego alta
- > 1000 V, ECG anómalo, informe de síncope, Hx de EAC: ingresar en telemetría para observación
- Inestabilidad hemodinámica, Δ ECG, mioglobinuria, lesiones graves, quemaduras de espesor parcial/completo: ingresar en la UCI; quemaduras graves en el centro de quemados

Consejos y alertas
- Las lesiones eléctricas suelen ser leves, pero pueden ser más graves de lo que parece en un primer momento. Si hay alguna preocupación, observar durante 6-12 h
- Las quemaduras bucales pediátricas por mordedura pueden causar una hemorragia retardada de la arteria labial a las 2-3 sem

MAL DE ALTURA

Antecedentes
- Causada por exposición aguda a hipoxia hipobárica (↓ PO_2), por lo general por arriba de 2 440 m
- El mal de altura se considera generalmente como un espectro progresivo que va desde el mal agudo de montaña (MAM) hasta el ECGA
- La aclimatación permite al organismo limitar los efectos de la hipoxia; ↑ FR (↓ $PaCO_2$), ↑ CO, ↑ hematopoyesis y producción de 2,3-DPG (favorece la liberación de O_2 a los tejidos)
- Tarda entre 5 y 7 días en hacer efecto; la capacidad de aclimatación inherente varía según el pte

Abordaje
- El EPGA puede ser mortal en pocas horas si no se trata; la clave es el reconocimiento temprano y el alivio sintomático

Anamnesis
- Ascenso rápido a una altitud > 2 440 m, el riesgo aumenta por el esfuerzo, Hx de mal de altura
- Síntomas gripales, «resaca», cefalea, fatiga, DE, alteración del sueño, N/V, mareo, parestesias
- Los síntomas se manifiestan entre 6 y 12 h después del ascenso, desaparecen en 1-2 días o pueden evolucionar a EPGA, ECGA

Hallazgos
- Depende de la gravedad del mal de altura
- MAM/ECGA representan un continuo del mismo proceso patológico

Resumen de los males de altura		
Enf	**Signos y síntomas**	**Altitud y evolución**
MAM (más frecuente)	Como resaca, cefalea + malestar GI, insomnio, fatiga, aturdimiento, Sistema de puntuación del lago Louise	2 440-3 050 m; inicio 6-12 h, pico 1-2 días, duración 3-5 días
ECGA	Cefalea, ataxia, habla arrastrada, AEM (alucinaciones), insomnio, estupor, coma, hernia, muerte	> 3 660 m; inicio 1-3 días, pico 5-9 días, se resuelve 3-7 días después del descenso
EPGA	Disnea en reposo, fatiga, cefalea, anorexia, cianosis, estertores, taquipnea, taquicardia, colapso cardiopulmonar	> 4 420 m; inicio 2-4 días, resolución 1-2 días después del descenso
Hemorragia retiniana a gran altura	Generalmente asintomática, a veces escotoma central	> 5 335 m; inicio/pico 6-96 h; resolución 1-3 sem

* Dx clínico; también considerar otras causas para explicar los hallazgos
* EPGA: RxT (infiltrados en parches), ECO (colas de cometa), oximetría de pulso (hipoxia relativa)
* ECGA: TC de cráneo negativa, RM (Δ en sustancia blanca que muestran ↑ edema)

Tratamiento
* Todos los casos de mal de altura: ¡descenso! Si no se puede → O_2, alivio sintomático, reposo en cama; cámara hiperbárica de O_2 utilizada como medida provisional hasta el descenso
* MAM y ECGA graves: dexametasona: 8 mg v.o./i.v./i.m. × 1, luego 4 mg c/6 h
* EPGA: nifedipino: 60 mg LP diarios (o 30 mg c/12 h) v.o.; considerar tadalafilo 10 mg c/12 h o sildenafilo 50 mg c/8 h (utilizado para ↓ HTA pulmonar) y agonista β inhalado (salmeterol; despeja el líquido alveolar) isoniazida c/12 h
* Meds profilácticos: comenzar 1 día antes del ascenso y continuar 2-3 días a la máxima altitud
    * MAM/ECGA: acetazolamida: 125-250 mg v.o. c/12 h; alt: dexametasona 2 mg c/6 h o 4 mg c/12 h
    * EPGA: nifedipino: 60 mg LP diarios (o 30 mg c/12 h) v.o.; considerar: tadalafilo 10 mg c/12 h, sildenafilo 50 mg c/8 h; dexametasona: 8 mg v.o. × 1, luego 4 mg v.o. c/6 h
* Evitar en Tx: sulfato de morfina, nitratos, diuréticos; pueden ser perjudiciales

Remisión
* Ingresar en caso de hipoxia, disnea en reposo; el pronóstico es excelente para los supervivientes

Consejos y alertas
* Evitar los ascensos bruscos, pasar 1 o 2 noches a una altitud intermedia, descender para dormir
* Las enfermedades subyacentes (EPOC, EAC, HTA, embarazo) se ven más afectadas

HIPOTERMIA

Antecedentes
* Múltiples clasificaciones de la hipotermia en función de la gravedad y la causa

Abordaje
* Anamnesis minuciosa: determinar el grado y la causa de la hipotermia (exposición ambiental vs. causa médica aguda)
* La hipotermia ambiental puede producirse incluso en ausencia de clima gélido (ptes desnutridos, adultos mayores)
* Muchas causas médicas: hipotiroidismo (coma mixedematoso), hipoglucemia, hipoadrenalismo, sepsis, lesión hipotalámica (secundaria a trauma, tumor, ACV), afecciones cutáneas que impiden conservar el calor (quemaduras, eritrodermia)
* Si no responde, evaluar la glucemia/administrar D50, naloxona 2 mg

Anamnesis
* Exposición ambiental, consumo de drogas, trauma, enf concomitantes

Hallazgos
* Según el grado de hipotermia

Clasificaciones de la hipotermia		
Temp	**Respuesta fisiológica**	**Presentación clínica**
Leve (32-35 °C)	Aumenta: FC, PA, GC, FR, actividad metabólica, escalofríos, diuresis por frío	Mareos, letargia, confusión, amnesia, apatía, disartria, náusea, ataxia, pérdida de la motricidad fina
Moderada (28-32 °C)	Disminuye: FC, PA, GC, FR, actividad metabólica, diuresis por frío, paradas por escalofríos	Delírium (desvestirse de forma paradójica), estupor, dilatación pupilar, reflejos ↓
Grave (< 28 °C)	Disminuye: FC, PA, GC, FR, actividad metabólica, sin escalofríos	No responde, pupilas fijas y dilatadas, piel rígida y muy fría, coma, edema pulmonar; ↑ riesgo de FV y asistolia

Evaluación
* Obtener la temp central (vejiga, recto, esófago: todas pueden ser inexactas)
* Monitor cardiaco, BH, MCP (↑ K: signo ominoso), análisis toxicol, coag, fibrinógeno, lipasa (pancreatitis inducida por el frío), CK, EGO (rabdo), lactato, GA, TC de cráneo, RxT
* ECG con ondas de Osborn características (elevación del punto J), < 32 °C
* ECG con prolongación de intervalos (PR, QRS, QT), FA con respuesta ventricular lenta

Tratamiento
- ¡ABC! Reanimar, prevenir la pérdida de calor, retirar la ropa mojada, iniciar el recalentamiento adecuado al grado de hipotermia y tratar las complicaciones
- Mantener la posición horizontal, evitar el movimiento, limitar la manipulación a las tareas esenciales. Sin embargo, esto no debe impedir la RCP u otras intervenciones críticas
- Monitorizar el ECG, comprobar el pulso cada minuto; las compresiones torácicas pueden causar disritmias ventriculares, realizarlas solo si no hay pulso
- Paro cardiaco:
  - Iniciar el protocolo ACLS con énfasis en el recalentamiento intensivo
  - No cesar los esfuerzos de reanimación hasta que la temp central sea > 32-35 °C, puede llevar varias horas; «No estás muerto hasta que estés caliente y muerto»
  - Después del RCP: temp objetivo de 32-34 °C
- Considerar un Dx alternativo: se puede administrar hidrocortisona 100 mg i.v. o levotiroxina μg i.v. si responde lentamente a las medidas de recalentamiento

Estrategias de recalentamiento según la gravedad de la hipotermia		
Temperatura	**Estrategia de recalentamiento**	**Remisión**
Leve (32-35 °C)	Recalentamiento externo pasivo (REP): quitar la ropa mojada, cobertores	Probable alta
Moderada (28-32 °C)	Recalentamiento externo activo (REA): mantas calientes, calefacción radiante en musculatura lumbopélvica (para evitar el efecto de la caída posterior)	Ingreso, monitorización cardiaca
Grave (< 28 °C)	REA y recalentamiento interno activo (RIA): LIV calientes (40 °C), lavado torácico, recalentamiento extracorpóreo de la sangre (OMEC, derivación cardiopulmonar)	Ingresar en la UCI

Remisión
- Según la gravedad de la hipotermia (tabla anterior)

Consejos y alertas
- Fenómeno de caída posterior de la temp de la musculatura lumbopélvica: el recalentamiento de los miembros fríos y acidémicos puede provocar un descenso de la temp y del pH cuando se restablece la circulación, lo que provoca arritmias mortales
- Considerar la colocación de una vía femoral si es necesario para evitar la estimulación cardiaca (vs. YI, s.c.)

CONGELACIÓN (ERITEMA PERNIO)

Anamnesis
- Exposición al frío, entumecimiento de una parte del cuerpo → pérdida de sensibilidad

Hallazgos
- Partes distales del cuerpo las más comúnmente afectadas (dedos, nariz, dedos de los pies, orejas)
- Causada tanto por la muerte celular inmediata por frío como por la lesión retardada de la respuesta inflamatoria
- Piel inicialmente blanca, cerosa, insensible → eritematosa, edematosa, dolorosa 48-72 h después del recalentamiento → formación de ampollas, demarcación de tejido desvitalizado durante una sem

Evaluación
- Revisar la temp central en busca de hipotermia sistémica
- Gammagrafía ósea (con tecnecio [Tc]-99): identifica si es candidato al tPA tras la descongelación y se utiliza para la evaluación de la viabilidad a largo plazo

Clasificación de las lesiones por congelación tras el recalentamiento			
Clasificación	**Hallazgos en la piel**	**Gammagrafía ósea**	**Pronóstico**
Grado 1	Eritema simple	No indicado	Excelente
Grado 2	Cianosis hasta la falange distal	↓ captación de radio-marcadores	Probable amputación del tejido
Grado 3	Cianosis hasta la falange proximal	Ausencia de captación del radiomarcador	Probable amputación de un dedo
Grado 4	Cianosis hasta el tarso/carpo	Ausencia de captación del radiomarcador	Probable amputación de extremidades

Tratamiento
- Manipular el tejido con cuidado, mantener el miembro elevado, vendaje estéril/no adherente
- Recalentamiento rápido del miembro congelado en un baño suave con agua cálida (40-42 °C), ejercicio de AMO en el baño, evitar que la temp del agua caiga fuera del rango; 30 min si es superficial/60 min si es profunda

- Trombólisis sistémica: tPA indicado en lesiones de grado 3 y 4 en la gammagrafía ósea tras recalentamiento, dentro de las 24 h, sin CI y en coordinación con el centro de quemados
  - Protocolo de tPA i.v.: empezar con 0.15 mg/kg durante 15 min, luego 0.15 mg/kg/h × 6 h (máx 100 mg); después del tPA empezar con enoxaparina 1 mg/kg s.c. c/12 h × 14 días
- Cuidado de las heridas: aloe vera tópico c/6 h; aspirar y desbridar las ampollas transparentes, solo aspirar (no desbridar) las ampollas hemorrágicas para evitar la desecación e infección de los tejidos más profundos
- Profilaxis del tétanos, considerar Abx profilácticos
- La intervención Qx temprana no está indicada, salvo la escarotomía para las lesiones circunferenciales de los miembros (muy infrecuente)

Remisión
- Remitir al servicio de quemados; considerar el ingreso durante 24-48 h para observar la evolución

Consejos y alertas
- Complicaciones a largo plazo: insensibilidad al frío, parestesias, pérdida de uñas, rigidez articular
- Evitar el recongelamiento; si no se puede mantener el calor en la parte afectada (p. ej., antes de llegar al hospital), no recalentar

HIPERTERMIA

Antecedentes
- Espectro de enf relacionadas con el calor, incluyendo sarpullido por calor, calambres, síncope, golpe de calor

Abordaje
- Anamnesis minuciosa: determinar la causa de la hipertermia: factores externos (ambientales) o internos (tóxicos/metabólicos); la hipotermia ambiental puede ocurrir incluso en ausencia de esfuerzo (pte desnutrido, enfermo crónico, adulto mayor)
- Busque la hipertermia relacionada con fármacos: HTM, SMN, SS
- Utilizar el termómetro rectal para determinar la temp central

URGENCIAS TÉRMICAS EXTERNAS

Calambres por calor
Anamnesis
- Calambres musculares breves, intermitentes e intensos no asociados con temp ambiente elevada (denominación errónea); más bien calambres musculares inducidos por el ejercicio. A menudo en los músculos del abdomen o de la pantorrilla

Hallazgos
- Eutermia, signos clínicos de deshidratación

Evaluación
- QS (↓ Na, ↓ Cl), electrolitos en la orina opcionales (↓ Na y Cl urinarios por sudoración)

Tratamiento
- Comprimidos orales de reposición de sales o electrolitos o bebidas deportivas; rara vez se requiere hidratación i.v.; relajación y estiramientos para el malestar agudo

Remisión
- Alta después de la observación para el alivio de los síntomas

Consejos y alertas
- Relacionada con la insuficiencia de electrolitos; las bebidas deportivas con electrolitos pueden ser útiles aunque pueden causar diarrea debido al alto contenido de azúcar

Edema por calor
Anamnesis
- Pies/tobillos hinchados después de largos periodos de estar sentados/de pie debido a la presión hidrostática, vasodilatación y acumulación ortostática → fuga vascular, acumulación de líquido intersticial
- No hay enf hepática, linfática, cardiaca o venosa subyacente

Hallazgos
- Eutermia, edema con fóvea bilateral de MI sin signos de ICC o insuf renal

Evaluación
- QS, EGO por proteinuria, RxT por edema pulmonar, ECG

Tratamiento
- Elevar los MI, proporcionar medias elásticas de compresión
- No hay pruebas de que los diuréticos ayuden

Remisión
- Alta después de tranquilizar, seguimiento por MAP

Consejos y alertas
- Dx de exclusión

Sarpullido por calor (calor espinoso, miliaria, liquen tropical)
Anamnesis
- Bloqueo de las glándulas sudoríparas con respuesta inflamatoria localizada
- A menudo se observa en ptes recién llegados a zonas subtropicales/tropicales o durante olas de calor

Hallazgos
- Eutérmico, eritema con vesículas pruriginosas, principalmente en las zonas intertriginosas, luego se vuelve anhidrótico
- Ocasionalmente se sobreinfectará, en general por estafilococo

Evaluación
- Ninguna

Tratamiento
- Tratar el prurito: difenhidramina 25-50 mg v.o. o hidroxizina 25 mg v.o.
- Descamar la piel con jabón antibacteriano de clorhexidina o con un exfoliante tópico que contenga salicilatos

Remisión
- Alta, seguimiento con MAP

Consejos y alertas
- Evitar la aplicación rutinaria de talco, que puede bloquear las glándulas sudoríparas

Síncope por calor
Anamnesis
- Episodio sincopal tras una actividad extenuante; denominación errónea, ya que el calor ambiental solo se asocia indirectamente con el «colapso inducido por el ejercicio»
- Ejercicio → vasodilatación → cese de la actividad → ↓ retorno venoso central → síncope

Hallazgos
- Eutermia, exploración normal

Evaluación
- Glucosa, ECG y eval de otras causas de síncope
- El síncope/presíncope debe resolverse en 30 min; si no, considere profundizar la evaluación diagnóstica

Tratamiento
- Hidratación v.o. o i.v.

Remisión
- Alta, seguimiento con MAP

Consejos y alertas
- Dx de exclusión, diagnosticar solo en ptes jóvenes y sanos sin enf cardiaca

Agotamiento por calor
Anamnesis
- Comienzo gradual, fatiga extrema en clima cálido/húmedo después de una actividad extenuante, sudoración profusa, mareos, N/V; a menudo pálido con piel fría y húmeda
- Ingesta inadecuada por v.o.

Hallazgos
- Hipertermia leve, puede alcanzar los 40 °C, estado mental normal

Evaluación
- QS en busca de desequilibrio electrolítico, EGO (rabdomiólisis infrecuente)

Tratamiento
- Hidratación i.v. (v.o. si el pte la tolera), reemplazar con SSN (o alternar con SSN al 0.45% si Na ↑)

Remisión
- Observación con hidratación continua hasta la normotermia con buena diuresis

Consejos y alertas
- Los meds antipiréticos no tienen utilidad

Golpe de calor
Anamnesis
- Inicio agudo en comparación con el agotamiento por calor
- Clásico: se presenta durante las olas de calor, afecta a los ptes susceptibles: adultos mayores, ptes crónicos, esclerodermia, FQ, quemados, alcohólicos, sin hogar, ptes con enf mentales, que toman diuréticos o anticolinérgicos

- Por esfuerzo: se presenta en pte abrumados por la sobreproducción de calor, como atletas, reclutas militares, tormenta tiroidea, feocromocitoma, sobredosis de simpaticomiméticos

Hallazgos
- Hipertermia > 41 °C, disfunción del SNC: confusión, desorientación, delírium
- Clásico: anhidrosis, taquipnea
- De esfuerzo: diaforesis hasta la «fatiga de las glándulas sudoríparas»
- Los músculos suelen estar flácidos en el golpe de calor; si están rígidos, considerar SMN, etc.

Evaluación
- QS (desequilibrio electrolítico, ↓ glucemia), PFH (daño hepático frecuente), coagulación (CID posible pero infrecuente), CK y EGO (rabdo común en el golpe de calor por esfuerzo); considerar TC cerebral y análisis de líquido cefalorraquídeo
- El Dxd de la hipertermia es amplio, considerar infección, SNC, tóxicos, endocrino, onco, etc.

Tratamiento
- Reanimación intensiva con líquidos: procedimientos de enfriamiento → vasoconstricción; puede ↑ PA, por lo que puede ser necesario adaptar el estado de los líquidos según diuresis, ECO de VCI, PVC, etc.
- Está indicado un enfriamiento rápido, ↓ 0.2 °C/min → 39 °C para evitar el exceso
- Inmersión en agua helada: puede ↓ la temperatura central en 10-40 min
- Evaporación: aerosolizar agua y usar ventilador; esto mantiene la vasodilatación cutánea y evita generar calor por escalofríos; 7× más eficiente que compresas frías, pero 2× más rápido
- Estrategias complementarias de enfriamiento: compresas de hielo colocadas en sitios estratégicos cerca de los grandes vasos sanguíneos (cuello anterior, axila, ingle), lavado gástrico con agua helada: SSN 200 mL/h
- Considerar manitol 50-100 g i.v. ante la sospecha de edema cerebral
- Tratar la rabdo con LIV, hemodiálisis en caso de anuria; revertir la coagulopatía

Remisión
- Ingreso para Tx continuo y enfriamiento

Consejos y alertas
- Evitar los baños de esponja con alcohol, dantroleno
- Evitar los antipiréticos (el paracetamol daña el hígado, los salicilatos agravan las hemorragias)
- Evitar los fármacos adrenérgicos α (promueven la vasoconstricción, ↑ daño hepático/renal, GC igual)
- Evitar atropina/anticolinérgicos que ↓ la sudoración; usar BZD para detener los escalofríos
- Evitar neurolépticos (clorpromazina): ↓ umbral de convulsiones, interfieren con la termorregulación, etc.

Hipertermia maligna (HM)
Anamnesis
- ↑ agudo de la temp corporal tras la administración de anestésico inhalado o succinilcolina
- Anomalía genética del retículo sarcoplasmático del músculo esquelético → liberación inadecuada de Ca → tetania y espasmos intensos (calor); a menudo HxF de reacción adversa a la anestesia

Hallazgos
- Hipertermia aguda tras la anestesia, hipercapnia (signo temprano), rigidez muscular, espasmo del músculo masetero, acidosis, taquicardia, rabdomiólisis

Evaluación
- Evaluar temp central, electrolitos, CK, gasometría (mezcla de acidosis met y resp), coag, ECG

Tratamiento
- Eliminar el agente nocivo y cuidados de apoyo
- Dantroleno 2.5 mg/kg en bolo i.v. lo antes posible, repetir dosis de 1 mg/kg hasta que cedan los síntomas

Remisión
- Suele ocurrir en el quirófano, ingreso para cuidados de apoyo

Consejos y alertas
- Línea de atención a la salud (EE.UU.): 1-800-MH-HYPER (1-800-644-9737), preguntar por el «Index Zero»

Síndrome neuroléptico maligno (SNM)
Anamnesis
- Exposición subaguda (días/sem) a cualquier antagonista de la dopamina (antipsicótico, antiemético)
- Retirar meds antiparkinsonianos (L-dopa o agonistas de la dopamina)
- Bloqueo de la dopamina → rigidez muscular intensa, disautonomía, hipertermia

Hallazgos
- Tétrada del SNM: hipertermia, rigidez muscular (tubo de plomo), AEM y disfunción autonómica

Evaluación
- BH, QS (↑ K), PFH, CK, EGO (mioglobinuria), gasometría (acidosis met), análisis toxicol

Tratamiento
- ¡Eliminar el agente nocivo! La base son los cuidados de apoyo y las medidas intensivas de enfriamiento
- BZD: Tx de 1.ª línea para la rigidez y la hipertermia; considerar el dantroleno (como para la HM) o los antagonistas de la dopamina (bromocriptina 2.5 mg v.o. c/8 h, amantadina 200 mg v.o. c/12 h)
- Tratar la rabdomiólisis con LIV, orina alcalina (pH > 6.5) para ↑ excreción de mioglobina
- Mantener el Na en los LIV cerca de 154 mEq/L; añadir NaHCO₃

Remisión
- Ingreso; mortalidad del 10-20%

Consejos y alertas
- Línea de atención telefónica del SNM (EE.UU.): 1-888-667-8367

Síndrome serotoninérgico (SS)
Anamnesis
- Uso terapéutico reciente (antes de 24 h), ingesta inadvertida o intento de suicidio intencionado con un fármaco serotoninérgico conocido (ISRS, IMAO, anfetamina, MDMA, tramadol, etc.)

Hallazgos
- Criterios de Hunter: ingesta de serotoninérgicos además de clono (ocular o inducible o espontáneo) y agitación/diaforesis, o hiperreflexia y temblor, o ↑ de temp e hipertonía
- Midriasis, ↑ FC/PA, diaforesis, piel ruborizada, V/D, temblores, acatisia, convulsiones

Evaluación
- BH, QS, PFH, CK, EGO, coag, prueba toxicol, considerar TC de cráneo y análisis de LCR
- Dx clínico, debe confirmar Hx de fármacos serotoninérgicos; considerar causa tóxica, metabólica, infecciosa, oncológica, del SNC u otra toxicidad

Tratamiento
- Eliminar el agente nocivo, Tx de apoyo, enfriamiento de todo el cuerpo, tratar la rabdo con LIV
- BZD: puede requerir dosis altas para eliminar la rigidez muscular y la hipertermia
- No se recomienda el dantroleno: puede ↑ el metabolismo y la producción central de serotonina
- Inhibidor de la serotonina inespecífico: ciproheptadina 12 mg v.o. y luego 2 mg v.o. c/2 h

Remisión
- Ingreso; UCI para casos graves con inestabilidad autonómica; observación para casos moderados; los casos leves pueden ser dados de alta con seguridad después de 6 h de observación en el SU; la mayoría se resuelven sin secuelas en 24-36 h después de comenzar el Tx

Consejos y alertas
- La causa más frecuente de muerte es la hipertermia descontrolada

Diferenciación del SNM y del SS		
	SNM	**SS**
Etiología	• Asociado con el uso de neurolépticos • Reacción idiosincrática a dosis terapéuticas	• Asociado con los fármacos serotoninérgicos • Manifestaciones de toxicidad
Cronología	• Inicio lento (días → sem)	• Inicio y progresión rápidos (24 h)
Síntomas	• Bradicinesia, rigidez de tubo de plomo	• Hipercinesia, clono, temblores
Tx	• BZD • +/– dantroleno/bromocriptina	• BZD • +/– ciproheptadina

LESIÓN POR RAYO

Antecedentes
- Actúa como corriente continua → asistolia; el automatismo intrínseco del corazón suele reiniciarse en caso de ritmo sinusal, pero la lesión del SNC y la conmoción cerebral pueden provocar un paro respiratorio con paro cardiaco secundario

Abordaje
- Monitorización cardiaca temprana y continua en busca de disritmias
- Evaluar si hay trauma concomitante (caídas, lesiones); mantener las precauciones de la columna cervical

- Priorización inversa en el campo: las víctimas de un rayo que parecen muertas deben recibir RCP, ya que pueden estar sin pulso, con las pupilas dilatadas y fijas, y aún así tener una buena capacidad de supervivencia

Anamnesis
- Suele ser evidente, se informa de la caída de un rayo cerca del pte; a menudo se observa el colapso

Hallazgos
- Rotura de MT, vasoespasmo transitorio (miembros fríos), inestabilidad del sistema nervioso simpático
- Varios patrones de quemadura
  - Lineal: causado por la producción de vapor durante la descarga (la carga pasa solo por la superficie del cuerpo) donde se acumula el sudor
  - Punteado: múltiples quemaduras como de cigarrillo
  - Emplumado: no se trata de quemaduras reales; las lluvias de electrones crean un patrón parecido a un helecho (figuras de Lichtenberg)
  - Térmico: por lo general, por la ropa quemada
- Afección ocular: lesiones de la córnea, hipema, hemorragia vítrea, desprendimiento de retina y cataratas que se desarrollan a largo plazo
- Ceraunoparálisis: parálisis transitoria que se presenta en algunas ocasiones, probablemente secundaria a vasoespasmo, MI > MS, generalmente se resuelve en horas, aún necesitará eval de la médula espinal en busca de afección secundaria a trauma

Evaluación
- ECG, BH, QS, CK (rabdomiólisis), EGO (mioglobina), TC craneal si no responde

Tratamiento
- Reanimar, evaluar trauma, inmovilizar la columna cervical, monitor cardiaco continuo
- Cristaloide i.v. de gran volumen (SSN); mismo Tx que la lesión eléctrica (10f)
- Colocación de sonda urinaria: objetivo de diuresis de 1-1.5 mL/kg/h (200-300 mL/h)
- Si hay rabdomiólisis (↑ CK, EGO [+]), mantener la diuresis alta hasta que el EGO sea negativo
- Tratar las heridas igual que las quemaduras térmicas (10 días), tétanos, cuidado de las heridas, etc.
- Ferulizar los miembros lesionados en la mejor «posición funcional» para limitar las contracturas y el edema

Remisión
- Si la exploración es asintomática y normal, puede ser dado de alta; buen pronóstico si sobrevive en el campo
- Δ ECG, mioglobinuria, quemaduras de entrada/salida, quemaduras de espesor parcial/completo: ingresar en un centro de quemados

Consejos y alertas
- Los rayos causan ~50-300 muertes en EE.UU. cada año; el 25-30% de las víctimas de los rayos mueren, y de los que sobreviven ~75% tienen una discapacidad permanente

AHOGAMIENTO

Antecedentes
- Definición de ahogamiento de la AHA de 2010: «Proceso que produce una alteración respiratoria primaria por sumersión o inmersión en un medio líquido»
- > 4 000 ahogados al año en EE.UU.; los niños pequeños y adolescentes corren el mayor riesgo
- Agua dulce vs. agua salada vs. agua de piscina clorada: sin diferencias, solo diferencia teórica
- Lesión de 1° del pulmón; el agua se desplaza a través de la membrana alveolocapilar, destruye (agua dulce) o lava (agua salada) el surfactante → hipoxia
- Reflejo de inmersión = inmersión de la cara en agua < 20°C, derivaciones sanguíneas desde la periferia → cerebro y corazón → apnea, bradicardia, hipotermia → ↓ demanda metabólica previene/retrasa la hipoxia cerebral grave

Abordaje
- Anamnesis minuciosa: posible lesión por inmersión (columna cervical o cabeza) vs. ahogamiento de 1°, tóxicos, comorbilidad, tiempo de inmersión, temperatura del agua, respuesta inicial del reanimador (ACLS)
- Sacar al pte del agua, quitarle la ropa mojada, ABC, ACLS, intubación si es necesario
- Mantener la inmovilización de la columna cervical si se sospecha de una lesión en la cabeza o el cuello (clavado, accidente en la piscina)
- Considerar el D50 o la naloxona si hay AEM

Anamnesis
- Episodio de inmersión

Hallazgos
- Presentación variable (consciente, en coma, en paro cardiaco)
- Sibilancias/estertores/roncus, equimosis/crepitación/otros signos de trauma en la exploración

Evaluación
- BH, QS, PFH, toxicol, RxT pueden mostrar edema pulmonar o aspiración 2-6 h después del episodio, TC de cráneo y columna cervical si hay preocupación por trauma

Tratamiento
- ABC, intubación u O_2 suplementario, RCP, ACLS, colocación de Foley
- Medir la temp central, tratar la hipotermia si está indicado hasta una temp de 30 °C
- PEEP por ventilador 5-10 mm H_2O para ↓ derivación intrapulmonar

Remisión
- Ingreso para continuar el Tx, vigilar los signos de SDRA/lesión pulmonar por ventilador
- Puede desarrollar Δ pulm incluso después de una inmersión leve, observar a los ptes asintomáticos durante al menos 8 h

Consejos y alertas
- No están indicados los Abx profilácticos ni los glucocorticoides; si se produce una infección, hay que considerar las fuentes de origen hídrico (*Pseudomonas*, *Aeromonas*, etc.)
- La hipotermia inducida artificialmente no mejora el pronóstico

BOTULISMO

Antecedentes
- Causada por la neurotoxina producida por el bacilo anaerobio grampositivo *C. botulinum*
  - Bacteria formadora de esporas que se encuentra en el suelo y el agua, especialmente en CA, UT, PA (EE.UU.)
- Bloquea la liberación de ACh en las uniones neuromusculares y los ganglios autónomos (receptores nicotínicos)

Abordaje
- Tx temprano de las vías respiratorias y soporte ventilatorio
- Póngase en contacto con el centro de botulismo de los CDC (404-639-2206/3311) para obtener el antitoxina, BabyBIG de CA

Anamnesis
- Cuatro causas principales: infancia, alimentos, heridas, iatrogenia; también potencial de bioterrorismo
- Infantil: consumo de polvo, tierra o miel que contenga esporas → colonizan GI → se libera toxina *in vivo*
- Transmisión por alimentos (adultos): ingesta de alimentos contaminados con toxina preformada, por lo general entre productos enlatados en casa, alimentos fermentados o envejecidos en casa y «cerveza» carcelaria
- Heridas: las esporas se infiltran en las heridas de la piel, germinan y liberan toxinas en el torrente sanguíneo
- Iatrogenia: receptor de altas dosis de inyecciones de «botox» para uso estético

Hallazgos
- Debilidad descendente y simétrica, parálisis flácida, paro resp, disfunción autonómica; NC afectados en 1.er lugar
- Infantil: llanto débil, mala succión, músculos flácidos/hipotónicos
- Transmisión alimentaria (12-36 h) y herida (varios días): disfunción autonómica, parálisis motora simétrica descendente, sensorio normal, eutermia

Evaluación
- No es necesario antes de la intervención
- Obtener muestras de suero, heces, heridas y alimentos para las pruebas de los CDC

Tratamiento
- ABC, intubación o suplemento de O_2
- Administrar antitoxina 1 frasco i.v. a adultos y niños
- Los bebés solo necesitan cuidados de apoyo, sin antitoxina

Remisión
- Ingreso en la UCI para soporte ventilatorio

Consejos y alertas
- Considerar el botulismo en todas las eval Dx de sepsis infantil
- La hipotermia inducida artificialmente no mejora el pronóstico
- AG y magnesio contraindicados, ya que potencian el bloqueo neuromuscular
- La recuperación de la fuerza puede tardar ~ 4 meses; puede requerir asistencia respiratoria durante meses

ANAFILAXIA Y ANGIOEDEMA

Abordaje
- Evaluar y tratar de inmediato toda posible anafilaxia; puede deteriorarse con rapidez
  - Tiempo medio de anafilaxia hasta el paro cardiorresp: 5 min (fármacos), 15 min (venenos), 30 min (alimentos) (Clin Exp Allergy 2000;30(8):1144)

Definición (J Allergy Clin Immunol 2020;145(4):1082)
- Anafilaxia: reacción mediada por IgE de inicio agudo y ocasionalmente mortal que provoca disfunción multisistémica: cutánea (urticaria), mucosas (angioedema), GI (N/V), respiratoria (broncoespasmo), circulatoria (hipotensión, síncope), neurológica (AEM)
  - La ausencia de síntomas cutáneos es rara
- Dxd: reacción anafilactoide, angioedema, Sx neurocardiogénicos, cánceres asociados con rubor (p. ej., carcinoide), toxicidad escombroide, mastocitosis sistémica, otras causas de choque o colapso respiratorio (J Allergy Clin Immunol 2005;115:S485)

Anafilaxia y Sx similares a la anafilaxia	
Fisiopatología	**Definición**
Anafilaxia	Reacción mediada por IgE → urticaria, hipotensión y broncoespasmo (múltiples causas; requiere repetir exposición, pero no siempre se conoce)
Reacción anafilactoide	Reacción no mediada por IgE, puede parecer idéntica a la anafilaxia, pero no requiere una exposición previa (p. ej., contraste con yodo)
Angioedema (West J Emerg Med 2019;20(4):587)	Edema subdérmico/submucoso sin fóvea, mediado por bradicinina o histamina, por lo general en la cara, las vías respiratorias y el tubo digestivo (secundario a IECA, deficiencia de C1-esterasa, idiopático)

Anamnesis
- Síntomas: el inicio repentino es clave; puede haber muchos síntomas de los órganos: urticaria, hinchazón de lengua/garganta, ronquera, disnea, N/V, cólicos abd, presíncope
- Evaluar las exposiciones recientes: alimentos (frutos secos, huevo, mariscos), meds (Abx, AINE, vancomicina, contraste de yodo; IECA para el angioedema), enzimas (insulina, tripsina, etc.), alérgenos aéreos (polen, moho), venenos (abejas, hormigas, ofidios), inducido por el ejercicio, látex, idiopático
- Evaluar los HxM incluyen atopia, Sx de hipersensibilidad o angioedema hereditario

Exploración física
- Urticaria, inyección conjuntival, eritema difuso, edema facial o bucofaríngeo, sialorrea, ronquera, estridor, sibilancias, ↓ PA

Evaluación y tratamiento
- No hay pruebas indicadas de forma rutinaria; considerar la triptasa sérica durante el episodio agudo, sobre todo si es idiopático o el Dx es incierto (la elevación de la triptasa es Esp pero no Sen a las reacciones mediadas por IgE)

Tratamiento	
Tipo de reacción	**Abordaje Tx**
Mayoría de las reacciones alérgicas	Eliminar el alérgeno
	H1B: difenhidramina 25-50 mg v.o. o i.v.
	H2B: ranitidina 150 mg v.o. o 50 mg i.v.
	Prednisona 60 mg o metilprednisolona 125 mg i.v.
Anafilaxia (J Allergy Clin Immunol 2020;145(4):1082; Ann Emerg Med 2006;47:373)	**Intubación:** pensar en fibra óptica/consciente
	Todos los Tx de la reacción alérgica (i.v.)
	Bolo de LIV
	Epinefrina: (repetir PRN, ± infusión, 1.ª línea, no retrasar) I.m.: 0.1 mg/kg (1:1000), máx 0.3 mg (niños) o 0.5 mg (adultos) I.v.: 0.1-0.25 mg (1:10000) si es grave (i.m. es más seguro) Neb: 0.5 mL de epi al 2.25% en 2.5 mL de SSN (no i.v.) Epi gtt: 1-4 µg/min (ajustar hasta lograr la estabilidad)
Angioedema (West J Emerg Med 2019;20(4):587)	**Considerar Tx para reacción alérgica** (epi, corticoides, bloqueador H1/H2)
	Deficiencia de **C1 esterasa:** PFC, icatibant (concentrado de C1-isoniazida)
	Inducido por IECA: suspender IECA, dar icatibant si está disponible (reduce el tiempo de resolución) (NEJM 2015;372(5):418)
	Compromiso de las vías respiratorias: evaluación con fibra óptica ± intubación ± crico

- H1B + H2B > H1B solo para la urticaria (NEJM 2004;351:2203)
- Epi i.m. vs. s.c.: se prefiere i.m. → absorción más rápida (J Allergy Clin Immunol 2001;108:871)
- Epi i.m. vs. i.v.: se prefiere i.m. → más seguro (World Allergy Organ J 2015;8(1):32)

- Epi y enf cardiaca: monitorizar → epi está relativamente contraindicada en caso de EAC, pero la mortalidad de la anafilaxia sin epi >> mortalidad por arritmia secundaria a epi
- Epi vs. glucocorticoides: la epi es de 1.ª línea en la anafilaxia; los glucocorticoides son mejores para la sx tardíos, pero la evidencia sobre el beneficio agudo no es concluyente (*Cochrane 2012;4:CD007596*)

Remisión
- Alta después de un período breve de observación (1-2 h): ptes con reacciones locales (sin indicación de afectación de vías respiratorias) o reacción generalizada de presentación tardía (sin afectación de vías respiratorias)
- Recetar EpiPen (sobre todo si se desconoce la causa) y seguimiento del alergólogo
- **Reacciones bifásicas** (*J Allergy Clin Immunol 2020;145(4):1082*): pueden ocurrir hasta en el 20% de los casos; ocurren 1-72 h después de la resolución del síntoma inicial; mayor riesgo si son graves o requieren > 1 dosis de epi, presión diferencial amplia, desencadenante desconocido, síntomas cutáneos, desencadenante farmacológico en niños
- No hay pruebas de que glucocorticoides o antihistamínicos eviten las reacciones bifásicas
- Considerar la observación prolongada si se requiere epi o si hay alto riesgo de reacción bifásica; no hay datos claros sobre la duración recomendada de la observación y considerar el alta temprana (*Allergy 2014;69(6):791*)
- Riesgo menor de reacción bifásica clínicamente importante (< 0.5%) (*Annals Emerg Med 2014;63(6):736*)
- Ingresar en UCI: reacción anafiláctica grave (múltiples epi, epi gtt, compromiso de vías respiratorias)

Consejos y alertas
- Los IECA pueden causar angioedema en cualquier momento, independientemente de la duración de su uso
- Alergia a PCN: la alergia mediada por IgE confiere un riesgo bajo (~1%) de reactividad cruzada con las cefalosporinas; sin embargo, hay que evitarla si la reacción es grave (*NEJM 2006;354:601*)

URGENCIAS ONCOLÓGICAS

Véase también capítulo 1 (Taponamiento cardiaco), capítulo 2 (Dificultad respiratoria, Hemoptisis), capítulo 5 (Alteración del estado mental, Convulsiones, Tumor cerebral, Infecciones del SNC), capítulo 9 (SIADH, Hipercalcemia), capítulo 12 (Sx de cauda equina)

FIEBRE NEUTROPÉNICA

Panorama general (*Clin Infect Dis 2011;52(4):e56; J Oncol Pract 2019;15(1):19*)
- **Definición:** fiebre (temp única > 38.3 °C o temp > 38 °C durante 1 h) + neutropenia (RAN < 500 o prevista < 500 dentro de 48 h o «neutropenia funcional» [p. ej., LMA])
- **Abordaje:** acceso i.v. urgente, LIV y Abx; la mayoría de los ptes no acabarán teniendo una infección identificable, pero los que la tienen pueden deteriorarse rápidamente
- **Etiología:** infección encontrada en el 40-50% (bacteriemia en el 10-30%, más frecuentemente BGN/CGP); infección micótica rara a menos que la neutropenia > 1 sem; considerar también viral, fármacos (quimio), TEV, carga tumoral

Diferencial de la fiebre en el pte neutropénico	
Categoría	**Fuente**
Bacteriana	CONGO (sinusitis, mucositis, otitis, faringitis), pulm (neumonía, TB, neumonitis), GI (colitis, mucositis, hepatobiliar), GU (IU, pielo), cardiaca (endocarditis), neuro (meningoencefalitis, absceso epidural), piel (celulitis, infección relacionada con la línea, absceso [incluido el perianal])
Viral	Influenza (en epidemias), VSR, otros patógenos virales, VHS, CMV, VEB
Micótica	Candidiasis, aspergilosis (la más frecuente con riesgo de muerte)
Asoc con meds	Muchos quimioterápicos pueden causar reacciones febriles inmunomediadas

Anamnesis
- Fecha de aparición de la fiebre y de la última quimio (nadires de RAN 10-14 días después de la quimio), infecciones previas, Abx recientes, contactos enfermos, HxS; RS exhaustiva
- Evaluar los FaR que exigen ingreso hospitalario: puntuación MASCC (*véase Remisión*)

Exploración física
- Examinar piel, boca, pulmón, abdomen, sitios de catéteres/Qx, área perirrectal (no tacto rectal)

Evaluación
- BH con diferencial, QS20, coag, EGO/urocultivo, hemocultivo (al menos 2 + cualquier puerto de catéter si está presente), ± RxT, pruebas virales y cultivo de esputo si hay síntomas resp
- ± Análisis adicionales: coagulación, cultivos (heces/esputo/peritoneal/LCR), PCR para *C. diff*
- Imagenología: considerar imágenes de tórax, abdomen/pelvis, senos paranasales, cerebro

Criterios de bajo riesgo para la fiebre neutropénica	
Adultos (J Clin Oncol 2000;18:3038)	Edad < 60 años, síntomas mínimos, sin ↓ PA, tumor sólido, sin EPOC, sin infección micótica, sin deshidratación
Ptes pediátricos ≤ 16 años) (J Clin Oncol 2000;18:1012)	Monocitos ≥ 100, sin comorbilidad, RxT normal

Tratamiento (Clin Infect Dis 2011;52(4):e56)
- Reanimación con líquidos, vasopresores, Abx empíricos (el retraso de los Abx se asocia con peor pronóstico) (Antimicrob Agents Chemother 2014;58:3799)
- El Tx empírico depende del nivel de riesgo (véase arriba): bajo riesgo (v.o., ambulatorio) vs. alto riesgo (i.v., hospitalizado)
  - Riesgo bajo: ciprofloxacino + (amoxicilina/clavulanato o clindamicina [si alérgico a penicilina])
    - Si no hay FaR, mort y fracaso del Tx oral es similar al del Tx i.v. (Cochrane 2013;10:CD003992)
  - Riesgo alto: antiseudomonas (piperacilina-tazobactam, ceftazidima, cefepima, meropenem o imipenem [reservado para aquellos con colonización de bacterias resistentes o sepsis grave])
    - Si es alérgico a la penicilina: levofloxacino + aztreonam o AG
    - Si hay complicaciones: añadir AG o quinolona para una sinergia adicional contra BGN
    - En caso de infección de la vía, neumonía, hipotensión, celulitis: añadir vancomicina
    - Si se trata de un OMFR, considerar carbapenem (si es BLEA), vancomicina (si es SARM), linezolid (si es ECRV)
    - Los antimicóticos generalmente no están indicados, excepto si hay un fuerte antecedente, choque o THC reciente

Remisión
- Ingresar a todos los ptes de alto riesgo; los de bajo riesgo (puntuación MASCC de 21 o más) pueden recibir el alta solo si se garantiza un seguimiento cercano en consulta con el oncólogo
- La puntuación CISNE puede superar el índice de riesgo MASCC en identificar a los ptes de bajo riesgo que acuden al SU para ser evaluados (Ann Emerg Med 2017;69(6):755)

Índice de riesgo de la Association for Supportive Care in Cancer (MASCC)			
Criterios	**Pts**	**Rendimiento predictivo de la resolución de la fiebre sin complicaciones graves**	
No hay síntomas o son leves	5		
Sin hipotensión (PAS > 90 mm Hg)	5	**Pts totales**	**VPP (%)[a]**
Sin EPOC activa (O_2, corticoides, broncodilatadores)	4	≥ 17	84
No hay tumor sólido ni Hx de infección micótica	4	≥ 19	86
Sin deshidratación	3	≥ 20	90
Carga de sx moderada	3	≥ 21	91
Estado ambulatorio	3	≥ 22	94
Edad < 60 años	2		

[a]VPP de resolución de la fiebre sin complicaciones médicas. J Clin Oncol 2000;18(16):3038.

Índice clínico de neutropenia febril estable (CISNE)					
Criterios	**Pts**	**Tasa de resultados adversos por puntos**			
Estado de rendimiento de ECOG ≥ 2[a]	2	**Resultado**	**Puntos totales**		
Hipergluc inducida por estrés	2		**0 (%)**	**1-2**	**≥ 3 (%)**
EPOC activo	1	Complicaciones med	1.1	6.2	36.0
Enf cardiovascular crónica	1	Bacteriemia	9.1	9.0	15.5
Mucositis grado NCI ≥ 2[b]	1	Mortalidad	0.0	0.0	3.1
Monocitos < 200/μL	1				

J Clin Oncol 2015;33(5):465. [a]ECOG Performance Status: 0 (totalmente activo, capaz de realizar todas las actividades anteriores a la enf sin restricciones), 1 (restringido en la actividad físicamente extenuante, pero deambula y puede realizar trabajos de naturaleza ligera o sedentaria), 2 (deambula y es capaz de todo el autocuidado, pero no de actividades laborales; activo más del 50% de las horas de vigilia), 3 (capaz de cuidado personal limitado; confinado en cama o silla más del 50% de las horas de vigilia), 4 (discapacitado; no puede realizar autocuidado; totalmente confinado en cama o silla). Fuente: Am J Clin Oncol 1982;5:649. [b]Grados NCI de mucositis: 0 (ninguna), 1 (úlceras indoloras, eritema o dolor leve en ausencia de lesiones), 2 (eritema doloroso, edema o úlceras, pero puede comer/degustar), 3 (eritema doloroso, edema o úlceras que requieren hidratación i.v.), 4 (ulceración grave o que requiere soporte nutricional parenteral o enteral o intubación profiláctica). Cáncer 2004;100(9 suppl):1995.

SÍNDROME DE LISIS TUMORAL (SLT)

Panorama general (NEJM 2011;364(19):1844; Oncology 2011;25(4):378)
- **Definición (Cairo-Bishop):**
  - SLT de lab: 2 anomalías metabólicas (> 25% ↑ K, ↑ PO_4, ↓ Ca, ↑ ácido úrico) 3 días antes o 7 días después de iniciar quimio a pesar de reanimación con volumen (también puede ser espontánea)

- SLT clínico: disfunción renal, neurológica o cardiaca que no es el resultado de la quimio en sí misma (indicios de LRA [TFG ≤ 60], arritmia o convulsiones)
- **Etiología:** células neoplásicas de destrucción rápida → liberación de ácidos nucleicos, K, PO_4 → ácido úrico (de ácidos nucleicos), LRA (secundario a ácido úrico), ↓ Ca (secundario a PO_4)
- Típicamente 48-72 h después de iniciar el Tx citotóxico del cáncer; se asocia con tumores grandes, de rápida proliferación y que responden al Tx (sobre todo leucemia aguda, LNH, Burkitt)
- **Abordaje:** obtener un ECG inmediatamente (buscar signos ↑ K) y aplicación de monitor cardiaco, reanimación con LIV

Anamnesis
- Síntomas diversos (necesitan un alto índice de sospecha antes de los análisis): letargia, náusea, vómito, confusión, mialgias, edema, ICC, hematuria, disritmia cardiaca, convulsiones, calambres musculares, tetania, síncope, muerte súbita, síntomas similares a los de la sepsis
- Evaluar la última quimio, pero puede presentar signos de malignidad

Evaluación
- QS10 en serie (↓ Ca, ↑ PO_4, ↑ BUN/Cr, ↑ K), ↑ ácido úrico, ↑ LDH (marcador de proliferación tumoral), EGO (pH de la orina), leuco con diferencial, GV, Foley (descartar LRA posrenal), medición rigurosa de la diuresis

Tratamiento *(NEJM 2011;364(19):1844)*
- Corregir trastorno electrolítico (↑ K, ↑ PO_4, ↑ Ca); el Tx con Ca en caso de hiperK debe hacerse con precaución (puede empeorar los cristales de $CaPO_4$ en los riñones y empeorar la LRA) *(véase también cap. 9)*
- Mantener la diuresis > 1 mL/kg/h: LIV ± diurético de asa PRN
- Reducir el ácido úrico: alopurinol (previene la formación de ácido úrico) o rasburicasa (más eficaz; descompone el ácido úrico existente); administrar rasburicasa en consulta con oncología
  - Rasburicasa (vs. alopurinol): reduce el pico medio de PO_4 y ácido úrico, menos LRA, reduce la necesidad de hemodiálisis; superior en numerosos ensayos
- Evitar el $NaHCO_3$ para la alcalinización de la orina: ↓ cristales de ácido úrico, pero también ↑ cristales de $CaPO_4$
  - Considerar solo si no hay rasburicasa disponible Y el PO_4 sérico es normal
- Hemodiálisis: si persiste K ↑, acidosis grave, sobrecarga de volumen, uremia, ↑ PO_4 o ↓ Ca intensas

Remisión *(Leuk Lymphoma 2013;47:1353)*
- Aquellos con SLT clínico con convulsiones o disritmia deben ser ingresados en la UCI
- Aquellos con LRA deben ser ingresados en sala de tele/UCI
- Aquellos con SLT de laboratorio pueden ser ingresados en cama monitorizada

SÍNDROME DE LA VENA CAVA SUPERIOR

Panorama general
- **Definición:** obstrucción intrínseca/extrínseca de la VCS que provoca una presión venosa retrógrada elevada
- **Etiología:** tumores malignos (p. ej., pulmón, mediastino) en la mayoría de los casos, trombosis (asociado con dispositivo implantable), rara vez TB y aortitis sifilítica *(NEJM 2007;356(18):1862)*

Anamnesis y exploración física
- Aparición subaguda (generalmente en semanas) de hinchazón de los MS, el tórax, la cara ± edema laríngeo (tos, ronquera, estridor), edema cerebral (cefalea, confusión) o ↓ retorno venoso (hipotensión)
- La gravedad de los síntomas, la agudeza del empeoramiento y el tipo de cáncer determinan la intervención y la urgencia
- Revisar si hay edema de los MS o facial/bucofaríngeo, rubor, cianosis, IY, ruidos pulmonares anómalos, déficits neuro incluido el Sx de Horner

Evaluación
QS10, BH, RxT, TC de tórax (con contraste i.v.) ± TC de cráneo (descartar HIC), ECOPC

Tratamiento *(NEJM 2007;356(18):1862; Crit Care Med 2012;40:2212)*
- Elevar la cabecera de la cama (disminuir la PIC), intubar si hay obstrucción inminente de las vías respiratorias
- Si hay neoplasia secundaria: quimio, RT, endoprótesis (stent) endovasc (si no hay Dx histológico)
  - Los glucocorticoides se utilizan de forma habitual para reducir el edema, pero su beneficio es incierto
- Si hay trombosis secundaria: anticoagulación (si hay cefalea concomitante: descartar HIC primero), quitar la vía si se puede
- Si hay edema cerebral u obstrucción de vías respiratorias: consultar Rad-Onc, RI desde la SU

Remisión
- Ingresar para eval Dx rápida (p. ej., para detectar una masa) y el Tx de los ptes sintomáticos

Panorama general
- Sx de hiperviscosidad (*Emerg Med Clin N Am* 2014:32:495): síntomas clínicos y hallazgos físicos vs. aumento de la viscosidad del suero debido a la elevación patológica del contenido celular (leuco -> leucostasis) o acelular (proteínas) en la circulación, lo que provoca un flujo bajo y una hemorragia prolongada
  - Más frecuente en la macroglobulinemia de Waldenström (causa principal; puede ser el sx de presentación), mieloma múltiple, leucemia aguda (secundario a proteínas celulares)
- Leucostasis (*Blood Rev* 2012;26:117): el recuento de leucocitos es lo suficientemente alto como para provocar una congestión vascular que conduce a una disfunción de los órganos diana; no hay un umbral único de recuento de leuco

Hallazgos
- Pulmonares: disnea, taquipnea, hipoxemia, crepitaciones/roncus a la auscultación
- SNC: confusión, alucinaciones, cefalea, ataxia, coma, HIC, déficits neuro
- Hemorragia de las mucosas
- Otros: hemorragia retiniana, IM, isquemia de los miembros, priapismo, trombosis de la vena renal, infarto renal

Evaluación
- BH con diferencial y frotis, QS, PFH, coag, lactato, considerar trop/BNP
- RxT o TC de tórax, TC o RM de cráneo

Tratamiento
- Reducción de la viscosidad de la sangre: LIV, evitar la transfusión de eritro (aumenta la viscosidad)
  - Leucoféresis o plasmaféresis, hidroxiurea o quimioterapia para reducir el recuento de leucocitos u otras células (alto riesgo de SLT)

Remisión
- Ingresar, puede requerir UCI

Panorama general (*World J Gastroentrol* 2017;23(1):42)
- **Definición:** enf rara que pone en peligro la vida de los ptes neutropénicos, caracterizada por una lesión de la mucosa, edema y distensión intestinal, translocación bacteriana; ciego ± íleon y colon
- **Abordaje:** acceso i.v. temprano, LIV, Abx, consulta Qx

Anamnesis
- Dolor abd (CID o difuso), diarrea, fiebre; ± N/V, distensión, HD
- El inicio corresponde al nadir de los leuco (10-14 días después de la quimio)

Exploración física
- Evaluar siempre el dolor a la descompresión; no se hace tacto rectal dada la neutropenia

Evaluación
- BH, QS20, lactato, hemocultivo, TC abdominal y pélvica (intestino grueso/dilatado, neumatosis), ± Rx de abdomen de pie si hay retraso en la TC (puede mostrar gas intramural) o posible perforación (aire subdiafragmático)

Tratamiento (*World J Gastroentrol* 2017;23(1):42)
- De apoyo: LIV, analgesia, antieméticos, SNG PRN para descompresión intestinal
- Abx temprano como para la fiebre neutropénica (*véase arriba*); añadir metronidazol
- Puede necesitar intervención Qx si hay indicios de perforación o necrosis intestinal

Remisión
- Ingresar, puede necesitar la UCI

Panorama general (*Ca Cancer J Clin* 2020;70(2):86)
- La inmunoterapia manipula el sistema inmunitario para reactivar las respuestas antitumorales
- Ejemplos: citocinas dirigidas, inhibidores de puntos de control, terapia celular adoptiva, virus oncolíticos, vacunas contra el cáncer

Inhibidores de los puntos de control
- Se unen a las proteínas de punto de control para superar la inhibición de los linfocitos T mediada por el tumor
- Algunos ejemplos son los anticuerpos anti-CTLA-4, PD-1 y PD-L1, utilizados para tratar el melanoma, el cáncer colorrectal, el cáncer de pulmón, el carcinoma de células escamosas H+N, el cáncer gástrico, el linfoma de Hodgkin, etc.

- Los efectos adversos incluyen toxicidades inflamatorias (múltiples manifestaciones posibles incluyendo cutáneas, neumonitis, colitis, hepatitis, tiroiditis, hipofisitis, artritis, encefalitis/mielitis, nefritis, uveitis, miocarditis, citopenias, etc.)
- El Tx incluye corticoides e inmunosupresión, consulta cercana con oncología

Terapia celular adoptiva
- Terapia celular CAR-T: linfocitos T autólogos modificados genéticamente que se unen al receptor de linfocitos B, utilizados para tratar LLAB y LDLBG
- Sx de liberación de citocinas: es el resultado de la activación de los linfocitos T que lleva a una respuesta inflamatoria sistémica; se presenta con fiebre, síntomas constitucionales; puede progresar a fallo multiorgánico y colapso circulatorio; el Dxd también incluye sepsis, se produce 1-14 días después de la infusión; se trata con antagonista del receptor de IL-6 (tocilizumab) (*NEJM* 2013;368:1509)
- Linfohistiocitosis hemofagocítica/Sx de activación de macrófagos: se presenta con hepatoesplenomegalia, disfunción hepática, hiperferritinemia, hipofibrinogenemia, coagulopatía, disfunción renal, edema pulmonar, hemofagocitosis
- Sx de neurotoxicidad: suele causar temblor, disgrafía, afasia expresiva, apraxia y deterioro de la atención; los ptes progresan al mutismo y la acinesia (consciente, mudo, incapaz de seguir órdenes); puede avanzar a convulsiones subclínicas y edema cerebral; tratar con dosis altas de corticoides en estrecha consulta con oncología (*J Natl Compr Canc Netw* 2018;16(suppl 5):594)

ENFERMEDAD DE CÉLULAS FALCIFORMES (ECF)

Panorama general (*Emerg Med Clinics N Amer* 2014;32(3):629)
- **Fisiopatología:** mutación recesiva de la globina β (por lo general, HbSS) → HbS estructuralmente anómala → la forma desoxigenada se polimeriza → eritro con forma de hoz → ↓ capacidad de deformación de los eritro → hemólisis y oclusión microvascular → lesión por isquemia y reperfusión tisular

Presentaciones agudas de la ECF	
Anemia aguda	**Crisis aplásica:** reducción de la producción de médula (p. ej., parvo B19) combinada con una vida media corta de los eritro existentes **Secuestro esplénico:** secuestro de eritro en el bazo **Crisis hiperhemolítica:** secundaria a hemólisis
Crisis vasooclusiva (CVO)	Puede manifestarse como dolor (migratorio, progresivo), infarto tisular (ACV, necrosis renal, necrosis aséptica o hepática), priapismo
Sx torácico agudo (STA)	Se asemeja a la neumonía; fiebre, disnea, hipoxia, infiltrados en la RxT; el 13% requerirá ventilación mecánica; la mortalidad es de hasta el 9%; el 80% se produce con CVO (*Chest* 2016;149:1082)
Dolor agudo sobre dolor crónico	De origen ortopédico, causado por necrosis avascular (NAV) de las articulaciones, infarto óseo, osteo o úlceras crónicas; el dolor es persistente en la misma localización con reagudización, localizado en huesos o articulaciones
Infección	En riesgo de infección con organismos encapsulados secundario a asplenia funcional; umbral bajo para pruebas: EGO, RxT, cultivos; considerar PL, artrocentesis, Abx empírico si hay fiebre

- **Abordaje:** iniciar analgesia empírica precozmente, puede descompensarse rápidamente; mantener un alto índice de sospecha de infección, LIV si preocupa la hipovolemia

Anamnesis y exploración física
- **Hx:** evaluar la localización, duración e intensidad del dolor; similitud con crisis anteriores; síntomas de infección
- **EF:** evaluar movilidad articular en las zonas afectadas, estado resp, déficits neuro y priapismo

Evaluación
- BH con diferencial (comparar con valor de ref), QS20 (↑ bilirrubina en caso de hemólisis), recuento de reticulocitos (↑ en hemólisis o secuestro; ↓ en crisis aplásica), LDH (elevada), GA (en caso de hipoxia)
- Imagenología según los síntomas: RxT (si DTo o posible SCA), Rx/RM (osteomielitis o NAV), angio-TC de tórax (EP); angio-TC/RM (ACV)

Tratamiento

Tx agudo en la ECF (*Chest* 2016;149(4):1082)	
Crisis aplásica	Transfusión de eritro
Crisis hiperhemolítica	Transfusión de CE si hay compromiso hemodinámico
Secuestro esplénico	Transfusión de CE
CVO	O₂, +/– LIV, analgesia (evaluar el plan de dolor con hematólogo ambulatorio si es posible), transfusión CE si están por debajo del valor de referencia

Sx torácico agudo	O₂, Abx (ceftriaxona/azitromicina), exanguinotransfusión; transfusión de CE si Hb/Hct están por debajo del valor de referencia y se retrasa la exanguinotransfusión, LIV juiciosa (puede empeorar la situación)
ACV agudo	O₂, LIV, exanguinotransfusión; transfusión de CE si se retrasa la exanguinotransfusión
Otras lesiones orgánicas graves (p. ej., hepáticas)	O₂, LIV, transfusión de CE, discutir la exanguinotransfusión con hematología
Sepsis (cualquier causa)	Abx de amplio espectro, sobre todo si tiene vía permanente

Crónica
- Hidroxiurea: ↑ HbF que conduce a una menor polimerización de la HbS desoxigenada y ↓ crisis de dolor, frecuencia y duración de las hospitalizaciones, y riesgo de Sx torácico agudo (*NEJM* 1995;1332:1317), ↓ mortalidad (*NEJM* 2003;1289:1645), necesita tiempo para funcionar, por lo que no es práctico en el SU

Remisión
- Alta: si el dolor está controlado, no hay indicios de hemólisis; seguimiento cercano de hematología
- Ingresar: cualquier complicación aguda, como se detalla arriba

SANGRADO ANÓMALO

Panorama general
- La causa y el Tx dependen de la naturaleza del problema (recuento y función de plaq, tiempo de coag, combinación)
- Puede ser congénito o adquirido por fármacos, enf asociadas o causas iatrógenas

Dx diferencial del sangrado anómalo	
Problema 1.°	**Posibles causas**
↓ recuento de plaquetas	PTI, SUH/PTT, CID, Sx HELLP (si está embarazada), LES, TPIH, secuestro esplénico (p. ej., LNH, mielofibrosis, cirrosis), insuf de médula ósea (p. ej., anemia aplásica, hemopatía maligna), transfusión/dilución masiva, enf sistémica crónica
↓ función plaquetaria	EvW, meds (p. ej., ácido acetilsalicílico/AINE, clopidogrel, inhibidor de GP IIb/IIIA), enf sistémica crónica (p. ej., uremia, cirrosis, leucemia/SMD)
↓ cascada de coag	CID, meds (p. ej., cumarina, ACOD), deficiencia de factores (p. ej., hemofilia), enf sistémica crónica (p. ej., desnutrición, cirrosis), transfusión/dilución masiva

Anamnesis y exploración física
- Los Sx hemorrágicos pueden presentarse en muchos sistemas orgánicos, incluso en varios a la vez:

Antecedentes			
Sistema	**Manifestación**	**Sistema**	**Manifestación**
CONGO	Hemorragia gingival, epistaxis	GU	Hematuria, menorragia
SNC	HIC, hematoma epidural	MESQ	Hematoma, hemartrosis
Pulm	Hemoptisis	Piel	Petequias, púrpura, equimosis
GI	Hematemesis, melena, hematoquecia		

- La exploración física puede sugerir un problema de sangrado:
  - Petequias: ↓ recuento plaq ↓
  - Púrpura: ↓ recuento plaq, ↓ función plaq, problema con vasos sanguíneos o tejido conjuntivo
  - Equimosis: ↓ cascada de coagulación, problema con el tejido conjuntivo, trauma
  - Hemorragia muscular o articular profunda: ↓ cascada de coagulación

Evaluación
- BH con diferencial, QS7, coag; considerar PFH, frotis de sangre periférica, pruebas para CID (fibrinógeno, dímero D, LDH, haptoglobina), Coombs directo

TROMBOCITOPENIA INMUNE

Panorama general
- **Definición:** destrucción inmunitaria de las plaq mediada por Ac (recuento plaq < 100 k/μL); ya sea 1.ª (idiopática) o 2.ª (a virus, meds, enf autoinmune, embarazo, vacuna)
  - Meds frecuentemente asociados: quinina, antimicrobianos (linezolid, rifampicina, vancomicina, sulfamidas), anticonvulsivos (fenitoína, ácido valproico, carbamazepina), tiazidas, BH2, AINE/paracetamol, quimio (*NEJM* 2007;357(6):580)
- Dx de exclusión: descartar PTT/SUH, TPIH, trastorno hemático (p. ej., cáncer, SMD, VIH)

Anamnesis y exploración física
- Petequias agudas/subagudas ± indicios de hemorragias (*véase* arriba; evaluar si hay HIC, HD, etc.); preguntar siempre sobre nuevos meds, infecciones recientes, embarazo

Evaluación (*Blood* 2011;117(16):4190)
- BH con diferencial (↓ recuento plaq, de lo contrario normal), frotis periférico (sin esquistocitos), coagulación (normal), G&C
- Se recomienda evaluar VIH/VHC en todos los ptes para descartar otra causa; *H. pylori* también puede estar asociado

Tratamiento (*Blood* 2011;117(16):4190; *Blood Adv* 2019;3(23):3829)
- Adultos: se está asintomático, rara vez se indica Tx si plaq > 30 k y sin hemorragia, trauma o Qx
- Niños: tratar los casos leves de forma expectante, tratar si hay hemorragia activa

Tratamiento de la PTI		
Adultos	Sin sangrado, plaq > 30k	Tx expectante; seguimiento cercano
	Sin sangrado, plaq < 30k	Prednisona (0.5-2 mg/kg/día), O dexametasona (40 mg/día)
		IGIV (1 g/kg/día) × 1-2 día
		Ig anti-D (solo ptes Rh[+]) (75 µg/kg/día)
	Sangrado, plaq < 50k	Combinar el Tx anterior, transfundir
Niños	Sin hemorragia, cualquier recuento plaq	Observación, no se indica Tx; seguimiento cercano
	Hemorragia de mucosas que no pone en riesgo la vida	Corticoides: prednisona 2-4 mg/kg/día v.o. × 5-7 días
		Ig anti-D (solo ptes Rh[+]) (75 µg/kg/día)
		IGIV: 0.8-1 g/kg i.v. × 1 dosis
	Hemorragia grave	Combinar el Tx anterior, transfundir

- Transfundir plaquetas según las siguientes directrices (*véase* sección *Transfusión*)
- Corticoides: fármacos de 1.ª línea, respuesta del 50-75%, a menudo las 3 sem
- IGIV: remisión equivalente pero más rápida vs. corticoides; consultar con hematología
- Ig anti-D: tan eficaz como la IGIV, pero con infusión más corta y respuesta más prolongada; consultar con hematología
- El Tx de 2.ª línea debe ser abordado con el consultor: agonista del receptor de trombopoyetina (eltrombopag o romiplostim), rituximab, esplenectomía, etc.
  - La plasmaféresis no tiene ningún papel en el Tx de la PTI

Remisión
- Alta: si no hay hemorragia activa, plaq > 20 k para los adultos (no hay límite de plaq para niños)
- Ingresar: cualquier adulto con plaq < 20 k o cualquier ptes con sangrado activo
- La recaída a largo plazo es usual (> 70%) sin importar la modalidad de Tx (*NEJM* 2007;357(6):580)

TROMBOCITOPENIA INDUCIDA POR HEPARINA (TIH)

Panorama general (*Blood Adv* 2018;2(22):3360)
- **Definición:** TCP(< 150 k) o caída del 30-50% en recuento plaq después de iniciar heparina
  - Más frecuente con heparina no fraccionada, pero también ocurre con HBPM
- **Patogenia:** complejo diana de IgG de heparina y PF4 → activación plaq → ↑ trombosis
  - Trombosis (arterial o venosa) en el 30-50% de los ptes: EP, TVP > isquemia de los miembros, ACV > IM

Anamnesis y evaluación
- Puede tener síntomas de TCP (si las plaq son muy bajas), trombosis (incluso con un recuento plaq normal), o ser un descubrimiento incidental; muy rara vez causa sangrado
- Suele aparecer entre 5 y 10 días después de empezar a tomar heparina, pero más rápido si la exposición a la heparina es reciente
- Pruebas de la enzima anti-PF4 altamente Sen, poco Esp (buen VPN); combinar las pruebas de lab con la probabilidad clínica (alta, media, baja) basada en la puntuación de las 4 T: Δ recuento plaq (> 50%, 30-50%, < 30%), nadir plaq (> 20k, 10-19k, < 10k), tiempo (5-10 días, >10 días, <4 días), complicaciones trombóticas y causas alternativas (sí, posible, no) (*J Thromb Haemost* 2006;4:759)

Tratamiento (*Blood Adv* 2018;2(22):3360)
- PARAR la heparina + cualquier dispositivo/lavado que contenga heparina (incluso si hay complicaciones trombóticas)
- Iniciar anticoag sin heparina (incluso si no hay trombosis): argatrobán, bivalirudina, ACOD
  - Evitar los antagonistas de la Vit K, ya que disminuirán la proteína C → ↑ trombosis
- Evitar las transfusiones de plaq a menos que haya una hemorragia o alto riesgo de esta
- La recurrencia con futura heparina puede ser baja si es negativo para el Ac contra PF4 > 100 días después del Dx (*NEJM* 2001;344:1286)

Remisión
- Ingreso para monitorización y anticoag i.v.

Sx URÉMICO HEMOLÍTICO Y PÚRPURA TROMBOCITOPÉNICA TROMBÓTICA

Panorama general (NEJM 2006;354(18):1927; NEJM 2014;371(7):654; Emerg Med Clinics N Amer 2014;32(3):649)
- **Definición:** oclusión microvascular sistémica (PTT) o intrarrenal (SUH) por agregación plaq → AHMA + TCP y trombosis microvascular
- **Patogenia:** PTT asociada con deficiencia de ADAMTS13 (por lo general escinde el FvW; la incapacidad resultante para escindir el FvW → activación plaq → microtrombos); SUH asociado con E. coli O157:H7, toxina shiga que lleva a una activación y regulación defectuosa del complemento

Anamnesis y exploración física
- PTT: aguda/subaguda, puede ser sutil y no Esp (péntada clásica rara); adultos > niños
  - AHMA: síntomas vagos (dolor abd, náusea, debilidad) secundarios a trombos microvasculares difusos
  - TCP: indicios de hemorragia, hallazgos cutáneos (petequias, púrpura)
  - Síntomas neuro: AEM, ACV, convulsiones; síntomas neuro presentes solo en el 50%
  - LRA: puede ser leve
  - Fiebre: infrecuente, de bajo grado cuando está presente; sin otra causa
- SUH: diarrea sanguinolenta y dolor abd, seguido por TCP e insuf renal; niños > adultos
  - Triada clásica: AHMA + TCP + insuf renal (anuria/oliguria, HTA)
- Preguntar siempre por los desencadenantes: SUH (alimentos contaminados), PTT (meds, enf sistémica, THC)

Evaluación
- BH con diferencial (↓ Hct, ↓ plaq), QS20 (↑ Cr, ↑ PFH), frotis periférico (esquistocitos), coag (normal), ↑ LDH y reticulocitos, ↓ haptoglobina, fibrinógeno y dímero D (normal), EGO/embarazo, Coombs directo (neg), C&G

Tratamiento
- Consultar con hematología, considerar una consulta renal temprana
- PTT: recambio plasmático (↑ supervivencia a los 6 meses, 78%), PFC (si se retrasa el recambio plasmático), corticoides (prednisona 1-2 mg/kg/día, metilprednisolona 1 g/día, datos sobre eficacia limitados)
- SUH: apoyo; los ptes suelen necesitar diálisis, CE prenatal, control de la PA (BCC), evitar los Abx y los fármacos antimotilidad
- No dar plaq → ↑ trombosis microvascular

Remisión
- Ingresar, puede requerir la UCI
- El riesgo de recaída es bajo en la PTT adquirida, pero puede ocurrir incluso años después del episodio inicial
- El SUH en los niños a menudo se resuelve sin que se produzca una enf renal a largo plazo (pero con mortalidad > al 45% en adultos)

COAGULACIÓN INTRAVASCULAR DISEMINADA (CID)

Panorama general (J Intensive Care 2014;2:15)
- **Definición:** coagulopatía consuntiva adquirida que pone en peligro la vida de la persona, asociada con diversas enf
- **Patogenia:** activación generalizada de la coag → trombosis de vasos pequeños/medios → disfunción de órganos, ↓ plaq/factores de coag → hemorragia y tromboembolia
- **Tipos:** no sintomático, fallo orgánico, sangrado, hemorragia masiva

Causas de la CID	
Cáncer (1.ª causa)	Tumores sólidos, neoplasias hemáticas, metástasis
Enf infecciosa	Sepsis, viremia
Trauma	Trauma grave, quemaduras, lesiones en la cabeza, embolia grasa
Obstetricia	Embolia de líquido amniótico, desprendim prematuro de placenta, HELLP
Inmunitarias	Reacción alérgica grave/transfusional, rechazo de trasplante, enf autoinmune

Anamnesis, exploración física, evaluación
- La enf sistémica subyacente es necesaria para el Dx (véase arriba)
- Evaluar signos y síntomas de hemorragia (hiperfibrinólisis), daño de órganos diana (hipercoag)
- BH con diferencial (↓ plaq [normalmente < 100]), ↑ TP, ↑ TTP, ↑ dímero D, ↓ fibrinógeno, ↑ LDH, ↑ productos de degradación de la fibrina, indicios de daño de órganos diana (↑ lactato, ↑ Cr); imagenología, cultivo PRN según síntomas
- Diferentes sistemas de puntuación utilizados para ayudar al Dx de la CID (Thromb Haemost 2011;105(1):40)

Tratamiento (J Thromb Haemost 2013;11:761)
- Tratar el trastorno subyacente es el pilar del Tx (Abx, Qx, quimioterapia, etc.)

- Transfundir si hay hemorragia, riesgo de hemorragia o necesidad de procedimiento: plaq (si hay hemorragia + plaq < 50k, o plaq < 10-20k con riesgo de hemorragia), PFC (si INR > 1.5; cuidado porque pueden necesitar grandes dosis [15-30 mL/kg]), crioprecipitado (si el fibrinógeno < 1.5 g/dL a pesar del PFC), concentrado de complejo de protrombina (si hay hemorragia y el PFC se retrasa o no es posible [p. ej., volumen])
- Heparina/HBPM si predomina la tromboembolia (la HBPM puede ser superior a la HNF)

Remisión
- Ingresar en la UCI

ENFERMEDAD DE VON WILLEBRAND (EvW)

Panorama general (*Blood* 2017;130(22):2386)
- **Definición:** trastorno hemorrágico hereditario más frecuente, causado por ↓ FvW (↓ cantidad [tipo 1 {deficiencia parcial}, 3 {casi completa}] o función [tipo 2]); el FvW transporta el factor VIII y permite la adhesión/agregación plaq; rara vez es adquirido
- **Etiología:** el precursor del FvW es escindido por ADAMTS13 (*véase PTT arriba*) → FvW circulante activado por daño vascular → FvW se una al colágeno → agregación plaq
  - ↓ FvW conduce a ↓ agregación plaq y ↑ degradación del factor VIII

Anamnesis y exploración física
- Hemorragia mucocutánea, menorragia, hematomas, epistaxis, hemartrosis, hematomas
  - El 5-20% de las ptes con menorragia tendrán EvW (que a veces requiere una HAT)
- La mayoría de los ptes son conscientes de su historial (el 60-80% tendrán hemorragias tras la Qx), a menudo con HxF

Evaluación
- BH con diferencial, G&C, coag (↑ TTP); ↓ Ac contra FvW, ↓ actividad del FvW (cofactor de ristocetina), ↓ actividad del factor VIII

Tratamiento
- Hemorragias que amenazan la vida: es importante aumentar las concentraciones del FvW y del factor VIII
- Desmopresina (DDAVP): más útil en la EvW de tipo 1, en la que existe un FvW suficiente y funcional de forma no circulante; la DDAVP provoca la liberación endotelial del FvW y ↑ las concentraciones circulantes de FvW (sin cambios en el FvW global); eficacia variable; dosis 0.3 μg/kg i.v. o 1-2 aerosoles i.n.
- Sustitución del FvW: más útil en los tipos 2 o 3, en los que el FvW endógeno es disfuncional o está ausente; las opciones incluyen el crioprecipitado (requiere hasta 8-12 bolsas), el concentrado de FvW/factor VIII derivado del plasma (Humate-P) o el FvW recombinante + factor VIII
- Tx complementario: antifibrinolíticos (p. ej., TXA, ácido aminocaproico); faltan datos de alta calidad

Remisión
- Si la hemorragia es grave o significativa, ingresar; si se da el alta, realizar seguimiento con hematología

---

HEMOFILIA A/B

Panorama general (*J Emerg Med* 2020;58(5):756)
- Definición: trastorno ligado al X (generalmente masculino) secundario a ↓ factor VIII (hem A) o factor IX (hem B)

Gravedad de la hemofilia		
Gravedad	**Concentración del factor (% de la normalidad)**	**Manifestaciones**
Leve	5-40 UI/dL (5-40%)	Hemorragia grave con trauma grave
Moderada	1-5 UI/dL (1-5%)	Hemorragia grave con trauma menor
Grave	< 1 UI/dL (< 1%)	Hemorragia i.m. espontánea

Anamnesis y exploración física
- Sangrado (GI, GU, mucosas), hematoma, hemartrosis (rodilla, tobillo, codo), equimosis
- Clasificación de GUSTO de la gravedad de las hemorragias (*Circulation* 2011;123(23):2736):
  - Grave: HIC o hemorragia que provoque un compromiso hemodinámico
  - Moderada: requiere transfusión pero no conlleva compromiso hemodinámico
  - Leve: hemorragia que no cumple los criterios anteriores

Evaluación
- BH (plaq normales), INR normal, ↑ TTP, G&C, tiempo de sangrado normal, imágenes PRN
- Considerar la realización de pruebas, incluidas las combinadas, pruebas en busca de EvW y medir concentraciones de factores

Tratamiento *(Haemophilia 2013;19(1):e1; Haemophilia 2020;26(S6):1)*
- Alternativa al concentrado de factores o al Tx de pequeñas hemorragias:
  - Hemofilia A: desmopresina/DDAVP (0.3 μg/kg i.v., 150 μg en niños/300 μg en adultos) aumenta la concentración de factor VIII 3-5× por la liberación de FvW; también puede utilizarse crioprecipitado dada la alta concentración de factor VIII y FvW
  - Hemofilia B: ácido tranexámico (25-50 mg/kg/día)
- Hemorragias moderadas-graves: concentrado de factor VIII/IX según el grado de deficiencia
  - Dosis de factor VIII: por lo general, 50 UI/kg o (peso [kg] × 0.5 × aumento deseado de la concentración de factor)
  - Dosis de factor IX: por lo general, 100 UI/kg o (peso [kg] × 1 × aumento deseado de la concentración de factor)
  - Si es grave (p. ej., HIC), dar el factor incluso antes de las pruebas de Dx
  - Si los ptes han desarrollado inhibidores del factor VIII, considerar el uso del factor VIIa o del complejo de protrombina (que evita el factor VIII en la cascada de coagulación)

TRANSFUSIONES

Véase el capítulo 18 para las transfusiones en los traumatismos.

Panorama general *(Am Fam Physician 2020;102(1):30)*
- **Abordaje:** obtener el grupo/compatibilidad (G&C) de todo pte que se sospeche que necesita transfusión

Producto de transfusión	
Irradiados	Utilizar para ptes con inmunosupresión celular (p. ej., neonatos, THC, inmunodeficiencia congénita); destruye los linfocitos T del donante (↓ EICH)
Leucorreducidos	Usar para ptes trasplantados o que requieran múltiples transfusiones; elimina los leuco (↓ infección [p. ej., CMV], ↓ rechazo contra productos del donante, ↓ reacción febril no hemolítica)
Lavados	Utilizar para ptes con antecedentes de alergia a las transfusiones y deficiencia de IgA; elimina los componentes del plasma (↓ alergias); requiere mucho tiempo
Aféresis	Donante único (vs. donante combinado); se refiere a la transfusión de plaquetas

Transfusión de CE *(Ann Intern Med 2012;157:49; JAMA 2016;316(19):2025)*
- **Cuándo administrar:** las estrategias restrictivas ↓ eventos adversos, mortalidad *(Cochrane 2012;(4):CD002042)*
  - Todos los ptes: Hb ≤ 7, Hb > 7 + síntomas agudos, en curso o síntomas significativo
  - Enf cardiovascular: Hb ≤ 8, Hb > 8 + sx agudo, en curso o significativo
- **Qué administrar:** obtener siempre G&C en cualquier persona que pueda necesitar una transfusión
  - Transfusión urgente: sangre O(−) a las mujeres, O(+) a los hombres
  - En caso de transfusión masiva (se espera > 10 U CE/día), dar también PFC y plaq
- **Cuánto administrar:**
  - Neonatos: ↑ Hb en 3 g/dL para 10-15 mL/kg de CE
  - Adultos: ↑ Hb en 1 g/dL o Hct en 3%, por cada unidad de CE
- **Qué vigilar:**
  - Electrolitos: sobre todo si el volumen de CE es grande (↑ K, ↓ Ca)
  - O₂: los ptes con ICC pueden requerir diuresis simultánea

Transfusión de plaquetas *(Blood Transfus 2015;13:221)*
- **Cuándo administrar:**
  - Plaq < 10 k: independientemente de signos/síntomas de hemorragia o de comorbilidades
  - Plaq < 20 k: sin sangrado pero de alto riesgo si se deteriora (p. ej., enfermos crónicos, onco de alto riesgo)
  - Plaq < 50 k: hemorragia activa o necesidad de procedimiento invasivo
  - Plaq < 100 k: necesidad de procedimiento oftalmológico o neuro-Qx
- **Cuánto administrar:** ↑ plaq por 5 000-10 000 por cada unidad de plaq

Transfusiones de plasma fresco congelado *(Transfusion 2010;50(6):1227)*
- **Cuándo administrar:** transfusión masiva (*véase Trauma*); reversión de la warfarina (el CCPT de 4 factores es más eficaz y requiere menos volumen); coagulopatía (p. ej., CID); PTT/SUH (si se retrasa la plasmaféresis); sustitución de los déficits de factor (se prefiere el conc. de factor dirigido)
- **Cuánto administrar:** 10-20 mL/kg ↑ los factores de coag en un 20-30% (1 U de PFC = 200 mL); considerar administrar un diurético al mismo tiempo si hay indicios o se sabe de ICC

Transfusiones de crioprecipitado *(BC Medical J 2007;49(8):441)*
- **Cuándo administrar:** concentración de fibrinógeno < 1 g/L; déficit de factor XIII, hemofilia A, EvW, hemorragia relacionada con Tx trombolítico
- **Contiene:** factor VIII, XIII, fibrinógeno, FvW
- **Cuánto administrar:** 1 U/5-10 kg de peso corporal, aumentará el fibrinógeno en 0.5-1 g/L

Abordaje (*Ann Emerg Med* 2020;76(4):470)
- Suspender las dosis adicionales de anticoagulante
- Cuidados de apoyo: lavado gástrico o carbón activado (si hay sobredosis dentro de la hora), aplicar presión en el lugar de la hemorragia si es posible, transfundir (según indicación), considerar ácido tranexámico
- Reversión del fármaco específico: si hay una hemorragia importante o que ponga en peligro la vida (p. ej., HIC, hemoptisis, HD) o si es necesario un procedimiento o Qx de urgencia

Reversión de anticoagulantes de uso habitual		
Antiplaquetario	Sangrado menor	Sopesar los riesgos/beneficios de suspender los antiplaquetarios
	Sangrado intenso	Suspender el antiplaquetario, considerar la desmopresina[o] La transfusión de plaq puede ser perjudicial excepto en caso de TCP[b]
Heparina		Protamina (1 mg/90-100 U de heparina en las últimas 2-3 h; máx 50 mg)[c]
HBPM		La protamina puede ser parcialmente (60-80%) eficaz (dosis señalada arriba)[c]
Warfarina[d]	INR < 4 Sin sangrado	Disminuir u omitir la dosis única de warfarina Seguimiento para evaluar el INR en 48-72 h
	INR 4-10 Sin sangrado	Omitir 1-2 dosis de warfarina Vit K 1-2.5 mg v.o. × 1 si hay riesgo de hemorragia Seguimiento para evaluar el INR en 24-48 h
	INR > 10 Sin sangrado	Suspender warfarina (hasta revisar el INR en el seguimiento) Vit K 2.5-5 mg v.o. × 1 Seguimiento para evaluar el INR en 12-24 h
	INR > 1.5-2 Sangrado grave	Suspender la warfarina Vit K 5-10 mg i.v. (riesgo de reacción anafilactoide) Complejo de coag de protrombina (25-50 UI/kg) PFC (10-20 mL/kg) solo si no se dispone de CCPT
ACOD	Dabigatrán	El idarucizumab revierte la hemorragia en minutos[e] El CCPT de 4 factores puede ser eficaz[f]
	Rivaroxabán	El CCPT de 4 factores puede ser eficaz[f] Andexanet ($): dosis basada en el tiempo transcurrido desde la última dosis[g]
	Apixabán	El CCPT de 4 factores puede ser eficaz[f] Andexanet ($): dosis basada en el tiempo transcurrido desde la última dosis[g]

[o]*Crit Care Med* 2016;44(12):2251. [b]*Lancet* 2016;387(10038):2605. [c]*American College of Chest Physicians Evidence-Based Clinical Practice Guideline on Antithrombotic and Thrombolytic Therapy*, 8th ed. [d]*Circulation* 2012;125:2944. [e]*NEJM* 373(25):2413. [f]*Thromb Haemost* 2018;118(5):842. [g]*NEJM* 2019;380(14):132.

Consejos y alertas
- Los antiagregantes plaquetarios irreversibles inhiben la vida de las plaquetas (7-10 días)
- La Vit K tarda 6 (i.v.) a 24 (v.o.) h en revertir la warfarina; la i.v. puede causar reacción anafilactoide (bolo lento durante 30 min)
- El CCPT de 4 factores es superior al PFC, puede tener menos eventos adversos (*Lancet* 2015;385(9982):2077)
- Efectos adversos: con el CCPT de 4F la mayoría son por trombosis; con el PCF, por volumen
- El CCPT de 4F contiene factor II, VIII, IX, X, proteína C+S, heparina, albúmina

Abordaje
- Obtener siempre el consentimiento, si es posible, antes de realizar una transfusión
- Si hay indicios de reacción: detener la transfusión, revisar la bolsa, etiquetar y enviar los productos restantes al banco de sangre, brindar cuidados de apoyo
- Solo es posible reanudar la transfusión en caso de reacción alérgica leve (*véase más abajo*)
- Si hay fiebre, obtener BH, frotis, Coombs directo, EGO, tinción de Gram, hemocultivo (pte y producto)

Reacciones frecuentes o críticas a la transfusión		
Reacción	**Incidencia***	**Nota**
Fiebre (no hemolítica)	1:100	Ac de receptor vs. citocinas de donante; Dx de exclusión **Hx:** fiebre/escalofríos, taquicardia, malestar ± HTA transitoria **Tx:** antipiréticos, vigilar para descartar infección (transfusión séptica) o hemólisis (reacción hemolítica aguda) **Consejo:** considerar los productos lavados

Alérgica	1:1000	Mediada por la histamina; más frecuente con transfusión de plaquetas
Anafiláctica	1:10 000	**Dx:** prurito, urticaria ± angioedema, indicios de anafilaxia, disnea/sibilancias, hipotensión **Tx:** bloqueadores H1; broncodilatadores; si hay anafilaxia, añadir bloqueadores H2, glucocorticoides, epinefrina i.m.; se puede reiniciar la transfusión si los síntomas solo son locales y la resolución completa (detener si se repite) **Consejos:** si hay reacción alérgica a la transfusión, considerar productos lavados y premedicación con bloqueadores H1; no hay papel para la premedicación con corticoides
Con fiebre (hemolítica aguda)	1:10 000	Error en el producto sanguíneo (p. ej., incompatibilidad ABO, preparación incorrecta): puede ser inmunitario o no inmunitario **Dx:** fiebre (1.er signo) → dolor de costado, fiebre/escalofríos, disnea, LRA, hemoglobinuria, anemia, CID, choque dentro de 24 h **Tx:** si hay fiebre, vigilar otros síntomas; LIV/diuréticos para la diuresis **Consejos:** difiere de la reacción hemolítica tardía (1:2.5 k [1:10 en AD]; secundario a Ac contra grupos no ABO; ocurre 1 sem después de la transfusión; Dx por Hb que no aumenta como se espera, Coombs (+), ↑ bilirrubina; no se necesita Tx)
SCAT (sobrecarga circulatoria asociada con la transfusión)	1:10 000	Exceso de volumen/velocidad de transfusión, ↑ riesgo si hay Hx de ICC, ERC, gran volumen o velocidad rápida (p. ej., hemorragia) **Dx:** disnea, ↓ O₂, ↑ BNP, ↑ PVC & IY, edema periférico, edema pulmonar dentro de la 6 h de la transfusión **Tx:** O₂, diuresis, VPPNI PRN, reiniciar transfusión lentamente **Consejo:** dar diuresis con fusión es de alto riesgo para SCAT
LPAT (lesión pulmonar asociada con la transfusión)	1:100 000	Etiología propuesta: los Ac del donante se unen a los leuco del receptor → se acumulan en los capilares pulmonares →↑ permeabilidad → edema **Dx:** disnea, ↓ O₂, RxT con infiltrados bilaterales; fiebre/hipotermia, hipotensión/HTA; dentro de las 72 h de la transfusión **Tx:** de apoyo (O₂, ventilación de bajo volumen corriente si está intubado)
Séptica	1:100 000	Hemoderivado infectado, más frecuente con plaquetas **Dx:** fiebre, rigidez, hipotensión; hemocultivo (+) (pte y producto) **Tx:** Abx de amplio espectro (incluido antiseudomonas)
Infección viral	Variable	VHB (1:2M), VHC (1:2M), VIH (1:2M), CMV (1:3M)

*Las estimaciones de incidencia son por unidad transfundida; redondeadas al factor de diez más cercano. *Lancet* 2016;388(10061):2825; *JAMA* 2003;289:959; *NEJM* 1999;340:438; *Blood* 2019;133:1854.

URGENCIAS EN EL PTE TRASPLANTADO

Abordaje del pte con trasplante de órganos sólidos (*Am J Emerg Med* 2016;34(11):2200)
- Los síntomas de enf pueden ser sutiles
  - Los órganos trasplantados carecen de inervación nativa, por lo que el dolor no es fiable
  - La inmunosupresión reduce la respuesta inflamatoria a la infección
- Las categorías de complicaciones incluyen la infección, el rechazo, la toxicidad de los fármacos y las específicas de cada órgano
- Anamnesis: tiempo transcurrido desde el trasplante, motivo del trasplante, Hx de infecciones, rechazo y otras complicaciones, régimen de inmunosupresión y cumplimiento
- Consultar con el equipo de trasplantes

Efectos adversos de los medicamentos
- Los regímenes de mantenimiento habituales incluyen inhibidores de la calcineurina (ciclosporina, tacrólimus), antimetabolitos (azatioprina, micofenolato de mofetilo), inhibidores de la rapamicina (sirólimus, everólimus) y corticoides

- Se pueden obtener las concentraciones de fármacos para la ciclosporina, el tacrólimus y el sirólimus; ventana terapéutica estrecha
- Muchas interacciones entre meds
- Efectos secundarios frecuentes: nefrotoxicidad, anemia, trastornos electrolíticos, Sx metabólico, síntomas GI, supresión suprarrenal, osteoporosis, neurotoxicidad, cáncer

Complicaciones infecciosas
- La incidencia es del 25-80% en el 1.er año después del trasplante
- Puede ser sutil: la inmunosupresión puede disminuir los síntomas clásicos (p. ej., fiebre, síntomas localizados), los signos radiográficos o los resultados de la serología; mantener un alto índice de sospecha
- Si hay sepsis, considerar fuertemente los corticoides complementarios a dosis de estrés

Infecciones en ptes postrasplantados	
0-1 meses después del trasplante (tempranas)	Nosocomiales (bacteriana, NAVM, infección quirúrgica, IUAC)
	Preexistentes o del donante (VIH, VHC, TB latente, hongos)
1-6 meses después del trasplante (intermedias)	Infecciones virales inmunomoduladoras (CMV, VEB, virus BK, VHC/VHB, virus del herpes)
	Infecciones oportunistas (*Listeria, Nocardia*, micobacterias, candidiasis, micosis endémicas, NPJ, toxoplasmosis, criptococosis, *Strongyloides*)
> 6 meses después del trasplante (tardías)	Ptes trasplantados sanos: aumento leve de infecciones adquiridas en la comunidad (neumonía, influenza, VSR, legionela, IU)
	Ptes con infección viral crónica: enf progresiva (VHB, VHC, CMV, VEB, VHS)
	Ptes con rechazo crónico: el Tx inmunosupresor intensivo incrementa el riesgo de infecciones tardías

Rechazo del injerto
- Reacción inmunomediada de receptor vs. órgano trasplantado (sobre todo la microcirculación)
- La frecuencia y los síntomas de rechazo varían según el tipo de trasplante de órgano
  - Riñón 20%; hígado 64% (agudo)/23% (tardío), corazón 30% (agudo), pulmón 30% (1.er año)
- Es esencial avisar al equipo de trasplantes si se considera el rechazo
- Se produce en tres fases
  - Hiperaguda: generalmente en el periodo postop inmediato debido a los anticuerpos preformados, raro con la compatibilidad entre donante y receptor, provoca la activación del complemento y la trombosis
  - Aguda: ocurre días a semanas después del trasplante o si se interrumpe la inmunosupresión
  - Crónica: meses a años después del trasplante, y provoca un fallo gradual a lo largo del tiempo
- Tx: dosis altas de corticoides i.v.; puede requerir Tx adicional

Signos y síntomas de rechazo del trasplante	
Renal (20%)	Síntomas: ausentes o fiebre, malestar, oliguria, dolor de injerto; HTA
	Mecanismo: fibrosis intersticial y atrofia tubular
	Dx: labs (↑ BUN/Cr, anomalías electrolit); electrolitos en orina (descartar otros Dx); ECO Doppler renal con ↑ índices de resistencia
Hígado (60% < 6 meses; 25% tardío)	Síntomas: fiebre, malestar, dolor abd, organomegalia, ascitis
	Mecanismo: fibrosis de los conductos biliares, arterias y venas
	Dx: labs (↑ PFH); ECO de CSD (descartar otros Dx [p. ej., trombosis]), biopsia
Corazón (30% < 6 meses)	Síntomas: disnea, ortopnea, palpitaciones, cuasisíncope, edema, síntomas GI si predomina hemicardio der (dolor de CSD, náusea)
	Mecanismo: arterioesclerosis y vasculopatía del aloinjerto crónico
	Dx: labs (↑ troponina, BNP), ECG con Δ ST/T, ECOPC con disfunción sistólica/diastólica), RxT con edema (si es hemicardio izq), biopsia
Pulmón (30% < 1 año)	Síntomas: disnea, tos, exploración pulmonar variable
	Mecanismo: inflamación que lleva a obstrucción de vías respiratorias
	Dx: labs (↑ eosinófilos), RxT puede ser normal, TC de tórax

Complicaciones específicas de cada órgano
Trasplante renal
- IU (más frecuente): siempre hacer cultivos; considerar fuertemente Abx e ingreso
- Estenosis arterial (10%): HTA, ↓ diuresis, edema; ECO con limitación de flujo; Tx con endoprótesis (stent)
- Trombosis venosa (4%): dolor/eritema del injerto, ↓ diuresis, N/V; ECO (puede necesitar TC con contraste); a menudo lleva al fracaso del injerto y la necesidad de reemplazarlo
- Hematoma peritrasplante (2-3%): dolor del injerto, ↓ Hb/Hct, ECO (puede necesitar TC)
- Obstrucción ureteral (3-6%): ↓ diuresis, edema; ECO en caso de hidronefrosis; si no se corrige con Foley, puede ser necesaria una intervención percutánea de drenaje urinario
- Pérdida de orina (2-5%): ↓ diuresis, edema perineal; ECO con acumulación de líquido peritrasplante; consulta con urología
- Linfocele (5-15%): hinchazón/dolor abd; ECO en caso de hidrocele (TC para el Dx definitivo)

Trasplante de hígado

- Trombosis de la arteria hepática (4-12%): ECO Doppler: Sen 90%; mortalidad 80% sin Tx
- Estenosis de la arteria hepática (14%): ECO Doppler: Sen 70%; puede requerir angiografía para el Dx
- Seudoaneurisma: puede causar hemobilia, hemoperitoneo, HD; Dx con ECO o TC
- Estenosis biliar: puede ser asintomático secundario a denervación; ECO (Sen 66%), CPRM (Sen 95%); Tx con endoprótesis
- Fugas biliares (2-25%) y bilomas: Tx con endoprótesis sobre la fuga, drenaje y Abx (si es por biloma)

Trasplante cardiaco

- Vasculopatía del aloinjerto (30-70%): crónico y progresiva; ateroesclerosis rápida en el órgano trasplantado; puede tener signos y síntomas de isquemia, o ser asintomático por denervación (p. ej., paro cardiaco repentino); Dx con cateterismo o ECO de esfuerzo; Tx requiere RVC o 2.º trasplante
- Bradicardia: secundaria a trauma sinusal o NAV; resistente a la atropina por pérdida de inervación vagal; Tx con epinefrina o isoproterenol; más allá de 2 sem después del trasplante se necesita MPP
- Taquiarritmias: pueden ser secundarias a rechazo, considerar la cardioversión
  - FA/AA: BB > BCC (secundario a interacción meds)
  - TSV: media dosis de adenosina por sensibilidad del corazón trasplantado; maniobras vagales ineficaces por pérdida de inervación vagal
  - Disritmia ventricular: cardioversión y DCI para la disritmia sostenida

Trasplante de pulmón

- Estenosis anastomótica de vías respiratorias, traqueobroncomalacia (aumento del tejido de granulación), necrosis; se presenta con disnea/estridor; la TC puede ayudar, pero la broncoscopia permite el Dx definitivo; puede necesitar endoprótesis
- Fístula: dependiendo del tracto, puede presentarse con neumotórax, crepitación, hemoptisis, Dx con TC
- Estenosis de la arteria pulmonar: temprana y tardía después de trasplante; disnea, ↓ O_2, edema de MI, ↓ PA; Dx con angio-TC de tórax, puede necesitar dilatación y endoprótesis
- Trombosis venosa pulmonar: poco después del trasplante; disnea, ↓ O_2, edema de MI, ↓ PA; Dx con angio-TC de tórax, con CA, trombólisis si está inestable
- Lesión del nervio frénico (3-9% de trasplantes pulm; 40% de trasplantes cardiopulm): disnea; RxT ↑ hemidiafragma
- Complicaciones del revestimiento pleural: neumotórax, hidrotórax, quilotórax; Dx con RxT o TC

Trasplante de células madre y médula ósea (Curr Oncol 2019;26(3):187)

- Trasplante de células madre hematopoyético: infusión de células madre (obtenidas de unidades de sangre periférica, médula ósea o cordón umbilical) después de un ciclo corto de quimio o radioterapia
- Se utiliza para el Tx de neoplasias hemáticas (mieloma múltiple, linfoma, LMA, LLA, SMD, neoplasias mieloproliferativas), afecciones no malignas (anemia aplásica, Sx de insuf de la médula ósea, drepanocitosis, talasemia, inmunodeficiencias, trastornos metabólicos)
- Puede ser autólogo (células recogidas del receptor) o heterólogo (de otro individuo)

Complicaciones del trasplante de células madre	
Periodo preinjerto (desde el inicio del acondicionamiento hasta la recuperación de neutrófilos)	• Secundario a toxicidad del régimen de acondicionamiento • Pancitopenia, toxicidad GI • Infección (secundaria a neutropenia, bacterias Gram [+] y [–], VHS, Candida, Aspergillus) • Disfunción de órganos (secundaria a disfunción endotelial, Sx de obstrucción sinusoidal hepática, hemorragia alveolar difusa, microangiopatía trombótica)
Periodo postrasplante temprano (recuperación de neutrófilos hasta el día 100 postrasplante)	• EICH aguda (solo en alogénicos): secundaria a células inmun trasplantadas que reconocen al receptor como extraño; afecta la piel, el sistema digestivo y el hígado; Tx con corticoides • Infección (deterioro de la inmunidad celular y humoral, organismos oportunistas, hongos, reactivación viral)
Periodo postinjerto tardío (día 100 y posteriores)	• EICH crónica: puede afectar la piel, la miositis y fascitis, las glándulas salivales y lagrimales, el pulmón (obstructiva o restrictiva), el tubo digestivo; se trata con corticoides e inmunomoduladores • Recaída de la enfermedad primaria • Mayor riesgo de enf cardiovasculares, metabólicas y malignas secundarias, disfunciones reproductivas y trastornos neuropsiquiátricos

Abordaje

- Anamnesis minuciosa: distribución anatómica, unilateral vs. bilateral, agudo vs. crónico, asociado con eritema o hallazgos dermatológicos; Hx de trauma
- Evaluar si hay parestesia, hiperestesia o neuropatía
- Examen neurológico y vascular completo

Diferencial	
Fisiopatología	**Diferencial**
Cardiaca	ICC (edema, estasis venosa)
Vascular	TVP, EVP, oclusión arterial, úlceras vasculares, tromboflebitis
Infección	Osteomielitis, fascitis necrosante, articulación séptica, celulitis/absceso
Osteomuscular	Fractura, esguince, luxación, hematoma, Sx compartimental; estenosis espinal (seudoclaudicación)
Líquidos, electrolitos, nutrición/GU	Anomalías electrolíticas, glomerulonefritis, síndrome nefrítico
Ginecoobstétrica	Embarazo, síndrome HELLP
Neurológica	Guillain-Barré, neuropatía periférica
Medio ambiente	Edema por calor
Neoplásica	Sarcoma, Sx de VCS

VASCULOPATÍA PERIFÉRICA

Claudicación

Anamnesis
- Dolor muscular isquémico reproducible con el esfuerzo, mejora con el descanso
- Los ptes suelen colocar las piernas en posición de declive para mejorar el flujo
- El 1-2% tiene isquemia crítica crónica de los miembros: dolor en reposo, úlceras que no cicatrizan, gangrena seca

Hallazgos: puede tener un examen normal en reposo con o sin ↓ pulsos periféricos; piel brillante y lisa

Evaluación
- Examen neurovascular cuidadoso, obtener Doppler si es difícil palpar el pulso
- Buscar signos y síntomas de isquemia crítica: dolor en reposo, parestesias, úlceras, ↓ pulsos, frío
- El ITB < 0.9 permite el Dx de EVP (1-1.09: límites normales; 0.8-0.89: anómalo; 0.4-0.49: signo reducido)

Tratamiento: si hay preocupación por isquemia crítica o enf aguda, consultar con Qx vascular

Remisión
- Ingresar si tiene enf aguda
- Alta si es pte crónico con seguimiento del MAP (Tx médico) y Qx vascular, instrucciones estrictas para el retorno

Oclusión arterial aguda de los miembros

Anamnesis
- EVP conocida (+) o FaR (HTA, tabaco, EAC conocida, FA/AA)
- Aparición brusca de dolor con parestesias distales
- Tardíos (hallazgos preocupantes): poiquilotermia, palidez, parestesias, pulso ausente

Hallazgos
- Frío, miembro moteado, ↓ pulso, debilidad motora, ± soplo
- Dolorimiento a la palpación fuera de la proporción del examen o sensibilidad ↓

Evaluación
- Doppler a pie de cama de todos los pulsos, incluyendo los miembros no afectados; ITB
- Labs: BH, QS, coag, lactato ±
- Arteriografía con contraste: permite diferenciar la EVP de otras causas (aneurisma, disección, embolia) y es útil para la planificación de la Qx de urgencia
- Evaluar fuente ateroembólica; ECG en busca de arritmia; puede requerir ECO (cardiaco, AAA)

Tratamiento
- Consulta inmediata de Qx vascular para una posible revascularización
- Anticoagulación (discutir con vascular): heparina 18 U/kg/h i.v. sin bolo

Remisión
- Traslado a un centro con capacidad de Qx vascular si no hay ninguno disponible

Consejos y alertas
- La desbridación del tejido isquémico comienza a las 4 h; antes en ptes con insuf arterial crónica

Medición del índice tobillo-brazo (ITB)	
1	Con el pte en decúbito supino, medir la PAS en el tobillo y la muñeca ipsilaterales
	Coloque el manguito sobre el bíceps para medir la PAS de la muñeca y sobre la pantorrilla para la del tobillo
	Coloque el Doppler sobre el pulso radial para la muñeca y sobre el postibial o poplíteo profundo para el tobillo
	Inflar el manguito hasta que deje de oírse el pulso Doppler, registrar esta presión
2	Dividir la PAS del tobillo por la PAS de la muñeca
	ITB normal = 1, < 0.9 determina EVP
	Un ITB < 1 indica una disminución del flujo en los MI
	Un ITB > 1 indica flujo disminuido en los MS

TRAUMATISMOS

Síndrome compartimental

Anamnesis
- Puede ocurrir en cualquier espacio fascial cerrado, con mayor frecuencia en pierna y antebrazo
- Hx de trauma (sobre todo aplastamiento), quemaduras, rabdomiólisis, yeso/vendaje apretado, hemorragia (anticoag, coagulopatía), hinchazón postisquémica, mordeduras de animales, TIV

Hallazgos
- Progresión rápida; dolor desproporcionado con respecto al examen, dolor con estiramiento pasivo de los músculos que atraviesan el compartimento (*véase* tabla siguiente), parestesias, palidez del miembro, compartimento tenso o rígido. TARDÍOS: disminución del pulso, déficits sensoriales/motores

Evaluación
- BH, QS (↑ K+), coagulación, CK, EGO (mioglobinuria)
- Medir las presiones compartimentales: normal < 8 mm Hg; fasciotomía urgente si la presión absoluta > 30 mm Hg o la presión delta (dPA − presión compartimental) < 30 mm Hg
- Instrumento Stryker®: entrar en cada compartimento perpendicularmente a la piel
- Manómetro en línea A: coloque la aguja de 18 G en el manómetro en línea A; revise que la presión del compartimento que se está midiendo está a la misma altura que el transductor del manómetro

Tratamiento
- Consulta ortopédica/Qx inmediata para una posible fasciotomía

Remisión
- Ingresar en ortopedia para manometrías seriadas y controles neurovasculares si las presiones compartimentales no son Dx, pero se sospecha Sx compartimental en evolución

Consejos y alertas
- La presión normal del compartimento *no* descarta el Sx compartimental; Dx clínico
- Incidencia del 6% en Fx abierta de tibia; 1% en Fx cerrada de tibia; 30% con lesión arterial; 14% con venosa

Compartimentos de los MI y músculos asociados	
Profundo posterior	Flexor largo de los dedos del pie, tibial posterior, flexor largo del dedo gordo
Superficial posterior	Sóleo y gastrocnemio
Lateral	Peroneo largo, peroneo corto
Anterior	Tibial anterior, extensor largo del dedo gordo, extensor largo del dedo gordo

DOLOR DE ESPALDA

Abordaje
- Anamnesis minuciosa: distribución anatómica, unilateral vs. bilateral, aguda vs. crónica, fiebre, dolor abd/inguinal, síncope, Hx de trauma; peor en reposo o por la noche; ¿incontinencia?

Señales de alerta de la anamnesis para el dolor de espalda	
Para fracturas	Edad > 70 años, cualquier trauma con edad > 50 años, corticoides crónicos, osteoporosis, síntomas de cáncer (p. ej., pérdida de peso, síntomas B)
Para neoplasias	Adultos mayores, sx de cáncer, peor en posición supina, > 1 mes de sx
Para infecciones	Fiebre, TIV, VIH, inmunosupresión, Hx de TB
Para la aorta/vascular	Dolor abd, dolor «desgarrador», síncope, síntomas urinarios

- EF con examen neurológico completo, elevación de la pierna recta, pulsos, tono rectal, marcha
- Evaluar siempre la prueba de embarazo en orina en las mujeres en edad fértil
- Las pruebas de imagen no están indicadas de rutina: usar para las «señales de alerta» anteriores, examen anómalo, señalar sensibilidad
- La mayoría solo requiere analgesia y seguimiento, pero siempre tener en cuenta las afecciones que amenazan la vida y los miembros

Diferencial	
Fisiopatología	**Diferencial**
Osteomuscular	Distensión lumbosacra aguda, disfunción de la articulación sacroilíaca, síndrome piriforme
GI	Aneurisma/disección abd, pancreatitis, colecitis, úlcera (± perforación)
Trauma	Fx por compresión vertebral, hemorragia retroperitoneal (menor/sin trauma pero con anticoagulante)
Infecciosa	Absceso epidural espinal, discitis, osteomielitis, pielonefritis/absceso perinéfrico, herpes zóster
Neurológica	Sx de cauda equina o compresión medular, hernia discal, estenosis espinal, radiculopatía
Reumatología	Artritis reumatoide, espondilitis anquilosante, artrosis
GU/gineco	Nefrolitiasis, pielonefritis, prostatitis, endometriosis, EPI
Vascular	Hematoma/disección espinal
Neoplásica	Neoplasias (mieloma múltiple en adultos mayores), metástasis óseas

TRAUMATISMOS

Tensión lumbosacra aguda

Anamnesis
- Generalmente Hx de evento precipitante: torsión, levantamiento, nuevo entrenamiento. Inicio agudo/subagudo
- No debería tener «signos de alerta»

Hallazgos: espasmo muscular paravertebral y dolor; examen neurovascular normal

Evaluación: no hay indicación de imagenología de forma aguda

Tratamiento
- AINE > paracetamol; si es grave, opiáceos durante poco tiempo o relajante muscular (ciclobenzaprina 5 mg c/8 h o tizanidina 4 mg c/8 h); actividad temprana (¡sin reposo en cama!)
- Relajantes musculares de valor cuestionable, muchos efectos secundarios (anticolinérgicos, sedación)

Remisión: alta con seguimiento por MAP, considerar la derivación a fisioterapia (FT); instrucciones estrictas para el retorno

Consejo: el esguince lumbar es la causa #1 de dolor lumbar en el SU, pero es un Dx de exclusión

Fx por compresión vertebral

Anamnesis: dolor lumbar de inicio agudo generalmente en ptes de edad avanzada con +/– trauma, osteopenia, tabaquismo, corticoides

Hallazgos: área sensible focal en la columna vertebral, generalmente sin hallazgos neurológicos

Evaluación: radiografía de la columna vertebral a nivel; imagenología avanzada (TC vs. RM) con déficits neurológicos

Tratamiento
- Por lo regular, Fx estable; analgesia ± corsé para la comodidad
- Consultar especialista en columna si hay > del 50% de compresión, Fx inestable, déficits neurológicos o Fx múltiple

Remisión: ingresar por dolor intratable, cualquier hallazgo neurológico, compresión > 50%, Fx múltiple

Consejo: buscar causa neoplásica si no hay otros FaR o antecedentes, esp en adultos mayores

NEUROLÓGICO

Síndrome de cauda equina

Definición: compresión de las raíces nerviosas lumbosacras distales (muchas causas; trauma, infección, hernia discal, neoplasia, estenosis espinal); ¡urgencia neuro-Qx!

Anamnesis
- Dolor lumbar que baja por una o ambas piernas y síntomas neuro: parestesias en silla de montar, retención urinaria con incontinencia por rebosamiento, pérdida de control intestinal o disfunción sexual; ptes con trauma o neoplasia recientes con posibles metástasis

Hallazgos: ↓ tono rectal, retención urinaria, anestesia en silla de montar, ↓ reflejos, debilidad muscular

Evaluación
- La RM es la prueba de imagen de elección
- Residuo posmiccional (normal < 50-100 mL); volumen residual posmiccional > 200 mL con 97% de VPN para el Sx de cauda equina

Tratamiento: consulta urgente con neuro-Qx para posible descompresión quirúrgica; ingresar

Estenosis espinal lumbar

Definición: estrechamiento del conducto espinal lumbar por degeneración, artritis facetaria o subluxación

Anamnesis: > 40 años, lumbalgia bilateral, seudoclaudicación (dolor al caminar), mejora con reposo y flexión de la espalda (caminar encorvado para mantener la espalda flexionada)

Hallazgos: examen normal, elevación de pierna recta (EPR) normal, dolor con extensión dorsal

Evaluación: no se requieren imágenes de urgencia si el examen neurológico es normal; la TC y la RM permiten el Dx

Tratamiento: Tx del dolor con AINE; la FT es el pilar del Tx no quirúrgico; Qx si es grave

Remisión: seguimiento estrecho con MAP y especialista en columna; derivación a FT

Hernia de disco

Anamnesis
- 30-40 años, Hx de dolor fluctuante de espalda que baja por la pierna (más allá de la rodilla) ± parestesias
- Se agrava al inclinarse hacia delante, toser, estornudar y hacer esfuerzos (estira la raíz nerviosa)

Hallazgos
- *Véase* la tabla siguiente (L4-L5 es la más frecuente)
- La prueba de EPR se correlaciona con la irritación de la raíz nerviosa solo si los síntomas reproducidos se extienden por debajo de la rodilla; ipsilateral es *Sen*, contralateral es *Esp*

Tratamiento
- Neuro intacto: analgesia, alta. RM o mielografía por TC si no hay mejoría en 4-6 sem
- Déficits neuro (o hernia traumática aguda): RM para evaluar la afectación de la médula

Remisión: alta si no hay hallazgos en la médula; de lo contrario, consulta con especialista en columna

Consejo: la ciática es una hernia discal lumbar que afecta al nervio ciático

Compresión de la raíz del nervio lumbar			
Raíz	Dolor	Pérdida sensorial	Debilidad
L4	Cadera, muslo anterior	Muslo anteromedial a la cara medial del pie	Cuádriceps débiles; reflejo rotuliano ↓
L5	Muslo/pantorrilla lateral; dorso del pie, dedo gordo	Pantorrilla lateral, dorso del pie, dedo gordo	↓ extensor largo del dedo gordo
S1	Muslo posterolateral, pantorrilla, talón	Parte posterior del muslo y pantorrilla; dedos del pie, talón lateral	Gastrocnemio; reflejo aquíleo ↓
S2-S4	Periné	Periné	Intestino/vejiga; reflejo cremastérico ↓

INFECCIOSO

Absceso epidural espinal

Anamnesis
- Triada clásica de fiebre, dolorimiento local de la columna, déficit neuro de los miembros
- Población de alto riesgo: farmacodependientes i.v., inmunocomprometidos, instrumentación reciente, DM

Hallazgos
- Secuencia clásica: dolor de espalda → dolor radicular/radiculopatía → debilidad motora, Δ sensoriales, disfunción intestinal/vesical → parálisis

Evaluación: la RM con contraste i.v. (gadolinio) es la imagen de elección

Tratamiento
- Abx empírico: cubrir estafilococos (incluido el SARM), estreptococos y bacilos Gram(−). Ceftriaxona 2 g i.v. MÁS vancomicina 15-20 mg/kg +/− antiseudomonas (cefepima, ceftazidima o meropenem) para ptes recientemente hospitalizados, Hx de DM o infección de dispositivo
- Consulta de Qx de columna; ¡no retrasar el Abx para que la muestra pre-Tx confirme el Dx!

Remisión: ingresar, generalmente a Qx de columna para descompresión y drenaje

Consejo: evitar la PL para prevenir la introducción de microorganismos en el LCR, a menos que se sospeche meningitis

NEOPLÁSICO

Metástasis óseas

Hx: > 50 años, I mes de síntomas, pérdida de peso. Frecuentemente mama, pulmón, riñón, próstata, tiroides

Hallazgos: dolor a la palpación de la columna lumbar

Evaluación

- Placa simple. TC/RM/gammagrafía ósea si la placa simple no es definitiva
- RM y consulta con columna/oncología si hay Sx medular o hallazgos neuro

Tratamiento

- Control del dolor, derivación a oncología
- Si la médula está comprimida: 10 mg de dexametasona i.v.; consultar de inmediato con columna

Remisión: Tx por Qx de columna; posible descompresión

Consejos y alertas

- También se debe considerar la posibilidad de una neoplasia primaria (sobre todo mieloma múltiple), esp en personas mayores

Gran cantidad de metástasis óseas no se ven en las Rx/TC; revisar las placas con el radiólogo específicamente

ARTRALGIAS

Abordaje

- Anamnesis minuciosa; distribución anatómica, articulaciones únicas vs. múltiples, agudo vs. crónico, asociado con fiebres, Δ en la piel; Hx de trauma
- Eval síntomas sistémicos junto con el motivo principal de consulta de la artralgia
- Si se considera artritis séptica, evaluar la necesidad de artrocentesis

Diferencial	
Fisiopatología	**Diferencial**
Trauma	Fx, luxación, hemartrosis, osteonecrosis, tenosinovitis
Infecciosa	Artritis séptica no GC, artritis séptica GC, artritis reactiva, tenosinovitis, Lyme
Reumatología	Gota, seudogota, artritis reumatoide, artrosis
Osteomuscular	Bursitis, tendinitis

Causas de las artralgias regionales comunes		
Región	**Tipo**	**Hallazgos**
Hombro	Lesión del manguito de los rotadores	Inflamación o desgarro de los tendones del manguito de los rotadores por trauma directo o uso excesivo
		Dolor en la zona deltoidea del hombro, peor con el movimiento del brazo por encima de la cabeza o con la presión directa (al dormir)
		Dolorimiento a la palpación
		«Prueba de la lata vacía»: dolor y debilidad con la abducción resistida del brazo elevado a 90°, aducido hacia adelante 30°
		Tratamiento con AINE, evitar los movimientos que empeoran el dolor, FT, inyecciones de esteroides subacromiales si no se produce una mejoría
	Hombro congelado (capsulitis adhesiva)	↓ gradual de AMO (activo y pasivo) de la articulación glenohumeral debido a una alteración de la cápsula articular; sin lesión conocida
		Dolor en los extremos de la AMO
		Tx con AINE, FT, corticoides orales durante 2-4 sem
	Sx acromioclavicular (AC)	Artritis o lesión de los ligamentos AC
		Agudo o crónico, posible Hx de trauma
		PTT e inflamación de la articulación AC, dolor que empeora con ↓ tracción o aducción pasiva forzada
		Lesión aguda, Tx con cabestrillo
Codo	Epicondilitis lateral (codo de tenista)	Dolor a lo largo del epicóndilo lateral en la unión de los tendones extensores del antebrazo
		↑ dolor con resistencia a la dorsiflexión de la muñeca
		Tx con reposo, AINE ± inyecciones de esteroides
	Epicondilitis medial (codo de golfista)	Menos frecuente que el codo de tenista
		Dolor en el epicóndilo medial en la inserción del tendón flexor común
		Resistencia a la flexión de la muñeca con el codo en extensión ↑ dolor
		Tx con reposo, AINE ± inyecciones de esteroides
Cadera	Bursitis trocantérea	Causa más frecuente de dolor en la cadera (cara lateral)
		↑ dolor al caminar, ponerse en cuclillas, subir escaleras, ↓ en reposo
		La abducción resistida de la cadera reproduce el dolor
		Tx con AINE, inyecciones de corticoides

Rodilla	Tendinitis rotuliana (rodilla de saltador)	Dolor en la cara inferior de la rótula durante carreras repetitivas, saltos, patadas
		Tx con reposo, AINE, rodillera, FT, ejercicios de fortalecimiento de los cuádriceps y los isquiotibiales
Tobillo	Tendinitis aquílea	Dolor, hinchazón, dolorimiento en el tendón de Aquiles por trauma repetitivo y desgarros microscópicos por uso excesivo (ballet, carreras de distancia, baloncesto)
		↑ dolor con dorsiflexión pasiva
		Tratamiento con reposo, calor, AINE, modificación del calzado, elevación del talón para ↓ estiramiento del tendón, FT, ejercicios de estiramiento

TENOSINOVITIS

Definición

- Inflamación del tendón y de la vaina del tendón. Puede dar lugar a una discapacidad crónica, ↓ AMO, dolor crónico, amputación si no se trata adecuadamente

Tipos de tenosinovitis		
Tipo	**Hx y hallazgos**	**Tratamiento y remisión**
Tenosinovitis de De Quervain	Pellizcamiento repetitivo del pulgar y los dedos	Reposo, AINE
	El dolor mejora con el reposo; sin Hx de trauma agudo	Espiga del pulgar
	Más frecuente en mujeres de mediana edad	Inyección de corticoides
	Dolor en la cara radial de la muñeca, peor con el movimiento pasivo del pulgar, desviación cubital de la muñeca con el pulgar encerrado en el puño (prueba de Finkelstein)	Qx si es necesario
		Buen pronóstico
		Alta con seguimiento
Tenosinovitis flexora estenosante (dedo en gatillo)	Bloqueo de pulgar o anular en flexión seguido de una liberación repentina; el dolor se irradia a los dedos	AINE
	Más frecuente en mujeres de mediana edad, diabetes	Férula 4-6 sem
	Dolor en la vaina del tendón proximal de la palma de la mano distal	± Inyección de de corticoides
	± Engrosamiento o nodularidad palpable del tendón	Liberación quirúrgica si falla inyección
	Puede ser necesario manipularlo para liberarlo	Buen pronóstico
		Alta con seguimiento
Tenosinovitis infecciosa	Herida punzante, laceración, mordedura, piel agrietada, lesión por alta presión; generalmente S. aureus, Strep	Ingreso ortopedia/ mano
	Signo de Kanavel:	Abx
	1. Hinchazón fusiforme (en «salchicha») del dedo	Férula y elevación
	2. Posición flexionada del dedo	Buen pronóstico, incluso con Abx, Qx
	3. Dolor intenso con extensión pasiva	
	4. Dolorimiento a lo largo de la vaina del tendón flexor	

GOTA

Anamnesis

- Pte de mediana edad con aparición brusca (a menudo recurrente) de dolor en una sola articulación, hinchazón, eritema, calor; puede ser precipitado por trauma menor o enf
- FaR: HTA, HLD, DM, obesidad. Causas sistémicas: cáncer, hemólisis
- 75% monoarticular, clásicamente afecta a la 1.ª articulación MTF (también llamada «podagra»)

Hallazgos

- Articulación roja, hinchada, sensible y caliente (MTF > tobillo > región tibial > rodilla); imita la celulitis
- Los tofos que recubren las articulaciones afectadas indican una enf gotosa crónica

Evaluación

- Artrocentesis: si se trata de un 1.er episodio (sin punción previa), si no está claro el Dx o si se trata de una articulación séptica
- Líquido articular: cristales en forma de aguja, birrefringencia neg; enviar siempre para su Cx
- El ácido úrico en suero no tiene utilidad; el 30% tendrá valores normales
- Los hallazgos radiográficos en la gota crónica incluyen erosiones óseas, lesiones perforadas, tofos calcificados

Tratamiento

- AINE (no ácido acetilsalicílico). P. ej., indometacina 50 mg v.o. c/8 h lo que dure la crisis (~3-10 días)
- Alternativa: colchicina (día 1: 0.6 mg v.o. c/8 h; día 2: 0.6 mg c/12 h hasta la resolución del brote) O corticoides (prednisona 30 mg v.o. c/24 h 7 días)
- Alopurinol para la prevención crónica; no tiene ningún papel en el Tx agudo de la crisis gotosa

Remisión
- Alta con control del dolor a menos que este sea intratable; educación para modificar el estilo de vida (↓ consumo de EtOH y alimentos ricos en purina)

Consejos y alertas
- La gota es el resultado del depósito de cristales de urato monosódico

---

SEUDOGOTA

Anamnesis
- Pte mayor con dolor, hinchazón, eritema y calor en una sola articulación de inicio repentino; precipitado por un pequeño trauma o enf; normalmente en articulaciones grandes (a diferencia de la gota)

Hallazgos
- Articulación roja, hinchada, sensible y caliente (rodilla > muñeca > tobillo = codo)

Evaluación
- Si el Dx no es claro, o si hay preocupación por una articulación séptica, realizar una artrocentesis
- Líquido articular: cristales de forma romboidal, birrefringencia positiva
- Hallazgos radiográficos: condrocalcinosis, esclerosis subcondral, calcificaciones radiopacas

Tratamiento
- Igual que la gota

Remisión
- Alta con control del dolor

Consejos y alertas
- La seudogota es el resultado del depósito de cristales de pirofosfato de calcio
- Causa más frecuente de nuevas artritis monoarticulares en los ptes > 60 años
- FaR: ↑ Ca, ↓ Mg, ↓ PO_4, hemocromatosis, hemosiderosis, enf paratiroidea

---

BURSITIS

Definición
- Inflamación de la bolsa, que son sacos aplanados revestidos de líquido sinovial que ayuda a facilitar el movimiento; la bursitis suele deberse a uso excesivo, trauma o artrosis, pero puede ser séptica

Anamnesis
- Área discreta de dolor, hinchazón, eritema, calor sobre una articulación
- Menos de la mitad de las bursitis son sépticas, pero el 70% de las bursitis sépticas tienen un traumatismo previo
- Es más frecuente en las articulaciones sometidas a tensiones repetitivas (codo, rodilla), pero puede ser profunda (cadera), sobre todo en un contexto de instrumentación (p. ej., acupuntura, cirugía)

Hallazgos
- Bolsa caliente, hinchada y llena de líquido fuera de la articulación ± eritema
- El dolorimiento, la fiebre y la celulitis asociados sugieren una bursitis séptica
- Debe tener un dolor mínimo o una limitación del movimiento articular; de lo contrario, considerar artritis séptica

Evaluación
- Si hay sospecha de una bursitis séptica, realizar una aspiración de la bolsa (leuco > 2 k lo sugiere; Sen/Esp: 94/79%); se necesitan cultivos para el Dx definitivo
- Las bolsas profundas pueden requerir una aspiración por parte de un ortopedista o RI
- A menudo es clínicamente difícil de diferenciar de la artritis séptica; puede necesitar artrocentesis

Tratamiento
- Reposo, hielo, elevación, analgesia, ± inyección de corticoides
- Si la bursitis es séptica: Abx para cubrir SARM/Strep (vancomicina y cefazolina i.v.; trimetoprima-sulfametoxazol y cefalexina v.o.)
- Consultar con ortopedia para el seguimiento, ya que tienen una alta tasa de fracaso como pte ambulatorio y pueden necesitar la resección de la bolsa o aspiraciones en serie

Remisión
- Alta con control del dolor si no hay intervención ortopédica ± Abx
- Ingresar por infección fulminante, inmunocompromiso, celulitis circundante significativa

Consejos y alertas
- Las bursitis prerrotulianas (rodilla de alfombra) y del olécranon (codo de estudiante) suelen deberse a una infección por estafilococo a causa de trauma local

Artritis séptica (no gonocócica)

Anamnesis
- Aparición aguda de articulación dolorosa, hinchada, caliente y sensible, a menudo con fiebre
- El sello es el dolor intenso con cualquier movimiento pasivo
- Todas las articulaciones están en riesgo, pero lo más habitual es que sean la rodilla > cadera. En pediatría, la cadera es lo más frecuente
- Los grupos de alto riesgo son los usuarios de drogas i.v. y los inmunodeprimidos

Hallazgos
- Suele haber afectación de una sola articulación; puede haber afectación multiarticular en la enf GC diseminada
- Dolor con mínimo movimiento pasivo/activo o carga axial; calor, eritema, hinchazón

Evaluación
- Rx para identificar derrame, CEx, Fx u osteomielitis
- Artrocentesis: tinción de Gram y Cx, recuento de células, proteínas y glucosa, análisis de cristales, lactato sinovial; positivo: leuco > 50 000 con predominio de PMN (> 75%)
- Labs: considerar VES, CRP, hemocultivo para aislar; EGO, RxT para eval Dx de infección

Tratamiento
- Artrocentesis (la cadera puede necesitar ortopedia o RI), consulta de ortopedia, férula en posición fisiológica
- Cuidados de apoyo: hidratación, antipiréticos, control del dolor
- Abx después de la artrocentesis y hemocultivo; S. aureus es lo más frecuente
- Tinción de Gram con cocos GP: vancomicina
- Tinción de Gram con bacilos GN: cefalosporina de 3.ª gen o cefalosporina antiseudomonas
- Tinción de Gram negativa: adulto inmunocompetente sin trauma: vancomicina. Adulto inmunocompetente con trauma: vancomicina y cefalosporina de 3.ª gen. Inmunocomprometidos o TIV: vancomicina y antiseudomonas (ceftazidima o cefepima)

Remisión: ingresar para Abx, observación de ortopedia, probable necesidad de lavado Qx

Consejos y alertas
- Las caderas con sepsis no se presentan con los signos clásicos; pueden ser muy sutiles
- La presencia de cristales en el líquido articular NO descarta una articulación séptica
- La celulitis subyacente es una CI relativa para la artrocentesis; evitar la zona celulítica durante la punción
- Si hay material de osteosíntesis, discutir el riesgo/beneficio con los ortopedistas antes de la artrocentesis
- La inyección intraarticular de corticoides para el alivio del dolor en la artritis séptica está CI

Artritis séptica gonocócica

Anamnesis
- Pte joven, sexualmente activo, generalmente con una sola articulación dolorosa, hinchada, caliente y sensible
- Puede ser poliarticular o migratoria; las articulaciones más pequeñas (codo, muñeca, tobillo) suelen estar afectadas
- Puede haber secreción uretral o vaginal por infección de CG

Hallazgos
- Cualquier manifestación clínica de infección por Neisseria GC (cervicitis, secreción vaginal maloliente y purulenta en la mujer o disuria y secreción peneana en el hombre)
- Articulaciones pequeñas inflamadas, sensibles, calientes y muy dolorosas, por lo general ligeramente flexionadas en reposo, más dolorosas con la AMO; puede tener tenosinovitis
- Puede haber una erupción maculopapular indolora difusa con centros necróticos/pustulosos
- El dolor del CSD abd puede indicar el Sx de Fitz-Hugh-Curtis

Evaluación
- Igual que en la artritis séptica sin GC + cultivos cervicales (mujeres) y uretrales (hombres); cultivos de sangre, faringe y recto para ↑ probabilidad de Dx definitivo

Tratamiento
- Artrocentesis, consulta de ortopedia, férula en la articulación en posición fisiológica para mayor comodidad
- Cefalosporina de 3.ª gen (ceftriaxona 1 g i.v. c/24 h) añadir doxiciclina 100 mg v.o. c/12 h × 7 días para la coinfección por clamidia
- Cuidados de apoyo: hidratación, antipiréticos, control del dolor

Remisión: ingresar para Abx, observación de ortopedia, posible necesidad de lavado Qx

Consejos y alertas
- La artritis séptica por GC es la única que no necesita necesariamente un lavado Qx; sin embargo, puede estar indicada la artrocentesis seriada para extraer el líquido
- La tinción de Gram y el cultivo de la artritis séptica GC son más a menudo negativos que los de las articulaciones sépticas no GC
- La inyección intraarticular de corticoides para el alivio del dolor en la artritis séptica está CI

DOLOR DE OÍDO

Abordaje
• Naturaleza del dolor, síntomas asociados, duración, fiebres, hipoacusia; diabetes

Diferencial del dolor de oído	
Ubicación	**Diferencial**
Oído externo	OE, OE maligna, trauma, CEx, herpes zóster ótico, pericondritis, angioedema alérgico, erupción juvenil de primavera, congelación, quemadura solar, tumor
Oído medio	OMA, OMD, miringitis bullosa, disfunción de la trompa faringotimpánica, colesteatoma
Celdas aéreas mastoideas	Mastoiditis

Otitis externa (oído de nadador)
Definición
• Infección (aguda: *Pseudomonas, S. aureus, S. epidermidis;* crónica: *Aspergillus, Candida*) del oído externo debida a la rotura de las barreras naturales

Anamnesis
• Verano, exposición al agua, trauma con hisopo de algodón, auxiliares auditivos, dolor/picazón/secreción

Hallazgos físicos
• Dolor con el movimiento del trago/hélix, linfadenopatías localizadas, eritema/exudado en el conducto, MT roja, restos blancos/grises ± absceso, hipoacusia conductiva si es grave

Tratamiento
• Retirar los restos, irrigar con peróxido de hidrógeno al 1.5% si la MT está intacta, drenar el absceso si está presente
• Infecciones leves: ácido acético/hidrocortisona tópicos × 7 días; evitar con rotura de MT
• Grave: Abx tópico antiseudomonas + corticoides × 7 días (p. ej., ciprofloxacino/hidrocortisona)
  • Utilizar un puente (algodón, gasa o celulosa) de 10-12 mm en el conducto × 2-3 días para permitir el suministro de meds
  • En caso de rotura de la MT, extensión más allá del conducto o inmunodeficiencia, añadir Abx oral (p. ej., ciprofloxacino)
• No nadar + mantener el oído seco en la ducha × 1 sem (tapones para los oídos o bola de algodón con vaselina)

Remisión
• Alta: ptes con diabetes/inmunocomprometidos con OE simple o cualquiera con OE grave necesitan seguimiento cercano

Otitis externa maligna (necrosante)
Definición: infección agresiva (95% *Pseudomonas*) del conducto auditivo externo a la base del cráneo/estructuras óseas, a menudo en adultos mayores con diabetes/inmunocomprometidos

Anamnesis: dolor de oído que se extiende a la ATM (dolor al masticar), dolor nocturno, hinchazón, otorrea

Hallazgos físicos: tóxico, febril, tejido de granulación, inflamación intensa, ± parálisis de NC

Evaluación: VES/CRP/cultivos de sangre y oído. TC para evaluar la erosión ósea, que es diagnóstica; luego RM para apreciar la extensión de la afectación, la osteomielitis subyacente y la extensión intracraneal

Tratamiento
• 1.ª línea: ciprofloxacino i.v.; aumento de las tasas de resistencia; 2.ª línea: ceftazidima, cefepima, meropnem O piperacilina/tazobactam
• Considerar la anfotericina B o el voriconazol para *Aspergillus* en caso de VIH/inmunocomprometido

Remisión: ingreso para Abx i.v. ± desbridamiento Qx

Consejos y alertas
• Mortalidad del 10%
• Complicaciones: absceso cerebral/epidural, osteomielitis, tromboflebitis del seno dural, meningitis

Otitis media aguda
Definición
• Derrame en el oído medio con inflamación aguda causada por una infección (agentes: *S. pneumoniae, H. influenzae, M. catarrhalis*)

Anamnesis: otalgia unilateral, fiebre (25%), invierno/primavera, común entre 6 meses y 5 años, IVRS

Hallazgos físicos: abombamiento de la MT, pérdida de reflejo luminoso/movilidad de la MT (más sensible), derrame, eritema (no es suficiente para el Dx de OM), drenaje purulento

Diferencial: OMD (derrame sin infección), miringitis bullosa (vesículas en la MT, mismo Tx), otitis-conjuntivitis (causada por *H. influenzae*)

Tratamiento
- Muchos mejoran sin Abx sin complicaciones
- Control del dolor: paracetamol/ibuprofeno
- OMA no grave: amoxicilina para comenzar en 2-3 días si los síntomas no mejoran
- Grave (< 6 meses, bilateral, MT abombada, otorrea, fiebre > 39 °C, enfermedad sistémica) = Abx inmediato
- Pediátrico: amoxicilina 90 mg/kg/día (1.ª línea) × 5-7 días (10 días si < 2 años), amoxicilina/clavulanato si tomó Abx reciente, OMA recurrente o conjuntivitis concurrente (*Pediatrics* 2013;133(2):346)
- Adulto: amoxicilina/clavulanato 875/125 mg c/12 h × 5-10 días (se recomienda una dosis más alta de amoxicilina si > 65 años, inmunocompromiso, Abx reciente [< 30 días])

- **Remisión:** alta, seguimiento del MAP a los 2-3 días

Consejos y alertas
- Complicaciones (raro): meningitis, mastoiditis, derrame/colesteatoma persistente → hipoacusia
- La perforación de la MT no requiere ningún Δ en el Tx

Mastoiditis
Definición: extensión de la infección desde el oído medio hacia las celdas aéreas mastoideas

Anamnesis: dolor de oído unilateral, fiebre, cefalea

Hallazgos físicos: dolorimiento, eritema, fluctuación sobre mastoides, pabellón auricular abultado hacia fuera

Evaluación: TC para evaluar la extensión/destrucción de los tabiques de las celdas aéreas, RM en busca de complicaciones intracraneales, consulta con ORL

Tratamiento
- Abx: vancomicina O linezolid ± antiseudomonas
- ± miringotomía/timpanostomía; mastoidectomía (las indicaciones para la mastoidectomía incluyen absceso subperióstico y extensión intracraneal, no simplemente la afectación del 50% de las celdas)

Remisión: ingreso, posible desbridamiento Qx

Consejos y alertas: las causas incluyen laberintitis, meningitis, trombosis del seno dural, petrositis, osteomielitis, absceso cerebral, absceso subperióstico, hipoacusia, parálisis facial

HIPOACUSIA

Abordaje
- Naturaleza, agudeza de la aparición, unilateral/bilateral, dolor asociado/síntomas sistémicos

Diferencial de la hipoacusia	
Causa	**Diferencial**
Infecciones	Paperas, sarampión, gripe, herpes simple, herpes zóster, CMV, mononucleosis, sífilis (de aparición súbita), cocleítis viral, meningitis
Vascular	Drepanocitosis, enf de Buerger, leucemia, policitemia, embolia grasa, hipercoagulabilidad, ACV
Metabólico	Diabetes, embarazo
Conductiva	Cerumen compactado, CEx, OM, OE, barotrauma, trauma, rotura de la MT, colesteatoma, disrupción traumática de huesecillos, Ménière
Medicamentos	Aminoglucósidos, furosemida, salicilatos, antineoplásicos
Otros	Presbiacusia, malformación congénita, exposición al ruido, neurinoma del acústico

Cerumen compactado/cuerpo extraño
Definición: acumulación de cerumen o CEx en el conducto externo

Anamnesis: hipoacusia unilateral, colocación de CEx en el oído, drenaje, dolor

Hallazgos físicos: visualización o cerumen/CEx en el oído

Tratamiento
- Irrigar el conducto externo con SSN a temp ambiente (la SSN fría/caliente puede causar nistagmo/vértigo/náusea), más allá del CEx si es posible. No irrigar las MT perforadas
- En el caso de los insectos vivos, utilice lidocaína líquida, alcohol isopropílico o aceite mineral para asfixiarlos antes de retirarlos
- Para el cerumen: instilar docusato de sodio, aceite mineral, peróxido de carbamida o H_2O_2 durante 15 min para disolverlo, luego irrigar

- Para CEx: pinzas de cocodrilo O cianoacrilato (pegamento) en un aplicador con punta de algodón; mantenerlo contra el objeto durante 60 s; O probar la succión para objetos lisos
- Vuelva a examinar el oído después de la extracción para ver si hay rotura de la MT, daños en el conducto o CEx residual. Considerar un Abx tópico si el conducto está dañado

Remisión: alta

Rotura de la membrana timpánica (MT)

Las causas incluyen trauma (bofetadas con la mano abierta sobre la oreja, rayos), CEx (hisopo de algodón, limpiapipas), barotrauma (gran altitud, buceo), infecciones (OM).

Anamnesis: dolor, hipoacusia

Hallazgos físicos: perforación de la MT ± sangre en el conducto

Tratamiento
- Mantener el oído seco (tapones durante la ducha, no nadar)
- Abx (p. ej., gotas óticas de ofloxacino) necesario si hay infección preexistente, exposición a agua contaminada, sangre que ocluye el conducto o drenaje de un traumatismo asociado del oído medio
- Probable reparación Qx si > ¼ de la MT está dañada

Remisión
- Hipoacusia mínima: alta, seguimiento con MAP en 4 sem para audiograma + repetición de la exploración del oído; la perforación persistente o la hipoacusia en el momento necesitan derivación a ORL
- Ingresar en caso de trauma agudo con lesión asociada del nervio facial, vértigo intenso o fractura basilar de cráneo. Consulta de urgencias con ORL si hay hipoacusia significativa para seguimiento inmediato

DOLOR DE GARGANTA (FARINGODINIA)

Abordaje
- Naturaleza, agudeza de aparición, duración, síntomas asociados (tos, fiebre, sialorrea, Δ de la voz, disfagia, dificultad respiratoria)

Diferencial del dolor de garganta	
Causas	**Diferencial**
Infecciones	Virales (virus respiratorios), herpangina (enterovirus), VHS, VIH, mononucleosis infecciosa (VEB, CMV), bacterianas (S. pyogenes, N. gonorrhoeae, N. meningitidis, M. pneumoniae, Chlamydia, S. aureus, H. influenzae, C. diphtheriae, Legionella), micóticas (Candida), absceso periamigdalino, epiglotitis, absceso retrofaríngeo, angina de Ludwig, Sx de Lemierre
Sistémicas	Kawasaki, SSJ, tiroiditis, Sx de Behçet, Sx PFAPA
Trauma	Penetrante, CEx, Fx laríngea, ingesta de cáusticos, hematoma retrofaríngeo
Tumor	Lengua, laringe, tiroides, leucemia

Faringitis por estreptococos del grupo A («faringitis estreptocócica»)
Definición: infección de la bucofaringe causada por el estreptococo β-hemolítico del grupo A (EBHGA)

Anamnesis: dolor de garganta, odinofagia, mialgias, fiebre; sin tos, coriza ni conjuntivitis

Hallazgos físicos: bucofaringe eritematosa, exudado amigdalino, linfadenopatías cervicales

Evaluación
- Criterios de Center: fiebre > 38 °C, exudado amigdalino, linfadenopatías sensibles, sin tos
- Prueba rápida de estrep: Sen 70-90%, Esp 95% (enviar cultivo si es negativo dada su baja Sen)
- Cultivo para EBHGA: 90-95% de Sen
- Considerar el cultivo para gonorrea (si hay exposición al sexo oral), o Monospot® para VEB

Tratamiento
- Existen múltiples directrices contradictorias (NEJM 2011;364:648). Un abordaje razonable:
  - Si se cumplen 0-1 criterios de Center: no pruebas, no Tx
  - Si se cumplen 2-3 criterios de Center: prueba rápida de estrep, tratar si es positiva, confirmar con cultivo
  - Si se cumplen todos los criterios de Center: no pruebas, sí Tx
- Abx: penicilina benzatínica 25 000 U/kg máx 1.2 millones de U i.m. ×1 O penicilina VK O amoxicilina. En caso de alergia a penicilina: cefalosporina, clindamicina o azitromicina
- Dexametasona 0.6 mg/kg máx 10 mg × 1 ↓ tiempo para aliviar el dolor (BMJ 2017;358:j4090)

Remisión: alta

Consejos y alertas: tratar con Abx para prevenir escarlatina, fiebre reumática, absceso, mastoiditis. La glomerulonefritis postestreptocócica no se previene con Abx

Crup (laringotraqueobronquitis)
Definición
- IVRS en niños (6 meses-6 años, más común < 3 años) generalmente por el virus de la para-influenza que causa inflamación/exudado/edema de la mucosa subglótica

Anamnesis: tos seca, peor por la noche, fiebre baja, después de 2-3 días de síntomas de IVRS

Hallazgos físicos: estridor inspiratorio agudo, tos perruna, voz ronca, taquicardia, taquipnea

Puntuación de la gravedad del crup de Westley *(Am J Dis Child 1978;132:484)*	
Estridor inspiratorio	Ninguno = 0, con agitación = 1, en reposo = 2
Retracciones	Ninguna = 0, leves = 1, moderadas = 2, intensas = 3
Entrada de aire	Normal = 0, ligeramente disminuida = 1, gravemente disminuida = 2
Cianosis	Ninguna = 0, con agitación = 4, en reposo = 5
Estado de alerta	Normal = 0, alterado = 5
Puntuación ≤ 2 = leve, 3-5 = moderada, > 6 = grave	

Evaluación: Rx de cuello típicamente de escaso valor clínico → tráquea subglótica estrecha («signo del campanario»)

Tratamiento
- Calmar al niño, vigilar la oximetría de pulso
- Cuidados de apoyo (sin beneficio claro): vaporización fría, vapor de la ducha, aire frío nocturno; dexametasona 0.6 mg/kg, máx 16 mg (↓ síntomas, ↓ visitas repetidas) *(Cochrane Syst Rev 2018;8: CD001955)*
- Moderado-grave o estridor en reposo: epinefrina racémica nebulizada 0.5 mL al 2.25%. Si se administra epinefrina, observar durante > 3-4 h si hay estridor de rebote
- Dificultad respiratoria grave: heliox, BVM, intubación por personal especializado

Remisión
- Ingresar si no mejora en el SU, hipoxia, estridor persistente en reposo, < 6 meses de edad, incapaz de tolerar v.o. o si requiere múltiples dosis de epinefrina
- Una puntuación ≤ 4 por lo general permite el alta, mientras que si es ≥ 8 puede requerir UCI

Consejos y alertas: considerar la traqueítis bacteriana si hay crup reciente con empeoramiento agudo (aspecto tóxico, fiebre alta, dificultad respiratoria grave)

Epiglotitis
Definición
- Inflamación de la epiglotis causada por *H. influenzae*, estafilococos, estreptococos u otras bacterias/virus
- Puede provocar una obstrucción de las vías respiratorias de rápida evolución y potencialmente mortal

Anamnesis
- Dolor de garganta, voz apagada de «papa caliente», odinofagia, dificultad respiratoria, fiebre
- ↓ incidencia pediátrica con el uso de la vacuna contra el Hib, ahora más común en los adultos con diabetes

Hallazgos físicos: disfonía, estridor, sialorrea, sentarse en posición de trípie

Evaluación
- Rx lateral del cuello (Sen 77-88%): epiglotis > 8 mm («huella del pulgar»), pérdida del espacio aéreo vallecular
- Adulto: si la Rx es normal → laringoscopia indirecta o con fibra óptica (tener preparada la vía aérea quirúrgica)
- Pediátrico: evitar la agitación (↑ riesgo de obstrucción aguda de la vía aérea), NO intentar visualizar en el SU. A quirófano para LD con anestesia y ORL/Qx *(Curr Infect Dis Resp 2008;10(3):200)*

Tratamiento: monitorización de las vías respiratorias + Abx (ceftriaxona o ampicilina-sulbactam, añadir clindamicina o vancomicina si hay riesgo de SARM); no se ha demostrado ningún beneficio con corticoides o epinefrina racémica

Remisión: ingreso en la UCI

Tos ferina (pertussis)
Definición: infección de vías respiratorias inferiores por *B. pertussis* (bacilo gramneg)

Presentación
- Suele ser un curso prolongado («tos de los cien días»)
- Etapas: (1) *catarral* (más infecciosa): 2 sem de síntomas leves de IVRS; (2) *paroxística*: 2-8 sem de tos paroxística intensa ± emesis postusiva, estridor inspiratorio; (3) *convalecencia*: varias semanas de tos crónica
- ↑ riesgo si no se vacuna, pero la inmunidad disminuye después de ~12 años; ↑ morbilidad si tiene < 6 meses de edad

Evaluación

- PCR rápida, cultivo nasofaríngeo, IgG contra la toxina de la tos ferina si es ≥ 1 año desde la última vacuna
- Puede desarrollar neumonía; considerar RxT si es resistente a Abx

Tratamiento

- Precauciones contra la transmisión por gotas/aislamiento × 5-7 días, Abx (solo eficaz para reducir la transmisión, no los síntomas)
- Azitromicina × 5 días o claritromicina × 7 días, albuterol PRN, tratar los contactos domésticos
- Umbral bajo para el Tx empírico en bebés, embarazadas y personal sanitario

Remisión: ingresar si < 6 meses-1 año o tiene una apariencia enferma (*Evid Based Child Health* 2012;7(3):893–956)

Sx de Lemierre

Definición

- Tromboflebitis séptica de la vena yugular interna con *F. necrophorum* (anaerobio) o estreptococos bucales
- Los émbolos sépticos en el pulmón son frecuentes (pueden confundirse con la endocarditis del lado derecho)

Anamnesis

- Por lo general, adultos jóvenes previamente sanos con fiebre alta, dolor de garganta ± tos
- El curso típico es una faringitis que mejora y luego viene seguida de una sepsis grave

Hallazgos físicos: hinchazón unilateral del cuello, dolorimiento, induración

Evaluación: TC con contraste de cuello +/– tórax

Tratamiento: Abx: piperacilina-tazobactam, carbapenem O ceftriaxona + metronidazol. Considere añadir vancomicina si asociado con catéter. La anticoagulación es controvertida

Remisión: ingresar (*Lancet Inf Dis* 2012;12(10):808–815)

SINUSITIS

Sinusitis aguda

Definición

- Inflamación de senos paranasales. Generalmente viral o alérgica. Aguda < 4 sem, crónica > 12
- Causas bacterianas frecuentes: *S. pneumoniae* + *H. influenzae*, *M. catarrhalis* no tipificables
- Se observan *Pseudomonas* en el VIH, la fibrosis quística o después de la instrumentación
- La mucormicosis es una sinusitis micótica invasiva (*Rhizopus*) en ptes con diabetes o inmunodeprimidos

Presentación

- Secreción mucopurulenta, goteo posnasal, tos, presión sinusal, cefalea ± fiebre
- Por lo general, progresa durante 7-10 días y se resuelve espontáneamente
- Síntomas > 7 días, evolución deteriorada o empeoramiento después de mejorar sugieren enf bacteriana
- Considerar una sinusitis con cefalea posicional que empeora al inclinarse hacia delante
- La sinusitis esfenoidal es un Dx difícil, y a menudo se presenta de forma tardía; suele empeorar con la inclinación de la cabeza

Evaluación

- Clínica, no hay estudios de imagen de rutina. La TC es Sen pero no Esp, puede descartar complicaciones
- Los casos incluyen celulitis orbitaria, osteomielitis, trombosis del seno cavernoso, absceso cerebral, meningitis, absceso óseo frontal (tumor tumescente de Pott)

Tratamiento

- De apoyo (analgésicos, antipiréticos, descongestionantes, corticoides, antihistamínicos si es alérgico)
- Los corticoides intranasales (p. ej., fluticasona) tienen un pequeño beneficio demostrado para el control de los síntomas (*Cochrane* 2013)
- Los Abx *no están indicados de forma rutinaria*. Reservar para ptes con síntomas > 7 días, síntomas que empeoran, fiebre, secreción purulenta, o alto riesgo de infección grave o complicaciones
  - Amoxicilina-clavulanato (45 mg/kg/día máx. 875-125 mg v.o. c/12 h) × 5-7 días
  - FaR para resistencia: amoxicilina-clavulanato a dosis altas (90 mg/kg/día, máx 2000 mg c/12 h)

Remisión

- La gran mayoría se tratan de forma ambulatoria
- Ingresar si tiene aspecto enfermo, cefalea intensa, fiebre alta, inmunocomprometido, mal seguimiento

Consejos y alertas

- La sinusitis esfenoidal/etmoidal es menos frecuente que la maxilar, pero tiene un potencial de complicaciones importante (p. ej., celulitis orbitaria, trombosis del seno cavernoso)

EPISTAXIS

Definición: sangrado por la nariz. El 90% de los casos son anteriores y afectan al plexo de Kiesselbach en el tabique. El 10% de los casos son posteriores y surgen de una rama de la arteria esfenopalatina

Anamnesis
- Las causas incluyen las IVRS (la más común), trauma, hurgarse la nariz, irritantes ambientales (aire seco), uso de meds intranasales, neoplasias, CEx, pólipos, anticoag/trombocitopenia
- FaR: cirrosis, diabetes, anticoag, Tx antiplaquetario, HTA, trastorno hemático

Hallazgos físicos
- Evaluar con espéculo nasal después de que el paciente se suene la nariz para extraer los coágulos

Evaluación
- Generalmente se pueden identificar las fuentes anteriores en el examen; las hemorragias posteriores son pesadas, rápidas, pueden causar compromiso de las vías respiratorias. Si sigue sangrando después de la compresión anterior, considerar una fuente posterior
- Evaluar el hematocrito si la hemorragia es extensa o prolongada, el INR si se toma warfarina

Tratamiento
- *Anterior:* empezar con oximetazolina 3 pulverizaciones y mantener la presión durante 15 min
  - También puede insertar torundas de algodón empapados en ácido tranexámico, cocaína, lidocaína, epinefrina o fenilefrina
  - Una vez lograda la vasoconstricción, tratar de identificar un sitio de sangrado focal; a continuación, aplicar cauterización de nitrato de plata en el anillo alrededor de la hemorragia (no funcionará en la hemorragia activa; cuidado con el tabique)
  - Si la hemorragia se ha detenido, observar durante 60 min; si se repite, introducir un tampón nasal lubricado o una gasa con vaselina (*Otolaryngol Head Neck Surg* 2020;162(1):8–25)
  - Si el tampón nasal no tiene éxito, empaque el lado contralateral
- *Posterior:* las hemorragias pueden comprometer las vías respiratorias y poner en peligro la vida
  - Dispositivo comercial de doble balón O pasar la sonda de Foley por la nariz hasta la faringe posterior, llenar el balón, mantener una tracción suave
- No hay evidencia que apoye el uso de antihipertensivos en el control de la epistaxis (*NEJM* 2009)

Remisión
- Anterior: alta con seguimiento a las 48 h para retirar la compresa, normalmente con Abx profiláctico para el Sx de choque tóxico (no probado) (p. ej., cefalexina, amoxicilina-clavulanato o mupirocina tópica)
- Posterior: ingresar con consulta de ORL; puede necesitar ligadura/embolización de la arteria esfenopalatina

DOLOR OCULAR/OJOS ROJOS

Abordaje
- Pregunte por la exposición a CEx, productos químicos, traumatismos, uso de lentes de contacto y exposición a agua dulce
- Evaluar *siempre* la agudeza visual. Utilizar anestésicos tópicos (tetracaína, proparacaína) para la exploración
- Examen oftalmológico completo: agudeza visual (corregida), campos visuales, inspección externa, tejidos blandos y huesos periorbitarios, movimiento extraocular, pupilas (incluida la prueba de luz oscilante en busca de defectos pupilares aferentes), presión (tonometría), lámpara de hendidura (párpados, conjuntiva, esclerótica, córnea con fluoresceína, cámara anterior, iris, cristalino), fundoscopia

Glaucoma agudo de ángulo cerrado
Definición: aumento de la PIO debido a ↓ flujo del acuoso. Generalmente debido a la reducción del ángulo de la cámara anterior en el marco de una pupila dilatada que empuja contra la malla trabecular

Anamnesis
- Aparición repentina de dolor unilateral intenso, cefalea, N/V, visión borrosa, halos
- Puede desencadenarse con luz tenue, gotas midriáticas, estrés, simpaticomiméticos, anticolinérgicos

Hallazgos físicos
- Inyección ocular perilímbica unilateral, ↓ agudeza visual (AV), córnea «empañada» (turbia), pupila no reactiva de tamaño medio (5-7 mm), cámara anterior poco profunda, ↑ PIO > 40 mm Hg (normal < 20), globo ocular firme

Tratamiento

- *Consulta oftalmológica inmediata; necesidad de iridotomía periférica con láser urgente*
- Reducir la producción de humor acuoso: timolol al 0.5% 1 gota c/30 min (evitar si hay CI a BB sistémico), apraclonidina al 1% 1 gota c/30 min (agonista α2), acetazolamida 500 mg i.v. (evitar en ptes alérgicos a las sulfas). Dejar pasar 1 min entre cada med. Repetir la dosis hasta que la PIO sea < 40 mm Hg
- *Facilitar el flujo de salida del acuoso (mióticos):* pilocarpina al 2% 1 gota c/15 min hasta que la pupila se contraiga
- *Disminuir el volumen del humot vítreo (osmóticos):* manitol 1-2 mg/kg i.v. durante 30-60 min

Remisión

- Según las recomendaciones del oftalmólogo. Ingresar por vómito intratable o necesidad de fármacos sistémicos

Dx crítico		
Etiología	**Características**	**Tratamiento**
Lesión cáustica (químico)	Hx: exposición al químico EF: quemaduras corneales (especialmente con álcalis), dolor, blefaroespasmo	*Consulta inmediata con oftalmología* Irrigación copiosa inmediata (2-4 L) hasta que el pH sea = 7
Glaucoma de ángulo cerrado agudo	Véase el abordaje anterior	Véase el abordaje anterior
Hematoma retrobulbar	Hx: a menudo debido a un traumatismo, pero también espontáneo en la coagulopatía o por un tumor EF: disminución de la agudeza, diplopía, proptosis, defecto pupilar aferente, duro como piedra a la palpación	PIO > 20 = Sx compartimental orbitario *Consulta inmediata con oftalmología* Cantotomía lateral si: • Consciente, ↑ PIO, ↓ AV • Inconsciente, PIO > 40 y proptosis • CI: rotura del globo ocular
Traumatismo penetrante/ penetración escleral	Hx: contuso (golpe en la órbita o el globo) o penetrante EF: ↓ agudeza, defecto papilar aferente, pupila clásica en forma de lágrima, signo de Seidel (fuga acuosa en la fluoresceína)	Aplicar protector ocular *Consulta inmediata con oftalmología* Abx i.v. Profilaxis del tétanos TC en busca de CEx
Úlcera corneal/ queratitis	Hx: dolor, sensación de CEx, fotofobia, lagrimeo, visión borrosa. Uso reciente de lentes de contacto, exposición a la luz UV, parálisis de Bell o abrasión EF: fluoresceína: infiltrado corneal (manchas blancas/neblina) alrededor de un defecto epitelial claramente delimitado • Herpes: dendrítico • Queratitis por UV: numerosas úlceras puntiformes (patrón de nevada)	*Consulta inmediata con oftalmología* puede ser necesario desbridar o cultivar antes del Abx (causado por bacterias, hongos, *Acanthamoeba*) • Moxifloxacino o cefazolina/ tobramicina fortificadas en gtt • Cicloplejícos • Aciclovir si se sospecha de VHS
Celulitis orbitaria (vs. celulitis preseptal)	Celulitis orbitaria: posterior al tabique orbitario, drena en el seno cavernoso Tanto orbitaria como preseptal: • Puede tener fiebre, leucocitosis • Hinchazón del párpado, eritema, calor • Dolorimiento ocular • ± conjuntivitis, quemosis Sospecha de celulitis orbitaria si: • Aspecto enfermo, fiebre alta • Dolor con los movimientos extraoculares • Oftalmoplejia/diplopía • Discapacidad visual • Proptosis • Aumento de la PIO	*Consulta inmediata de oftalmología por celulitis orbitaria* PIO > 20: urgencias oftalmológicas TC orbitaria para descartar CEx, absceso Obtener hemocultivo Iniciar Abx i.v. (vancomicina + ceftriaxona o ampicilina/sulbactam) En los ptes con diabetes, considerar mucormicosis *Ingresar a todos los ptes con celulitis orbitarias* Si hay celulitis preseptal, Abx ambulatorios con amoxicilina/clavulanato y reevaluación de oftalmología en 1 día Complicaciones: pérdida de visión, trombosis del seno cavernoso, afectación del SNC, absceso, osteomielitis

Diagnóstico de urgencia		
Hipema	Hx: dolor, ↓ agudeza visual, generalmente después de un traumatismo contuso EF: capas macro- o microscópicas en la cámara anterior, ± fijación y dilatación de la pupila	Primero descartar globo abierto y Sx compartimental orbitario Abordar con el oftalmólogo: el hipema en «bola ocho» requiere seguimiento urgente PIO > 30: tratar como glaucoma PIO < 20: ciclopléjico para evitar el movimiento del iris para controlar el dolor Elevar la cabecera 45° Investigar HxF de drepanocitosis La mayoría pueden ser dados de alta con revaloración en 1 o 2 días, parche ocular, restricción de la actividad, colirios de glucocorticoides y elevación de la cabecera Regresar por ↑ dolor o ↓ visión
Abrasión/CEx corneal	Hx: dolor que empeora con el parpadeo, fotofobia, sensación de CEx EF: inyección conjuntival. Evertir los párpados para buscar el CEx. Utilizar la fluoresceína para evaluar • Anillo de óxido = CEx metálico • Prueba de Seidel para descartar la penetración en la córnea	Si la velocidad es alta: Rx o TC para descartar penetración ocular Si el CEx está incrustado, retírelo con la punta de una aguja de 25G con lupa, o con una fresa Administrar profilaxis antitetánica Abx (eritromicina), usar quinolona si usa lentes de contacto o hubo exposición al agua dulce Alta con seguimiento de oftalmo en 1-2 días a volver a evaluar; eliminación de anillo de óxido si es necesario. No usar lentes de contacto hasta que se resuelva
Uveítis/iritis anterior	Definición: proceso inflamatorio que afecta a la cámara anterior, el iris, el cuerpo ciliar o la coroides Hx: suele deberse a trauma, enf autoinmune o infección (VHS, Lyme). Ojo rojo doloroso unilateral, dolor «profundo», visión borrosa, fotofobia Hallazgos físicos: inyección perilimbal, fotofobia (si es consensuada sugiere iritis), ± ↓ AV; la lámpara de hendidura muestra la cámara anterior y posibles destellos	• Iritis traumática: ciclopléjico para mayor comodidad, seguimiento de oftalmo en 1-2 días • Inflamatoria: ciclopléjicos, consultar con el oftalmólogo sobre el posible uso de corticoides • Infecciosa: tratar la infección subyacente con Tx sistémicos y consultar al oftalmólogo sobre posibles corticoides oculares
Otras causas de los ojos rojos		
Conjuntivitis (alérgica, viral > bacteriana)	Definición: inflamación de las membranas mucosas que recubren la esclerótica/párpados. A menudo, viral Hx: drenaje, irritación, prurito, formación de costras, IVRS concurrente EF: inyección/edema, por lo general, preservando el limbo; por lo demás, examen normal Gonorrea = exudado abundante y verde	Cultivo si se trata de un neonato o posible clamidia, gonorrea Compresas húmedas y tibias, lágrimas artificiales Antihistamínico si es de origen alérgico Abx si hay preocupación de que sea bacteriana: • Eritromicina, polimixina + trimetoprima • Quinolona si usa de lentes de contacto o exposición al agua dulce Alta, seguimiento de oftalmo en 2 días si no mejora Consultar al oftalmólogo si se sospecha de gonorrea
Trastornos de los párpados (blefaritis, chalazión, dacrocistitis, orzuelo)	Blefaritis: márgenes del párpado inflamados Chalazión: glándula de Meibomio inflamada (nódulo subcutáneo del párpado) Dacriocistitis: infección del conducto nasolagrimal. Saco lagrimal inflamado con eritema, dolorimiento Orzuelo: absceso en el folículo de las pestañas o en el margen del párpado (puede ser externo o interno)	Blefaritis: compresas calientes Chalazión: compresas calientes, masaje suave Dacrocistitis: descartar celulitis periorbitaria ni orbitaria. Si es leve, alta con clindamicina y compresas calientes. Ingresar para administrar Abx i.v., consultar con oftalmo en caso de enf sistémica Orzuelo: compresas calientes

CAMBIO Y PÉRDIDA DE LA VISIÓN

Abordaje

* Examen ocular completo: agudeza visual (corregida), campos visuales, inspección externa, tejidos blandos y huesos periorbitarios, movimiento extraocular, pupilas (incluida la prueba de luz oscilante para el defecto pupilar aferente), presión (tonometría), lámpara de hendidura (párpados, conjuntiva, esclerótica, córnea con fluoresceína, cámara anterior, iris, cristalino), fundoscopia y examen neurológico completo

Diferencial de Δ y pérdida de la visión	
	Diferencial
Con dolor	Trauma, glaucoma, uveítis, úlcera corneal, arteritis temporal, neuritis óptica
Sin dolor	Amaurosis fugaz/AIT, oclusión de la arteria/vena central de la retina (OACR/OVCR), hemorragia vítrea, desprendimiento de retina, luxación del cristalino, encefalopatía hipertensiva, tumores hipofisarios, trastornos maculares, ingestas tóxicas (alcoholes tóxicos, metales pesados), convulsiones

Diferencial de la diplopía	
	Diferencial
Monocular	Astigmatismo, cataratas, luxación del cristalino, inducido por meds
Binocular	Atrapamiento, parálisis de NC, efecto de masa intracraneal, enf tiroidea, enf microvascular

Oclusión de la arteria central de la retina

Definición: oclusión de la arteria retiniana, generalmente embólica; representa un equivalente al ACV

Anamnesis

* Pérdida repentina e indolora de la visión monocular (o corte del campo visual si se trata de una rama de la arteria retiniana), puede haber una pérdida transitoria antes de la pérdida completa (amaurosis fugaz)
* FaR: HTA, DM, ACV, FA, enf carotídea, hipercoagulabilidad, vasculitis, endocarditis, anemia falciforme

Hallazgos físicos

* Defecto pupilar aferente; el examen fundoscópico muestra un punto rojo cereza en la fóvea, disco óptico pálido (hallazgo tardío)
* Puede presentar soplo carotídeo, FC irregular, soplo; descartar arteritis temporal

Evaluación

* BH, VES
* Eval Dx para embolia: neuroimagen (TC/angio-TC o RM/angio-RM), imagen carotídea, ECO, ECG

Tratamiento

* Iniciar inmediatamente (> 2 h = pérdida de visión irreversible). No hay Tx probados
* *Consulta oftalmológica inmediata, considerar también la consulta de neurología*
* Masaje intermitente del globo (para tratar de desalojar el émbolo y que avance de forma anterógrada) y respirar en una bolsa (aumento de CO_2 que causa vasodilatación)
* Reducir la PIO como en el glaucoma (p. ej., acetazolamida, manitol, timolol); vasodilatadores para mejorar el flujo sanguíneo (p. ej., nitroglicerina)
* Paracentesis de la cámara anterior, descompresión Qx, anticoag, trombólisis intraarterial con tPA, O_2 hiperbárico

Remisión: ingreso

Consejos y alertas: los émbolos cardiacos son más frecuentes en los > 40 años; las coagulopatías son más frecuentes en los < 30 años

Oclusión de la vena central de la retina

Definición: oclusión de la vena retiniana, generalmente trombótica

Anamnesis

* Pérdida de visión monocular repentina e indolora (puede ser de aparición gradual)
* FaR: EAC, HTA, glaucoma, estasis venosa, hipercoagulabilidad, DM, vasculopatía, tabaquismo

Hallazgos físicos: defecto pupilar aferente, examen fundoscópico con hemorragias retinianas/edema de disco («sangre y trueno»), manchas de algodón

Tratamiento: *consulta inmediata con oftalmología.* Hipercoagulabilidad ambulatoria y eval Dx cardiovascular

Remisión: alta con seguimiento de oftalmo (puede requerir meds intravítreos)

Arteritis temporal (arteritis de células gigantes)

Definición: vasculitis inflamatoria granulomatosa de arterias medianas/grandes

Anamnesis
- Cefalea unilateral, claudicación mandibular, malestar, fiebres bajas, pérdida de visión monocular transitoria
- Generalmente > 50 años (90% > 60 años), F > M, Hx de polimialgia reumática (50% de los ptes)

Hallazgos físicos: dolorimiento sobre la arteria temporal, ↓ AV, defecto pupilar aferente

Evaluación: ↑ VES, ↑ CRP, biopsia de la arteria temporal o ECO Doppler color

Tratamiento
- Consultar con reumatología, oftalmología
- Con déficits visuales: metilprednisolona i.v. 1 g diario × 3 días
- Sin déficits visuales: prednisona 60 mg/día (no esperar los resultados de la biopsia) y biopsia dentro de las 2 sem. Considerar el inicio de ácido acetilsalicílico + IBP, Tx controvertido

Remisión: ingresar solo por déficits visuales

Consejos y alertas
- Sin Dx y Tx, puede producirse una ceguera permanente
- El 75% de los pacientes con déficits visuales en un ojo desarrollarán déficits contralaterales dentro de las 3 sem
- Riesgo 20× mayor de aneurisma de aorta torácica

Neuritis óptica

Definición
- Inflamación del nervio óptico generalmente debida a una desmielinización focal
- Se asocia con EM (⅓ de los pacientes con Dx de EM), pero también sarcoidosis, LES, leucemia, alcoholismo, sífilis, idiopática, posviral

Antecedentes: pérdida de visión (mínima → completa en días a semanas), ↓ percepción del color, dolor con el movimiento ocular

Hallazgos físicos
- ↓ agudeza visual, defecto pupilar aferente, escotoma central, hinchazón/palidez del disco óptico

Evaluación: la RM muestra inflamación del nervio óptico; el 20% tiene otras lesiones desmielinizantes; la PL puede utilizarse para comprobar la presencia de bandas oligoclonales

Tratamiento: consulta inmediata con oftalmo/neuro; metilprednisolona i.v., IGIV o plasmaféresis

Remisión: ingresar

Desprendimiento de retina

Anamnesis
- Déficit de campo visual indoloro, clásicamente «a manera de cortina», «polvo de carbón» o «telarañas», moscas volantes, fotopsias
- Los FaR incluyen miopía, trauma, Hx de Qx (extirpación de cataratas), DM, HTA, enf malignas (CA de mama, melanoma, leucemia), drepanocitosis, eclampsia, prematuridad

Hallazgos físicos: corte del campo visual, retina «ondulada», puede verse vítreo pigmentado o una línea visible que delimita el desprendimiento (generalmente por oftalmoscopia indirecta)

Evaluación: la ECO ocular en urgencias tiene alta Sen para el desprendimiento, debe diferenciarse del desprendimiento vítreo posterior

Tratamiento
- Consulta inmediata con el oftalmólogo si se sospecha
- Si la mácula sigue adherida, está indicada la reparación Qx antes de 24-48 h
- La mayoría de los desprendimientos de retina inflamatorios se tratan médicamente (AINE, corticoides), pero a veces requieren una intervención Qx urgente en función de la causa, el tamaño, la localización

Remisión: ingresar si es agudo

DOLOR DE MUELAS

Diferencial del dolor de muelas	
Trauma	Fracturas dentales, subluxación dental, avulsión dental, intrusión/extrusión
Atraumático	Caries dental, pulpitis, pericoronitis, absceso periapical/periodontal (*véase* cap. 4), gingivitis ulcerosa necrosante aguda, osteítis alveolar

Numeración de los dientes	
Superior derecha 1, 2, 3, 4, 5, 6, 7, 8 (línea media)	Superior izquierda (línea media) 9, 10, 11, 12, 13, 14, 15, 16
Inferior derecha 32, 31, 30, 29, 28, 27, 26, 25 (línea media)	Inferior izquierda (línea media) 24, 23, 22, 21, 20, 19, 18, 17

Fracturas dentales

Definición
- Ellis I: esmalte; Ellis II: esmalte + dentina (doloroso); Ellis III: afecta la pulpa (dolor + sangrado)

Evaluación: considere realizar RxT en el pte traumatizado por posible aspiración de fragmentos

Tratamiento
- Bloqueos dentales y analgesia bucal
- Ellis I: alisar los bordes afilados si es necesario, seguimiento por odontol en 2-3 días
- Ellis II: cubrir con pasta de hidróxido de calcio, pasta de óxido de zinc, compuestos de ionómero de vidrio (necrosis pulpar en 1-7%), seguimiento por odontol en 24 h
- Ellis III: cubrir con pasta de hidróxido de calcio, pasta de óxido de zinc, compuestos de ionómero de vidrio (necrosis pulpar 10-30%), consulta dental o derivación urgente para pulpotomía/pulpectomía, seguimiento por odontol urgente (< 24 h)
- Tipos II y III: se recomienda la penicilina V o la clindamicina, evidencia limitada (Dent Traumatol 2020;36(4):314–330)
- Si hay hemorragia → gasa empapada en epinefrina, inyectar lidocaína con epinefrina en la pulpa

Subluxación y avulsión dental

Definición: dientes sueltos o pérdida de dientes debido a un traumatismo

Evaluación: Rx si la movilidad sugiere una fractura alveolar

Tratamiento
- Bloqueos dentales y analgesia bucal
- Mínima movilidad: dieta blanda 1-2 sem, seguimiento por odontol en 2-3 días
- Movilidad considerable: estabilizar con pasta periodontal o férula, seguimiento por odontol en 24 h
- Avulsión: solo se deben reimplantar los dientes permanentes. Transportar el diente en solución de Hank o en leche (se conserva hasta 8 h). Sujetar por la corona, no tocar la raíz. Limpiar con enjuague de SSN, volver a colocar el diente en el alvéolo con estabilización si es en < 60 min. Se pierde 1% de supervivencia del diente por cada minuto fuera. Consulta dental inmediata con seguimiento en 24 h

Caries dental

Definición: infección bacteriana de la estructura dental dura (esmalte, dentina y cemento)

Presentación: dolor de dientes, mala dentición

Tratamiento: bloqueo dental y analgesia oral, seguimiento por odontol en 1-2 días

Absceso periapical

Definición: infección bacteriana del espacio alveolar

Presentación: dolor de muelas intenso, a menudo absceso fluctuante

Tratamiento: bloqueo dental. I&D si es fluctuante. Abx (penicilina V o clindamicina), enjuagues salinos tibios, seguimiento por odontol en 1-2 días

Gingivitis aguda necrosante ulcerosa (boca de trinchera)

Definición
- Infección polimicrobiana de las encías que provoca hemorragias, úlceras profundas y encías necrosadas
- FaR: mala higiene bucal, trauma local, tabaquismo, inmunodeficiencias

Presentación
- Dolor difuso de boca de aparición rápida, halitosis, fiebre, sangrado de encías
- Eritema/edema gingival, ulceración de las papilas interdentales, seudomembrana gris

Tratamiento: solución anestésica oral (lidocaína viscosa), enjuagues de peróxido de hidrógeno diluido c/6 h o clorhexidina, y Abx (amoxicilina-clavulanato, metronidazol O clindamicina), seguimiento por odontol en 1-2 días

Consejos y alertas: complicaciones: la angina de Vincent se extiende a faringe y amígdalas

Osteítis alveolar (alvéolo seco)

Definición: irritación del hueso expuesto a la cavidad bucal tras la desintegración prematura del coágulo de sangre 3-5 días después de la extracción de un diente

Anamnesis: aparición repentina, dolor intenso después de extracción dental, olor/sabor desagradable

Tratamiento: bloqueo dental, analgesia bucal, irrigación del alvéolo, envoltura con gasa empapada en pasta dental medicada o eugenol. Abx (penicilina, clindamicina). Seguimiento por odontol en 1-2 días

PACIENTE PEDIÁTRICO

Diferencias relevantes en la fisiología
- Niños pequeños = mayor relación superficie-masa, pierden más fácilmente el calor al ambiente; Tx: calentar con mantas/calentadores lo antes posible
- Los niños sanos compensan para mantener la presión arterial –> la hipotensión es un hallazgo tardío en el choque
- El signo más temprano de compromiso CV es la taquicardia –> cualquier taquicardia inexplicable es una señal de alerta y debe ser investigada
- Anatomía de las vías respiratorias: la laringe es más anterior, la epiglotis es más flácida, el occipucio y la lengua son relativamente más grandes; Tx: rollo de toalla, cánula nasofaríngea

Signos vitales

Signos vitales pediátricos			
Edad	**FC**	**Hipotensión sistólica**	**FR**
Recién nacido (< 28 días)	90-205	< 60	30-60
Lactante (1-12 meses)	90-190	< 70	24-40
Niño pequeño (1-2 años)	80-140		22-37
Preescolar (3-5 años)	65-120	70 + (edad en años × 2)	20-28
Escolar (6-11 años)	58-118		18-25
Adolescente (12-15 años)	50-100	< 90	12-20

CUIDADOS INTENSIVOS PEDIÁTRICOS

Vías respiratorias
- Pretratamiento: atropina (0.02 mg/kg, máx. 1 mg) PRN, bradicardia; lidocaína (1.5 mg/kg) PRN si ↑ PIC
- Sedación: etomidato (0.3 mg/kg); ketamina (1-2 mg/kg)
- Parálisis: succinilcolina (1-2 mg/kg); rocuronio (0.6-1.2 mg/kg)
- Tamaño del TET: 3 mm con manguito (recién nacidos); (edad/4 + 4) – 0.5 mm con manguito (> 1 mes); profundidad (cm) = tamaño del TET × 3
- Tamaño del laringoscopio: 0 (< 2.5 kg); 1 (< 3 años); 2 (3-12 años); 3 (12 años a adulto)

Choque
- Empezar con 20 mL/kg SSN, hasta 3 bolos
- Dopamina (2-20 µg/kg/min); epinefrina (0.05-1 µg/kg/min) para el choque por frío; norepinefrina (0.05-1 µg/kg/min) para el choque por calor; dobutamina (2-20 µg/kg/min) para el choque cardiogénico
- Considerar la hidrocortisona si hay riesgo de insuficiencia suprarrenal
- En caso de traumatismo, empezar con 20-40 mL/kg de SSN; luego añadir 10-20 mL/kg de CE

MOTIVOS DE CONSULTA EN LA INFANCIA

Abordaje

Presentaciones neonatales frecuentes	
Fisiopatología	**Motivo de consulta**
GI	Mala alimentación, reflujo/regurgitación, vómito, diarrea, estreñimiento, ictericia
Infección	Fiebre
Otros	Llanto/cólico, BEIMA, Sx de la muerte súbita infantil (SMSI)
Respiratorio	Estridor, apnea, cianosis

Anamnesis
- Acontecimientos durante el embarazo, el parto, la edad gestacional y peso al nacer, el estado de alerta, la dieta, Δ de la frecuencia del cambio de pañales, los patrones de llanto, Δ color; HxF

Hallazgos
- Peso, SV, color; desvestir al lactante → exploración completa

Consejos y alertas
- Muchos de los signos/síntomas son inespecíficos: tono anómalo, succión débil, disminución de la ingesta v.o., ictericia, respiración anormal, cianosis periférica, vómito

MALA ALIMENTACIÓN

Abordaje
- Comprobar que el aumento de peso es el adecuado (5-7% de pérdida de peso durante la 1.ª semana de vida, luego aumento de 1 onza/día durante los 1.ᵒˢ 3 meses); realizar Hx&EF cuidadosas para identificar cualquier otra anomalía

Tratamiento
- Si el aumento de peso es adecuado y el pte no tiene otros problemas, intente una prueba de alimentación

Remisión
- Los ptes con aumento de peso adecuado que toleran la v.o. en el SU pueden darse de alta tranquilizando a los padres y con seguimiento ambulatorio; el resto requiere una eval adicional (*véase* eval Dx para la inconsolabilidad más adelante)

ESTREÑIMIENTO

Abordaje
- Diferenciar el estreñimiento funcional (sin condición subyacente) del patológico

Diagnósticos diferenciales	
Fisiopatología	**Diferencial**
Obstrucción	Obstrucción intestinal, atresia anal, íleo meconial, enf viral con íleo
Metabólico	Hipotiroidismo, hipercalcemia, intoxicación por metales pesados
Neuro	Parálisis cerebral, Sx de Down, espina bífida oculta, enf neuromuscular
Otros	Deshidratación, prolapso rectal, fisura anal, botulismo, enfermedad de Hirschprung

Anamnesis
- Cronología de los síntomas, Δ en la consistencia de las heces, patrones iniciales de defecación, 1.ᵉʳ paso de meconio después del nacimiento (> 24-48 h = anómalo), enfermedad reciente, V/D, fiebre, ingesta de miel

Hallazgos
- Abdomen (distensión), tacto rectal (permeabilidad, heces en la cúpula), exploración neurológica (NC, tono muscular)

Evaluación
- RUV (si se sospecha de obstrucción); considerar QS, TSH, Ca, análisis de metales pesados

Tratamiento
- Para el estreñimiento funcional: supositorio de glicerina, descompactación, aumento de agua entre comidas, considerar bisacodilo, lactulosa, enemas, dieta alta en fibra en niños mayores
  - Los enemas (*Fleet*®) pueden causar hipocalcemia, evítelos en los niños pequeños

Remisión
- Estreñimiento funcional → alta con seguimiento del MAP: las causas patológicas justifican más visitas y pueden requerir hospitalización

---

LLANTO Y CÓLICOS

Definición
- Cólicos: patrón recurrente de llanto inconsolable e irritabilidad que dura > 3 h/día por más de 3 días/sem, de 3 sem a 3 meses de vida. El cólico GI benigno es un Dx de exclusión

Abordaje
- El llanto/cólico excesivos son motivos de consulta inespecíficos no relacionados con la salud que pueden ser signos de malestar GI benigno o de una enf que pone en peligro la vida

Diagnóstico diferencial del cólico	
Sistema	**Diferencial**
SNC	Meningitis/encefalitis, HIC
CONGO	CEx en el ojo, abrasión corneal, OMI, faringitis
Cardiaco	ICC, TSV
GI	Gastroenteritis, intususcepción intestinal, apendicitis, fisura anal, RGE, hernia encarcelada, cólico GI benigno, estreñimiento, alergia a la leche
GU	Torsión testicular, IU
Otros	Torniquete capilar (dedo de la mano o el pie, pene), traumatismo, maltrato infantil, fractura de extremidades, artritis séptica, intoxicación por fármacos, alteración electrolítica, reacción a vacunas

Anamnesis
- Momento del llanto, traumatismo, fiebre, ingesta de meds, Hx de alimentación, RS y HxM completos

Hallazgos
- Observar el comportamiento; exploración física minuciosa

Evaluación
- Al; considerar la posibilidad de realizar más pruebas (p. ej., ECO abd, Rx, toxicología) para descartar otras causas específicas

Tratamiento
- Tratar la enfermedad subyacente

Remisión
- Alta hospitalaria: si se cree que la causa es benigna y el pte tiene un periodo sin llanto en el SU
- Ingresar: cualquier paciente sin causa clara identificada y sin periodo de ausencia de llanto en el SU

BREVE EPISODIO IDIOPÁTICO DE MUERTE APARENTE (BEIMA)

Definición
- Episodio observado caracterizado por las cuatro características siguientes:
  - 1) Lactante < 1 año, 2) asintomático en el momento de la presentación, 3) sin explicación para el episodio después de la Hx&EF, 4) antecedente de un episodio repentino breve y ahora resuelto de muerte aparente
- Y al menos uno de los siguientes:
  - 1) Cianosis o palidez, 2) respiración ausente o irregular, 3) cambio marcado de tono, 4) alteración del grado de respuesta
- Se considera de alto riesgo si cumple uno de los siguientes criterios:
  - 1) Duración del episodio > 1 min, 2) edad < 2 meses, 3) Hx de prematuridad, 4) BEIMA anterior, 5) necesidad de RCP por parte del médico

Diagnóstico diferencial del BEIMA	
Fisiopatología	**Diferencial**
Cardiaca	Arritmia, miocarditis, hemorragia
GI	RGE
Infecciosa	IU, sepsis
Metabólica	Hipoglucemia, enf metabólica congénita
Neuro	CEP, TCE, hidrocefalia, meningitis/encefalitis
Otros	Toxinas/meds, abuso, resp periódica normal, Münchausen de un familiar
Respiratoria	Infección u obstrucción de las vías respiratorias, espasmo del sollozo

Anamnesis
- Obtener relato de 1.ª mano del evento cuando sea posible, aspecto del niño (cianosis central vs. periférica, palidez, etc.), síntomas precedentes, episodios anteriores, presencia de apnea o náusea, tono muscular, actividad similar a CEP, recuperación espontánea o facilitada

Hallazgos
- Exploración física minuciosa

Evaluación
- No existe una estrategia establecida de Dx. Considerar la oximetría de pulso, la observación en serie, el ECG de 12 derivaciones y las pruebas de tos ferina (si hay sospecha de una posible exposición)

Remisión
- Observar en el SU; los ptes sin BEIMA de alto riesgo pueden ser dados de alta con seguimiento en 24 h y enseñanza de RCP
- Los lactantes con alto riesgo requieren ingreso para observación y reevaluación posterior

Consejos y alertas
- La causa definitiva del BEIMA se encuentra solo en ~50% de los ptes

---

SMSI

Definición
- Muerte de un niño < 12 meses que es inexplicable después de una cuidadosa investigación, necropsia, inspección de la escena y anamnesis; más frecuente a los 2-5 meses

Abordaje
- Acercarse a los padres de los ptes con SMSI con empatía, ya que el abuso infantil es raro en este Sx (< 1-5%)

Factores de riesgo del SMSI	
Categoría	**Factor de riesgo**
Del lactante	Masculino, nacimiento prematuro o múltiple, bajo peso al nacer, bajas puntuaciones de Apgar, Tx en la UCI, enf congénita, anomalía respiratoria neonatal, enf viral reciente, EMA anterior, hermano con SMSI, posición prona para dormir, capas de cobijas pesadas
Maternos	Edad < 20 años, soltera, condición socioeconómica baja, nivel educativo bajo, cuidado prenatal inadecuado, enf durante el embarazo, fumar durante el embarazo, consumo de drogas, compartir la cama

Prevención
- Recordar a los progenitores que deben acostar a sus hijos en decúbito supino, evitar el hábito tabáquico, no cubrirles la cabeza, emplear superficies blandas para dormir y que tengan varias capas para reducir el riesgo

CIANOSIS

Abordaje
- Diferenciar la cianosis central (mucosas, lengua, tórax; secundaria a derivación derecha-izquierda) de la periférica (pies, manos, labios; secundaria a vasoconstricción periférica)

Definición
- Acrocianosis: la coloración azul de las manos/pies solo se observa en los recién nacidos, perfusión 2.ª de las extremidades → normal y se resuelve en los 1.os días de vida
- Espasmo del sollozo: periodo prolongado sin intentar respirar asociado con llanto intenso por dolor, ira, miedo → benigno, pero Dx de exclusión

Diagnóstico diferencial de la cianosis	
Fisiopatología	**Diferencial**
Hipoventilación	Apnea, espasmo del sollozo, CEP
Respiratorio	Obstrucción de las vías respiratorias superiores, enf pulmonar primaria, bronquiolitis/asma
Cardiovascular	Cardiopatía congénita cianótica
Otros	Sepsis, hipotermia, metahemoglobinemia, cianuro, acrocianosis del recién nacido

Anamnesis
- Edad de aparición, central o periférica, ingesta de fármacos, enf reciente, exposiciones ambientales
- Δ con llanto: mejora → causa respiratoria ($\uparrow$ reclutamiento alveolar); exacerbación → causa cardiaca ($\uparrow$ GC)

Hallazgos
- Aspecto (enfermo o sano), SV, dificultad respiratoria, soplo cardiaco

Evaluación
- Proporcionar O_2, obtener RxT, ECG
- Prueba de hiperoxigenación: comparar la GA en VD con 100% de O_2 durante 10 min; la PO_2 > 250 descarta hipoxia secundaria a cardiopatía congénita
- Mejoría de la Sat O_2 con O_2, ausencia de soplo, ECG normal → proceso pulmonar
- Sin Δ en la Sat O_2 con O_2, soplo, ECG anormal → causa cardiaca → obtener ECO

Tratamiento
- O_2, identificar y luego tratar la condición subyacente
- Considerar la PGE_1 para ptes < 2 semanas de edad en caso de insuf circulatoria

Remisión
- Ingresar a cualquier pte que parezca enfermo, con Sat O_2 o PaO_2 bajas
- Consulta con cardiología para cualquier pte con sospecha de cardiopatía congénita

ICTERICIA PEDIÁTRICA

Definición
- Coloración amarillenta de la piel/tejidos/líquidos corporales causada por $\uparrow$ producción de bilirrubina o $\downarrow$ de su eliminación

Abordaje
- Bilirrubina: formada a partir de la degradación de la hemoglobina → unida a la albúmina en la sangre (no conjugada/indirecta) → conjugada en el hígado por la glucuronosil-transferasa (conjugada/directa) → eliminada en la bilis

Anamnesis

- El Dxd depende de la edad (neonatos ≤ 4 semanas), la edad gestacional y el estado de lactancia
- Momento de inicio de los síntomas: coloración amarillenta de la piel, orina oscura

Hallazgos físicos

- Ictericia escleral, ictericia

Labs

- Bilirrubina total/fraccionada (visible > 5 mg/dL en neonatos), PFH, BH (hemólisis/anemia → prueba de Coombs, frotis, tipo ABO/Rh), recuento de reticulocitos, haptoglobina sérica
- Neonatos → no conjugada (puede ser fisiológica, tratar para prevenir el kernícterus [encefalopatía bilirrubínica])/conjugada (siempre patológica)

Dxd de la hiperbilirrubinemia no conjugada en niños	
Trastornos hemolíticos	Incompatibilidad ABO
	Insuficiencia de G6PD
	Anemia drepanocítica
	Talasemia
	Esferocitosis hereditaria
	SUH
Recirculación enterohepática	Enf de Hirschsprung, estenosis pilórica, obstrucciones gastrointestinales
Otros	Cefalohematoma, traumatismo de nacimiento, hipotiroidismo, Sx de Down, policitemia, Sx de Gilbert, Sx de Crigler-Najjar (deficiencias en la glucuronosil-transferasa)

ICTERICIA FISIOLÓGICA

Definición

- Bilirrubina no conjugada elevada en la 1.ª sem de vida; el 60% de los recién nacidos tendrán ictericia (máx. en 2-5 días), debido a la baja actividad de la glucuronosil-transferasa, una mayor producción y la circulación enterohepática

Evaluación

- Bilirrubina total/fraccionada, BH (hemólisis/anemia → prueba de Coombs, frotis, tipo ABO/Rh), bilirrubina total por lo general < 6 mg/dL, hasta 12 mg/dL en prematuros

Tratamiento

- No es necesario el Tx

Remisión

- Alta

Consejos y alertas

- Patológica: en las 1.ªs 24 h de vida, máx. > 17 mg/dL en lactantes alimentados con leche materna/> 15 mg/dL en lactantes alimentados con fórmula; persiste más allá de la 1.ª sem de vida, ↑ bilirrubina > 5 mg/dL/día
- Complicaciones de la hiperbilirrubinemia grave: kernícterus (depósito de bilirrubina en los núcleos basales → déficits del neurodesarrollo)
- La sepsis rara vez puede tener como signo de presentación la ictericia

ICTERICIA ASOCIADA CON LA LACTANCIA

Definición

- ↑ bilirrubinemia no conjugada en lactantes alimentados con leche materna, quizás debido a mediadores hormonales o la alteración de la secreción/absorción intestinal de la bilis, aparición temprana después del nacimiento
  - Puede estar relacionada con la privación de calorías o con una frecuencia de alimentación insuficiente

Evaluación

- Bilirrubina total/fraccionada, BH

Tratamiento

- No es necesario el Tx si bilirrubina < 17 mg/dL; fomentar la lactancia materna, fototerapia

Remisión

- Alta

ICTERICIA DE LA LECHE MATERNA

Definición
- Se debe a las sustancias presentes en la leche materna que impiden la conjugación y eliminación de la bilirrubina
- Ocurre después de 3-5 días de vida y persiste durante semanas

Evaluación
- Bilirrubina total/fraccionada, BH

Tratamiento
- Si la bilirrubina es < 17 mg/dL, continuar con la lactancia materna y la fototerapia
- Si es > 17 mg/dL, suspender la lactancia, no reaparecerá cuando se reanude

Remisión
- Alta

INCOMPATIBILIDAD ABO Y RH/ENFERMEDAD HEMOLÍTICA

Definición
- Enf hemolítica causada por anticuerpos maternos contra las proteínas fetales de tipo A o B o anticuerpos maternos contra el Rh (sensibilización desde el embarazo anterior) del feto Rh positivo (incompatibilidad Rh)

Anamnesis
- Coloración amarillenta de la piel dentro de las 1.as 24 h de vida, orina oscura, letargia

Hallazgos físicos
- Ictericia intensa, ictericia escleral, aspecto enfermo

Evaluación
- Bilirrubina total/fraccionada, BH (hemólisis/anemia → prueba de Coombs, frotis, tipo ABO/Rh)

Tratamiento
- Fototerapia, exanguinotransfusión (*véase* tabla siguiente)

Remisión
- Ingreso

	Indicaciones de tratamiento en la hiperbilirrubinemia no conjugada			
Edad	**Considerar la fototerapia (mg/dL)**	**Fototerapia (mg/dL)**	**Considerar la posibilidad de exanguinotransfusión si falla la fototerapia (mg/dL)**	**Exanguino-transfusión (mg/dL)**
≤ 24 h	—	—	—	—
25-48 h	≥ 12	≥ 15	≥ 20	≥ 25
49-72 h	≥ 15	≥ 18	≥ 25	≥ 30
≥ 72 h	≥ 17	≥ 20	≥ 30	≥ 30

HIPERBILIRRUBINEMIA CONJUGADA

Definición
- Aumento patológico de la bilirrubina directa que provoca ictericia (bilirrubina conjugada > 20% del total, o > 2 mg/dL)

Anamnesis
- Coloración amarillenta de la piel, orina oscura, letargia, ± Sx genético/Sx metabólicos/sepsis

Hallazgos físicos
- Ictericia intensa, ictericia escleral, aspecto enfermo

Evaluación
- Bilirrubina total/fraccionada, BH, hemocultivos, frotis de sangre, PFH, grupo sanguíneo, RUV si hay signos de obstrucción, ECO: obstrucción biliar, EGO, UCx

Tratamiento
- Hidratación, Tx con base en la causa (*véase* abajo)

Remisión
- Ingreso

Diagnóstico diferencial de la hiperbilirrubinemia conjugada en niños	
Obstrucción biliar	Atresia biliar
	Quiste del colédoco
	Colangitis esclerosante de 1°
	Cálculos biliares (por lo general, cálculos pigmentados por hemólisis en la anemia drepanocítica/talasemia)
Infección	TORCH (toxoplasmosis, rubéola, CMV y virus del herpes)
	Sepsis bacteriana
	IU
	Hepatitis viral
Enf metabólica	Fibrosis quística
	Galactosemia
	Insuficiencia de α1-antitripsina
	Enf de Wilson
Fármacos	AAS
	Paracetamol
	Hierro
	Sulfas
Varios	Sx de Reye
	Lupus neonatal
	Hepatitis neonatal, hepatitis autoinmune

FIEBRE PEDIÁTRICA

Abordaje
- El Tx de la fiebre (38 °C o 100.4 °F) es diferente en la población pediátrica en comparación con los adultos
- ABC, comprobar la saturación de O_2, la temperatura rectal es la más exacta (la temperatura oral es la siguiente mejor)
- La necesidad de Abx y hospitalización depende de la edad, la toxicidad, las exposiciones, el estado inmunitario, la fuente identificada y la gravedad de la fuente
- La introducción de las vacunas contra *H. influenzae* y neumococos ha cambiado la incidencia y la causa de las enfermedades febriles en la población pediátrica

Diagnóstico diferencial de la fiebre	
Fisiopatología	Diferencial
Pulmonar	Bronquiolitis, laringitis aguda, tos ferina, faringitis, neumonía
GI	Apendicitis, gastroenteritis, rotavirus
GU	IU, pielonefritis
No infecciosas	AD, enf de Kawasaki, causas reumáticas y oncológicas
Infecciones diversas	Celulitis, VIH, sepsis, varicela, epiglotitis, sarampión, meningitis, paperas, OM, onfalitis, roséola, rubéola, escarlatina, osteomielitis, VHS, enterovirus, conjuntivitis bacteriana, Sx no virales

NEONATO FEBRIL DE 0-28 DÍAS

Anamnesis
- Dificultad para obtener Hx de localización; eval Dx estandarizada para Dx de enf bacterianas graves, alto riesgo secundario a CEP por inmadurez inmunitaria
- Las exposiciones (viajes, familiares enfermos) y las vacunas son útiles

Hallazgos
- Fiebre > 38 °C o 100.4 °F rectal considerada universal; inquieto, irritable, mala alimentación
- Evaluar la frecuencia y el número de pañales mojados, el llenado capilar, las fontanelas, las lágrimas, para estimar la deshidratación
- Interrogar acerca de cualquier exantema (exantemas virales, meningococo)

Evaluación
- Eval Dx de la sepsis: *véase* tabla

Tratamiento
- Menos de 1 mes: cefotaxima 50 mg/kg i.v. c/12 h + ampicilina 25-50 mg/kg i.v. c/8 h
- 1-3 meses: ceftriaxona 50 mg/kg i.v. c/24 h, considerar ceftriaxona 50 mg/kg i.m. en caso de alta
- Dosis más altas en caso de sospecha de meningitis; considerar la adición de aciclovir 20 mg/kg i.v. si se teme una posible infección por herpes y vancomicina 15 mg/kg i.v. c/6 h si el paciente está en estado crítico o hay factores de riesgo materno de infección resistente
- Tratar de forma adecuada otras fuentes bacterianas identificadas

Remisión
- Si es < 30 días o tiene < 90 días y aspecto grave, ingresar y seguir las complicaciones incluso si todas las pruebas de laboratorio son normales
- Alta posible si tiene eval Dx de 30-90 días negativa a sepsis y buen aspecto/alimentación con seguimiento en 24 h. Considerar 1 dosis de ceftriaxona antes del alta

Consejos y alertas
- Debido a la incapacidad para localizar la fuente de infección, la relativa inmadurez de los sistemas inmunitarios y la prevalencia de la bacteriemia oculta, todos los ptes reciben una eval Dx minuciosa para sepsis

---

NIÑO FEBRIL DE 1-36 MESES

Anamnesis
- Sistema inmunitario vulnerable, especialmente a la exposición de organismos encapsulados
- Exposiciones (viajes, familiares enfermos) y vacunas son útiles

Hallazgos
- Irritable, alimentación deficiente; obtener el estado de hidratación a través del número de pañales mojados, las lágrimas, la fontanela, el llenado capilar
- Interrogar acerca de cualquier exantema (virales, meningococo)

Evaluación
- *Véase tabla*

Tratamiento
- Si el aspecto es enfermo y febril, 1 dosis de ceftriaxona (50 mg/kg i.v. e ingreso por 24 h en busca de complicaciones)
- Tratar adecuadamente la fuente bacteriana identificada

Remisión
- Si tiene buen aspecto con eval Dx negativa y vacunas completas, alta con seguimiento estrecho
- Si tiene buen aspecto con eval Dx negativa y vacunación incompleta:
  - Leuco > 15k (RAN > 9 000), dar Abx empírico (ceftriaxona i.v. o i.m.) y seguimiento durante 24 h u hospitalizar si el seguimiento es incierto
  - Leuco < 15k (RAN < 9 000), alta sin Abx, pero con seguimiento de cerca en 24-48 h

Consejos y alertas
- La prevalencia de la bacteriemia oculta en los niños con buen aspecto < 36 meses actualmente es del 0.25-0.4%

Eval de la fiebre pediátrica según la edad			
Edad	**Temp**	**Aspecto**	**Eval**
0-28 días	> 38 °C	Cualquiera	Orina y cultivo directo de catéter BH con diferencial, hemocultivo, CRP RxT si ↑ FR, síntomas respiratorios Cultivo de LCR, recuento celular, glucosa/proteínas, ± PCR para VHS/enterovirus Coprocultivo si hay diarrea
1-36 meses	< 39 °C	Cualquiera	EGO y UCx RxT si ↑ FR, síntomas respiratorios
	> 39 °C	Bueno	EGO y UCx BH con diferencial, hemocultivo, CRP RxT si FR ↑, síntomas respiratorios
		Enfermo	EGO y UCx BH con diferencial, hemocultivo, CRP Si son negativos, PL RxT si ↑ FR, síntomas respiratorios

CARDIOPATÍAS CONGÉNITAS

Abordaje

- Considerar el Dx en los ptes con cianosis repentina, hipoxemia o choque, por lo general en las 1.ᵃˢ 1-2 semanas de vida, aunque en algunos ptes se presenta semanas o años después
- Diferenciar enf congénitas cianóticas de las no cianóticas, y ductales de las no ductales
- Prueba de hiperoxigenación: comparar la GA en aire ambiente y en 100% de O_2 durante 10 min; la $P_{O2} > 250$ hace la hipoxia secundaria a cardiopatía congénita poco probable
- Administrar PGE_1 a cualquier pte con sospecha de lesión ductal dependiente y compromiso circulatorio

Definición

- Lesiones cianóticas: cardiopatía congénita con derivación derecha-izquierda
- Lesiones dependientes de los conductos: cardiopatía congénita en el que la vida del feto depende de un CAPE, ya sea por una alteración del flujo sanguíneo sistémico o pulmonar

Diagnóstico diferencial de la cardiopatía congénita	
Tipo de lesión	Diagnóstico diferencial
Cianótica	Tetralogía de Fallot, transposición de los grandes vasos,[a] tronco arterioso, atresia pulmonar,[a] EsPul crítica,[a] atresia tricuspídea/anomalía de Ebstein,[a] venas pulmonares anómalas totales, hemicardio izquierdo hipoplásico,[a] cayado aórtico interrumpido[a]
Acianótica	CAPE, CIA, CIV, EAo, coartación aórtica,[a] EsPul

[a]Dependiente de conductos.

Anamnesis

- Cianosis, lactante inquieto, mala alimentación

Hallazgos

- ↓ Sat O_2, cianosis, ↓ PA, soplo cardiaco, hepatomegalia, comprobar la PA en las cuatro extremidades

Evaluación

- GA, respuesta al O_2, RxT, ECG, ECO

Tratamiento

- O_2, considerar la PGE_1 (alprostadil): 0.05-0.1 μg/kg/min (máx. 0.4 μg/kg/min) si se sospecha de una lesión dependiente del conducto, efectos secundarios: bradicardia, hipertermia, hipotensión y apnea
- Apoyo inotrópico con dobutamina o dopamina e intubación PRN

Remisión

- Consulta con cardiología, ± consulta con Qx cardiaca, hospitalización

Consejos y alertas

- Pte con lesiones dependientes de los conductos que se presentan con insuficiencia circulatoria, por lo general durante las primeras 1-2 semanas de vida
- Las lesiones acianóticas pueden presentarse con ICC

TETRALOGÍA DE FALLOT

Abordaje

- Reconocer/tratar las crisis hipoxémicas con la posición genupectoral

Definición

- Estenosis de la AP, CIV, HVD y desviación del origen de la aorta hacia la derecha (cabalgamiento); la gravedad depende del grado de obstrucción del conducto de salida del VD

Anamnesis

- Se presenta por lo general dentro de los 1.ᵒˢ años de vida, aunque ocasionalmente en la edad adulta
- Cianosis (a menudo durante la alimentación), ↓ ingesta v.o., agitación, ↑ FR; ↑ síntomas con el ejercicio, CEP, ACV
- **Crisis hipoxémica:** espasmo del infundíbulo → ↑ obstrucción del flujo de salida del VD → cianosis, dificultad respiratoria

Hallazgos

- ↓ Sat O_2, soplo sistólico de eyección, cianosis, paciente en cuclillas

Evaluación

- *Véase arriba*, ECG (DED, HVD, DAD, BRD), RxT (corazón en pico de pato), BH, GV

Tratamiento

- *Véase arriba*, 100% de O_2, calmar al niño, llevar las rodillas al pecho; considerar morfina y bolo de LIV, corregir hipoglucemia, considerar propranolol, fenilefrina, intubación

* Consulta con cardiología y Qx cardiaca, ingreso

Consejos y alertas
* Inicio determinado por ↑ lento de la hipertrofia del infundíbulo → ↑ obstrucción del conducto de salida del VD → ↑ HVD → ↑ derivación de derecha a izquierda; por lo tanto, las presentaciones a una edad más avanzada tienen peor peor pronóstico a largo plazo

ENF RESPIRATORIAS PEDIÁTRICAS

NEUMONÍA

Anamnesis
* Fiebre, tos; las pruebas en esputo suelen ser inciertas (los niños suelen tragarse las secreciones); IVRS reciente, malestar, letargia, N/V, disnea, aleteo nasal y quejido espiratorio
* Niños mayores: dolor abd, rigidez de cuello
* Lactantes/neonatos: dificultad para alimentarse, taquipnea, inquietud o letargia
* FaR: ausencia de vacunas/vacunas incompletas, viajes, guardería

Bacteriana (10-40%)
* Aparición repentina, después de una IVRS, aspecto enfermo, por lo general < 5 años

Atípica
* Fiebre, malestar y mialgia, cefalea, fotofobia, dolor de garganta y tos no productiva que empeora gradualmente

Viral
* No tóxico, síntomas asociados de vías respiratorias superiores (secreción o congestión nasal)

Exploración física
* Fiebre, taquipnea (mayor Sen), Sat O_2; exploración pulmonar completa (crepitantes, roncus, disminución de los ruidos respiratorios)

Evaluación
* **Labs:** QS (deshidratación grave), BH (leuco elevados), hemocultivos (si está gravemente enfermo); considerar pruebas virales (incluyendo VSR)
* **Imagenología:** RxT

Tratamiento
* De apoyo: LIV (si está deshidratado), monitorización y terapia con O_2
* Viral: de apoyo
* Abx (la duración es de 14 días para los neonatos, de lo contrario 7-10 días), añadir vancomicina si se encuentra en estado crítico
  * Neonato: ampicilina + gentamicina (pte hospitalizado)
  * 1-3 meses: cefalosporina de 3.ª gen + macrólido (pte hospitalizado)
  * 3 meses-5 años: cefalosporina de 3.ª gen + macrólido (pte hospitalizado) o dosis altas de amoxicilina (pte ambulatorio)
  * 5-18 años: cefalosporina de 3.ª gen + macrólido (pte hospitalizado) o macrólido solo (pte ambulatorio)

Remisión
* Alta: vacunas al día, hemodinámicamente estable, aire ambiente, > 3 meses
* Ingresar: < 3 meses, temp > 38.5 °C, taquipnea (> 70 respiraciones en < 12 meses y > 50 respiraciones en niños mayores), retracciones en lactantes, dificultad respiratoria, aleteo nasal, cianosis o hipoxemia (O_2 < 92%), apnea intermitente, roncus, poca tolerancia a la v.o., signos de deshidratación, preocupaciones sociales, seguimiento inadecuado, sepsis, inmunosuprimidos, comorbilidades, complicaciones, patógenos virulentos

ASMA Y BRONQUIOLITIS

Anamnesis
Asma
* Tos (por lo general, temprana), disnea y sibilancias (habitualmente peor por la noche). Considerar la frecuencia, la gravedad, la duración, los Tx domiciliarios y anteriores necesarios, el flujo máximo de referencia, el número de visitas al SU, las hospitalizaciones, los ingresos en la UCI, las intubaciones
* Desencadenantes: ejercicio, infección, aire frío, alérgenos, cualquier irritante respiratorio

Bronquiolitis (por lo general, < 2 años de edad)
* Fiebre (por lo general, ≤ 38.3 °C), tos, sibilancias, dificultad respiratoria leve; etiología por exposición viral (por lo general, VSR, pero también parainfluenza, adenovirus, influenza, rinovirus). A menudo precedida por Hx de 1-3 días de congestión nasal y tos leve

- FaR de gravedad: prematuridad, bajo peso al nacer, < 12 sem de edad, enf congénita, inmunodeficiencia, enf neurológica

Físicos

Asma

- Taquipnea, taquicardia, sibilancias inspiratorias/espiratorias, disminución o ausencia de movimiento del aire, uso de músculos accesorios, ansiedad/agitación, signos de deshidratación

Bronquiolitis

- Igual que el asma; se pueden auscultar crepitaciones y haber signos de otras infecciones, como la OM

Evaluación

- **Oximetría de pulso:** continua, a menos que los síntomas sean muy leves
- **Labs:** por lo general no son necesarios, considerar la posibilidad de realizar pruebas para VSR (bronquiolitis) en caso de hospitalización
- **Imagenología:** RxT solo si se sospecha de neumonía concomitante o si se trata de sibilancias de 1.ª vez
- **Flujo máximo** (asma): en niños > 6 años (comparar con la predicción basada en la estatura)

Tratamiento

- De apoyo: ABC, tratamiento con O_2 (Sat O_2 > 90%)

Asma

- Leve/moderada:
  - **Albuterol:** 0.15 mg/kg (máx. 5 mg) c/20-30 min × 3 dosis (agonista β de acción corta)
  - **Bromuro de ipratropio:** 250 µg/dosis (< 20 kg) O 500 µg/dosis (> 20 kg) c/20-30 min × 3 dosis puede disminuir la necesidad de hospitalización
  - **Corticoides:** prednisolona/prednisona 2 mg/kg v.o. (máx. 60 mg) O metilprednisolona 1-2 mg/kg i.v. (máx. 125 mg) O dexametasona 0.6 mg/kg v.o. (máx. 16 mg)
- Grave (añadir):
  - **Albuterol:** como en el caso anterior, pero puede utilizarse de forma continua
  - **Magnesio:** 75 mg/kg i.v. (máx. 2.5 g) durante 20 min (dosis óptima desconocida)
  - **Heliox:** 80% helio/20% O_2. Utilizar solo si la saturación de O_2 puede mantenerse por encima del 90%
  - **Terbutalina o epinefrina:** terbutalina 0.01 mg/kg s.c. (máx. 0.4 mg) c/20 min × 2 dosis o epinefrina 0.01 mg/kg s.c. (máx. 0.4 mg) c/20 min × 3 dosis y luego repetir c/4-6 h
- Ventilación:
  - **No invasiva** (BiPAP): puede reducir la fatiga respiratoria y mejorar la oxigenación/ventilación
  - **Intubación:** en caso de insuf respiratoria inminente; utilizar un TET grande; considerar la hipercapnia permisiva (aumento del tiempo espiratorio y VC bajo para evitar el barotrauma). Considerar la ketamina para la inducción (propiedades broncodilatadoras)

Bronquiolitis

- El Tx de apoyo es el pilar principal, incluyendo O_2 humidificado, aspiración, hidratación oral
- Prueba de albuterol si se sospecha de enfermedad reactiva de las vías respiratorias; puede continuar solo después de la respuesta documentada
- La solución salina hipertónica nebulizada no se asocia con una disminución de la estancia hospitalaria tras controlar la heterogeneidad (*JAMA Pediatr* 2016;170(6):577)

Remisión

Asma

- Reevaluar al pte en 3 h (con mayor frecuencia si los síntomas son más graves) después de las nebulizaciones, los corticoides y la terapia con O_2
- Alta: mejoría del flujo máximo (hasta > 70% previsto), mejoría significativa de la FR/Sat O_2; alta con agonista β inhalado, ráfaga de corticoides × 5 días (*véase la tabla de asma en adultos para el Tx posterior en casa*) con seguimiento estrecho
- Ingreso:
  - Piso: sibilancias persistentes con aleteo nasal, taquipnea, hipoxia e incapacidad para tolerar la v.o.
  - UCI: si el pte persiste con sibilancias graves/escaso intercambio de aire con flujo máximo < 50% y taquipnea que empeora o posible fatiga respiratoria inminente, PCO_2 > 42 mm Hg, intubación, necesidad de nebulizaciones continuas, heliox o terbutalina

Bronquiolitis

- Alta: edad > 2 meses, sin Hx de intubación, dermatitis, FR < 45, retracciones ausentes o leves, saturación de O_2 > 93%, tolerancia de la v.o., reducción del Tx con albuterol/epinefrina en el 1.°
- Ingreso: edad < 6 sem, hipoxia, dificultad respiratoria persistente, comorbilidades significativas o inmunosupresión

DISPLASIA BRONCOPULMONAR (DBP)

Definición
- Enf pulmonar crónica en neonatos prematuros con Hx de UCI, desnutrición, exposición a altas concentraciones de O_2, inflamación, infección (sepsis, corioamnionitis, funisitis, infecciones posnatales) y ventilación con presión positiva → desarrollo vascular alveolar/pulmonar alterado

Gravedad de la enfermedad	
Gravedad de la DBP	**O_2 complementario > 36 semanas de edad gestacional**
Leve	Ninguno
Moderada	< 30% O_2
Grave	> 30% de O_2 o presión positiva

Anamnesis
- Nacimiento prematuro, Hx de estancia en la UCI con ventilación mecánica, infección respiratoria reciente, alimentación deficiente, mayor necesidad de O_2

Exploración física
- SV anómalos, aleteo nasal, retracciones, roncus, sibilancias, estertores, disminución de los ruidos respiratorios

Evaluación
- RxT: hiperinflación, áreas quísticas, fibrosis; las pruebas de VSR identificarán a los que requieren hospitalización

Tratamiento
- De apoyo; O_2, considerar corticoides inhalados y sistémicos, Abx (*véase Neumonía pediátrica*), broncodilatadores (*véase Asma pediátrica*), furosemida (1 mg/kg c/6-12 h, ajustar al efecto)

Remisión
- Ingreso: si aumenta la dificultad respiratoria, hipoxia, hipercapnia, nuevos infiltrados pulmonares, incapacidad para mantener la hidratación oral, infección por VSR

URGENCIAS DE LAS VÍAS RESPIRATORIAS SUPERIORES

Definición
- Obstrucción real o inminente de las vías respiratorias superiores

Abordaje del paciente
Anamnesis
- Agitación o inquietud, cianosis, AEM, asfixia, disnea, aumento del trabajo respiratorio, angustia, inconsciencia, ruidos respiratorios inusuales
- RS **(fiebre, sialorrea),** HxM/meds **(véase tabla de diagnóstico diferencial)**

Diagnóstico
- RxT o placas de cuello, especialmente en caso de Sat O_2 y temperatura anómalas

Tratamiento
- O_2, calmar al niño, inclinación de la cabeza, elevación del mentón, «posición de confort» (erguido mientras se inclina hacia delante)

Remisión
- Dependerá en gran medida de la estabilidad hemodinámica y de las vías respiratorias

Diagnóstico diferencial de las UVRS	
Fisiopatología	**Diagnóstico diferencial**
Estructural	Traqueomalacia, laringomalacia, tumores, macroglosia
Infeccioso	Absceso periamigdalino, epiglotitis, absceso retrofaríngeo, traqueítis bacteriana, laringitis aguda
Otros	Reacción alérgica, quemaduras químicas, aspiración de CEx, trauma

---

CEx/OBSTRUCCIÓN DE LAS VÍAS RESPIRATORIAS SUPERIORES
(VÉASE ENF RESPIRATORIAS DEL ADULTO)

Laringitis aguda (laringotraqueobronquitis)
Definición
- Infección viral principalmente de la laringe y la tráquea (a menudo parainfluenza), de 6 meses a 6 años de edad

Anamnesis
- Ronquera, tos perruna y estridor inspiratorio con un grado variable de dificultad respiratoria; precedida por síntomas respiratorios inespecíficos (rinorrea, dolor de garganta, tos); la fiebre suele ser de bajo grado

Exploración física
- Estridor inspiratorio, retracciones, disminución de la entrada de aire

Evaluación
- Labs: ninguno
- Imagenología: no está indicada de forma rutinaria
- RxT: la vista PA puede mostrar el signo del campanario (estrechamiento subglótico); la vista lateral puede revelar una hipofaringe distendida (abombamiento) durante la inspiración

Tratamiento
- De apoyo: aire humidificado, O_2, mantener al niño lo más cómodo posible
- Corticoides: dexametasona (0.6 mg/kg × 1, máx. 10 mg)
- Epinefrina racémica: dosificación como se muestra abajo mezclada con 3 mL de SSN (puede repetirse cada 20-30 min); para niños con estridor en reposo, se requieren 2-3 h de observación en busca del «estridor de rebote»
  - < 20 kg: 0.25 mL
  - 20-40 kg: 0.5 mL
  - > 40 kg: 0.75 mL

Remisión
- Alta: si se mantiene la saturación de O_2; aconsejar el Tx sintomático con paracetamol y aire humidificado
- Ingresar: si hay hipoxia, disminución del estado de consciencia, dificultad respiratoria de moderada a grave, estridor en reposo, ingesta oral deficiente, deshidratación

Epiglotitis
Definición
- Infección faríngea debida clásicamente a *H. influenzae*; la incidencia en niños ha disminuido desde la introducción de la vacuna contra *H. influenzae*; los microorganismos más frecuentes ahora son *S. pyogenes*, *S. aureus*, *S. pneumoniae*, *Moraxella*

Anamnesis
- La fiebre suele ser el 1.er síntoma, con una aparición brusca de dolor de garganta, estridor, respiración dificultosa, sialorrea, voz apagada y ronca, edad de 2-7 años, ausencia de tos

Exploración física
- Tóxico, irritable, ansioso, sentado en posición de trípode u olfateo (barbilla hiperextendida e inclinada hacia delante), sialorrea, retracciones, adenopatías; se puede visualizar la epiglotis edematosa en la exploración bucal

Evaluación
- **Labs:** posponer i.v. y pruebas de laboratorio hasta que se asegure la vía aérea; BH, hemocultivos, QS
- **Imagenología:** Rx lateral de cuello: epiglotis hinchada (signo de la huella del pulgar), pliegues ariepiglóticos engrosados, obliteración de vallécula y dilatación de hipofaringe

Tratamiento
- De apoyo: Tx con O_2, mantener al niño lo más cómodo posible; colocar al niño y a la madre en un lugar tranquilo y controlado para una evaluación/Tx completos
- Vía aérea: asegurar de preferencia en el quirófano bajo un ambiente controlado, pero si no está disponible, considerar la sedación con ketamina y la intubación con fibra óptica con kit de cricotirotomía de cabecera para una vía aérea quirúrgica urgente; traqueostomía
- Abx: cefepima 50 mg/kg i.v. c/8 h + vancomicina 15 mg/kg i.v. c/6 h O clindamicina si hay sospecha de SARM
- Consulta: ORL o anestesia para asegurar la vía aérea de forma urgente en el quirófano

Remisión
- Ingreso: todos a la UCI

Consejos y alertas
- Evitar procedimientos que puedan causar angustia al paciente y comprometer la vía aérea
- Aspirar al pte mediante una cánula de Yankauer para mantener las secreciones y aliviar la ansiedad asociada

Traqueítis bacteriana
Definición
- Infección de la región subglótica que causa edema, formación de seudomembranas; polimicrobiana (*S. aureus*, *S. pneumoniae*, *H. influenzae*, *Pseudomonas*, *Moraxella*), edad media de 3 años

Anamnesis
- IVRS previa con rápido deterioro, fiebre alta, edad de 3 meses a 5 años

Exploración física
- Estridor, retracciones, taquipnea, tos perruna, sibilancias, fiebre alta, aspecto grave

Evaluación
- Labs: ninguno
- Imagenología: la radiografía muestra estenosis subglótica y traqueal, márgenes traqueales irregulares, neumonía

* De apoyo: O_2, aspiración frecuente, utilizar un tamaño menor de TET
* Abx de amplio espectro (cefepima 50 mg/kg i.v. c/8 h + vancomicina 15 mg/kg i.v. c/6 h O clindamicina si hay sospecha de SARM)

Remisión
* UCI

DOLOR ABDOMINAL PEDIÁTRICO

Abordaje
* Naturaleza del dolor: localización, constante o intermitente, relación con la alimentación, síntomas asociados
* HxM: cirugía abdominal previa, prematuridad
* Exploración: realizar siempre una exploración genital en los varones para descartar una torsión testicular
* Labs: BH, CRP, QS, EGO, PFH, lipasa si es en el abdomen superior

Diagnóstico diferencial del dolor abdominal		
Ubicación	**Lactancia**	**Infancia/adolescencia**
Mecánica	Malrotación con vólvulo del intestino medio, invaginación intestinal, hernia, divertículo de Meckel, Hirschsprung	Estreñimiento, hernia, divertículo de Meckel, obstrucción intestinal (3a)
Inflamatorio/infeccioso	ECN	Gastroenteritis, apendicitis, púrpura de Henoch-Schönlein, pancreatitis, gastritis, enf biliar (3a), colitis (3a)
GU	IU (14bb)	IU (14bb), cólico renal (6b), embarazo/ectópico (7), EPI (7), torsión testicular/ovárica (7)
Otros	Cólico, traumatismos (abuso)	CAD (14r), traumatismos, drepanocitosis (14aa), ingesta de tóxicos, neumonía, faringitis estreptocócica

APENDICITIS

Definición
* Inflamación del apéndice

Anamnesis
* Dolor difuso/periumbilical → localizado en el cuadrante inferior derecho (CID), anorexia, N/V, irritabilidad (puede ser el único síntoma en < 2 años), fiebre

Hallazgos físicos
* Dolorimiento en el CID, rebote/defensa, signo de Rovsing (dolor del CID con palpación en el CII), signo del psoas (dolor en el CID con extensión de la cadera), signo del obturador (dolor en el CID con flexión de la pierna + rotación interna de la cadera)

Evaluación
* Labs: BH, CRP, EGO (piuria estéril/hematuria leve), hCG (si es mujer)
* Imagenología: ECO (Sen 90%: mucho menor si hay perforación/obesidad/dependiente del operador), → TC (Sen/Esp 95%) en caso de ECO equívoca y alta sospecha

Tratamiento
* Consulta con Qx para Tx quirúrgico, Abx (ceftriaxona 50 mg/kg i.v. c/24 h + metronidazol 10 mg/kg)

Remisión
* Ingresar

Consejos y alertas
* El 90% de los niños < 2 años tienen perforación en el momento de la presentación (epiplón de paredes más finas/más laxas → ↑ perforación)
* Los niños pequeños pueden no tener anorexia

INVAGINACIÓN INTESTINAL

Definición
* Invaginación del intestino, más frecuentemente ileocólico (causa más frecuente de OID en < 6 años)

Anamnesis

- Edad 3 meses-3 años (máximo 5-9 meses), H > M, letargia, vómito, inquietud/llanto/inconsolabilidad intermitente al llevar las piernas al pecho, calambres abdominales

Hallazgos físicos

- No hay dolor entre los episodios, dolorimiento abdominal, masa en forma de salchicha en el CSD, hemo (+) en heces, heces en forma de «jalea de grosella» (hallazgo tardío en < 1/3 de los ptes)

Evaluación

- Rx simple de abdomen de pie para descartar aire libre, signo del menisco, ECO (Sen/Esp 95%): signo del seudorriñón; enema neumático/hidrostático: diagnóstico/terapéutico (90% de éxito)

Tratamiento

- Enema neumático/hidrostático, consulta con cirugía para manejo quirúrgico en caso de que el enema fracase

Remisión

- Ingreso para observación durante 24 h

Consejos y alertas

- En < 3 años probablemente sea idiopático
- El enema está contraindicado en caso de signos peritoneales
  - Si > 2 años, considerar otras anomalías (tumor, divertículo de Meckel, pólipo)

MALROTACIÓN CON VÓLVULO DEL INTESTINO MEDIO

Definición

- Malrotación y fijación débil del duodeno y el colon durante el desarrollo embriológico → torsión del mesenterio que causa obstrucción duodenal/compresión de la AMS → necrosis

Anamnesis

- Neonato (3 meses) con dolor abd agudo, vómito bilioso, ± distensión, irritabilidad/letargia, RC, sobre todo en el 1.er año de vida

Hallazgos físicos

- Apariencia enfermiza/deshidratación, hemo (+) en las heces/sangre macroscópica, dolorimiento abd, a menudo peritoneal

Evaluación

- Radiografías simples de pie: «doble burbuja» (estómago y duodeno dilatados)/neumatosis/OID; ECO: «signo del remolino»; tránsito GI superior (diagnóstico): «signo del sacacorchos», aspecto de resorte enrollado del yeyuno

Tratamiento

- Consulta inmediata con Qx para Tx quirúrgico, SNG, NPO, Abx, líquidos

Remisión

- Ingreso

HERNIA ENCARCELADA/ESTRANGULADA

Definición

- Defectos en la pared abdominal que permiten la protrusión del contenido del abdomen a través del conducto inguinal

Anamnesis

- Más frecuente en los hombres, dolor abdominal/intestinal/testicular, plenitud inguinal con la bipedestación/tensión prolongada, vómito, irritabilidad en los lactantes

Hallazgos físicos

- Intestino/ruidos intestinales en la bolsa escrotal

Evaluación

- ECO escrotal/abdominal si la exploración física no es clara; la radiografía puede ser usada para descartar aire libre

Tratamiento

- Reducción: colocar en Trendelenburg → presión ligera ± hielo analgésico/BZD; si lleva > 12 h, sospecha de perforación/gangrena → Tx quirúrgico

Remisión

- Ingreso en caso de que se requiera Tx quirúrgico

DIVERTÍCULO DE MECKEL

Definición
- Remanente del conducto onfalomesentérico con un 60% de tejido heterotópico gástrico (80%) o pancreático

Anamnesis
- Cualquier edad (los síntomas suelen comenzar antes de los 2 años), dolor ± CII, heces melanóticas (secreción ácida → ulceración/erosión de la mucosa), vómito, síntomas de OID, intususcepción

Hallazgos físicos
- Masa en el CII, hemo (+) en las heces/hemorragia rápida, distensión abd

Evaluación
- Gammagrafía con tecnecio (gammagrafía de Meckel): identifica el tejido gástrico heterotópico (Sen 90%)

Tratamiento
- Pruebas de G&C/transfusión para hemorragias rápidas, consulta a Qx para diverticulectomía de Meckel

Remisión
- Ingreso

Regla del 2 de Meckel
2% de la población
Solo el 2% de los que tienen Meckel son sintomáticos
2 pulg. (5 cm) de largo
2 pies (60 cm) proximales a la válvula ileocecal
Se presenta en los primeros 2 años de vida
2 tipos de epitelio: gástrico y pancreático

ENTEROCOLITIS NECROSANTE (ECN)

Definición
- Estado inflamatorio de la pared intestinal debido a un sobrecrecimiento bacteriano con translocación

Anamnesis
- Neonato prematuro (90%), edad < 1 mes (por lo general, en los primeros días de vida), vómito bilioso, distensión abd, heces con sangre, intolerancia a la alimentación

Hallazgos físicos
- Aspecto enfermizo, hipotensión, letargia, dolorimiento abd, hemo (+) en las heces, diarrea

Evaluación
- Rx de abdomen: neumatosis intestinal (75%), aire en la vena porta; enema de bario si la radiografía es ambigua

Tratamiento
- NPO, hidratación/transfusión, SNG, Abx de amplio espectro (ampicilina/gentamicina/metronidazol), consulta a Qx

Remisión
- Ingreso

Consejos y alertas
- Etapas de Bell: I. Vómito/íleo. II. Dilatación intestinal/neumatosis en la radiografía. III. Choque/perforación
- Complicaciones: CID, estenosis, obstrucción, fístulas, Sx del intestino corto

---

ENFERMEDAD DE HIRSCHSPRUNG

Definición
- Ausencia de células ganglionares en el plexo mientérico del colon → contracción constante y dilatación proximal → estreñimiento, obstrucción (predominio masculino 4:1)

Anamnesis
- Estreñimiento crónico, retraso del 1.er meconio, RC, distensión abd, vómito

Hallazgos físicos
- Síntomas en los primeros días o semanas de vida, heces palpables en el abdomen, esfínter apretado, masa fecal en el CII, ausencia de heces en la cúpula rectal, «signo de la explosión»: liberación explosiva de heces al retirar el dedo

Evaluación

- Rx simple de abdomen: colon dilatado/compactación fecal/niveles hidroaéreos; enema de bario; Dx → biopsia (aganglionosis) o manometría anal

Tratamiento

- Eval quirúrgica del pte ambulatorio

Remisión

- Alta salvo complicaciones: megacolon tóxico, perforación, enterocolitis

NÁUSEA Y VÓMITO PEDIÁTRICOS

Abordaje

- Síntomas comunes de muchos procesos de enf (p. ej., causas intraabdominales, alteraciones metabólicas, ingesta de tóxicos, causas neurológicas)

Anamnesis

- Relación con la alimentación, bilioso (requiere eval por obstrucción), capacidad para tolerar v.o., producción de orina (pañales húmedos), presencia de heces sanguinolentas, cefalea, AEM

Pruebas de laboratorio

- QS, glucosa sérica (↑ riesgo de hipoglucemia)

Tratamiento

- Tratar la causa subyacente, antieméticos en ptes > 6 meses, hidratación (v.o. o i.v.)

Diagnóstico diferencial de la náusea y el vómito		
Origen	**Lactancia**	**Infancia/adolescencia**
Mecánico	RGE, malrotación con vólvulo del intestino medio (14a), invaginación intestinal (14a), estenosis pilórica	Estreñimiento, hernia (14a), divertículo de Meckel (14a), obstrucción intestinal (3a)
Inflamatorio/ infeccioso	ECN (14a), gastroenteritis, sepsis (14j), meningitis (14i), neumonía, OM	Gastroenteritis, OM, apendicitis (14a), pancreatitis (14a), PHS (14a), enf biliar (3a)
GU	IU (14bb)	IU (14bb), cólico renal (6b), embarazo/ectópico (7), EPI (7), torsión testicular/ovárica (7)
SNC (vómito persistente sin síntomas sistémicos)	Hidrocefalia, lesión/tumor intracraneal (18b)	Hidrocefalia, lesión/tumor intracraneal (18b), migraña (5d)
Metabólico	CAD (14r), defectos del ciclo de la urea, alteraciones de la oxidación de ácidos grasos, aminoacidopatías, acidurias orgánicas	CAD (14r), defectos del ciclo de la urea, trastornos de la oxidación de los ácidos grasos, ATR, insuficiencia suprarrenal
Otras	Intoxicación, traumatismos, Sx de Reye	Traumatismos, drepanocitosis (14aa), intoxicación

---

ESTENOSIS PILÓRICA

Definición

- Hipertrofia del antro gástrico: proporción 5:1 entre hombres y mujeres

Anamnesis

- 2-5 sem de edad (raro después de los 3 meses), no se alimenta después del nacimiento → vómito en proyectil no bilioso/± sangre después de alimentación, pérdida de peso, letargia

Hallazgos físicos

- Masa del tamaño de una aceituna en el CSD, deshidratación (piel poco turgente, ojos hundidos, mucosas secas)

Evaluación

- QS (alcalosis metabólica hipoclorémica), ECO (píloro [+] > 4 mm de grosor, > 16 mm de longitud, Sen de 95%, estudio de referencia), tránsito GI superior: «signo de la cuerda», Rx de abdomen: estómago dilatado

Tratamiento

- Hidratación, reposición de electrolitos, consulta con Qx para piloromiotomía

Remisión

- Ingreso

ENFERMEDAD POR REFLUJO GASTROESOFÁGICO

Definición
- Esfínter esofágico laxo → paso retrógrado de alimentos al esófago

Anamnesis
- < 2 años, vómito/esputo no biliosos durante/después de comer, tipo de fórmula (vaca vs. soya)

Hallazgos físicos
- Sx de Sandifer: movimientos de sobresalto/angustia después de comer, a menudo confundidos con CEP

Evaluación
- Eval Dx del pte ambulatorio: sonda de pH de 24 h (mayor Sen), gammagrafía con leche, trago de bario, hemo (+) en las heces (si hay esofagitis); la diarrea con sangre puede indicar alergia a la fórmula

Tratamiento
- Pequeños volúmenes de alimentación con pausas para eructar, mantener semierguido durante 30-40 min después de comer, espesar la alimentación añadiendo cereal
- Fármacos reductores de la acidez: ranitidina 2-4 mg/kg por día divididos c/8 h, IBP, metoclopramida 0.1-0.2 mg/kg c/12 h

Remisión
- Alta

GASTROENTERITIS

Definición
- Vómito y diarrea de origen infeccioso

Anamnesis
- Vómito, diarrea, contacto con enfermos, Abx recientes, viajes

Hallazgos físicos
- Letargia, deshidratación (turgencia de la piel, llenado capilar, membranas mucosas, lágrimas, SV)

Evaluación
- QS (si está gravemente deshidratado), coprocultivo/huevos/parásitos (diarrea prolongada/sanguinolenta)

Tratamiento
- Corrección de electrolitos, hidratación (preferiblemente v.o., i.v. PRN), la mayoría se resuelve por sí sola, evitar los fármacos antimotilidad (↑ dolor/cólicos/síntomas prolongados)
- Ondansetrón PRN si > 6 meses; la administración de suplementos de zinc (10-20 mg/día × 10-14 días) reduce la gravedad, la duración y la incidencia de la enf diarreica en los niños < 5 años de edad

Remisión
- Alta o ingreso (deshidratación grave, bicarbonato < 16 mEq/L, incapacidad para tolerar la v.o.)

Síntomas específicos por etiología y Tx de la gastroenteritis			
Tipo de agente	**Hx y hallazgos característicos**	**Intervención en el SU**	**Consejos clínicos**
Viral			
Rotavirus	Diarrea acuosa, en los meses de otoño (suroeste)/invierno (noreste); frecuente entre niños que van a guardería o preescolar	Hidratación	~70% de los niños menores de 2 años que se hospitalizan por deshidratación diarreica están infectados por rotavirus; muy infeccioso
Adenovirus	Diarrea acuosa con enfermedad respiratoria concurrente, generalmente en primavera o a principios de verano	Hidratación	
Virus Norwalk	Diarrea acuosa con fiebre, cefalea y mialgia	Hidratación	Principal causa de las epidemias de diarrea

Bacteriana			
C. jejuni	Diarrea acuosa o sanguinolenta con fiebre y dolor abd tipo cólico	Hidratación y azitromicina, eritromicina o ciprofloxacino	Se contrae a través de alimentos o agua contaminados
Shigella	Diarrea, posiblemente con sangre/moco/pus, con fiebre, cefalea y dolor abdominal	Hidratación; fluoroquinolonas, trimetoprima-sulfametoxazol, ampicilina o azitromicina	Se contrae a través de alimentos o agua contaminados; aumenta la resistencia a los Abx
Salmonella	Diarrea con sangre y fiebre	Hidratación; ciprofloxacino, azitromicina, ampicilina o trimetoprima-sulfametoxazol	Los Abx pueden inducir un estado de portador. Tratar solo si hay riesgo de enf invasiva (< 3 meses de edad, drepanocitosis, inmunosupresión)
E. coli	Diarrea acuosa	Hidratación; fluoroquinolonas, azitromicina o trimetoprima-sulfametoxazol	El tratamiento con Abx puede desencadenar el SUH en los ptes con E. coli 0157 (controvertido)
V. cholerae	Diarrea acuosa	Hidratación; tetraciclina o eritromicina	
V. parahaemolyticus	Diarrea en agua de arroz en ptes que ingirieron mariscos inadecuadamente cocidos	Trimetoprima-sulfametoxazol 10 mg/kg en 24 h c/12 h durante 7-10 días en casos graves	
Y. enterocolitica	Diarrea, posiblemente con sangre/moco/pus, junto con fiebre, vómito y dolor en la zona lumbar	Hidratación	Imita a la apendicitis
C. difficile	Diarrea con el uso reciente de Abx	Metronidazol 15-30 mg/kg/24 h v.o. c/8 h o vancomicina 40 mg/kg/24 h v.o. c/6 h	Megacolon tóxico muy raro en niños, pero posible
S. aureus	Toxiinfección alimentaria mediada con un inicio abrupto y drástico de los síntomas en las 2-6 h siguientes a la ingesta	Hidratación, cuidados de apoyo	
Parasitaria			
G. lamblia	Diarrea acuosa y flatulencias excesivas, especialmente malolientes, en ptes expuestos en guarderías o arroyos de montaña	Hidratación y cuidados de apoyo; metronidazol 15-30 mg/kg en 24 h v.o. c/8 h durante 5 días	
E. histolytica	Diarrea con sangre y moco	Hidratación; metronidazol 15-30 mg/kg en 24 h c/8 h	Se asocia con abscesos hepáticos. Considerar la paromomicina para tratar la infección intraluminal

BH: biometría hemática; BUN: nitrógeno ureico en sangre; Cr: creatinina; CID: cuadrante inferior derecho; TMP: trimetoprima-sulfametoxazol; v.o.: por vía oral.

ALTERACIONES GU/RENALES PEDIÁTRICAS

INFECCIONES URINARIAS

Anamnesis
- Adolescentes: disuria, tenesmo, polaquiuria, hematuria; fiebre; dolor de fosa lumbar, dolor abd
- Niños pequeños: enuresis, orina maloliente, dolor abdominal, N/V
- Lactantes: fiebre, irritabilidad, alimentación inadecuada, vómito, ictericia, RC

Exploración física
- Fiebre, sensibilidad suprapúbica, plenitud de la vejiga; sensibilidad en el ángulo costovertebral; examen GU para evaluar en busca de vaginitis

Evaluación
- **Labs:** EGO/UCx (puede requerir un cateterismo directo para obtener una muestra limpia); QS (deshidratación), BH/hemocultivos (si se considera sepsis)
- ECO renal en un lactante febril o un niño pequeño de entre 2 meses y 2 años con 1.ª IU
- CUM para infecciones recurrentes, flujo urinario deficiente, riñones palpables, microorganismo inusual, HTA, bacteriemia o sepsis que no responde a Abx, presentación inusual o hidronefrosis/fibrosis en la ECO renal

Tratamiento
- De apoyo: rehidratación oral si el niño es capaz de tolerarla; de lo contrario, establecer vía i.v. para la hidratación
- Abx (por lo general, *E. coli*):
  - I.v.: ceftriaxona 75 mg/kg i.v. c/24 h, gentamicina 2.5 mg/kg c/8 h
  - V.o.: cefalexina 25 mg/kg v.o. c/6 h, cefdinir 14 mg/kg v.o. c/24 h, amoxicilina-ácido clavulánico 10 mg/kg c/8 h

Remisión
- Alta: estable, tolera la v.o., buen aspecto; seguimiento con el MAP en 2-3 días
- Ingresar: < 2 meses de edad, aspecto grave, intolerancia a la v.o., signos de obstrucción urinaria, sospecha de sepsis, comorbilidades subyacentes, ↑ Cr

ANOMALÍAS HIDROELECTROLÍTICAS

Definición, anamnesis, exploración física, evaluación
- *Véanse* las anomalías metabólicas del adulto para definir las causas

Tratamiento
- De apoyo: vigilancia cardiaca continua, monitorización de la Sat O_2
- Vigilancia de los electrolitos: QS, Ca (y Ca ionizado), Mg, fósforo c/4 h
- Corrección de electrolitos:
  - Hiponatremia: *véase* la sección *Anomalías metabólicas del adulto*; determinar el estado de volumen; en los niños no se debe corregir > 10 mEq/L por día en la hipovolemia; la hiponatremia de inicio agudo < 48 h puede ser corregida con mayor rapidez en 24 h; 3-5 mL/kg de SSN al 3% para síntomas neuro graves (es decir, CEP); considerar diuréticos de asa; Tx de la causa subyacente
  - Hipernatremia: *véase* la sección *Anomalías metabólicas del adulto* para la corrección del Na (tasa de reducción del Na objetivo de 0.5-1 mEq/L/h); considerar la vasopresina/DDAVP para la DI
  - Hipopotasemia: corregir la alcalosis, hipomagnesemia
    - I.v.: 0.5-1 mEq/kg por hora i.v. (máx. 40 mEq/dosis) durante 1-2 h. Objetivo ↑ potasio en 0.3-0.5 mEq/L (requiere vigilancia del ECG)
    - V.o.: 1-4 mEq/kg por día v.o. en dosis divididas (máx. 20 mEq/dosis)
  - Hiperpotasemia:
    - Gluconato de calcio: 50-100 mg/kg/dosis i.v., hasta dosis del adulto
    - Cloruro de calcio (situación de código): 10-20 mg/kg/dosis i.v., hasta dosis de adulto en 2-5 min
    - Glucosa + insulina: 1 g/kg i.v. de $D_{25}W$ + 0.25 U/kg de insulina i.v.
    - Bicarbonato de sodio: 1-2 mEq/kg/dosis i.v. durante 5-10 min
    - Albuterol: 2.5-5 mg nebulizados
    - Furosemida: 1-2 mg/kg i.v./v.o.; hidroclorotiazida 1 mg/kg v.o. hasta 200 mg
    - Sulfonato de poliestireno sódico: 1 g/kg v.o.
    - Diálisis
  - Hipocalcemia:
    - Sintomático:
      - Gluconato de calcio al 10%: 50-100 mg/kg i.v. lentamente durante 5-10 min para controlar las CEP; infusión i.v. a 50-75 mg/kg por día durante 24 h; utilizar cloruro de calcio (dosis como en la hiperpotasemia) en situación de código

- Asintomático:
  - Carbonato de calcio: neonatos: 30-150 mg/kg por día v.o. dividido c/6 h; niños: 20-65 mg/kg v.o. por día dividido c/12 h o c/6 h
- Hipercalcemia:
  - SSN (bolo basado en el peso + 1.5 veces el mantenimiento); furosemida
  - Considerar bisfosfonatos, calcitonina
  - Diálisis: en hipercalcemia extrema e insuficiencia renal
- Hipomagnesemia:
  - V.o.: gluconato de magnesio 10-20 mg/kg c/8 h o c/6 h
  - I.v.: sulfato de magnesio 25-50 mg/kg i.v. durante 2-4 h
- Hipermagnesemia:
  - Infusión de SSN, furosemida 1 mg/kg/dosis c/6-12 h; ajustar según el efecto
  - Gluconato de calcio/cloruro de calcio (misma dosis que la hiperpotasemia)
  - Diálisis: insuficiencia renal grave, disfunción cardiaca o neuromuscular

Remisión
- Alta: en caso de alteración leve y asintomática de los electrolitos puede darse de alta con seguimiento del MAP en 1-2 días para repetir las pruebas de laboratorio
- Ingresar: todos los ptes con alteraciones electrolíticas sintomáticas deben ser ingresados y monitorizados; considerar el nivel de atención de la UCI para los ptes inestables o con alteraciones cardiacas o neurológicas graves

ENDOCRINOLOGÍA PEDIÁTRICA

CETOACIDOSIS DIABÉTICA PEDIÁTRICA

Anamnesis
- Fatiga y malestar, náusea y vómito, dolor abd, polidipsia, poliuria, polifagia, pérdida de peso, AEM/cefalea (pueden ser signos de edema cerebral), fiebre/síntomas de infección (tos, síntomas de IVRS, disuria, erupción cutánea); los niños pequeños pueden no presentar los síntomas clásicos
- FaR: infección, incumplimiento con la insulina, pubertad, cuidador inadecuado

Exploración física
- AEM, taquicardia, taquipnea, resp de Kussmaul, normo- o hipotenso, retraso en el llenado capilar, moteado, letargia/debilidad, fiebre, N/V, acetona en el aliento (acidosis metabólica)

Evaluación
- Labs: GLC, QS10 (acidosis con brecha aniónica elevada, seudohiponatremia, K corporal total generalmente agotado a pesar del valor de laboratorio, ↓ fósforo, ↓ Mg), cetonas en orina/suero, β-hidroxibutirato, EGO, BH, lactato, lipasa, PFH, hCG en orina, GV; GA en caso de inestabilidad HD o estado comatoso; hemo- y urocultivo en caso de fiebre
  - Na corregido = Na medido + [1.6 × (glucosa medida − 100)/100]
  - Definición: glucosa > 200, pH venoso < 7.3 o bicarbonato < 15, cetonemia y cetonuria
- ECG: Δ onda T (hiper/hipopotasemia)
- Imagenología: en caso de sospecha de infección local

Tratamiento
- De apoyo: vigilancia cardiaca continua, monitorización de Sat O_2, 2 vías i.v. de gran calibre, intubar si es necesario, evaluar y tratar los focos de infección
- Vigilancia de electrolitos: glucosa capilar cada hora (objetivo = 150); QS, Ca, Mg, fósforo c/2 h

Tratamiento agudo	
Medicación	**Dosis/frecuencia**
Hidratación i.v.	Bolo lento de SSN 10-20 mL/kg durante 1-2 h + mantenimiento (en función del peso) (ajustar para la deshidratación) Añadir dextrosa una vez que la glucosa sérica < 250 mg/dL
Insulina	0.1 U/kg/h sin bolo de insulina *Persistencia de la brecha aniónica:* goteo continuo *Resolución de la brecha aniónica:* Δ a la insulina s.c. (superposición i.v. con s.c. por 2-3 h)
Reposición de electrolitos	*Potasio:* añadir 20-30 mEq/L de LIV (K⁺: 3.5-5) O 40 mEq/L de LIV (K⁺ < 3.5), ya que la insulina favorece la entrada de K⁺ en las células *HCO_3:* ↑ riesgo de edema cerebral. Evitar su uso. *Fosfato:* reponer si < 2, vigilar la hipocalcemia
Manitol o solución salina hipertónica (signos de edema cerebral)	*Manitol:* 0.25-1 g/kg i.v. durante 20 min (puede repetirse en 2 h si no hay mejoría) *Solución salina hipertónica:* 5-10 mL/kg durante 30 min × 1

Remisión
- Ingresar: todos los ptes; inestabilidad HD, ptes con edema cerebral/AEM o recién diagnosticados con diabetes deben ir a la UCI

Consejos y alertas
- Los niños son más propensos que los adultos a desarrollar edema cerebral; tienen una tasa de mortalidad del 25%; hay que evitar los bolos de insulina y los bolos de líquidos isotónicos de gran volumen

---

HIPOGLUCEMIA PEDIÁTRICA

Definición
- Glucosa < 50 en niños; glucosa < 40 con edad de 3-24 h; glucosa < 45 en lactantes, > 45 en niños de 24 h de edad

Diagnóstico diferencial de la hipoglucemia	
Fisiopatología	**Diagnóstico diferencial**
Congénita	Glucogenosis, trastornos de la gluconeogénesis, alteraciones del metabolismo de los ácidos grasos o de los aminoácidos
Autoinmune/ endocrina/ neoplásica	Hipotiroidismo, insulinoma, hipopituitarismo, insuficiencia suprarrenal, deficiencia de glucagón, deficiencia de GH
GI	Patología hepática, Sx de Reye
Otros/meds	Hipoglucemiantes orales, pentamidina, ingesta de alcohol, BB, salicilatos, isoniazida, sepsis, quemaduras, choque cardiogénico

Abordaje del paciente
Anamnesis
- Irritabilidad, sudoración, nerviosismo, problemas de alimentación, letargia, cianosis, taquipnea o hipotermia. Puede asociarse con sepsis, cardiopatía congénita, hemorragia ventricular, toxinas y Sx de dificultad respiratoria, HxM/meds (*véase tabla*)

Exploración física
- Hipotonía, letargia, cianosis, hipotermia, apnea, taquicardia, palidez, vómito, temblor, ataxia, CEP, diplopía, signos de ACV

Evaluación
- Labs: GLC, QS, PFH, insulina sérica, EGO (cetonas), péptido C (bajo en la insulina exógena, alto en insulinoma o sulfonilureas); hormona del crecimiento, cortisol, glucagón; examen toxicológico si está indicado

Tratamiento
- Reposición de glucosa
  - V.o.: pasta de glucosa, jugo (zumo) de frutas (preferentemente)
  - Lactantes i.v.: bolo i.v.: dextrosa al 10%: 2 mL/kg seguida de una infusión a 6-9 mg/kg/min
  - Niños i.v.: bolo i.v.: dextrosa al 10% a 5 mL/kg seguida de infusión a 6-9 mg/kg/min
  - I.m.: glucagón 0.03-0.1 mg/kg/dosis s.c. c/20 min PRN; no superar 1 mg/dosis

Remisión
- Alta: causa obvia tratada, reversión de los síntomas, después de una comida alta en hidratos de carbono
- Ingreso: sin causa evidente, ingesta de tóxicos con hipoglucemiante oral, insulina de acción prolongada, síntomas persistentes

NEUROLOGÍA PEDIÁTRICA

CRISIS EPILÉPTICAS PEDIÁTRICAS

Definición
- Descarga paroxística anómala de las neuronas del SNC que provoca una función neurológica anómala

Abordaje
- ABC, comprobar Sat O_2, temperatura, determinar si todavía hay convulsiones
- Medición inmediata de la glucosa a pie de cama y Tx, considerar la administración empírica de glucosa
- Si hay convulsiones activas, administrar rápidamente meds de supresión
- Anamnesis minuciosa: descripción de los eventos antes y después de la CEP, síntomas asociados (cefalea, fotofobia, vómito, Δ visuales, dolor ocular), síntomas neurológicos focales
- Evaluar si hay trauma craneal o cervical, meningismo, hallazgos en la piel (petequias, manchas café con leche, de vino de Oporto, de hoja de fresno), ↑ PIC (fontanela abultada)
- Exploración neurológica completa; parálisis de Todd: parálisis transitoria tras una CEP

- BH, MCP, examen toxicológico, EGO, RxT: toxicología, concentración de anticonvulsivos, eval Dx de infecciones
- Considerar la posibilidad de realizar una TC o una RM cerebral rápida si persiste la AEM, el déficit neurológico o el traumatismo
- Considerar la PL después de la imagen de la cabeza si persisten la AEM, la fiebre y las concentraciones terapéuticas de los meds
- EEG días a semanas después de la CEP, a menos que se trate de un estado epiléptico no convulsivo
- El estado epiléptico es una actividad con CEP recurrentes o continuas que dura > 5 min sin volver al estado mental de base
  - Puede provocar hipoxia cerebral, acidosis láctica y respiratoria, hipercapnia, hipoglucemia
- Remisión: ingresar en caso de exploración neurológica anómala, otros con seguimiento de neurología

Diagnóstico diferencial de las CEP	
Fisiopatología	**Diagnóstico diferencial**
Neurológica	1.a CEP, estado epiléptico, febril, CEP degenerativa del SNC (neurofibromatosis, esclerosis tuberosa, Sx de Sturge-Weber), epilepsia, parálisis cerebral
Traumatismo craneoencefálico	HIP, HSA, HSD, epidural (19b)
Infecciosa	Meningitis (5d, 14i), encefalitis (5d), absceso cerebral, toxoplasmosis, tétanos, neurocisticercosis
Metabólica	Hipoglucemia, hiperglucemia, hiponatremia, hipernatremia, hipocalcemia, hipomagnesemia, alcalosis (5e), deficiencia de piridoxina
Toxicológica	Plomo, fenciclidina, anfetaminas, cocaína, ácido acetilsalicílico, CO, organofosforados, teofilina, lidocaína, lindano, abstinencia de fármacos (anticonvulsivos), Hx de vacunación con DPT
Neoplásica	Tumor cerebral
Pediátrica	Sx de Reye, CMV, sífilis congénita, rubéola materna, fenilcetonuria
Vascular	Embolia, infarto, encefalopatía por HTA, malformaciones
Otra	Psicológicas, hiperventilación, espasmo del sollozo, concentración inadecuada de fármacos, Sx neurocutáneos, errores innatos del metabolismo

Convulsiones primarias

Anamnesis
- Presencia/ausencia de aura, inicio y finalización bruscos de la actividad CEP, comportamiento estereotipado sin propósito, incontinencia fecal o urinaria, confusión postictal o letargia

Hallazgos
- Depende del tipo de CEP, PDC secundaria a activación simultánea de toda la corteza cerebral

Evaluación
- Como en el caso anterior

Tratamiento
- Meds agudos vs. crónicos, abordaje de la vía aérea a menudo solo con cánula nasofaríngea, O_2 suplementario
- **Tx abortivo**
  - 1.ª línea: BZD
    - I.v.: lorazepam 0.1 mg/kg hasta 4 mg; i.m.: midazolam 0.2 mg/kg hasta 10 mg; i.m.: midazolam 0.2 mg/kg hasta 10 mg; oral: midazolam 0.5 mg/kg hasta 10 mg; rectal: diazepam redondeado al 2.5 mg más cercano hasta 20 mg
  - 2.ª línea > 28 días: levetiracetam 40 mg/kg O fosfenitoína 20 mg equivalentes de fenitoína (EF)/kg O ácido valproico 40 mg/kg
  - 2.ª línea < 28 días: fenobarbital (20 mg/kg de carga i.v.), vigilar la hipotensión y la bradipnea
  - 3.ª línea: midazolam 0.1-0.2 mg/g i.v. bolo –> 0.1 mg/kg/h goteo O fenobarbital 5 mg/kg bolo –> 1 mg/kg/h goteo
  - 4.ª línea: propofol e intubación
  - Si hay CEP refractarias: piridoxina 100 mg i.v.; considerar tiamina 100 mg i.v. en adolescentes
- **Medicamentos anticonvulsivos de uso crónico**
  - Si se conoce el trastorno de CEP y hay concentraciones infraterapéuticas, dosis de carga del fármaco crónico
  - Anticonvulsivos crónicos: no están indicados de forma rutinaria en la 1.ª CEP no provocada

Remisión
- Probable hospitalización

Consejos y alertas
- Considerar varios diagnósticos diferenciales aunque se conozca el trastorno de CEP, en especial las concentraciones de los fármacos terapéuticos
- Si se sospecha de meningitis, administrar Abx profilácticos mientras se espera confirmación
- Las seudocrisis son un Dx de exclusión
- Considerar la consulta con neurología si se inicia un nuevo med crónico en caso de CEP de 1.ª vez (necesitará seguimiento de cerca)

Epilepsia
Anamnesis
- La recurrencia típica de las CEP puede estar asociada con morderse los labios, incontinencia intestinal o vesical, seguida de letargia/combatividad y confusión (periodo postictal)

Hallazgos
- Depende del tipo de CEP, PDC secundaria a activación simultánea de toda la corteza cerebral

Evaluación
- Como en el caso anterior

Tratamiento
- Meds agudos vs. crónicos, abordaje de la vía aérea a menudo solo con cánula nasofaríngea, O_2 suplementario

Remisión
- Probablemente alta
- Seguimiento con neurología para ajustar la medicación si está indicado

Consejos y alertas
- Considerar varios diagnósticos diferenciales aunque se conozca el trastorno de CEP, en especial las concentraciones de los fármacos terapéuticos
- Las enfermedades sistémicas, como IVRS o fiebre, pueden reducir el umbral de CEP

Parálisis cerebral
Anamnesis
- Lesión no progresiva sostenida durante el desarrollo cerebral → discapacidades motoras, del habla y del aprendizaje, alto riesgo (50%) de CEP. La prematuridad es el mayor FaR

Hallazgos
- Depende del tipo de PC:
  - I. Tetraplejia: tronco hipotónico y extremidades espásticas
  - II. Paraplejia: extremidades inferiores espásticas, ↑ RTP, clono y patrón en «tijera»
  - III. Hemiplejia: espasticidad unilateral, por lo general MS > MI
  - IV. Atetoide: movimientos retorcidos e involuntarios de las extremidades
  - V. Atáxica: movimientos inestables y descoordinados
  - VI. Hipotónica: falta de tono muscular

Evaluación
- TC de cráneo o RM cerebral rápida si se trata de una CEP de nueva aparición o de un traumatismo reciente
- EEG como pte ambulatorio si hay una CEP de nuevo inicio o Δ en el patrón o la frecuencia de CEP

Tratamiento
- Tx estándar de las CEP

Remisión
- Seguimiento con neurología para ajustar la medicación si está indicado

Consejos y alertas
- Los ptes con PC a menudo tienen CEP intermitentes y umbrales de CEP bajos; buscar enf subyacente (IVRS, neumonía, IU, etc.), ajustar los meds al alta con el neurólogo
- Los ptes con PC también suelen acudir al SU con aspiración crónica, neumonía, dificultad para alimentarse, mal funcionamiento de la sonda gástrica, IU

Tipos de CEP pediátricas	
Tipo de CEP	**Hallazgos**
Ausencia generalizada	Mirada fija con pérdida de actividad motora o del habla, con breve PDC
Tónico-clónico generalizadas	Postura contraída seguida de movimientos espasmódicos rítmicos de las extremidades en ptes con deterioro de la consciencia
Mioclónicas	Contracciones musculares repetitivas y rítmicas
Parciales simples	Movimientos tónico-clónicos unilaterales, consciencia conservada
Parciales complejas	Movimientos tónico-clónicos unilaterales con alteración de la consciencia, ambos hemisferios cerebrales afectados
Somatosensoriales	Entumecimiento, hormigueo, parestesias o Δ visuales
Autonómicas	Δ en la FC, tamaño de las pupilas, sudoración, afasia
Psicomotoras	Comportamientos repetitivos como aplaudir, verbalizar, masticar, tragar, no se recuerdan después de la CEP

Convulsiones febriles
Anamnesis
- T ≥ 38.3 °C (101 °F) en niños de entre 6 meses y 5 años de edad
- Sin Hx de CEP; 1 CEP generalizada de duración < 15 min asociada con ↑ rápido de la temperatura

Hallazgos
- Actividad de CEP generalizada, suele durar < 15 min; fiebre alta, periodo postictal
- CEP febriles complejas: duración > 15 min, > 1× en un periodo de 24 h, o componente focal

Evaluación
- Evaluar la causa subyacente (infecciosa): RxT, EGO, pruebas de laboratorio, glucosa capilar, ± PL

Tratamiento
- Antipirético, observación hasta que el paciente vuelva a la normalidad, tranquilizar a los padres
- Los anticonvulsivos como las BZD y el fenobarbital no están indicados

Remisión
- 1.ª CEP febril, exploración completa, eval Dx negativa en el SU: alta con seguimiento de neuro

Consejos y alertas
- Las CEP focales no se presentan como CEP febriles simples
  - Considerar la meningitis/encefalitis en niños no vacunados
- Las CEP febriles no se asocian con epilepsia o daño cerebral
- La incidencia de otra CEP febril es del 35%
- Los ptes con > 2 CEP febriles al año o > 3 CEP febriles en total deben ser evaluados en busca de otras causas

---

MENINGITIS PEDIÁTRICA

Anamnesis
- Cefalea, fiebre, rigidez de cuello, letargia (AEM), N/V, exantema, irritabilidad, CEP, somnolencia

Hallazgos
- El meningismo (rigidez de cuello) se produce < 15% de las veces en niños < 18 meses, exantema petequial, irritabilidad/letargia, inestabilidad hemodinámica, fiebre, CEP

Evaluación
- Si se sospecha de una causa bacteriana, se deben administrar Abx inmediatamente, y luego PL (véase 4 d)

Tratamiento
- Abx
  - < 1 mes: ampicilina (50 mg/kg c/6 h) + gentamicina (2.5 mg/kg c/8 h) O cefepima (50 mg/kg c/8 h) +/− vancomicina 15 mg/kg c/8 h en caso de SARM
  - > 1 mes: vancomicina (15 mg/kg c/6 h) + ceftriaxona (50 mg/kg c/12 h)
- Considerar añadir aciclovir 20 mg/kg c/8 h

Consejos y alertas
- La ampicilina es necesaria para cubrir *Listeria* en los lactantes

---

COJERA PEDIÁTRICA

Abordaje
- Examinar el abdomen, los genitales, la columna vertebral, las caderas, los huesos largos, las rodillas, los tobillos, los pies; observar la marcha
- Hx minuciosa del pte y el cuidador: aguda vs. crónica, fiebres, Δ en la piel; trauma
- Obtener radiografías aunque el dolor suele ser referido (clásicamente, el dolor de rodilla referido desde la cadera)
- Considerar síntomas sistémicos junto con el motivo principal de consulta de artralgias

Diagnóstico diferencial de cojera	
Fisiopatología	**Diagnóstico diferencial**
Trauma	Fractura, luxación, esguinces, hemartrosis, dolor de espalda
Hemática	Anemia drepanocítica (14aa), hemofilia
Neuromuscular	Neuropatía periférica, distrofia muscular, miositis
Infecciosa	Artritis séptica, sinovitis tóxica, OMI, enf pulm interst, discitis, absceso epidural
Reumatológica	Artritis reumatoide juvenil, gota, seudogota, lupus, fiebre reumática
GI/GU	Absceso del psoas, torsión testicular, orquitis, apendicitis
Musculoesquelética	Enf de Legg-Calvé-Perthes, EFCF, enf de Osgood-Schlatter
Neoplásica	Leucemia, sarcoma de Ewing, osteosarcoma, osteocondroma

Artritis séptica de la cadera
Anamnesis
- Con mayor frecuencia en niños < 3 años, pero puede ocurrir a cualquier edad
- Cojea o se niega a caminar, tiene fiebre e irritabilidad (los síntomas pueden ser mucho más sutiles en los lactantes)

Hallazgos
- Aspecto febril y enfermo
- Cadera flexionada, con rotación externa y abducción; marcha antiálgica (si camina)
- Dolor significativo con AMO, pero no necesariamente caliente, hinchado o eritematoso

Evaluación
- ↑ leuco, ↑ CRP, ↑ VES; la artrocentesis muestra ↑ leuco, tinción y cultivo para Gram(+)
- Las radiografías y la ecografía pueden mostrar un derrame

Tratamiento
- Consulta ortopédica para el drenaje y el lavado en el quirófano
- Abx: vancomicina 15 mg/kg c/6 h y ceftriaxona 50 mg/kg c/12 h
- Control del dolor

Remisión
- Ingresar para el lavado quirúrgico

Consejos y alertas
- Probabilidad de sepsis en niños: cadera > rodilla > codo

Probabilidad prevista de artritis séptica (%)		
Número de factores	Criterios de Kocher modificados	Criterios de Kocher
0	16.9	0.2
1	36.7	3
2	62.4	40
3	82.6	93.1
4	93.1	99.6
5	97.5	

Factores: temperatura > 38.5 °C, leuco > 12, VES > 40, renuente a soportar peso ± CRP > 20 (si se utilizan los criterios de Kocher modificados).

Sinovitis tóxica (transitoria)
Anamnesis
- 3-6 años, H:M 2:1, dolor agudo o crónico unilateral de cadera, muslo o rodilla
- Puede estar ligeramente febril, posiblemente una IVRS reciente

Hallazgos
- Aspecto no grave
- AMO de la cadera limitada a causa del dolor; restricción leve de la AMO pasiva a la rotación interna y a la extensión; mayor sensibilidad a la rotación del tronco
- Marcha antiálgica, dolor a la palpación

Evaluación
- Radiografía de cadera normal; puede mostrar derrame
- Leuco y VES normal o ligeramente ↑; los niños afebriles con laboratorios normales pueden evitar la artrocentesis
- La ECO puede diagnosticar el derrame, pero no diferenciar el tipo

Tratamiento
- Control del dolor con AINE, calor y masaje

Remisión
- Seguimiento ortopédico, muletas para descargar peso de cadera hasta aliviar el dolor

Consejos y alertas
- Causa más frecuente de dolor agudo de cadera en niños de 3-10 años; artralgia y artritis secundaria a la inflamación transitoria de la sinovia de la cadera
- Tasa de recurrencia < 20%, la mayoría se desarrolla dentro de 6 meses, sin ↑ del riesgo de artritis crónica juvenil; puede llegar a desarrollar enf de Legg-Calvé-Perthes

Enf de Legg-Calvé-Perthes (necrosis avascular de la cabeza del fémur)
Anamnesis
- Con mayor frecuencia a los 5-7 años con cojera y dolor en la ingle, muslo o rodilla; empeora con ↑ actividad
- No hay fiebre ni irritabilidad, no hay Hx de traumatismos

Hallazgos
- Con buen aspecto, marcha antiálgica
- ↓ AMO de la cadera secundaria al dolor con posible atrofia del muslo, ↑ con la rotación interna y la abducción

Evaluación
- Leuco y VES normales
- Con frecuencia las radiografías no son necesarias al principio; la vista en rana es útil
  - Ensanchamiento del espacio cartilaginoso, disminución del núcleo de osificación
  - Fx subcondral por estrés de la cabeza del fémur; radiolucidez lineal en la epífisis de la cabeza del fémur
  - Opacificación y aplanamiento de la cabeza del fémur conocido como *coxa plana*
  - Subluxación y protrusión de la cabeza femoral del acetábulo

Tratamiento
- Objetivo: evitar la artritis degenerativa grave, mantener AMO, aliviar la carga de peso
- Eval ortopédica; el Dx por gammagrafía ósea y RM es más rápido que con radiografías

Remisión
- Seguimiento ortopédico, muletas para descargar peso de la cadera hasta aliviar el dolor

Consejos y alertas
- Osteonecrosis idiopática de la epífisis capital de la cabeza del fémur; 15-20% bilateral
- Causada por la interrupción de la irrigación de la cabeza femoral → infarto óseo
- Mejor pronóstico a menor edad; proporcional al grado de afectación radiológica

Deslizamiento de la epífisis de la cabeza femoral (DECF)
Anamnesis
- Niño de 12-15 años o niña de 10-13 años con cojera y dolor en la ingle, muslo o rodilla
- Los síntomas > 3 semanas se consideran crónicos
- Si no puede soportar peso, se considera inestable (mayor tasa de complicaciones)

Hallazgos
- Pierna afectada en rotación externa, acortada con dolor al flexionar cadera; marcha antiálgica

Evaluación
- Temperatura, leuco, VES normales
- Radiografía: la cabeza del fémur está desplazada hacia atrás y hacia abajo en relación con el cuello del fémur dentro de los límites del acetábulo («bola de helado que se desliza fuera del cono»); las mejores vistas son la AP y en rana

Tratamiento
- Consulta ortopédica para la fijación interna quirúrgica; el objetivo es prevenir la necrosis avascular de la cabeza del fémur

Remisión
- Ingreso para cirugía ortopédica

Consejos y alertas
- FaR: obesidad; la genética desempeña un papel; es bilateral con mayor frecuencia en los ptes jóvenes que también tienden a tener trastornos metabólicos/endocrinos
- Si se trata de una lesión traumática de cadera con rotación externa evidente y acortamiento de la pierna, no forzar AMO, ya que puede empeorar el desplazamiento epifisario

Enfermedad de Osgood-Schlatter
Definición
- Microtraumatismos en la apófisis de la tuberosidad tibial que se producen durante el uso

Anamnesis
- Niño preadolescente con dolor de rodilla; empeora con actividad y mejora con descanso

Hallazgos
- Edema y dolor de la tuberosidad tibial; tuberosidad tibial agrandada e indurada
- Dolorimiento en la parte anterior de la rodilla, sobre todo en el tendón rotuliano engrosado
- Dolor que aumenta al extender la rodilla contra resistencia, al forzar los cuádriceps o al ponerse en cuclillas con la rodilla en flexión completa, al correr, al saltar, al arrodillarse, al ponerse en cuclillas, al subir escaleras

Evaluación
- Dx clínico. La radiografía puede mostrar hinchazón sobre la tuberosidad y el tendón rotuliano; no hay derrame

Tratamiento
- Guiado por la gravedad: va desde la disminución de la actividad en los casos leves hasta el reposo en los casos graves
- AINE para controlar el dolor, hielo ± muletas

Remisión
- Alta a casa con control del dolor

Consejos y alertas
- Una de las causas más frecuentes de dolor de rodilla en adolescentes; benigno y autolimitado
- Bilateral en el 25% de los casos; el 50% da cuenta de un traumatismo precipitante

EXANTEMAS PEDIÁTRICOS

ERISIPELA

Definición
- Infección causada con mayor frecuencia por estreptococos del grupo A

Anamnesis
- Cualquier edad pero más frecuente en niños < 3 años

Hallazgos físicos
- Zona sensible de la piel, roja/caliente, secreción purulenta en el sitio de entrada, ± fiebre

Tratamiento
- Penicilina G 60 000-100 000 unidades/kg por dosis c/6 h

Remisión
- Alta

EXANTEMAS VIRALES

Definición
- Exantema difuso causado por enterovirus no polio (coxsackievirus, echovirus, enterovirus) y virus respiratorios (adenovirus, virus de la parainfluenza, gripe, VSR)

Anamnesis
- Cualquier edad, enfermedad viral reciente

Hallazgos físicos
- Máculas eritematosas difusas blanqueables en el tronco y las extremidades

Tratamiento
- De apoyo

Remisión
- Alta

ENFERMEDAD DE MANOS, PIES Y BOCA

Definición
- Causada por el coxsackievirus B

Anamnesis
- Verano/otoño, 1-4 años

Hallazgos físicos
- Lesiones bucales ulcerosas en el paladar blando, lesiones maculares → pustulosas → costrosas en las palmas de las manos/plantas, que se resuelven en 5-6 días

Tratamiento
- De apoyo

Remisión
- Alta

IMPÉTIGO

Definición
- Infección secundaria en ptes con dermatosis subyacentes causadas por *S. aureus* y estreptococos del grupo A

Anamnesis
- Meses cálidos y húmedos de verano, cualquier edad

Hallazgos físicos
- Pápula/vesícula → lesiones con costra dorada, con frecuencia alrededor de la boca y en las mejillas

Tratamiento
- Abx tópicos (mupirocina al 2%, dicloxacilina, cefalosporinas de 1.ª gen)

Remisión
- Alta

ENFERMEDAD DE KAWASAKI

Definición
- Vasculitis sistémica de microvasos de causa desconocida, a menudo autolimitada

Anamnesis
- Enfermedad febril, pico de inicio a los 18-24 meses, por lo general en niños < 5 años

Hallazgos físicos
- Hacer el Dx requiere fiebre inexplicable × 5 días + 4 de los siguientes:
  - Edema/descamación de las extremidades
  - Conjuntivitis bulbar
  - Exantema polimorfo
  - Desviación hacia la izquierda del eje cervical
  - Δ en membranas mucosas (es decir, lengua de fresa)

Evaluación
- BH (↑ leuco, ↑ plaq), ↑ PFH, ↑ VES, ↑ CRP, piuria estéril, ECG, ecocardiografía, ECO del CSD

Tratamiento
- Dosis altas de AAS 100 mg/kg por día divididas c/6 h
- IGIV 2 g/kg en infusión durante 8-12 h en dosis única (reduce el riesgo de aneurismas de las arterias coronarias)

Remisión
- Ingreso

Complicaciones
- Causa #1 de cardiopatía adquirida en los niños
- Complicaciones: aneurisma de la arteria coronaria, ICC, IM, arritmias, insuficiencia valvular, hidropesía de la vesícula biliar, uveítis

---

ENFERMEDAD DEL SUERO

Definición
- Reacción de hipersensibilidad de tipo III mediada por inmunocomplejos

Anamnesis
- Cualquier edad pero más frecuente en niños < 3 años, fiebre, artralgias, exantema; las posibles causas incluyen hemoderivados, antitoxinas (para la intoxicación por mordeduras de arañas o serpientes), infecciones clostridiales, meds

Hallazgos físicos
- Fiebre, exantema (urticarial, serpiginoso)

Tratamiento
- De apoyo, ya que la enfermedad es autolimitada, se resuelve en 2-3 sem; suspender el agente desencadenante
- Se puede utilizar un esquema corto de corticoides para las artralgias graves

Remisión
- Alta

PÚRPURA DE HENOCH-SCHÖNLEIN

Definición
- Vasculitis de pequeños vasos

Anamnesis
- Edad 2-11 años; infección respiratoria precedente (estreptococo β-hemolítico del grupo A); fiebre, artralgia, dolor abd, heces sanguinolentas, hematuria

Hallazgos físicos
- Púrpura palpable en regiones declives, fiebre, hinchazón articular, prueba de sangre oculta en heces (+), edema escrotal

Diagnóstico
- Clínico; BH (↑ leuco, ↑ plaq, anemia), ↑ VES, anticuerpos antiestreptolisina ([+] en el 50%), EGO (hematuria, proteinuria, piuria) y ECO abdominal (intususcepción) y escrotal

Tratamiento
- En su mayoría autolimitada con resolución en pocas semanas; de apoyo, AINE, tratar la infección subyacente
- Los corticoides no evitan las recidivas, que se producen en un 50%, pero pueden utilizarse en caso de artritis intensa; afectación renal, GI, escrotal, o complicaciones del SNC

Remisión
- Alta, a menos que haya complicaciones: HTA, oliguria, obstrucción, invaginación intestinal, HD

Complicaciones
Obstrucción intestinal, perforación, invaginación intestinal, insuficiencia renal, encefalopatía hipertensiva, escroto agudo (imita la torsión), pancreatitis, complicaciones del SNC (CEP, coma, déficits neurológicos)

TRAUMATISMOS NO ACCIDENTALES

Anamnesis
- Factores en la anamnesis que suscitan preocupación: lesiones que no concuerdan con el mecanismo declarado, mecanismo que no concuerda con la etapa de desarrollo, presentación con traumatismo en múltiples sitios
- Factores de riesgo: edad < 5 años, prematuridad, comorbilidad múltiple, padres jóvenes, poco apoyo social, mala atención prenatal

Hallazgos físicos
- Hematomas de alto riesgo, quemaduras (especialmente las de inmersión forzada en guante o calcetín, o las de contacto con la forma de un objeto), fracturas, TCE y hemorragias retinianas deben ser motivo de preocupación
  - Patrones de hematomas de alto riesgo: frenillo, mejilla, auricular, esclera, párpado
  - Patrones de lesiones de alto riesgo: fracturas de costillas, fracturas múltiples, fractura de esquina metafisaria, fractura de fémur o húmero < 18 meses, fracturas inusuales sin testigos de un mecanismo grave (es decir, escápula, esternón, vértebras), fracturas en lactantes que no caminan

Diagnóstico
- Documentar minuciosamente la anamnesis y la exploración física pertinentes
- Examen del esqueleto +/− imágenes adicionales si hay sospecha de HIC o traumatismo intratorácico/abdominal

Tratamiento
- Si hay alguna sospecha, informe a los servicios de protección de la infancia con la ayuda del equipo de maltrato infantil o del trabajador social del SU
- Considerar si otros niños de la casa pueden estar en riesgo

Remisión
- Ingreso

Paciente psiquiátrico

Definiciones (*Emerg Med Clin North Am* 2020;38(2):419–435)

- Autorización médica: término ambiguo que sugiere que no hay una causa «orgánica» para el motivo de consulta psiquiátrica del pte
- Evaluación médica focalizada: el proceso de descartar las enfermedades médicas que requieren atención aguda para determinar quién es médicamente estable
- Evaluación del riesgo: consideración dinámica del propio bienestar psicológico y social para determinar la probabilidad de daño a uno mismo o a otros

Abordaje

- Triaje basado en el riesgo para uno mismo o para los demás (un riesgo mayor requiere una consulta psiquiátrica urgente)
- Presentaciones psiquiátricas que requieren prioridad: ideación suicida, psicosis, ideación homicida, manía, agitación, catatonia
- Considerar si los síntomas psiquiátricos se deben a una enfermedad médica orgánica subyacente

Signos que sugieren enfermedad médica orgánica: > 45 años con síntomas psiquiátricos de nueva aparición, > 65 años, déficits cognitivos o delírium, hallazgos neurológicos focales, abuso/abstinencia de sustancias, signos vitales anómalos

Alteraciones «orgánicas» que imitan enfermedades psiquiátricas	
Fisiopatología	**Diagnósticos diferenciales**
Neurológica	Tumor cerebral, TCE, encefalopatía, epilepsia, demencia, hidrocefalia, ACV, HIC, migraña, vasculitis
Otras	Porfiria
Infecciones	Meningitis, encefalitis, IU, neumonía
Medicamentos	Polifarmacia, BZD, anticolinérgicos, ISRS, opiáceos, digoxina, furosemida, warfarina, hidroclorotiazida
Toxicología	Alcohol, abuso de sustancias, sobredosis, abstinencia
Metabólicas/endocrinas	Hipo/hiperglucemia, hipoxia, enfermedad tiroidea, paratiroidea, anomalía electrolítica, hiper/hipocortisolismo

- Realizar una evaluación del riesgo de suicidio o violencia
- Ofrecer la medicación con antelación para reducir la necesidad de sujeciones y lesiones

Anamnesis

- Buscar una zona tranquila y apartada, ya que la anamnesis puede provocar vergüenza, miedo o culpabilidad
- Hacer preguntas abiertas sobre pensamientos, sentimientos, ideación suicida/homicida previa, intentos de suicidio previos, uso de drogas/alcohol, historia psicológica previa, hospitalizaciones psicológicas previas, medicación psicológica previa/actual, situación de vida actual, acceso a armas de fuego
- Mnemotecnia para los síntomas depresivos clásicos (SIC E CAPS): **S**ueño, **I**nterés, **C**ulpa, disminución del nivel de **E**nergía, **C**oncentración, **A**petito, actividad **P**sicomotriz, ideación **S**uicida
- Mnemotecnia para ptes con mayor riesgo de suicidio (SAD PERSONS): **S**exo (hombre), edad (**A**ge; < 19 o > 45), **D**epresión, intento **P**revio, abuso de **E**tanol, pérdida del pensamiento **R**acional, falta de apoyo **S**ocial, plan **O**rganizado, sin cónyuge (**N**o spouse), enfermedad (**S**ickness)
- Corroborar con socios, familiares, amigos y proveedores de servicios ambulatorios siempre que sea posible

Exploración física

- Análisis de los signos vitales, incluyendo la frecuencia cardiaca, la presión arterial, la frecuencia respiratoria, la saturación de oxígeno, la temperatura (es decir, la taquicardia y la hipertermia, síndrome serotoninérgico, síndrome neuroléptico maligno o infección)
- Exploración física de la cabeza a los pies, incluyendo una exploración neurológica completa en busca de evidencia de enfermedad orgánica
- Examen del estado mental en el que se observa aspecto, habla, contacto visual, actividad motora, afecto, estado de ánimo, percepciones, perspicacia y juicio

Características clínicas de las presentaciones psiquiátricas de alto riesgo	
Diagnóstico	**Características clínicas**
Ideación suicida	Pensamientos de autolesión, pueden ser activos (con plan) o pasivos (sin plan), a menudo asociados con trastornos del estado de ánimo como el trastorno depresivo mayor y el trastorno bipolar
Ideación homicida	Pensamientos de herir a otros, asociados con la psicosis
Psicosis	Dificultad para determinar la realidad, asociada con delirios y alucinaciones

Manía	Estado de ánimo y afecto inusualmente elevados, a menudo con fuga de ideas y discurso presionado, asociado con el trastorno bipolar
Agitación	Excitación verbal o motora excesiva, a menudo caracterizada por una escalada verbal o física
Catatonia	Anomalías psicomotoras, pueden ser retardadas (depresión psicomotora, mutismo, flexibilidad cérea) o excitadas (agitación psicomotora)

Evaluación

- Obtenga un ECG para el QTc basal, ya que la mayoría de los medicamentos psicotrópicos prolongan el intervalo QT
- Las pruebas de laboratorio de rutina no están indicadas, salvo que se trate de una enfermedad médica orgánica
- A pesar de ello, los centros psiquiátricos receptores suelen solicitar BH, QS, PFH, toxicología en suero y orina +/− una prueba de embarazo en todas las mujeres en edad fértil, +/− una RxT si no están en su domicilio, como parte de la autorización médica del pte
- La neuroimagen, el análisis del LCR y el EEG solo están indicados si se trata de una patología cerebral orgánica
- Todos los ptes con síntomas psiquiátricos preocupantes deben ser evaluados por un psiquiatra

Tratamiento

- Hay cinco clases principales de medicamentos psicotrópicos: ansiolíticos, antidepresivos, antipsicóticos, estabilizadores del estado de ánimo y estimulantes
- Como proveedores del SU, no es necesario conocer cada medicamento de cada clase, ya que el plan de tratamiento a largo plazo será guiado por un médico especialista en salud mental capacitado
- Además, la gran mayoría de las patologías psiquiátricas requieren un abordaje terapéutico integral que incluye medicamentos, terapia e intervenciones sociales
- Sin embargo, es importante que el médico de urgencias tenga un conocimiento detallado de las estrategias de contención no farmacológicas (reclusión, desescalada verbal, sujeciones físicas blandas/duras/mixtas) y farmacológicas

Estrategias de contención farmacológica		
Edad	Agitación moderada	Agitación intensa
< 18	< 35 kg: clonidina 0.05 mg v.o. > 35 kg: clonidina 0.1 mg v.o.	< 25 kg: olanzapina 1.25 mg i.m. 25-70 kg: olanzapina 2.5 mg i.m. > 70 kg: olanzapina 5 mg i.m.
18-65	Consumo de sustancias: lorazepam 1-2 mg v.o. Psicóticos: risperidona 1-2 mg v.o.	Haloperidol 5 mg + lorazepam 2 mg i.m. Ketamina 2 mg/kg i.m.
> 65	Psicóticos: olanzapina 2.5-5 mg v.o./s.l. Irritable: quetiapina 12.5-25 mg v.o.	Sin enfermedad de Parkinson/demencia por cuerpos de Lewy: olanzapina 2.5-5 mg i.m. Enfermedad de Parkinson/demencia por cuerpos de Lewy: lorazepam 1 mg i.m.

- Si hay Hx de uso de un antipsicótico o ansiolítico con beneficio previo durante un episodio similar, administrar esta medicación
- Siempre se debe intentar utilizar la estrategia menos restrictiva durante el menor tiempo posible, ya que las restricciones físicas y farmacológicas conllevan un riesgo significativo

Remisión

- Los profesionales de salud mental realizarán una evaluación dinámica del riesgo para determinar la remisión más adecuada
- Los ptes con alto riesgo de dañarse a sí mismos o a otros necesitarán ser ingresados en un centro psiquiátrico
- A los que no presentan características de alto riesgo se les suele ofrecer programas de hospitalización parcial o un aumento de los servicios ambulatorios

Consejos y alertas

- Tener siempre un alto índice de sospecha de enfermedad médica orgánica causante de los síntomas psiquiátricos del pte
- Dada la alta prevalencia de consumo comórbido de drogas en esta población, siempre hay que tener en cuenta que los síntomas actuales podrían verse exacerbados por la intoxicación o la abstinencia y tratarlos en consecuencia
- Anticiparse a la necesidad de una consulta psiquiátrica urgente y a las medidas de contención (meds, físicas) para garantizar la seguridad del pte y del personal
- Recurrir a socios, familiares, amigos y proveedores de servicios ambulatorios para que colaboren siempre que sea posible

Abordaje

- Tener un abordaje general y coherente en la evaluación y atención de los ptes intoxicados
- (1) ABC, reanimar/estabilizar → (2) descontaminar (tubo GI, piel, ojos)/mejorar la eliminación (carbón, diálisis) → (3) tratar con antídoto, si está disponible e indicado
- Considerar de manera empírica la naloxona, la dextrosa y la tiamina en los ptes con estado mental deprimido. Usar flumazenil con precaución ya que puede precipitar CEP
- En EE.UU., llamar al Poison Control Center: 1 (800) 222-1222

Toxíndromes frecuentes	
Clase farmacológica	Toxíndrome
Anticolinérgicos	↑ PA, ↑ FC, ↑ FR, ↑ temp, midriasis, **piel seca, mucosas secas, retención urinaria, ↓ ruidos intestinales**, AEM, CEP, coma
Simpaticomiméticos	↑ PA, ↑ FC, ↑ FR, ↑ temp, disritmia, midriasis, **diaforesis**, agitación, ↑ reflexia, CEP, coma
Toxicidad de la serotonina	↑ PA, ↑ FR, ↑ FC, ↑ temp, midriasis, **mioclonía**, temblor, ↑ reflexia, diaforesis, trismo, clono ocular
Colinérgicos	↓ PA, ↓ FC, miosis, ↓ peristaltismo, ↑ **salivación, diarrea, lagrimeo, emesis, broncoconstricción**, AEM, CEP
Opiáceos	↓ PA, ↓ FC, ↓ FR, **miosis**, AEM, edema pulmonar
Sedantes-hipnóticos	↓ PA, ↓ FC, ↓ temp, AEM, dificultad para hablar, ataxia
Alucinógenos	↑ PA, ↑ FC, ↑ temp, midriasis, **nistagmo**

Anamnesis

- Siempre hay que tener en cuenta el fármaco, la dosis y la persona: el momento, la cantidad ingerida/exposición, el acceso a productos químicos domésticos/otros medicamentos, las coacciones, las sustancias con recubrimiento entérico/de liberación prolongada

Exploración física

- Los SV, el estado mental y el examen de las pupilas son los más útiles para ayudar a clasificar el toxíndrome excitado vs. deprimido

Evaluación

- ECG, GLC, BH, QS, PFH, EGO, GA, lactato, hCG, brecha osmolar/aniónica, radiografía (sustancias radiopacas)
- Concentraciones de fármacos
  - Exposiciones para las que es útil la concentración del fármaco: paracetamol, salicilatos, teofilina, litio, digoxina, EtOH, carboxihemoglobina, metahemoglobina, hierro, metanol, etilenglicol, plomo, mercurio, arsénico, organofosforados, anticonvulsivos

Tratamiento

Descontaminación GI			
Tx	Indicaciones	Dosis	CI relativas
Carbón activado	Administrado idealmente dentro de 1 h desde la ingesta	50 g (adultos) 25 g (niños) Dar con antieméticos	AEM, ↑ riesgo de aspiración, presentación tardía, necesidad de evaluación endoscópica, toxinas mal absorbidas (Fe, Li, EtOH, perforación u obstrucción intestinal)
Multidosis de carbón activado	Ingesta significativa de meds en el SU; ayuda a ↓ recirculación enterohepática y ↑ «diálisis intestinal»	12.5 g/h (50 g c/4 h o 25 g c/2 h)	Obstrucción intestinal o íleo
Irrigación intestinal total	Fármacos no absorbidos por el carbón vegetal, bolsas de drogas, ingesta importante de meds del SU	PEG (polietilenglicol) mediante SNG 2 L/h (niños 500 mL/h) hasta que la secreción rectal sea clara	Ingesta de bajo riesgo, riesgo de aspiración, toxina absorbida por el carbón, íleo u obstrucción, obnubilación, hemorragia GI y vómito persistente

Descontaminación dérmica
- Irrigación con abundante H_2O (a menos que el Na, el K o el P sean metálicos)

Descontaminación ocular
- Irrigación con abundante H_2O hasta alcanzar un pH neutro (a menos que se trate de cal seca, fenol o Na o K elemental)

Reforzamiento de la eliminación

- Alcalinización urinaria con NaHCO$_3$ (p. ej., salicilatos, fenobarbital, ácido fórmico)
- HDS (p. ej., etilenglicol, metanol, litio, salicilatos, acidosis grave)

Antídotos toxicológicos frecuentes	
Antídotos	**Agente toxicológico**
Antitoxina	Intoxicación por mordedura de serpiente, araña viuda negra, araña reclusa parda, escorpión
Inhibidores anti-Xa	CCPT de 4 factores
Antitoxina botulínica	Clostridium botulinum
Calcio	BCC, ↑ K, ↑ Mg, ↓ Ca, ácido fluorhídrico
Edetato cálcico disódico	Plomo
CO/cianuro	100% FiO$_2$ +/– cámara hiperbárica
Ciproheptadina	Síndrome serotoninérgico
Kit de cianuro (nitrito de amilo, nitrito de sodio, tiosulfato); cianocobalamina	Cianuro, inhalación de humo
Dantroleno	Hipertermia maligna
Deferoxamina	Hierro
Fragmentos de anticuerpos contra digo	Digoxina
Dimercaprol	Arsénico, plomo, mercurio
EtOH	Etilenglicol, metanol
Flumazenil	BZD
Fomepizol	Etilenglicol, metanol
Glucagón	BB, BCC
Tx de la hiperinsulinemia-euglucemia	BB, BCC
Emulsión lipídica	Toxicidad de los anestésicos locales, BB, BCC
N-acetilcisteína	Paracetamol
Naloxona	Opiáceos
Octreotida	Sulfonilureas
Fisostigmina	Anticolinérgicos
Pralidoxima	Organofosfatos
Protamina	Heparina
Piridoxina	Isoniazida
Bicarbonato de sodio	ATC, AAS
Succímero	Arsénico, plomo, mercurio
Vitamina K	Cumarina

Remisión

- Ingresar por cualquier ingesta/exposición significativa; considerar el traslado en caso de presentaciones complejas y recursos hospitalarios inadecuados

Consejos y alertas

- Los análisis toxicológicos de los hospitales varían → conozca el de su hospital para orientar su práctica

INGESTA DE ANTICOLINÉRGICOS

Definición

- Antagonistas del receptor colinérgico **muscarínico** central y periférico → inhiben el sistema parasimpático

Medicamentos con actividad anticolinérgica significativa	
Clase	**Fármaco**
Alcaloides de la belladona	Atropina, escopolamina, ipratropio
Antiparkinsonianos	Benzatropina
Antihistamínicos	Difenhidramina, meclizina, prometazina, hidroxizina, dimenhidrinato
Cíclicos	Ciclobenzaprina
Psicofármacos	ATC, fenotiazinas

Anamnesis
- AEM con exposición a fármacos, Hx de ingesta, tés, suplementos o polifarmacia

Diagnósticos diferenciales
- Sobredosis de simpaticomiméticos, abstinencia de EtOH/BZD, crisis tiroidea, sepsis, meningitis, hipoglucemia

Hallazgos
- ↑ FC, ↑ temperatura, pupilas dilatadas, mucosa/piel secas, ↓ ruidos intestinales, retención urinaria, actividad miotónica, coreoatetosis, confusión/delírium, CEP; «ciego como un murciélago, seco como un hueso, caliente como una liebre, loco como un sombrerero, rojo como una remolacha, hinchado como un sapo»

Evaluación
- ECG (↑ **QRS, QTc → ATC, neurolépticos**); QS, GLC, CK (rabdo), GA, tox en orina

Tratamiento
- **De apoyo:** hidratación i.v., enfriamiento externo, ¡tratar la hipertermia!
- **Descontaminación/eliminación:** carbón activado (1 dosis, dentro de 1 h); la hemodiálisis no es eficaz
- **BZD** (i.v.): para la agitación, CEP
- **Fisostigmina** (0.5-2 mg i.v.): toxicidad grave; revierte los efectos anticolinérgicos mediante la inhibición de la acetilcolinesterasa
  - NO para uso rutinario: ↑ riesgo de CEP intratables, bloqueo AV, asistolia
  - ¡La vida media de la fisostigmina suele ser más corta que la del toxíndrome!

Remisión
- Ingresar; UCI para ptes con inestabilidad cardiaca o CEP

Consejos y alertas
- Rara vez es mortal, a menos que haya hipertermia importante

INGESTA DE PSICOFÁRMACOS

ISRS y síndrome serotoninérgico
Abordaje
- El espectro de la intoxicación por serotonina va de la letargia leve al Sx serotoninérgico
- Considere el Sx serotoninérgico en cualquier persona que tome meds con actividad serotoninérgica, especialmente ≥ 2 fármacos
- El mayor riesgo se produce entre minutos y horas después de empezar a tomar un nuevo medicamento o de aumentar la dosis de un medicamento antiguo

Definición
- ISRS: inhibidores selectivos de la recaptación de serotonina; ISR: inhibidores de la recaptación de serotonina (también tienen actividad sobre adrenalina, noradrenalina y dopamina)

Fármacos frecuentes que inhiben la recaptación de serotonina	
ISRS	**IRS**
Fluoxetina, paroxetina, sertralina, citalopram, escitalopram y fluvoxamina	Venlafaxina, duloxetina, mirtazapina y bupropión

Fármacos con actividad de serotonina		
Antidepresivos	**Drogas ilícitas**	**Otros**
ISRS, ISR, IMAO, litio	Anfetaminas, cocaína, LSD, MDMA	Buspirona, levodopa, carbidopa, triptanos, tramadol, dextrometorfano, trazodona, mirtazapina, linezolid

Diagnósticos diferenciales para la intoxicación por serotonina	
Fisiopatología	**Diagnósticos diferenciales**
Ingesta de tóxicos	Simpaticomiméticos, IMAO, litio, salicilatos, anticolinérgicos, SNM
Abstinencia química	EtOH, sedantes-hipnóticos
Infección	SNC, SRIS
Otros	Tirotoxicosis, tétanos, hipertermia maligna

Anamnesis
- La mayoría de los casos se presentan en < 24 h; obtener los antecedentes detallados de los meds recetados, de venta libre y de drogas

Hallazgos

Reglas de decisión de los criterios de toxicidad de Hunter (Sen/Esp: 84%/97%)
Ingesta de serotoninérgicos con UNO de los siguientes hallazgos:
Clono espontáneo
Clono inducible + agitación o diaforesis
Clono ocular + agitación o diaforesis
Temblor + hiperreflexia
Hipertonía + hipertermia > 38 °C + clono ocular + clono inducible

QJM 2003;96(9):635.

Evaluación
• SV, BH, QS, CK (rabdo), ECG (↑ QRS, ↑ QTc, TdP), Sat O$_2$, Tele

Tratamiento
Sobredosis aguda
• Carbón activado, ingresar para vigilancia

Síndrome serotoninérgico
• De apoyo: LIV, corrección de electrolitos, enfriamiento externo (puede requerir sedación/parálisis para la rigidez muscular que conduce a la hipertermia y la muerte)
• BZD (i.v.): para la agitación, rigidez, CEP
• (Controvertido) Considerar la ciproheptadina (12 mg inicialmente y después 2 mg v.o. c/2 h)

Consejos y alertas

Características del Sx serotoninérgico vs. Sx neuroléptico maligno		
Señales y síntomas	**Síndrome serotoninérgico**	**SNM**
Inicio	Repentino	A menudo durante días o semanas
Resolución	Dentro de 24 h	Más de ~1 semana
Hipertermia	Frecuente	MUY frecuente
AEM	Frecuente	MUY frecuente
Disfunción autonómica	Frecuente	MUY frecuente
Rigidez muscular	Frecuente	MUY frecuente
↑ CK total	Poco frecuente	MUY frecuente
Acidosis metabólica	Poco frecuente	MUY frecuente
↑ Reflejos	MUY frecuente	Poco frecuente
Mioclonía	MUY frecuente	Poco frecuente

NEUROLÉPTICOS, SÍNDROME NEUROLÉPTICO MALIGNO

Definición
• Se caracteriza por el antagonismo D$_2$ ± **antagonismo del receptor de serotonina**

Neurolépticos frecuentes		
Neurolépticos típicos	**Neurolépticos atípicos**	**Antieméticos**
Clorpromazina, haloperidol	Aripiprazol, clozapina, olanzapina, quetiapina, risperidona, ziprasidona	Prometazina, proclorperazina, droperidol

Anamnesis
• Habla arrastrada, sedación, toxíndrome anticolinérgico, síntomas extrapiramidales (distonía, acatisia, parkinsonismo, discinesia tardía)
• **SNM:** ↑ FC, rigidez, AEM, CEP, inestabilidad autonómica, acidosis metabólica, rabdomiólisis
• Sx de hiperreflexia parkinsoniana: Sx similar al SNM en ptes con parkinsonismo en quienes se retiran los agonistas de la dopamina o la L-dopa

Evaluación
• BH, QS, CK (rabdo), ECG (↑ QTc , TdP, arritmia), EGO (mioglobina)

Tratamiento
• Distonía/acatisia: difenhidramina, benzatropina, BZD
• **SNM:** suspender el fármaco responsable; cuidados de apoyo con medidas de enfriamiento, LIV y BZD; considerar: (su uso sigue siendo controvertido) dantroleno, bromocriptina o amantadina

Efectos clínicos			
Sistema	Efectos secundarios	Sobredosis aguda	Toxicidad crónica
GI	N/V, diarrea, dolor abdominal	N/V, diarrea	N/V
Neurológico	Temblor, debilidad	Temblor, rigidez, clono, ↑ reflejos, letargia, CEP, coma	Temblor, rigidez, seudotumor cerebral, acúfenos, ataxia, visión borrosa, CEP, coma
CV	Disfunción del nodo sinusal	↓ PA	↓ PA, ↓ onda T, ↓ seg ST, disfunción del nodo sinusal, ↑ QTc
Renal	Poliuria	—	DI nefrogénica (↑ Na), nefritis intersticial, acidosis renal
Endocrino	Bocio, ↓ tiroides	—	Bocio, ↑ o ↓ tiroides, ↑ Ca

Anamnesis
- Toxicidad aguda: ingesta de > 1 mEq/kg (40 mg/kg); inicialmente síntomas GI; después pueden aparecer hallazgos neurológicos
- Toxicidad crónica: a menudo con deshidratación aguda (el Li se excreta casi totalmente por vía renal); se presenta con síntomas neurol; puede complicarse con DI nefrogénica
- Síndrome de neurotoxicidad irreversible por litio (SINIL): disfunción cognitiva y cerebelosa rara y a largo plazo causada por la toxicidad del Li

Gravedad de la toxicidad del litio		
Calificación de la toxicidad		Tx
1	N/V, temblor, ataxia, debilidad muscular, ataxia	LIV, ± sulfonato de poliestireno sódico
2	Rigidez, hipertonía, ↓ PA, estupor	LIV, ± sulfonato de poliestireno sódico, hemodiálisis
3	Coma, CEP → muerte	Hemodiálisis

Evaluación
- SV, ECG, BH, QS, Ca, Mg, P, TSH, T₄ libre, EGO
- Concentración de litio: no es útil en la ingesta aguda (el desarrollo de síntomas neurológicos es mejor reflejo de la toxicidad); en la toxicidad crónica, una concentración > 1.5 mEq es significativa
- Evaluar causas de reducción de la depuración de litio (p. ej., deshidratación, insuficiencia renal)

Tratamiento
- LIV: disminuye la toxicidad y favorece la excreción de Li, bolo de SSN y luego SS al 0.45% (si ↑ Na sérico)
- Descontaminación GI: el CA es ineficaz; la irrigación de todo el intestino puede ser útil para los preparados de liberación continua
- Se puede considerar el sulfonato de poliestireno sódico (Kayexalate®): vigilar de cerca el K; tiazidas, indometacina o amilorida para la DI nefrogénica
- BZD para las CEP (evitar la fenitoína, que ↓ la excreción renal de Li)
- Hemodiálisis: para ptes con enf neurológica grave o deterioro clínico, concentración de Li > 5 mEq/L, concentración de Li > 4 mEq/L con LRA, concentración de Li > 2.5 mEq/L con CI para LIV de gran volumen (p. ej., ICC)

Remisión
- Ingresar a todos los ptes con ingesta de liberación continua, concentración de Li > 1.5 mEq, o nuevos signos neurológicos; las ingestas menores pueden ser tratadas y observadas durante 4-6 h → reevaluar la concentración ± eval psiquiátrica

Consejos y alertas
- El Li tiene un intervalo terapéutico muy estrecho; considerar la toxicidad del Li en los ptes con LRA o ↓ diuresis

ANTIDEPRESIVOS TRICÍCLICOS

Abordaje
- La ingesta > 10-20 mg/kg puede poner en peligro la vida; predominan los síndromes tóxicos de efectos anticolinérgicos, la cardiotoxicidad y las convulsiones

Mecanismo fisiológico de la toxicidad	
Receptor	**Manifestaciones clínicas**
Antagonistas de la histamina	Sedación, coma
Antagonistas de la ACh (muscarínicos)	↑ FC, ↑ PA, midriasis, piel seca, íleo, retención urinaria
Antagonistas α1-adrenérgicos	Sedación, ↓ PA ortostática (vasodilatación), miosis (puede contrarrestar la midriasis muscarínica)
Inhibición de la recaptación de aminas	↑ FC, mioclonía, ↑ reflejos
Inhibición del canal de Na	↑ intervalos PR/QRS, DED, ↓ contractilidad cardiaca, bloqueo cardiaco
Antagonistas del canal de K	↑ intervalo QT → taquicardia helicoidal
Antagonistas del GABA-A	CEP

Gravedad de la toxicidad de los ATC	
Grado de toxicidad	**Manifestaciones clínicas**
Leve a moderado	Somnolencia, confusión, dificultad para hablar, ataxia, sequedad de mucosas, ST, retención urinaria, mioclonía, ↑ reflejos
Grave	SVT, ↑ QRS, ↑ PR, ↑ QT, TV, ↓ PA, CEP, coma

Evaluación
- ECG (PR, QRS, QT prolongados; R' prominente en aVR), BH, QS, Ca/Mg/P, CK, toxicológico en orina, Sat O₂, Tele

Tratamiento
- De apoyo: mantener la oxigenación/ventilación, la hemodinamia, el control de la temperatura, los líquidos i.v.
- Descontaminación/eliminación GI: CA ± lavado gástrico (en ingesta significativa)
- CEP: BZD
- Cardiotoxicidad (QRS > 100, nueva DED, ↓ PA o arritmia ventricular): bolos de NaHCO₃ 1-2 mEq/kg ajustar a pH 7.45-7.55; luego i.v. continuo (150 mEq NaHCO₃ en 1 L de D₅W)
- En caso de cardiotoxicidad persistente o de arritmias ventriculares refractarias al NaHCO₃, considerar la lidocaína i.v., evitar la procainamida u otros antiarrítmicos de tipo Ia o Ic
- Emulsión lipídica: solo informes de casos, bolo de 1.5 mg/kg seguido de una infusión de 400 mL durante 30 min
- La hemodiálisis no es eficaz

Remisión
- Ingresar a todos los ptes con hallazgo de cardiotoxicidad o CEP; alta de los ptes sin síntomas a las 6 h siguientes a la ingesta

Consejos y alertas
- Los efectos antimuscarínicos están ausentes en muchos casos de sobredosis de ATC

ALCOHOLES

Definición
- Ingesta de alcoholes tóxicos: etanol, metanol, etilenglicol y alcohol isopropílico

Abordaje
- Hx
- Tipo de alcohol ingerido, hora de la ingesta, coingestantes
- EF: vigilar la protección de la vía aérea, traumatismos ocultos (TCE)
- GLC (puede ser todo lo que se necesita), considerar el IALC (disminuciones ~20 mg/dL/h), QS, PFH, TP/INR, lactato, tox en suero/orina, brecha osmótica, considerar TC craneal (traumatismos)
- Calc osmol = 2 × Na + BUN/2.8 + glucosa/18 + EtOH/4.6
- Brecha osmol = Osmol medida − osmol calculada
- Tx: inhibidores de la alcohol deshidrogenasa, ± tiamina/folato, el carbón vegetal no es eficaz

Diagnóstico diferencial de la ingesta de alcohol		
Alcohol	**Metabolitos tóxicos**	**Acidosis por brecha aniónica**
EtOH	Acetaldehído → acetato	No (salvo cetoacidosis alcohólica)
Metanol	Formaldehído → formiato	Sí
Etilenglicol	Glicolaldehído → glicolato, oxalato	Sí
Alcohol isopropílico	Acetona	No (metabolitos que no son ácidos orgánicos muy tóxicos)

ETANOL

Anamnesis
- Ingesta de EtOH, se encuentra desplomado, letargia, N/V, ± traumatismo asociado, ± broncoaspiración, gastritis

Hallazgos físicos
- SNC, depresión respiratoria, dificultad para hablar, ataxia, nistagmo

Evaluación
- GLC (hipoglucemia frecuente en alcohólicos), ± IALC (si la ingesta es incierta), ± BH/QS/PFH/lipasa, ± ECG (si el pulso es irregular), ± concentración de magnesio

Tratamiento
- Mantener la vía aérea, exámenes seriados, ± LIV/tiamina/folato (administrado pero puede no ser necesario)

Remisión
- Deambula sin ataxia + habla claramente → alta

Consejos y alertas
- Descartar TCE, infección del SNC, encefalopatía de Wernicke, cetoacidosis alcohólica, hipoglucemia, abstinencia de alcohol/DT, coingestas, ideación suicida/homicida
- La ingesta/intoxicación conocida de alcohol etílico en un pte con Hx de lo mismo no requiere pruebas de laboratorio y puede observarse hasta que esté clínicamente sobrio

METANOL

Definición
- Ingesta de metanol (concentraciones máximas 30-60 min, vida ½ 24-30 h, metabolismo hepático)

Anamnesis
- Alcoholismo: disolventes de pintura/anticongelante/líquido para lavar parabrisas/combustibles en lata/aditivos de gasolina, laca/líquido para fotocopiadoras/combustibles para calefacción doméstica

Hallazgos físicos
- Depresión del SNC, vómito, papiledema/hiperemia, Δ y pérdida visuales, gastritis

Evaluación
- ↑ concentración de metanol, ↑ brecha osmol, ↑ brecha aniónica (profunda), QS, GA

Tratamiento
- Fomepizol o etanol si la ingesta es significativa con metanol sérico > 20 mg/dL, brecha osmol > 10 mOsm/L o acidosis metabólica (pH < 7.3, bicarbonato < 20 mEq/L)
- Fomepizol: dosis de carga (15 mg/kg en 100 mL de D_5W durante 30 min) → mantenimiento (10 mg/kg c/12 h × 4 dosis → 15 mg/kg c/12 hasta concentración de metanol < 20/dL)
- Considerar el ácido fólico o la leucovorina para ayudar a la depuración adicional
- Diálisis: indicaciones absolutas → deterioro visual + concentración de metanol detectable o > 50 mL/dL, brecha osmol > 10, ingesta > 1 mg/kg, acidosis grave, insuficiencia renal; muy eficaz y reduce la vida ½ a 3-6 h

Remisión
- Ingresar

ETILENGLICOL

Definición
- Ingesta de etilenglicol (concentraciones máximas 30-180 min, vida ½ 3-7 h, 70% de metabolismo hepático); los metabolitos pueden provocar acidosis met, insuf renal y muerte

Anamnesis
- Sustancia: anticongelante (ingrediente 1), refrigerantes, pintura, pulimentos, detergentes, extintores

Hallazgos físicos
- 4 fases: < 12 h → ↓ SNC (como EtOH), gastritis; 12-24 h → ↑ FC/FR/PA/disnea; > 12 h → NTA (depósito de cristales de oxalato); > 2 días-2 sem → secuela neurogénica retardada

Evaluación
- Concentración de etilenglicol (> 50 mg/dL ingesta grave), ↑ brecha osmol (calcular para estimar rápidamente la concentración de etilenglicol), ↑ brecha aniónica, cristales de oxalato de calcio en orina, β-hidroxibutirato (utilizado para distinguir de la cetoacidosis alcohólica)

Tratamiento

- Basado en un Dx presuntivo si las concentraciones se retrasan, mantener la vía aérea; cuidados de apoyo
- Fomepizol: iniciar si la concentración de etilenglicol > 20 mg/dL o la brecha osmol > 10 mOsm/L sin otra coingesta de alcohol; dosis de carga (15 mg/kg en 100 mL de D_5W durante 30 min) → mantenimiento (10 mg/kg c/12 h × 4 dosis → 15 mg/kg c/12 h hasta una concentración de etilenglicol < 20/dL)
- Cofactores: mejorar el metabolismo a metabolitos no tóxicos; folato/tiamina 100 mg i.v. c/6 h/piridoxina 50 mg i.v. c/6 h hasta la resolución de la acidemia
- Considerar la posibilidad de un aspirado gástrico si la ingesta se produce en 30-60 min
- Hemodiálisis: acidosis grave (pH < 7.25) + brecha osmol > 10, insuf renal (Cr > 1.2 mg/dL), concentración de etilenglicol > 50 mg/dL, deterioro a pesar de los cuidados de apoyo

Remisión

- Ingresar

Consejos y alertas

- El contenido urinario/gástrico es fluorescente con la lámpara de Wood debido a los aditivos anticongelantes (temprano)

ALCOHOL ISOPROPÍLICO

Definición

- Ingesta de alcohol isopropílico (concentraciones máximas 30-180 min, vida ½ 3-7 h, 80% de metabolismo hepático, dosis letal de 2-4 mL/kg)

Anamnesis

- Ingesta: alcohol para fricciones, disolvente de pintura, productos para la piel y el cabello, quitaesmalte

Hallazgos físicos

- ↓ profundo del SNC (2-4 × EtOH), olor afrutado en el aliento, depresión respiratoria, ↓ PA (vasodilatación y depresión cardiaca), gastritis, coma, muerte; la concentración de alcohol isopropílico > 150 mg/dL se presenta a menudo con coma

Evaluación

- QS, EGO, GLC, concentración de isopropilo, brecha aniónica normal/leve, ↑ brecha osmol, GA, falso ↑ Cr (de acetona)

Tratamiento

- Principalmente de apoyo (rara vez letal); tratar la hipoglucemia, ↓ PA y el coma
- El Tx con fomepizol y etanol NO está indicado; no se generan metabolitos de ácidos orgánicos tóxicos
- La aspiración gástrica no es eficaz > 30 min después de la ingesta
- Diálisis: hipotensión refractaria, concentraciones > 500 mg/dL

Remisión

- Ingresar si hay toxicidad grave, alta posible 2 h después de la resolución de los síntomas si no hay coingestas o ideación suicida

---

ABSTINENCIA DE ALCOHOL

Definición

- Abandono abrupto o reducción significativa de la ingesta de alcohol (comienza 6-24 h/se intensifica 48-72 h después del último trago)

Anamnesis

- Consumo excesivo de alcohol con cese, insomnio, ansiedad/inquietud, temblores, anorexia, N/V, diaforesis, alucinaciones visuales/táctiles/auditivas, CEP, Hx de abstinencia grave, presencia de enfermedad concurrente

Hallazgos físicos

Síndromes de abstinencia de alcohol		
Síndromes	**Resultados de la exploración**	**Momento**
Sx de abstinencia leve	Ansiedad, temblores, diaforesis, malestar gastrointestinal sin AEM	6-36 h
Crisis epilépticas por abstinencia	A menudo tónico-clónicas; el estado epiléptico es poco frecuente	6-48 h
Alucinaciones alcohólicas	Auditivas, táctiles o visuales sin AEM	12-48 h
Delirium tremens (DT)	Inestabilidad autonómica significativa; ↑ PA, ↑ FC, ↑ temperatura, diaforesis, agitación, AEM	2-4 días (37% de mortalidad si no se trata)

Evaluación
- GLC, BH, QS, PFH/PC (si se sospecha de disfunción hepática), IALC
- Descartar otros Dx potenciales (meningitis, trauma, sepsis, ingesta de tóxicos)

Tratamiento
- Cuidados de apoyo: objetivo de reducir los síntomas y prevenir las complicaciones; proporcionar sedación, LIV, corregir electrolitos, +/– tiamina/folato; vigilancia estrecha y reevaluación frecuente
- Considerar un abordaje de dosificación desencadenado por los síntomas mediante un sistema de puntuación validado, es decir, la Clinical Institute Withdrawal Assessment: Alcohol revisada (CIWA-Ar) o equivalente
- BZD de 1.ª línea (diazepam, lorazepam, clordiazepóxido); barbitúricos (fenobarbital) muy eficaces como complemento de las BZD

Remisión
- Ingresar si se requiere medicación i.v./DT significativos ± UCI

Consejos y alertas
- Rara vez es mortal (aumenta con la aspiración por CEP) cuando se trata adecuadamente
- Puede requerir dosis muy grandes de BZD i.v. para el control/tratamiento

ABUSO DE FÁRMACOS/DROGAS

Evaluación enfocada de los diagnósticos diferenciales		
Clase	**Sustancias**	**Efectos**
Sedantes-hipnóticos	BZD, barbitúricos, gamma-hidroxibutirato (GHB), opiáceos	Sedación, ataxia, dificultad para hablar, apnea, hipotensión, hipotermia, arritmias
Estimulantes/ simpaticomiméticos	Cocaína, anfetamina, metanfetamina, MDMA, cafeína, efedrina, dextrometorfano, LSD, sales de baño	HTA, taquicardia, agitación, vasoespasmo/isquemia (ACV/SCA), AEM, ansiedad, manía, psicosis, CEP, rabdomiólisis, rigidez muscular, hipertermia

BENZODIACEPINAS

Definición
- Agonistas del GABA (↑ *frecuencia* de apertura del canal iónico de Cl⁻ del GABA)

Anamnesis
- Por lo general, gesto suicida o abuso, los hipnóticos/fármacos para dormir (zaleplón, zolpidem, eszopiclona) tienen efectos similares a las BZD en las sobredosis

Hallazgos físicos
- SNC, depresión respiratoria, dificultad para hablar, letargia, ataxia, hiporreflexia, pupilas medianas/pequeñas, ↓ temperatura, ↓ PA

Evaluación
- GLC, considerar GA, tox en suero/orina; los valores séricos de los fármacos rara vez son útiles; vigilar ETCO₂, Tele, oximetría de pulso si hay toxicidad grave

Tratamiento
- Cuidados de apoyo: mantener la protección de la vía aérea, tratar ↓ temp, ↓ PA y coma si es necesario
- Antídoto: flumazenil 0.1-0.2 mg, repetir hasta 3 mg → ¡Precaución!, puede precipitar CEP: las indicaciones son raras, usar solo para revertir cuando se sabe que se administraron BZD en exceso como parte de la sedación para un procedimiento y debe revertirse en caso de síntomas que amenacen la vida; vigilar si hay sedación de nuevo después de 1-2 h, puede requerir repetir la dosis
- Descontaminación: carbón activado si la ingesta se produjo antes de 30 min

Remisión
- Alta (rara vez requiere ingreso) si se resuelven los síntomas después de la vigilancia y si no hay ideación suicida

Consejos y alertas
- Vigilar el Sx de abstinencia, que es similar en su presentación (agitación, CEP) y Tx de la abstinencia de EtOH
- La sobredosis de BZD aisladas rara vez pone en peligro la vida, aunque suele presentarse como sobredosis de polisustancias

GAMMA-HIDROXIBUTIRATO (GHB)

Definición
- Análogo del GABA; agonista de los receptores GABA(B) y GHB

Hallazgos físicos
- Euforia inicial, AEM/obnubilación, ↓ PA, ↓ FC, ↓ temp, depresión respiratoria, apnea mioclónica, aspiración, rara vez edema pulmonar y CEP

Evaluación
- GLC, ± tox en suero/orina (se metaboliza rápidamente → las concentraciones de GHB no están fácilmente disponibles)

Tratamiento
- De apoyo, mantener la vía aérea, recuperación en 2-4 h, resolución en 8 h

Remisión
- Alta

OPIÁCEOS

Definición
- Agonista de los receptores opioides

Anamnesis
- Uso atestiguado o informado de opiáceos (heroína, metadona, morfina, hidromorfona, fentanilo, oxicodona)

Hallazgos físicos
- ↓ SNC, ↓ FR/PA, apnea, ± miosis, marcas de pinchazos, aspiración, edema pulmonar no cardiogénico (a menudo visto después del antagonista de opiáceos naloxona), CEP, prolongación del QT/taquicardia helicoidal (metadona)

Evaluación
- Glucosa, tox en suero/orina (para coingestantes), vigilancia de EtCO₂, Tele, oximetría de pulso

Tratamiento
- Antídoto: naloxona: paro cardiopulmonar: 2 mg i.v.; pte apneico: 0.2-1 mg i.v.; pte bradipneico: iniciar 0.04 mg i.v. c/2-3 min, ajustar a la ventilación adecuada (no al estado mental); dosis > 5-10 mg requieren reconsiderar el Dx
- Infusión de naloxona: alternativa a la repetición de la dosis; iniciar a 2/3 (dosis total necesaria para restablecer la ventilación) c/1 h i.v.; suspender si se establece la abstinencia, reiniciar si vuelve la toxicidad
- Carbón activado (ingesta reciente); irrigación de todo el intestino (opiáceos de acción prolongada)

Remisión
- Puede requerir ingreso a la UCI por toxicidad de opiáceos de acción prolongada (metadona) con goteo de naloxona
- Alta a casa con receta de naloxona intranasal 1 mg en cada fosa nasal × 1

Consejos y alertas
- Tasas de mortalidad tras una sobredosis de opiáceos no mortal en urgencias: 1 año (5.5%); 1 mes (1.1%); 2 días (0.25%)

Abstinencia de opiáceos
Definición
- Cese o reducción rápida del consumo de opiáceos en una persona dependiente

Anamnesis
- Uso crónico de opiáceos, hiperalgesia, ansiedad, N/V, dolor abd, diarrea, mialgias

Hallazgos físicos
- Estado mental normal, bostezos, rinorrea, lagrimeo, mialgias, artralgias, midriasis, piloerección, ↑ FC, ↑ PA

Tratamiento
- Tx con agonistas opiáceos: metadona 10 mg i.m. o 20 mg v.o. o buprenorfina 4-8 mg s.l. puede repetir hasta 24 mg si los síntomas persisten en 30-60 min
- Tx adyuvante: clonidina 0.1 mg v.o. para los síntomas de abstinencia; prometazina 25 mg i.m./i.v. para N/V; loperamida 4 mg v.o. para la diarrea; diazepam 1-10 mg v.o. para la ansiedad/calambres

Remisión
- Alta o desintoxicación

Consejos y alertas
- No es una amenaza para la vida, no requiere hospitalización, puede precipitarse por la administración de naloxona y se debe tener precaución antes de tratar con opiáceos adicionales

COCAÍNA

Definición
- Aspirar por la nariz, inyectar, fumar, ingerir (empaquetar el cuerpo vs. rellenar) cocaína (máx. 5-15 min, duración 1-4 h, libera norepinefrina/bloquea la recaptación)

Anamnesis
- Consumo de cocaína, ansiedad, DTo, debilidad focal (ACV/HIC), CEP, psicosis

Hallazgos físicos
- ↑ FC, ↑ PA, ↑ temp, diaforesis, euforia, agitación, delírium, perforación del tabique nasal, midriasis, coma, CEP, paro respiratorio

Evaluación
- Tox en suero/orina, troponina (si hay DTo), ECG (↑ QRS, isquemia), Cr (insuficiencia renal), CK (rabdomiólisis), TC cerebral (si se sospecha HIC/ACV), placa simple de abdomen o TC (personas que transportan droga dentro del cuerpo)

Tratamiento
- Cuidados de apoyo, BZD para la ansiedad/agitación/DTo, tratar la hipertermia (compresas de hielo, mantas de enfriamiento, niebla de enfriamiento), bicarbonato de sodio para ↑ QRS, lidocaína para taquicardia de complejos amplios
- Carbón activado (ingesta reciente), irrigación de todo el intestino +/− extirpación quirúrgica (personas que transportan droga dentro del cuerpo)

Remisión
- Varía en función de la gravedad; observación en urgencias y alta vs. ingreso en función del grado de toxicidad

Consejos y alertas
- Síndrome de eliminación de cocaína: después de un atracón de cocaína, estado mental (letargia, obnubilación) que dura hasta 24 h
- La cocaína adulterada con el antiparasitario levamisol puede presentarse con vasculitis leucocitoclástica y agranulocitosis

METANFETAMINAS

Definición
- Estimulante del SNC, libera catecolaminas, inhibe la recaptación de catecolaminas e inhibe la MAO

Anamnesis
- Ingesta, aspiración por la nariz, fumado, inyección, inserción rectal de metanfetaminas y derivados (LSD, sales de baño), medicamentos para el TDAH y la narcolepsia

Hallazgos físicos
- ↑ FC, ↑ PA, ↑ temperatura, diaforesis, agitación, mala dentición («boca de metanfetaminas»), mala higiene, lesiones por rascado compulsivo («ácaros de las metanfetaminas»), temblores, psicosis, CEP, coma

Evaluación
- Tox en suero/orina, ECG, considerar TC craneal (HIC), EGO, CK (rabdomiólisis), QS, troponina (DTo), Tele

Tratamiento
- Cuidados de apoyo, BZD para la ansiedad/agitación/DTo, enfriar a los ptes hipertérmicos (compresas de hielo, mantas de enfriamiento, niebla de enfriamiento)
- Carbón activado (ingesta reciente), irrigación de todo el intestino (personas que transportan droga dentro del cuerpo)

METILENDIOXIMETANFETAMINA (MDMA, «ÉXTASIS»)/DIETILAMIDA DEL ÁCIDO LISÉRGICO (LSD)

Definición
- Se desconoce el mecanismo exacto de las alucinaciones; probablemente mediante agonismo de la serotonina y la dopamina

Anamnesis
- Ingesta de MDMA, LSD y otros alucinógenos

Hallazgos físicos
- ↑ FC, ↑ PA, ↑ temp, ansiedad, midriasis, alucinaciones, CEP, temblor, hiperreflexia, diaforesis, bruxismo

Evaluación
- Tox en suero/orina, QS (↓ Na debido a la ingesta excesiva de agua), ECG, considerar TC craneal (HIC), INR, EGO, CK (rabdomiólisis), troponina (DTo), Tele

Tratamiento
- Cuidados de apoyo, BZD y haloperidol para la agitación, enfriar a los ptes hipertérmicos (compresas de hielo, mantas de enfriamiento, niebla de enfriamiento)
- ± Carbón activado (ingesta reciente)

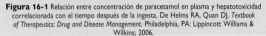

SOBREDOSIS DE ANALGÉSICOS

INTOXICACIÓN POR PARACETAMOL

Anamnesis
- Ingesta atestiguada o informada de cualquier medicamento que contenga paracetamol (muchos medicamentos de venta libre y con receta)
- Coingesta frecuente con otras sustancias

Hallazgos
- Cuatro etapas de la intoxicación por paracetamol
  - I. Asintomático (0-24 h)
  - II. Malestar GI, N/V, dolor abdominal (24-72 h)
  - III. Ictericia, insuficiencia hepática fulminante, encefalopatía (3-5 días)
  - IV. Recuperación (1 semana después) si se sobrevive a la fase III o a la insuficiencia multiorgánica

Evaluación
- Concentración de paracetamol 4 h después de la ingesta, tox en suero/orina para coingestantes, PFH y coagulación de referencia, QS para el cálculo de la brecha aniónica, pruebas de laboratorio preoperatorias si existe la posibilidad de necesitar un trasplante, ECG

Tratamiento
- Antídoto: la N-acetilcisteína (NAC) es un sustituto del glutatión que se inicia dentro de 8-10 h; no se debe retener aunque el retraso sea > 24 h

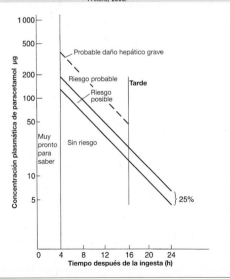

Figura 16-1 Relación entre concentración de paracetamol en plasma y hepatotoxicidad correlacionada con el tiempo después de la ingesta. De Helms RA, Quan DJ. *Textbook of Therapeutics: Drug and Disease Management.* Philadelphia, PA: Lippincott Williams & Wilkins; 2006.

- Ingesta aguda única: > 200 mg/kg pediátrico o 6-7 g adulto iniciar Tx con NAC si la concentración de paracetamol está por encima de la línea del nomograma o cerca de la línea en el pte de riesgo (alcohólico, mala nutrición, toma de isoniazida) (fig.16-1)
- Ingesta crónica: informe de varias dosis durante 24 h con > 200 mg/kg × 1 día, 150 mg/kg/día × 2 días, 100 mg/kg/día × 3 días; ↑ PFH/INR; o concentración de paracetamol detectable, iniciar tratamiento con NAC
- Dosis de NAC: 140 mg/kg por SNG × 1, luego 70 mg/kg por SNG o 150 mg/kg i.v. × 1, luego 50 mg/kg i.v. c/4 h × 5 dosis
- Duración de la NAC: continuar × 20 h o hasta que la concentración de paracetamol sea indetectable o hasta que se normalicen las PFH/INR
- CA (ingesta reciente), hemodiálisis (paracetamol > 1000 mg/L + coma/hipotensión)

Remisión

- Ingreso en el hospital vs. UCI según el cuadro clínico; traslado a centro de trasplante
- Considerar la evaluación psiquiátrica si hay un intento de autolesión

Consejos y alertas

- Dosis máx. segura de paracetamol 15 mg/kg (hasta 1000 mg) c/6 h, dosis máx. diaria 3-4 g/24 h
- Metabolismo del paracetamol → NAPQI (metabolito tóxico) → daño directo a hepatocitos
- Cuando se acopla al glutatión, el NAPQI se vuelve inerte y se excreta en la orina; la toxicidad del paracetamol es el resultado del agotamiento de las reservas de glutatión
- Muchas sobredosis involuntarias de paracetamol son por confusión entre los preparados de paracetamol pediátricos y los infantiles
- Infantil: 80 mg/0.8 mL = 100 mg/mL; pediátrico: 160 mg/5 mL (5 mL = 1 cdta) = 32 mg/mL

INTOXICACIÓN POR SALICILATOS (AAS)

Anamnesis

- Ingesta atestiguada o informada de AAS o de meds que contienen AAS
- Coingesta frecuente con otras sustancias, ocasionalmente inadvertidas (adultos mayores)
- Sospechar de una intoxicación por AAS en cualquier pte que refiere acúfenos

Hallazgos

- Ingesta aguda: 1.ᵃˢ 8-12 h: ↑ temp, ↑ FR (alcalosis respiratoria + acidosis metabólica), ↑ FC, ↓ PA, diaforesis, arritmias, N/V, dolor epigástrico, AEM; > 24 h: coma, edema cerebral, CEP, edema pulmonar no cardiogénico, CID
- Ingesta crónica: a menudo adultos mayores confundidos con dosis terapéuticas a largo plazo; hallazgos inespecíficos: AEM, acidosis met, hipovolemia; ¡mantener ↑ índice de sospecha!

Evaluación

- Tox en orina/suero para detectar concentraciones de AAS y coingestantes, QS (brecha aniónica), BH, coagulación, GA, RxT(edema pulmonar), ECG
- Ingesta aguda: grave con ingesta de 300-500 mg/kg o concentración de AAS > 90-100 mg/dL
- Ingesta crónica: 100 mg/kg/día × 2 días o concentración de AAS > 60 mg/dL con hallazgo de AEM o acidosis
- En caso de ingesta aguda, comprobar la concentración de AAS cada 4 h para asegurarse de que las concentraciones no aumentan debido a la formación de un «bezoar» o a una formulación con recubrimiento entérico con metabolismo retardado

Gravedad dependiente de la dosis de una sola ingesta de AAS	
Cantidad ingerida (mg/kg)	**Efecto**
< 150	Ninguno → toxicidad leve
150-300	Tox leve → moderada
301-500	Tox grave
> 500	Toxicidad potencialmente mortal

Tratamiento

- Protección de la vía aérea si el pte se cansa: hiperventilar y mantener la alcalosis respiratoria en la ventilación
- Dextrosa para la hipoglucemia; los ptes pueden tener ↓↓ glucosa en LCR pero normal en suero
- Tx: no hay antídoto, pero NaHCO₃ corrige acidosis y ↑ pH de la orina para ↑ excreción de AAS
- Dosis NaHCO₃: 3 ámpulas de NaHCO₃ en 1 L de D₅W o 2 ámpulas de NaHCO₃ en 1 L ½ de SSN bolo durante 30 min; ajustar para mantener pH sérico > 7.45, y pH urinario > 7.55 y objetivo de diuresis: 1.5 mL/kg/h; añadir 20-40 mEq de K para reponer el K intercambiado en las células por los iones H⁺ (la hipopotasemia impide la diuresis alcalina eficaz)
- Carbón vegetal (ingesta aguda reciente), considerar irrigar el intestino entero para la ingesta única
- Hemodiálisis: pte agudo con un concentración de AAS > 90-100 mg/dL y acidosis grave; pte crónico con concentración de AAS > 60 mg/dL con acidosis, AEM o LRA

Remisión

- Ingreso en piso vs. UCI (si es sintomático), observar durante al menos 6 h (asintomático, sin recubrimiento entérico, ingestas menores), examinar en busca de ideación suicida/evaluación psiquiátrica si está indicada

- El AAS desacopla la fosforilación oxidativa, provoca acidosis metabólica de 1° y alcalosis respiratoria (mediada centralmente) de 1°
- El salicilato de metilo (que se encuentra en varios ungüentos musculares y el aromatizante alimentario aceite de gaulteria) produce AAS tóxico en cantidades muy pequeñas (1 cucharadita de aceite de gaulteria contiene 7 g de AAS)

SOBREDOSIS DE FÁRMACOS CARDIACOS

SOBREDOSIS DE BLOQUEDORES β (BB)

Anamnesis
- Ingesta excesiva atestiguada o informada de BB (tan solo 2-3× dosis terapéutica)
- Niños que han estado en casa de familiares mayores que toman meds recetados (en pediatría, «una pastilla puede matar»)

Hallazgos
- ↓ FC, ↓ PA sintomáticos, AEM, debilidad, broncoespasmo
- BB liposoluble (propranolol): CEP/coma; sotalol: ↑ QTc, TdP
- Puede tener N/V, hipoglucemia, hiperpotasemia, bloqueo cardiaco, choque cardiogénico, paro respiratorio

Evaluación
- Concentraciones específicas a menudo no disponibles, QS (glucosa, BUN/Cr), ECG (↓ FC, bloqueo de conducción, Δ en QRS/QT), troponina, detección de sustancias concomitantes, GA

Tratamiento
- Tele continua, 2 vías i.v. de gran calibre, colocar parches transcutáneos en el pte
- Colocar un catéter central en la vena yugular interna der. (YID) o la subclavia izq. si está indicado un marcapasos transvenoso
- ↓ FC y ↓ PA sintomáticos: glucagón 5-10 mg i.v. en bolo seguido de una infusión de 1-5 mg/h; atropina 0.01-0.03 mg/kg i.v.; isoproterenol 4 µg/min ajustado según el efecto
- ↓ FC y ↓ PA resistentes: epinefrina i.v. 1-4 µg/min; considerar la terapia de hiperinsulinemia-euglucemia o emulsión lipídica i.v. (beneficio en animales e informes de casos); marcapasos cardiaco
- Broncoespasmo: broncodilatadores nebulizados
- Defectos de conducción de complejos anchos: bicarbonato de sodio 1-2 mEq/kg i.v.
- TV polimorfa: magnesio, isoproterenol o sobreestimulación con marcapasos
- Carbón activado (sobredosis reciente): irrigación de todo el intestino (sobredosis masiva)
- Hemodiálisis solo útil para BB con bajo volumen de distribución (acebutolol, atenolol, nadolol, timolol, sotalol) o hallazgos de insuficiencia renal

Remisión
- Ingreso en piso vs. UCI (si es sintomático)
- La sobredosis clínicamente significativa de BB desarrolla síntomas dentro de 6 h; si el pte permanece asintomático, puede ser dado de alta a menos que haya ingerido una formulación de liberación continua (observación por 24 h)

SOBREDOSIS DE BLOQUEADORES DE LOS CANALES DE CALCIO (BCC)

Anamnesis
- Ingesta excesiva de BCC atestiguada o informada
- Niños que han estado en casa de familiares mayores que toman meds recetados (en pediatría, «una pastilla puede matar»)

Hallazgos
- ↓ FC y ↓ PA sintomáticos (choque cardiogénico y vasodilatador), N/V, debilidad, acidosis met (estado de choque), hiperglucemia (supresión pancreática), AEM, CEP

Evaluación
- Concentraciones de fármacos no frecuentes, QS, troponina, GA, ECG (↓ FR, ritmo de escape ventricular, bloqueo AV de segundo o tercer grado; complejo QRS por lo general normal [vs. sobredosis de BB]), tox en suero/orina

Tratamiento
- Tele continua, 2 vías i.v. de gran calibre, colocar parches transcutáneos en el pte
- Colocar un catéter central en la vena YID o la subclavia izq. si está indicado un marcapasos transvenoso
- Tx de apoyo: mantener la vía aérea, la reanimación con volumen y los vasopresores para ↓ PA y ↓ inotropía

- ↓ FC y ↓ PA sintomáticos: gluconato de calcio 3 g i.v. lento o cloruro de calcio 1 g i.v. cada 5-10 min PRN (vía central o vía periférica segura); Tx de la hiperinsulinemia/euglucemia: bolo de insulina 1 U/kg + 50 mL de $D_{50}W$ i.v. (con bolos adicionales PRN), objetivo de glucosa sérica 100-200 mg/dL (revisar la glucosa c/10 min y luego cada 30 min; vigilar/reemplazar K^+)
- ↓ FC y ↓ PA resistentes: vasopresores: choque cardiogénico (epinefrina, dobutamina, iso-proterenol, milrinona) vs. choque vasodilatador (norepinefrina, vasopresina, fenilefrina); glucagón 0.05 mg/kg en bolo repetido en 10 min (obs en busca de N/V); considerar emulsión lipídica i.v. 1.5 mL/kg de peso corporal magro en bolo de emulsión lipídica al 20%, que puede repetirse 2× para un total de 3 dosis (pocos informes de casos positivos en intoxicaciones por verapamilo y diltiazem)
- Carbón activado (sobredosis reciente); irrigación de todo el intestino (sobredosis masiva)
- La hemodiálisis no es útil para la sobredosis de BCC por su fuerte unión a las proteínas

Remisión
- Ingreso en piso vs. UCI (si es sintomático)
- Debe vigilarse durante 6 o 24 h en caso de formulaciones de liberación continua de BCC

SOBREDOSIS DE DIGOXINA

Anamnesis
- Por lo general, en los ptes que reciben digoxina crónica, ocasionalmente se produce una sobredosis aguda intencional (intento de suicidio)
- Toxicidad grave con la ingesta de tan solo 3 mg en adultos o 1 mg en pediatría
- ↓ función renal reciente, deshidratación, anomalías electrolíticas, enfermedad, adición reciente de un nuevo med

Hallazgos
- Sobredosis aguda: debilidad, N/V, ↑ K, bradiarritmia (bloqueo AV de 2°/3°, bloqueo SA), taquiarritmia (TAP, taquicardia de la unión, TV bidireccional, FV)
- Sobredosis crónica: debilidad, fatiga, palpitaciones, síncope, AEM, N/V, diarrea, cefalea, parestesias, visión amarillo-verde (clásica pero no siempre presente), Δ ECG (taqui-cardia de la unión acelerada, TAP, FA con respuesta ventricular lenta, TV, taquicardia bidireccional)

Evaluación
- El ECG puede mostrar una serie de arritmias cardiacas (*véase* más arriba)
- Concentración de digoxina, enzimas cardiacas, QS (↑ K en sobredosis aguda, K normal o ↓, Mg ↓ en la sobredosis crónica)

Tratamiento
- Tele continua, concentraciones de digoxina y K en suero con ECG y cuadro clínico
- Corregir las anomalías de los electrolitos
- Sobredosis aguda:
  - Hiperpotasemia: el ↑ K es un signo de mal pronóstico; tratar inmediatamente con calcio (fármaco de 1.ª elección; fenómeno de «corazón rígido» basado en evidencia débil), glucosa/insulina y bicarbonato
  - Bradicardia: atropina 0.5-2 mg i.v., marcapasos transvenoso solo tras insuficiencia o anti-cuerpos contra dioxina no disponibles (puede desencadenar arritmias)
  - Antídoto: anticuerpos específicos contra digoxina (DigiFab®): iniciar en caso de concen-tración de digoxina > 6, K > 5, bloqueo AV de alto grado, arritmias ventriculares, AEM, compromiso hemodinámico, sobredosis masiva
  - Cada vial de anticuerpo específico contra digoxina se une a 0.5 mg
  - Núm. de anticuerpos específicos contra digoxina = (digoxina en suero [ng/mL] × PCT [kg])/100
  - Para una cantidad/concentración desconocida, tratar empíricamente con 10 viales, repetir una vez PRN para ingesta aguda, 6 viales para ingesta crónica
  - TV: la fenitoína y la lidocaína son seguras para controlar las taquiarritmias
  - Carbón activado (sobredosis reciente); considerar la posibilidad de repetir el carbón acti-vado si hay un hallazgo de LRA grave
  - Hemodiálisis ineficaz debido al gran Vd
- Sobredosis crónica:
  - Suspender la digoxina
  - Verificar la necesidad de anticuerpos específicos contra digoxina, comprobar Cr, electrolitos

Remisión
- Ingreso en piso vs. UCI (si hay inestabilidad hemodinámica, arritmia refractaria)
- Si está asintomático, sin arritmias cardiacas y concentración normal de K y digoxina, puede darse de alta después de 6 h

Consejos y alertas
- Muchas interacciones farmacológicas (BZD, BB, BCC, diuréticos, succinilcolina, algunos Abx)

INGESTA DE CÁUSTICOS

Antecedentes
- Causan lesiones en los tejidos por reacciones químicas ácidas o alcalinas
- El pH < 2 se considera un ácido fuerte, el pH > 12 se considera una base fuerte
- La gravedad de la lesión tisular viene determinada por la duración del contacto, el pH, la concentración y el tipo de sustancia (líquida o sólida)

Abordaje
- Anamnesis minuciosa: sustancia específica, cantidad, duración, pH y momento de la ingesta, coingestantes
- A menudo accidental en pediatría, ideación suicida en adultos; evaluar estado mental y físico
- EF rápida: buscar compromiso respiratorio, estridor, ronquera, quemaduras bucofaríngeas, sialorrea, aire subcutáneo, peritonitis aguda (signos de perforación), hematemesis
- NO inducir la emesis; la reexposición podría empeorar la lesión
- NO intente neutralizar la ingesta debido a la posible reacción exotérmica

INGESTA DE ÁCIDOS/ALCALINOS

Anamnesis
- Alcalinos: ingesta de amoniaco, productos de limpieza (desagüe, horno, piscina, detergentes para lavavajillas, lejía), cemento, alisadores para el cabello
- Ácidos: ingesta de líquido de baterías, limpiadores de tazas de inodoro, productos de limpieza de óxido o metal, limpiadores de desagües, productos de limpieza de cemento

Hallazgos
- Alcalinos: necrosis licuefactiva: las lesiones graves comienzan rápidamente tras la ingesta, a los pocos minutos del contacto; los tejidos que entran en 1.er contacto con el álcali son los más dañados (bucofaringe, hipofaringe, esófago). El edema tisular se produce inmediatamente, puede persistir durante 48 h, progresa → obstrucción de la vía aérea. A lo largo de 2-4 semanas se produce un engrosamiento del tejido cicatricial → estenosis (depende de la profundidad de la quemadura).
- Ácidos: necrosis coagulativa → desecación → formación de escaras; el estómago es el más afectado, la exposición del intestino delgado es posible. La escara se desprende en 3-4 días, luego se desarrolla tejido de granulación. Perforación después de 3-4 días a medida que la escara se desprende; obstrucción de la salida gástrica si el tejido cicatricial se contrae durante 2-4 semanas. El espasmo del esfínter pilórico puede retrasar el vaciado gástrico y ↑ el tiempo de contacto a 90 min
- En la ingesta de ácido fluorhídrico (HF), la ↓ Ca causa arritmias, paro cardiaco repentino
- Ambos pueden causar perforación esofágica

Evaluación
- pH del producto y de la saliva, BH, QS, GA, PFH de referencia, EGO, labs preoperatorios, tox; monitorización cardiaca, ECG; radiografías (perforación), considerar TC en busca de aire extraluminal
- Endoscopia si es sintomático, niño pequeño, AEM, pero no en caso de hallazgos de perforación o edema de la vía aérea

Tratamiento
- Ingesta asintomática o benigna: no hay hallazgos de quemadura bucal, ingesta de pequeño volumen, accidental → EGD innecesaria; alta posible tras 6 h de observación en el SU
- Ingesta sintomática o significativa: hallazgos de quemaduras, ingesta de gran volumen, intento de suicidio → mantener vía aérea, reanimación con líquidos, analgesia; Abx de amplio espectro y consulta con cirugía en caso de hallazgos de perforación; consulta con GI para EGD si no hay hallazgos de perforación
- Evitar la emesis inducida, la administración de químicos neutralizantes o corticoides

Remisión
- Ingresar en la UCI si es sintomático

ASFIXIA CELULAR

INTOXICACIÓN POR CIANURO

Etiología
- Subproducto del nitroprusiato, acrilonitrilo (esmalte de uñas, plásticos, algunas tintas de tatuaje), glucósidos cianogénicos (huesos de albaricoque, yuca), gas cianuro (incendios estructurales)
- Mecanismo: se une a la citocromo-oxidasa, bloquea la utilización aeróbica del O_2, provocando asfixia celular

Anamnesis

- Se presentan dificultad para respirar, confusión, cefalea, N/V, AEM, síncope, CEP, colapso cardiovascular
- Los síntomas se desarrollan inmediatamente después de la exposición por inhalación, síntomas retrasados después de la exposición a nitroprusiato, sales de cianuro, acrilonitrilo, glucósidos cianogénicos

Exploración física

- Sat O₂ a menudo normal; disnea/taquipnea, confusión, taquicardia; respiraciones agónicas y colapso cardiovascular en la intoxicación grave
- Olor a «almendras amargas» (poco fiable), sangre venosa de color rojo brillante debido al alto contenido de O₂ venoso

Evaluación

- QS, ↑↑ lactato, GA (acidosis metabólica), GV (evaluar el gradiente de O₂ venoso/arterial), concentración de cianuro, carboxihemoglobina (si hay inhalación de humo)

Tratamiento

- De apoyo: mantener la vía aérea, oxigenoterapia, LIV
- Antídoto contra el cianuro: 2 aprobados por la FDA en EE.UU.
- Hidroxicobalamina: adulto: 5 g (niño: 70 mg/kg) i.v. durante 15 min puede repetirse 1×
- Nitrito de sodio y tiosulfato de sodio (Nithiodote®): nitrito de sodio 300 mg/10 mL i.v. a 5 mL/min (induce metahemoglobinemia) seguido por tiosulfato de sodio 12.5 g i.v.; el nitrito de amilo ya no está aprobado por la FDA para la intoxicación por cianuro
- Considerar el carbón activado (presentación < 2 h); no hay papel para la hemodiálisis o la cámara hiperbárica

Remisión

- Ingreso: todos los ptes; considerar la UCI para los ptes con CEP, coma, acidosis, hipotensión

---

INTOXICACIÓN POR MONÓXIDO DE CARBONO Y METAHEMOGLOBINEMIA

Etiología

Monóxido de carbono

- Inhalación de humo, exposición al cloruro de metileno
- Mecanismo: reduce la capacidad de transporte de O₂, desplaza la curva de disociación del O₂ hacia la izquierda

Metahemoglobinemia

- Nitritos, dapsona, sulfamidas, lidocaína/benzocaína, antipalúdicos, contaminación del agua
- Mecanismo: desequilibrio de metahemoglobina a hemoglobina; metahemoglobina-reductasa sobrepasada

Anamnesis

Monóxido de carbono

- Leve: cefalea, DE leves; mod: cefalea, N/V, mareo, falta de concentración; grave: DTo, síncope, coma, PDC y AEM persistente

Metahemoglobinemia

- Disnea, cefalea, mareo, fatiga, náusea, taquicardia, DTo, síncope

Exploración física

Monóxido de carbono

- Letargia, CEP, taquicardia, taquipnea, estertores, confusión, piel roja o cianosis

Metahemoglobinemia

- Cianosis de «chocolate», taquicardia; coma, CEP; la exposición grave se asocia con muerte

Evaluación

- GA y saturación de oxígeno: puede ser falsamente tranquilizador

Labs

- CO
  - Oxímetro de CO, concentración de CO (leve: 10-20%, mod: 20-40%, grave: > 40%); moderada/grave: GA (acidosis metabólica), QS, BH, enzimas cardiacas, EGO, CPK, lactato, considerar la concentración de cianuro
  - ECG: arritmias, signos de IM
- Metahemoglobinemia
  - Oxímetro de CO, concentración de metahemoglobina; exposición grave: GA, pruebas de hemólisis (LDH, frotis periférico, haptoglobina, recuento de reticulocitos), G&C
  - Prueba a pie de cama: una gota de sangre en un papel de filtro blanco se vuelve de color marrón chocolate (en comparación con la sangre venosa normal)

Tratamiento

Monóxido de carbono

- Vida ½ de O_2: 200 min en AA (aire ambiente); 74 min con reservorio al 100%; 12-20 min en Tx hiperbárico
- Indicaciones de O_2 hiperbárico: insuf respiratoria, PDC, concentración de CO > 25%, embarazo, lactantes, acidosis grave, déficits neurológicos, disfunción CV, exposición > 24 h, edad > 36 años

Metahemoglobinemia (exposiciones sintomáticas, concentración > 20%)

- Azul de metileno (agente reductor): 1-2 mg/kg de solución i.v. al 1% cada hora × 2 dosis
- Exanguinotransfusión/O_2 hiperbárico: síntomas graves que no responden al azul de metileno o si el azul de metileno está contraindicado (p. ej., deficiencia de G6PD)

Remisión

- Ingresar si la concentración de CO > 25%, la de metahemoglobina > 20%, tox por dapsona, PDC, ptes con enf cardiaca/neurológica/respiratoria subyacente

Consejos y alertas

- NO usar azul de metileno en ptes con deficiencia de G6PD (anemia hemolítica)
- Grandes cantidades de azul de metileno pueden elevar paradójicamente las concentraciones de metahemoglobina

---

HIPOGLUCEMIANTES

Anamnesis

- Ingesta oral de sulfonilureas, meglitinidas (p. ej., repaglinida) o insulina s.c./i.v. (la insulina oral no es tóxica)
- Agitación, coma, convulsiones, confusión, visión borrosa, N/V, aceleración de los latidos del corazón, sudoración, hormigueo en la lengua y los labios, temblores, mareos, mala alimentación; los niños pueden mostrar síntomas dentro de 5 min de la ingesta
- FaR: extremos de la edad, polifarmacia, enf renal o hepática, intento de suicidio

Exploración física

- AEM, debilidad generalizada, diaforesis, taquicardia, taquipnea, déficit neurológico transitorio, palidez, CEP, cianosis, coma, hipotermia

Evaluación

- **Labs:** GLC c/h, QS, tox (si se desconoce ideación suicida o la ingesta), péptido C (presente con secreción de insulina endógena)

Tratamiento

- De apoyo: ABC, carbón activado si la ingesta es reciente
- Dextrosa:
  - V.o.: pasta de glucosa, jugo
  - I.v.: 0.5-1 g/kg i.v. $D_{50}W$ (adultos), $D_{25}W$ (niños), $D_{10}W$ (neonatos) × 1 dosis; hipoglucemia persistente: 0.5 g/kg/h $D_{10}W$ (ajustar hasta alcanzar glucosa > 100)
- Glucagón: 1 mg/dosis i.v./i.m./s.c. (si < 20 kg, 0.5 mg/dosis)
- Octreotida para la sobredosis de sulfonilurea o meglitinida

Remisión

- Alta: los ptes con sobredosis de insulina aislada no intencionada pueden ser tratados y liberados después de que el efecto de la insulina desaparezca, dependiendo de la acción rápida vs. larga
- Ingresar: los ptes con sobredosis de sulfonilurea deben ser vigilados durante al menos 8 h

OTRAS INGESTAS

Etiología, Hx y síntomas de otras ingestas		
Sobredosis	**Etiología**	**Síntomas de toxicidad aguda**
Insecticidas	Los «gases nerviosos» **organofosforados** (sarín, tabún, somán) inhiben la AChE y la seudocolinesterasa (PChe) en el plasma	SLUDGE: salivación, lagrimeo, incontinencia urinaria, defecación, malestar GI, emesis Otros: la depresión respiratoria es la principal causa de muerte; EVITAR la succinilcolina
	Carbamatos (utilizados para tratar la miastenia grave)	Similares a los organofosforados, pero de acción más corta y pueden no tener efectos neurológicos (menor paso por la barrera hematoencefálica)

	Hidrocarburos clorados (DDT, clordano, lindano)	Temblor, parestesias, CEP, AEM, fasciculaciones musculares, hipertermia, arritmias, rabdomiólisis, neumonitis química
Hierro	Cualquier suplemento de hierro, toxicidad > 20 mg/kg	< 12 h: GI (emesis/diarrea/dolor abd); grave: emesis/diarrea con sangre, grandes pérdidas de líquidos) 6-24 h: fase latente sin síntomas 24-72 h: insuficiencia hepatorrenal 2-6 sem: estrechamiento GI crónico
Fenitoína/ fosfenitoína		Letargia, disartria, ataxia, mareo, confusión, nistagmo horizontal, N/V
Hidrocarburos/ volátiles	Aceite para bebés, aceite mineral, cera para muebles, diluyente de pintura, vaselina, disolventes, gasolina, queroseno para lámparas, líquido para encendedores	Olor a hidrocarburo, exantema por aspirar pegamento, neumonitis química, aspiración, confusión, depresión, CEP, arritmias, N/V, insuficiencia hepática, quemaduras, disfunción cerebelosa
Herbicidas	Paraquat, diquat, glifosato, glufosinato, atrazina, mecoprop, acetocloro, dicamba, pentaclorofenoles, clorofenoxi, nitrofenol, metolacloro	Irritantes dérmicos, mediastinitis, peritonitis, N/V/M, insuficiencia hepática, choque cardiovascular, coma, CEP, debilidad muscular, insuficiencia renal/ necrosis tubular/mioglobinuria, rabdomiólisis, edema pulmonar, fibrosis pulmonar (paraquat), HIC (diquat)
Metales pesados	Arsénico, bismuto, cadmio, cromo, cobalto, cobre, manganeso, mercurio, níquel, plomo, selenio, plata, talio, zinc	Varía en función de la intoxicación; en general N/V, malestar gastrointestinal, insuficiencia renal/NTA, neumonitis, encefalopatía, dolor abd; el zinc huele a pescado
Rodenticidas	Escila roja, estricnina, fósforo amarillo, tipo warfarina/ brodifacoum	Escila roja: síntomas parecidos a los de los glucósidos cardiacos Estricnina: aspecto similar a CEP con posturas extensoras, rabdomiólisis Fósforo amarillo: olor a ajo, quemaduras bucales, vómito, heces fétidas fosforescentes, HD, anomalías electrolíticas, CEP, arritmias, insuficiencia renal/ hepática Tipo warfarina/brodifacoum: anticoagulación de acción prolongada, riesgo de hemorragia
Productos para el hogar	Ácidos (limpiadores de inodoros), bases (lejía, amoniaco), detergentes, limpiadores multiuso (limpiacristales, aceite de pino, aguarrás), cloro, cosméticos	Bases/ácidos: irritación GI Bases: neumonitis, neumomediastino Perfume/enjuague bucal: depende de la concentración de alcohol Aceite de pino/turpentina: edema pulmonar hemorrágico Detergentes: irritantes/corrosivos GI, edema pulmonar Limpiador de cristales: ocular, de lo contrario bien tolerado

Evaluación y tratamiento de otras ingestas		
Sobredosis	**Labs/imagenología**	**Tx**
Organofosforados	QS, ECG, concentración de colinesterasa en plasma, lactato, CK, PFH, RxT	Descontaminación; atropina (2-5 mg) i.v. c/5 min (punto final = secreciones secas); 2-PAM 1-2 g i.v. durante 30-60 min, 500-1 000 mg/h (no funciona en el músculo esquelético); BZD (PRN CEP/agitación)
Carbamatos	Igual que los organofosforados	De apoyo, descontaminación, atropina (dosis igual a la de los organofosforados)

Hidrocarburos clorados	Electrolitos (acidosis metabólica, NTA), ECG (arritmias), CK (rabdomiólisis)	De apoyo, descontaminación, carbón activado, colestiramina (no usar en obstrucción intestinal), BZD (PRN CEP/agitación), BB
Hierro	Concentración de Fe c/4 h; comprobar la concentración de BH, PC si es sintomático; radiografía/TC de RUV puede mostrar placas radiopacas	Descontaminación e irrigación de todo el intestino; apoyo/LIV; deferoxamina 15 mg/kg/h (máx. 1 g/h) durante 6 h (para síntomas graves, puede inducir hipotensión)
Fenitoína/ fosfenitoína	Comprobar la concentración de fenitoína o fosfenitoína; calcular la concentración de fenitoína libre, la concentración de albúmina, ECG, QS	De apoyo, carbón activado, tratar la hipotensión con líquidos/ vasopresores
Hidrocarburos y otros volátiles	QS (acidosis tubular renal, hipopotasemia), ECG, PFH (elevadas); RxT (infiltrado, marcas broncovasculares)	Quitar toda la ropa expuesta; cuidados de apoyo; si está intubado, PEEP beneficiosa
Herbicidas	QS (necrosis tubular, hipernatremia), lipasa, CK, mioglobina en orina, ECG (arritmias), PFH, RxT	Irrigar todas las zonas de exposición, LIV, sustitución de electrolitos, BZD (CEP, agitación); carbón activado Paraquat/diquat/glufosinato: hemoperfusión Clorofenoxi: diuresis alcalina a través de 1-2 ámpulas de bicarbonato + KCl (diuresis: 4-6 mL/kg/h) Pentaclorofenoles/nitrofenoles: enfriamiento intensivo, tratar la hiperpotasemia/rabdomiólisis
Metales pesados	Concentraciones individuales, QS (anomalías electrolíticas, insuficiencia renal), BH (Hct), RxT (neumonitis)	IALC: cobre, arsénico, plomo, mercurio NAC: cromo, cobalto D-penicilamina: cobre EDTA: cobalto, plomo Dosis múltiples de carbón activado/ azul prusiano: talio Selenio: plata Succímero: plomo, cobre, arsénico
Rodenticidas	RxT, QS, PFH, ECG, RxT, CK, hCG en orina, TP/TTP, se pueden evaluar las concentraciones individuales	Descontaminar, carbón activado, irrigación de todo el intestino, apoyo, la insuficiencia renal puede requerir hemodiálisis
Material doméstico	QS (hipernatremia con lejía), RxT (neumonía por aspiración)	De apoyo: LIV, intubación si es necesario; irrigación abundante de la piel, los ojos Ingesta: agua, leche para reducir la irritación; aceite de pino/turpentina: descontaminación GI, endoscopia

MANEJO DE LA VÍA AÉREA

Abordaje
- Evaluar la necesidad de intubación

Indicaciones para la intubación
Incapacidad para proteger o mantener la vía aérea
Incapacidad para ventilar u oxigenar
Evolución clínica inminente

- Necesidad anticipada de manejo de la vía aérea en ptes con riesgo de deterioro
- Evaluar tempranamente la dificultad de la intubación
- En los ptes con insuficiencia respiratoria aguda, la ventilación con BVM o mediante presión positiva no invasiva (VPPNI) pueden ser un puente, pero no un sustituto, para la intubación
- **Elegir el algoritmo de intubación adecuado**

Algoritmos de la vía aérea	
Presentación clínica	**Algoritmo**
Habitual	SIR
Anticipación de una vía aérea difícil	Vía aérea con pte despierto, sedado
Vía aérea fallida: no se puede intubar	BVM + cánula bucofaríngea, EGD
Vía aérea fallida: no se puede intubar ni ventilar	Cricotirotomía
Vía aérea urgente (de choque; cerca de la muerte)	BVM, intubación por cualquier medio

- **Elegir la herramienta de intubación adecuada**
  - VL: 1.ª opción, si está disponible; mayor tasa de éxito en el 1.er paso vs. LD
  - LD: utilizada con más frecuencia (hoja Mac o Miller)
  - Vía aérea con el pte despierto y sedado (cuando se prevé una laringoscopia difícil): inhalación ± aplicación tópica de anestésico local, sedación parenteral, evaluación de la vía aérea, intubación mediante VL o fibra óptica, paralización/sedación cuando se establece la vía aérea → requiere que el pte coopere, vía aérea no traumática

Consejos y alertas
- Tenga preparados los dispositivos de rescate: EGD, kit de cricotirotomía
- Considerar glicopirrolato 0.2 mg i.v. con ketamina para reducir al mínimo las secreciones
- Una buena técnica de BVM salva vidas

SECUENCIA DE INTUBACIÓN RÁPIDA

Las «7 P»
Preparación, Preoxigenación, Pretratamiento, colocación en **Posición, Paralización** con inducción, colocación con **Prueba**, tratamiento **Postintubación**

- Preparación
  - Vigilar Sat O_2, PA, ritmo, ≥ 1 i.v.
  - BVM, equipo de **aspiración**, detector de $ETCO_2$, cánula bucofaríngea, dilatador (*bougie*)
  - Equipo de intubación (p. ej., laringoscopio): hoja, hoja de reserva, revisar el monitor de video/luz
  - TET: 7.5-8 (hombre), 7-7.5 (mujer); revisar el manguito, cargar el estilete/jeringa de 10 mL; tamaño del tubo pediátrico = 4 + (edad en años/4) → o utilizar la cinta de Broselow
  - Medicamentos/dosis de SIR
  - Evaluar la dificultad para ventilar con BVM, la intubación y la cricotirotomía → prepararse adecuadamente

Evaluar dificultades al ventilar con BVM → MOANS	
Medida	**Comentario**
M: sello de la máscara	Barba, traumatismo facial inferior
O: obesidad, obstrucción	Incluye angioedema, angina de Ludwig, traumatismos, etc.
A: edad (*age*)	Edad > 55 años
N: edentulismo (*no teeth*)	Dificultad para obtener el sello
S: rigidez (*stiff*)	Pulmones rígidos (asma/EPOC, neumonía, SDRA, etc.)

| Evaluación de la vía aérea difícil → LEMON ||
Medida	Comentario
L: revisar externamente (*look externally*)	Panorama general de la dificultad
E: evaluar 3-3-2	Caben 3 dedos en la boca abierta, 3 dedos entre la punta de la barbilla y la barbilla/unión con el cuello, 2 dedos entre la barbilla/unión del cuello y la escotadura tiroidea
M: clase de Mallampati	De I (paladar blando, úvula, pilares visibles) a IV (solo el paladar duro es visible)
O: obesidad/obstrucción	Busque voz apagada, dificultad para manejar las secreciones, estridor, sensación de disnea
N: movilidad del cuello (*neck mobility*)	Por ejemplo, inmovilización de la columna vertebral, espondilitis anquilosante, AR

| Evaluación de la cricotirotomía difícil → SHORT ||
Medida	Comentario
S: cirugía (*surgery*)	Por ejemplo, un dispositivo halo, una cirugía reciente de la tiroides
H: hematoma	Cualquier cosa que distorsione la anatomía del cuello (incluye infecciones y abscesos)
O: obesidad	También considerar el cuello corto, el enfisema s.c.
R: radiación	Distorsiona la anatomía
T: tumores	Distorsiona la anatomía, ↑ sangrado

- Preoxigenación: BVM (~100% de FiO_2) × 3 min u 8 respiraciones de capacidad vital
- Considerar la oxigenación pasiva/apneica: colocar la CN en flujo alto durante toda la intubación; prolonga el tiempo hasta la desaturación
- Pretratamiento: considerar la posibilidad de administrar 3 min antes de la intubación: lidocaína 1.5 mg/kg i.v. (↓ PIC, en ptes con PIC↑, ↓ broncoespasmo en ptes con enf reactiva de las vías respiratorias); fentanyl 3 µg/kg i.v. (↓ PIC en ptes con PIC ↑, ↓ respuesta HTA en ptes con isquemia cardiaca, disección aórtica, hemorragia craneal)
- Parálisis con inducción: inducir siempre antes de la parálisis
- Inducción: etomidato (0.3 mg/kg i.v.), midazolam (0.3 mg/kg i.v.), ketamina (1-3 mg/kg i.v.), tiopental (3 mg/kg i.v.)
- Parálisis: succinilcolina (1.5 mg/kg i.v., si no hay CI), rocuronio (1-1.2 mg/kg i.v.)
  - CI de la succinilcolina: grandes quemaduras, parálisis, lesión por aplastamiento (3 días a 6 meses), sepsis abdominal (> 3 días), PIC o presión intraocular elevada, antecedentes de HTM, trastorno neurológico (distrofia muscular, EM, ELA)
  - El rocuronio no tiene CI, pero su vida media más larga suele retrasar la sedación
- Colocación en posición: ± presión cricoidea (evita la regurgitación gástrica pero puede empeorar la visión en la LD) antes/durante la intubación hasta que se confirme la colocación del tubo
- Colocación con prueba: insertar el TET por medio de la visualización directa de las cuerdas vocales, inflar el manguito
- Confirmar la colocación: detector de $ETCO_2$, auscultar los pulmones (evaluar para la intubación del lado derecho)
- Asegurar el TET, liberar la presión del cricoides
- Tratamiento postintubación: sonda gástrica oral, RxT, sedación (BZD, propofol) ± paralizantes (vecuronio 0.1 mg/kg i.v.), analgesia (fentanilo), iniciar ventilación mecánica

CRICOTIROTOMÍA

Objetivo
- Vía aérea fallida (no se puede intubar/no se puede oxigenar o ventilar); traumatismo facial grave, trismo, obstrucción de las vías respiratorias superiores

Equipo
- Bisturí (hoja 11), dilatador de Trousseau, gancho traqueal, dilatador, tubo de traqueotomía (TET 6.0-6.5 si no hay ninguno disponible inmediatamente)

Posición del paciente
- Pte en decúbito supino, hiperextender el cuello si no hay CI

Procedimiento
- Técnica estéril si el tiempo lo permite; *véase SIR* para la preparación y el tratamiento postintubación
- **Técnica abierta**
  - Sujetar la laringe con la mano no dominante
  - Hacer una **incisión vertical** con la mano dominante desde el cartílago tiroides hasta la membrana cricoidea (2-3 cm), a través de la piel y los tejidos blandos

- Palpar la membrana cricotiroidea a través de la incisión utilizando el dedo índice no dominante, **no** la visualización
- Hacer una **incisión horizontal** < 1 cm a través de la membrana cricotiroidea
- Colocar el dedo en el estoma, luego vuelva a colocarlo con el gancho traqueal en dirección caudal, luego girar en dirección cefálica. Como alternativa, colocar el *bougie* (en lugar del gancho traqueal) en la profundidad del estoma y luego deslizar el tubo endotraqueal sobre la boquilla y en su lugar
- Colocar el dilatador de Trousseau en el estoma con el mango **perpendicular** al cuello y dilatar **verticalmente**
- Girar el dilatador en **paralelo** al cuello, luego colocar la cánula de traqueotomía con el obturador en su lugar, con el pulgar sobre el obturador o el TET
- Retirar el obturador (si es una cánula de traqueotomía), inflar el manguito, suturar en su lugar

Complicaciones
- Sangrado, tubo mal colocado, daño en las cuerdas vocales
- Contraindicado en niños < 10 años, considerar la cricotirotomía con aguja en pediatría

Consejos y alertas
- La parte más difícil de realizar una cricotirotomía es decidirse a hacerla → por lo tanto, considerar siempre este procedimiento en su algoritmo de la vía aérea

EVALUACIÓN PRIMARIA

Definición
- Estudio inicial del pte de traumatología con el objetivo de identificar rápidamente las lesiones que ponen en peligro la vida

Abordaje
- Evaluar en orden el ABCDE: vía aérea, respiración/ventilación, circulación, discapacidad, exposición/control ambiental

Evaluación 1.ª	
Mantenimiento de la vía aérea (*Airway*) con inmovilización de la columna cervical	Puede hablar → vía aérea permeable → reevaluación frecuente No puede hablar → evaluar si hay CEx/Fx faciales/traqueales/laríngeas/otra obstrucción → si la obstrucción no es reversible con elevación de la barbilla, mandíbula o tracción, o ECoG < 8 → intubación con inmovilización de la columna cervical Traumatismos faciales y cervicales graves: prepararse para una vía aérea quirúrgica (*véase* cap. 17 para más detalles sobre el manejo de la vía aérea)
Respiración/ventilación (*Breathing*)	Evaluar el movimiento de la pared torácica/ruidos respiratorios bilaterales/pared torácica (tórax inestable, crepitación, herida torácica abierta, lesión traqueal, contusión pulmonar) → identificar/reparar las lesiones que dificultan la ventilación; neumotórax a tensión (descompresión con aguja/dedo o drenaje torácico); hemotórax masivo (drenaje torácico → > 1500 mL de hemorragia o > 200 mL/h o hemodinámicamente inestable → quirófano), neumotórax a tensión (vendaje oclusivo pegado en 3 lados + drenaje torácico)
Circulación	Hipotensión/AEM/confusión/piel mojada/pulso filiforme/pulso disminuido = hemorragia/hipovolemia hasta que se demuestre lo contrario → colocar múltiples vías i.v. de gran calibre/controlar la hemorragia externa → reanimar con 1 L de SSN solo si está hipotenso y no hay hemoderivados disponibles. Disponibles → hipotensión persistente; transfundir CE (hombres O⁺, mujeres O⁻), considerar el protocolo de transfusión masiva (1 CE:1 PFC:1 Plaq); si la necesidad de transfusión es persistente, considerar la hipotensión permisiva (PAS 70-100 mm Hg) y el uso restrictivo de líquidos Examen FAST para evaluar la hemorragia intraabdominal → FAST (+) + hipotensión persistente = quirófano
Discapacidad	Evaluación neurológica rápida; AVDS (**A**lerta, responde a estímulos **V**erbales, responde a estímulos **D**olorosos, **S**in respuesta), ECoG
Exposición/ambiente	Retirar la ropa, evitar la hipotermia (transfusiones masivas/exposiciones ambientales), que pueden provocar coagulopatías (utilizar mantas calentadas/LIV)

Escala de coma de Glasgow
Abertura de los ojos
4 Abre los ojos espontáneamente
3 Abre los ojos a la indicación
2 Abre los ojos al dolor
1 No abre los ojos
MEJOR respuesta motora
6 A la indicación
5 Localiza el dolor
4 Retirada ante el dolor
3 Postura de decorticación (flexión anómala)
2 Postura de descerebración (extensión anómala)
1 Ninguna (flacidez)
Respuesta verbal
5 Orientado, habla fluida
4 Conversación confusa
3 Palabras inapropiadas
2 Palabras incomprensibles
1 Sin habla

La mejor puntuación posible, 15; la peor, 3.

TRAUMATISMO CRANEOENCEFÁLICO

Antecedentes

- Principal causa de muerte traumática en ptes < 25 años
- 80% lesiones leves (ECoG 14-15), 10% moderadas (ECoG 9-13), 10% graves (ECoG < 9)
- PPC = PAM − PIC
  - La PIC ≤ 22 y la PAS ≥ 100 reducen la mortalidad (*Neurosurgery 2017;80(1):6*)
- Lesión cerebral de 1°: daño mecánico e irreversible causado por el daño celular mecánico
- Lesión cerebral de 2°: alteración del flujo sanguíneo cerebral → isquemia cerebral, alteración de la membrana, edema cerebral, generación de radicales libres

Abordaje

- Hx: síntomas asociados (fotofobia, vómito, Δ visuales, dolor ocular) y síntomas neuro focales
- Evaluar si hay traumatismos en la cabeza o el cuello, meds, abuso de sustancias
- Comprobar la concentración de glucosa en sangre para descartar la hipoglucemia como causa de la AEM
- Signos de alarma para obtener neuroimagen: cefalea grave, vómito, empeora al pasar los días; agravado por el esfuerzo o Valsalva, rigidez de cuello, AEM, examen neurológico anómalo, dolor peri- o retroorbitario

Fracturas de cráneo

Anamnesis

- Golpe directo en la cabeza, pte con dolor

Hallazgos

- Depresión craneal
- Fx de cráneo basilar: equimosis periorbitaria (ojos de mapache), hematoma retroauricular (signo de Battle), otorrea y rinorrea (fuga de LCR), parálisis del NC VII, hemotímpano

Evaluación

- TC de cráneo sin contraste. BH, QS, coagulación, G&C, toxicológicos; las radiografías simples no están indicadas
- Angio-TC para evaluar una posible lesión vascular si hay Fx craneal basilar

Tratamiento y remisión

- Manejo de la vía aérea; Tx guiado por la lesión cerebral subyacente
- Fx craneal lineal: si la Fx es cerrada, sin otra lesión intracerebral, puede observarse 4-6 h y luego dar el alta
- Fx de cráneo deprimida: hospitalizar en neuro-Qx, elevación quirúrgica en caso de Fx de cráneo deprimida > al espesor del cráneo, actualizar la inmunización del tétanos, administrar Abx profilácticos (p. ej., vancomicina/cefepima) y considerar anticonvulsivos
- Fx de cráneo basilar: hospitalizar en neuro-Qx

Consejos y alertas

- La ECoG es más indicativa de lesión cerebral subyacente o hemorragia

Laceración del cuero cabelludo

Anamnesis

- Golpe directo en la cabeza, hemorragia directa del cuero cabelludo

Hallazgos

- A menudo, la sangre se ha coagulado al llegar a urgencias; puede haber una pérdida masiva
- La pérdida de sangre puede no ser evidente en urgencias; evaluar en busca de pérdida de sangre en el campo

Evaluación

- TC de cráneo sin contraste si está indicado. BH, QS, coag, G&C, toxicológicos si hay pérdida de sangre significativa
- Evaluar y explorar minuciosamente el cráneo en busca de depresiones y laceraciones grandes

Tratamiento

- Irrigación: las heridas a menudo están contaminadas a pesar de un rico suministro de sangre; el drenaje venoso directo en los senos venosos puede causar importantes infecciones del SNC
- Hemostasia: aplicar presión, lidocaína con epinefrina, sutura en forma de «8», pinza de Raney
- Cierre: se pueden utilizar grapas o una técnica de aposición capilar modificada si la galea no está implicada
  - Si está involucrada la galea, repararla con suturas absorbibles y cerrar la dermis con suturas interrumpidas o verticales de colchonero utilizando nailon 3-0 o Prolene®
  - Hemorragia continua de la galea → hematoma subgaleal que suele infectarse

Remisión

- Si no hay otras lesiones, puede darse de alta. Por lo demás, hospitalización y observación

Consejos y alertas

- Los Abx no están indicados para una herida en la cabeza correctamente tratada, a menos que haya una gran contaminación

Clasificaciones de las lesiones del cráneo

	Leve	Moderada	Grave
ECoG	14-15	9-13	< 9
Antecedentes	PDC transitoria, amnésico al evento	PDC, amnésico al evento	El pte no puede dar sus antecedentes
Síntomas	Cefalea leve, náusea	Confuso o somnoliento, a menudo incapaz de seguir órdenes	Obtundido, no puede seguir órdenes sencillas
TC de cráneo	Solo si está indicado (normas de TC craneal); normalmente es negativa	Todos los ptes	Todos los ptes
Eval	Evaluar columna cervical, no se necesitan otras pruebas	BH, glucosa, QS, tox, coag, EGO, hCG	BH, glucosa, química, tox, coagulación, EGO, hCG
Tx	Observación con valoraciones neurológicas, alta con instrucciones de retorno cuidadosas	Hospitalización 24 h incluso si la TC de cráneo es negativa, repetir la TC si ↓ ECoG, AEM	Intubación, evaluación por neuro-Qx, LIV, control estricto de PA (PAS > 100 y < 180), Tx PIC ↑ (manitol, SSN hipertónica), Tx de las CEP

Regla canadiense para TC de cráneo;[a] debe tener una ECoG inicial de 13-15

Indicaciones de la TC

ECoG < 15 a las 2 h posteriores a la lesión
Sospecha de Fx de cráneo abierta o deprimida
Edad > 64 años
Amnesia retrógrada al evento durante > 30 min
Cualquier signo de Fx craneal basilar
2 o más episodios de vómito
Mecanismo peligroso

[a]Exclusión: edad < 16 años, convulsiones, embarazo, signos vitales inestables, déficit neurológico o anticoagulación.
Derivado de: *Lancet* 2001;357(9266):1391-1396.

Síndrome posconmocional

Anamnesis
- Traumatismo craneal ± PDC (breve); cefalea, problemas de memoria, insomnio, mareos, etc., puede durar 6 semanas

Hallazgos
- Exploración neurológica normal, amplio espectro de síntomas neurológicos leves

Evaluación
- La TC sin contraste no muestra ninguna hemorragia, pero puede haberse producido una HSA clínicamente insignificante

Tratamiento
- Control sintomático de cefalea, reposo cognitivo, evitar deportes de contacto (*NEJM* 2007;356:166)

Remisión
- Alta con instrucciones de cuidado de la cabeza
- Regreso progresivo a la actividad plena solo después de la resolución completa de los síntomas conmocionales

Consejos y alertas
- Se cree que es secundario al estiramiento de las fibras de la sustancia blanca durante la lesión
- El segundo traumatismo craneal es más peligroso que el 1.°, «síndrome del segundo impacto»

Hemorragia intracraneal/interparenquimatosa

Anamnesis
- Depende del tamaño y la localización; trauma, HTA o conversión hemorrágica de un ACV isquémico

Hallazgos
- Pte frecuentemente con cefalea, N/V

Evaluación
- TC de cráneo sin contraste; BH, QS, coag, G&C

Tratamiento
- Manejo de la vía aérea
- Evaluación neuro-Qx urgente, aunque la mayoría de los pacientes son tratados de forma no quirúrgica; monitorización de la PIC si hay una hemorragia significativa
- Manitol para ↑ PIC, anticonvulsivos a todos los ptes

- Revertir la coagulopatía de forma urgente con el fármaco adecuado (Vit K vs. PFC vs. CCPT vs. concentrado de factores) según la causa subyacente de la coagulopatía

Remisión
- La mayoría requiere ingreso, a menudo con base en una TC de cráneo repetida a las 6 h

Consejos y alertas
- El hematoma del lóbulo frontal puede causar desinhibición y Δ de personalidad

Hemorragia subaracnoidea

Anamnesis
- El paciente dice tener «la peor cefalea de su vida»; inicio agudo y progresión rápida, meningismo, vómito, fotofobia; a menudo puede señalar el momento exacto del inicio
- Espontánea (aneurisma cerebral roto [~75%], MAV [~10%]) o traumatismo

Hallazgos
- Cefalea, N/V, CEP, síncope, angustia aguda
- La AEM aguda es indicativa de una gran hemorragia; a menudo requiere intervención urgente

Evaluación
- TC de cráneo sin contraste, estudios auxiliares (BH, QS, PC, G&C)
- TC craneal Sen 95-99% para la HSA aguda dentro de 6 h siguientes al inicio de los síntomas
- Realizar PL (sigue siendo la norma) o angio-TC si las TC no son negativas e inicio > 6 h
- Una TC + angio-TC negativa puede excluir la HSA con un 99% de probabilidad posprueba (*Acad Emerg Med* 2010;17(4):444)
- Alrededor del 3% de la población tendrá un aneurisma asintomático en la angio-TC
- Un gran número de eritrocitos en el LCR hallados en la PL es muy indicativo de HSA
- Los eritrocitos están hemolizados en el LCR; pueden no estar presentes en gran número después de 12 h o pueden no estar presentes en absoluto después de 2 sem
- Xantocromía muy sugerente de hemorragia entre las 12 h y las 2 sem (cambio de coloración amarilla debida a la descomposición de los eritrocitos)
- Evaluar la concentración de glucosa en sangre como causa de la AEM

Tratamiento
- Manejo de la vía aérea si está en coma o no está protegida la vía aérea; consulta con neuro-Qx
- Vigilar la PIC y la PA si la hemorragia es importante; elevar la cabecera de la cama a 30°
- PAS entre 90 y 140 mm Hg, FC entre 50 y 90 lpm, nicardipino o labetalol PRN
- Manitol ante una hemorragia importante con aumento de la PIC
- Nimodipino para disminuir el vasoespasmo 60 mg v.o. c/4 h × 21 días
- Profilaxis de CEP (fenitoína, levetiracetam)

Remisión
- A la UCI neurológicos

Consejos y alertas
- Resultado directamente relacionado con la cantidad de sangre intracraneal
- El 30-50% tiene «cefalea centinela» días o semanas antes de la HSA
- Parálisis del NC III (dilatación pupilar, posición «hacia abajo y hacia fuera», ptosis) → aneurisma de la arteria comunicante posterior

Hallazgos clínicos de la HSA	
Hallazgos	**Frecuencia**
Cefalea	95-100%
Meningismo	Frecuente
PDC transitoria/síncope	50%
Hemorragia subhialoidea de la retina	6-30%

Escala de Hunt-Hess para la HSA		
Grado		**Supervivencia (%)**
I.	Cefalea leve o asintomático	70
II.	Cefalea de moderada a intensa, rigidez nucal, sin déficits neurológicos ni otra parálisis de NC	60
III.	Confusión, somnolencia, signos focales leves	50
IV.	Estupor o hemiparesia	40
V.	Coma, aspecto moribundo, postura anómala	10

Hematoma subdural

Anamnesis
- A menudo debido a lesión por desgarro por aceleración/desaceleración de las venas puente
- Puede ser agudo (< 48 h), subagudo (2 días-3 sem) o crónico (> 3 sem)

Hallazgos
• Variables: van desde cefalea con náusea hasta pte comatoso y flácido

Evaluación
• La TC de cráneo sin contraste muestra una masa en forma de media luna. Comprobar BH, QS, PC, G&C

Tratamiento
• Manejo de la vía aérea, evaluación neuro-Qx de urgencia
• Si hay hallazgos de PIC ↑ o desplazamiento de la línea media, manitol y anticonvulsivo
• Revertir la coagulopatía de forma urgente con el fármaco apropiado (Vit K, CCPT, PFC, concentrado de factores)

Remisión
• La mayoría requiere hospitalización, a menudo con base en una TC craneal repetida a las 6 h

Consejos y alertas
• Más frecuente que el hematoma epidural
• Los pacientes comatosos y flácidos con HSD tienen un pronóstico extremadamente malo, se debe conversar con la familia

Hematoma epidural
Anamnesis
• Breve pérdida de conocimiento seguida de un «intervalo de lucidez», y luego un deterioro rápidamente progresivo
• Traumatismo craneal, por lo general, en la zona del hueso temporal, provoca daños en la arteria meníngea media

Hallazgos
• Desviación pupilar ipsilateral, ocasionalmente hemiparesia contralateral, N/V, CEP, hiperreflexia, Babinski (+)

Evaluación
• La TC sin contraste suele mostrar una masa lenticular bicóncava, posible Fx del hueso temporal
• BH, QS, PC, G&C

Tratamiento
• Manejo de la vía aérea, consulta neuro-Qx de urgencia
• Manitol y anticonvulsivo
• Revertir la coagulopatía de forma urgente con el fármaco apropiado (Vit K, CCPT, PFC, concentrado de factores)

Remisión
• La mayoría requiere hospitalización, a menudo con base en una TC craneal repetida a las 6 h

Consejos y alertas
• Hemorragia entre la duramadre y el cráneo

Indicaciones para la profilaxis de CEP
Fracturas de cráneo deprimidas
Paralizado e intubado, con una grave lesión en la cabeza
CEP en el momento de la lesión o durante la presentación en urgencias
Lesión cerebral penetrante
ECoG ≤ 8
HSD, HE o HIC agudas
Hx de CEP antes de la lesión

Lesión axonal difusa
Anamnesis
• Resultado de las tremendas fuerzas de cizallamiento que se observan en los AAM de alta velocidad

Hallazgos
• Los ptes a menudo se presentan en coma; documentar la mejor respuesta neurológica: puede tener valor pronóstico

Evaluación
• TC sin contraste a menudo normal, se debe descartar hemorragia
• BH, QS, PC, G&C, toxicológico; buscar otras causas para el coma
• La RM (no urgente) mostrará Δ y puede orientar el pronóstico

Tratamiento
• Consulta neuro-Qx urgente para monitorizar la PIC y evitar una lesión 2.ª por edema
• Manitol y anticonvulsivos

Remisión
• Ingresar

Consejos y alertas
• Pronóstico determinado por la evolución clínica difícil de predecir

LESIÓN MAXILOFACIAL

Definición
Lesiones en los tejidos blandos o en los huesos de la cara (50% causadas por AAM)

Abordaje
Inspección
- Deformidades, enoftalmos (fractura de la órbita), maloclusión de la mandíbula, desviación de la dentición, hematomas del tabique nasal/auricular, rinorrea (fuga de LCR), déficits del nervio trigémino/facial, MEO anómalos, diplopía, agudeza visual afectada

Palpación
- Prominencias faciales en busca de dolor/defectos óseos/crepitación/movimiento falso, CEx

Radiología
- Radiografía panorámica en busca de Fx mandibulares/dentales, TC maxilofacial para la mayoría de las lesiones, angio-TC en lesiones con alto riesgo de traumatismo vascular

Lesión de los tejidos blandos
Anamnesis
- AAM/mordeduras/asalto

Evaluación
- TC solo si se sospecha de lesión ósea/CEx

Tratamiento
- Irrigar/evaluar en busca de CEx/cierre 1° en 24 h, Abx (cefazolina, ampicilina/sulbactam, amoxicilina/clavulanato) para heridas contaminadas (p. ej., mordeduras), actualización de la vacuna antitetánica, reparación de Qx plástica para daños nerviosos/reparación extensiva

Remisión
- Alta

Hematomas septales/atriales nasales
Anamnesis
- Traumatismos directos en la nariz (con fracturas de los huesos nasales) y en el oído (clásicamente en los luchadores)

Hallazgos físicos
- Hinchazón/coloración púrpura en la nariz o la oreja. El tabique nasal puede tener aspecto de uva

Tratamiento
- Tabique: aplicar anestesia tópica, incisión/evacuación con incisión elíptica, taponar las fosas nasales bilaterales, Abx (amoxicilina/clavulanato); no drenar → necrosis del cartílago → deformidad de la nariz en silla de montar o absceso septal
- Auricular: anestesiar la zona con bloqueo auricular, aspiración con aguja (pequeños hematomas) o incisión a lo largo de los pliegues de la piel, evacuar, aplicar vendaje compresivo, Abx (levofloxacino para adultos, amoxicilina/clavulanato para pediátricos); no drenar/comprimir → oreja de coliflor/infección

Remisión
- Alta, seguimiento por ORL en 24 h

Fracturas nasales
Anamnesis
- Traumatismo directo en la nariz

Hallazgos físicos
- Hinchazón/deformación/equimosis en la nariz. Observar la permeabilidad de las fosas nasales, cualquier desviación macroscópica y el aspecto del tabique

Evaluación
- Dx clínico. TC solo si hay deformidad significativa/epistaxis persistente/rinorrea

Remisión
- Fracturas nasales aisladas → la mayoría en casa con hielo × 24 h, seguimiento con Qx plástica/ORL en 5-7 días para reducción; considerar reducción en urgencias si está desplazada. Los ptes pediátricos tienen ↑ riesgo de displasia de crecimiento (*Plast Reconstr Surg* 2000;106(2):266–273)

Consejos y alertas
- El hematoma septal requiere de una inmediata I&D para evitar la necrosis

Fractura cigomática
Definición
- Fx del arco cigomático o Fx en la sutura cigomático-temporal/sutura cigomático-frontal/foramen infraorbitario (fractura en trípode)

Anamnesis
- Traumatismo directo en la cara

Hallazgos físicos
- Depresión superficial sobre la región temporal, ptosis del canto lateral, trismo, edema, diplopía/distopía vertical/anestesia del nervio infraorbitario (Fx en trípode)

Evaluación
- TC maxilofacial

Tratamiento
- Consulta con ORL/CBMF/Qx plástica

Remisión
- Alta, seguimiento con ORL/CBMF/Qx plástica para la reducción abierta y fijación interna (RAFI) diferida, precauciones para los senos paranasales

Fracturas mandibulares

Definición
- Fractura de la mandíbula (> 50% implican múltiples sitios de fractura de la mandíbula)

Anamnesis
- Traumatismos directos en la mandíbula (las agresiones suelen ser = fracturas de cuerpo/ángulo; los AAM suelen ser = fracturas de sínfisis/cóndilas)

Hallazgos físicos
- Maloclusión, trismo, hematoma sublingual, lesión dental y lingual asociada

Evaluación
- Se prefiere la TC maxilofacial (Sen 100%), sobre todo si hay preocupación por Fx condilares o traumatismos faciales adicionales. Puede utilizarse la Panorex (Sen 86%) para las Fx aisladas del cuerpo/sínfisis mandibular; puede pasar por alto la fractura condilar

Tratamiento
- Consulta con CBMF o Qx plástica: inmovilización temporal (alambrado de la mandíbula) o RAFI retrasada, Abx (PCN, clindamicina) si se comunica con la cavidad bucal (es decir, Fx abierta)

Remisión
- Alta

Consejos y alertas
- Los ptes con alambrado temporal deben ser dados de alta con cortadores de alambre (Semin Plast Surg 2017;31(2):100–107)
- La prueba de la hoja lingual tiene una Sen de 89%, Esp de 95% para la Fx mandibular
- RxT para evaluar la aspiración de dientes si el paciente está inconsciente y le faltan dientes

Fracturas maxilares

Definición
- Fractura del maxilar, poco frecuente de forma aislada; con un mecanismo importante, mayor riesgo de compromiso de las vías respiratorias, tradicionalmente clasificada por el sistema de Le Fort

Anamnesis
- Traumatismo facial por mecanismo significativo (p. ej., AAM con impacto en el tablero/pavimento)

Hallazgos físicos
- Hinchazón/movilidad del tercio medio de la cara, maloclusión de la mandíbula, rinorrea de LCR

Evaluación
- TC maxilofacial
- Se debe considerar fuertemente la angio-TC en Le Fort II y III

Tratamiento
- Manejo de la vía aérea (eval de la vía aérea difícil, Le Fort II/III de mayor riesgo), control de la hemorragia (taponamiento nasal/Foley nasal/elevación de la cabeza), Abx profiláctico (ceftriaxona) para la fuga de LCR para prevenir la meningitis (controvertido), consulta con ORL/CBMF

Remisión
- Ingresar

Clasificación de Le Fort	
Le Fort I	Afecta solo al maxilar a nivel de la fosa nasal; mandíbula flotante
Le Fort II	Afecta al maxilar, a los huesos nasales y a la cara medial de las órbitas y se describe como disfunción piramidal
Le Fort III	Afecta al maxilar, al cigomático, a los huesos nasales y al etmoides. Se extiende a través de los senos maxilares y los bordes infraorbitarios bilateralmente a través del puente de la nariz. Se describe como disyunción craneofacial

LESIÓN OCULAR

Fractura orbitaria

Definición
- Fractura en la pared de la órbita (suelo/pared medial más frecuente)

Anamnesis
- Traumatismo ocular por objeto mayor que el borde orbitario

Hallazgos físicos
- Hinchazón/crepitación periorbitaria, dolorimiento/irregularidades en la órbita ósea, diplopía vertical/marcha limitada con la mirada hacia arriba (atrapamiento del recto inferior/oblicuo inferior), diplopía/marcha limitada con la mirada lateral (atrapamiento del recto medio), hipoestesia del párpado inferior/mejilla (atrapamiento del nervio infraorbitario), enoftalmos, ptosis

Evaluación
- TC orbitaria (opacificación del seno maxilar o signo de la lágrima = Fx del suelo orbitario)

Tratamiento
- Abx (cubrir la microbiota de los senos paranasales, por ejemplo, amoxicilina/clavulanato), consulta oftalmológica si hay algún atrapamiento de MEO o Δ en la agudeza visual (rara vez se requiere cirugía a menos que haya diplopía/atrapamiento), «precauciones de los senos paranasales» (no sonarse la nariz/estornudar, no succionar a través de pajillas/fumar)

Remisión
- Alta

Consejos y alertas
- Considerar las lesiones oculares asociadas, como el hematoma retrobulbar o el enfisema orbitario maligno, que pueden causar un Sx compartimental ocular
- Los pacientes tienen un riesgo ↑ de fracturas en trípode cigomático/fracturas de Le Fort II y III

Rotura del globo ocular

Definición
- Defecto de espesor total en la córnea/esclera

Anamnesis
- Traumatismo contuso (más frecuente en los sitios de inserción muscular/unión corneoescleral) o penetrante (más frecuente), disminución de la visión, dolor

Hallazgos físicos
- ↓ agudeza visual, pupila en forma de lágrima, hipema, prueba de Seidel (+) (chorro brillante de humor acuoso después de la fluoresceína) para las perforaciones de la córnea, extrusión del contenido intraocular, aplanamiento de la cámara anterior; el reflejo oculocardiaco puede causar bradicardia y puede observarse hemorragia subconjuntival ampollosa de 360° en la rotura posterior

Evaluación
- TC orbitaria con cortes finos (para CEx). La rotura evidente del globo ocular es una contraindicación para la ECO

Tratamiento
- Consulta oftalmológica (para reparación quirúrgica en las primeras 24 h), tétanos, Abx para prevenir la endoftalmitis (vancomicina + ceftazidima/fluoroquinolona), evitar la presión sobre el ojo/fármacos tópicos/Valsalva (antieméticos, control del dolor), escudo protector

Remisión
- Ingresar

Quemaduras químicas

Definición
- Quemaduras en la esclerótica/conjuntiva/cornea/párpado causadas por álcalis (limpiador de hornos, jabón para vajillas, detergentes, cemento, lejía) que causan necrosis licuefactiva (lesión más profunda y ↑ riesgo de glaucoma) o ácidos (limpiador de inodoros, eliminador de óxido) que provocan necrosis coagulativa (lesión superficial, úlceras corneales)

Anamnesis
- Exposición química, dolor intenso, sensación de CEx, fotofobia

Hallazgos físicos
- ↓ agudeza visual, inyección conjuntival, blefaroespasmo, edema corneal, opacificación del cristalino, blanqueo del limbo

Evaluación
- Pruebas de pH de las secreciones en los fórnices

Tratamiento
- Anestésicos tópicos, irrigación (> 2 L de SSN), uso de lentes de Morgan/retracción manual para mantener el ojo abierto, comprobar el pH cada 30 min hasta pH 7.3-7.7 y 10 min después; la PIO ↑ se trata como glaucoma, cicloléjicos (ciclopentolato, tropicamida) si hay espasmo ciliar, pomada antibiótica, consulta con oftalmología por turbidez/perforación corneal/blanqueo conjuntival

Remisión
- Ingresar por aumento de la PIO/dolor intenso, quemaduras leves: seguimiento en 24 h

Consejos y alertas
- Exposición al ácido fluorhídrico: administrar gotas de gluconato de calcio al 1% durante la irrigación
- Si no se dispone de papel de pH, se puede utilizar una tira reactiva de orina para comparar el pH normal con el ojo no afectado
- La irrigación con agua está contraindicada en las exposiciones a la cal seca y a los metales elementales

Hematoma retrobulbar
Definición
- Hemorragia en el espacio que rodea al globo ocular

Anamnesis
- Traumatismo cerrado, cirugía ocular reciente, dolor, vómito, ↓ agudeza visual

Hallazgos físicos
- Defecto papilar aferente, ↓ agudeza visual, MEO restringidos, ↑ PIO (dureza de roca a la palpación), proptosis, equimosis periorbitaria, hemorragia subconjuntival

Evaluación
- TC orbitaria (no retrasar el Tx para obtener imágenes de diagnóstico)

Tratamiento
- Consulta oftalmológica inmediata, tratar la PIO ↑ (timolol, acetazolamida), descomprimir mediante cantotomía lateral, elevar la cabecera de la cama, analgésicos, antieméticos, corregir coagulopatía

Remisión
- Ingresar

Desprendimiento de retina
Definición
- Separación de la retina del epitelio pigmentario de la retina y la coroides subyacentes
- Tres tipos: regmatógeno (por un agujero o desgarro en la retina), traccional (el vítreo se contrae y tira de la retina, a menudo en la retinopatía diabética grave), exudativo (el líquido se acumula detrás de la retina, secundario a enfermedad inflamatoria/infecciosa como la sarcoidosis o la sífilis)

Anamnesis
- Flotadores/luces parpadeantes, «moscas volantes»-flotador grande solitario, ↑ PIO, pérdida visual (afectación de la mácula)

Hallazgos físicos
- Déficit de campo visual (se baja la cortina). La exploración de la retina dilatada muestra desgarros/desprendimientos de retina

Evaluación
- Ecografía en modo B con una membrana ondulada e hiperecoica que se encuentra atada al disco óptico

Tratamiento
- NPO, reposo en cama, restricción de los MEO, consulta oftalmológica inmediata para reparación quirúrgica

Remisión
- Ingresar

Hipema
Definición
- Acumulación de sangre en la cámara anterior causada por la rotura de un vaso de la raíz del iris (traumatismo) o por anemia/anticoagulación
- Graduación: microhipema (célula y destello en la lámpara de hendidura), grado I (< 33% de llenado de la cámara anterior), grado II (33-50%), grado III (> 50%) y grado IV (100%). Los grados III y IV tienen un 50% de probabilidad de recuperar una visión de 20/50 o superior

Anamnesis
- Traumatismos contusos o penetrantes en el globo ocular, dolor ocular sordo, fotofobia

Hallazgos físicos
- Microhipemas: visualizados con lámpara de hendidura; hipemas más grandes: visualizados con luz tangencial, hipema total (alta asociación con rotura del globo): ↑ PIO

Evaluación
- BH, TP, TTP, INR si hay discrasia hemorrágica o está anticoagulado
- Si hay algún HxF de hemoglobinopatía, el pte debe ser examinado

Tratamiento
- Consulta oftalmológica inmediata para > 10%/↑ PIO, tratar el ↑ PIO (timolol, acetazolamida), protector ocular metálico, cicloplejicos (ciclopentolato, tropicamida) si hay espasmo ciliar
- Cabecera > 45° (la posición vertical permite que la sangre se asiente en la cámara anterior/evita el manchado de la retina)
- Anestesia tópica si no hay rotura del globo ocular, analgesia v.o./i.v.
- Los corticoides tópicos pueden ayudar a prevenir nuevas hemorragias y las sinequias
- Limitar la lectura y la actividad × 1 semana
- Objetivos: evitar la hipertensión intraocular (que provoca atrofia del nervio óptico) y las hemorragias

Remisión
- Ingresar por > 50%, ↑ PIO, coagulopatía o células falciformes
- Seguimiento urgente con oftalmología

Consejos y alertas
- Células falciformes: evitar la acetazolamida/pilocarpina/hiperosmóticos, ↑ riesgo de ↑ rápido de la PIO → lesión del nervio óptico
- Evitar AAS/AINE secundario a ↑ riesgo de resangrado
- 10% con resangrado (generalmente más grave) en 2-5 días

Hemorragia del vítreo
Definición
- Sangre en el humor vítreo

Anamnesis
- Traumatismos, moscas volantes, visión borrosa, pérdida de visión, anemia drepanocítica/DM

Hallazgos físicos
- Pérdida de reflejo luminoso, fondo de ojo mal visualizado

Evaluación
- ECO en modo B en busca de desprendimiento de retina asociado; considerar CTC sin contraste si se relaciona con un traumatismo

Tratamiento
- Consulta oftalmológica inmediata, cabecera > 45°, reposo en cama

Remisión
- Ingresar si hay desgarro de retina/causa desconocida

Consejos y alertas
- Evitar AAS/AINE debido al ↑ riesgo de resangrado
- Considerar un traumatismo no accidental si se observa en un pte pediátrico

Hemorragia subconjuntival
Definición
- Hemorragia entre la conjuntiva y la esclerótica causada por un traumatismo, Valsalva (tos/esfuerzo/vómito), HTA, coagulopatía

Anamnesis
- Ojo rojo indoloro

Hallazgos físicos
- Sangre entre la conjuntiva y la esclerótica

Tratamiento
- Control de la PA, evitar la maniobra de Valsalva, evitar los AAS/AINE, lágrimas artificiales para el confort

Remisión
- Alta, seguimiento con oftalmología en 1 sem; por lo general, se resuelve en 2 sem

Consejos y alertas
- Quemosis sanguínea (grande/circunferencial) ↑ riesgo de rotura del globo ocular

TRAUMATISMO CERVICAL

Definición
- Lesiones en los tejidos blandos, estructuras neurovasculares o aerodigestivas del cuello
- Definido por la disrupción del platisma (*J Trauma Acute Care Surg* 2013;936–940)

Abordaje
- Evaluar tres categorías principales de lesiones en el cuello: vasculares, faringoesofágicas, laringotraqueales (no colocar SNG si se sospecha de una lesión esofágica o laríngea)

Inspección
- Buscar signos duros (de certeza): compromiso de las vías respiratorias, enfisema/crepitación subcutáneos, soplo, hematoma expansivo/pulsátil, hemorragia activa/choque, déficit neuro, hematemesis

Zonas de traumatismo penetrante
- Triángulos anteriores y posteriores: el triángulo anterior contiene las estructuras más importantes; está limitado por el ECM anterior, la línea media y la mandíbula. El triángulo posterior es posterior al ECM, anterior al trapecio y superior a la clavícula
- Tres zonas: I: de la escotadura esternal al cartílago cricoides (mayor mortalidad); II: entre el cricoides y el ángulo de la mandíbula; III: por encima del ángulo de la mandíbula

Imagenología para lesiones penetrantes del cuello	
Lesión	Estudio
Vascular	Inestable → quirófano para exploración/angiografía/embolización Zonas I y III → angio-TC/angiografía (↑ incidencia de lesiones vasculares) Zona II → angio-TC o exploración en quirófano
Faringoesofágica	Angio-TC, estudio de deglución con contraste hidrosoluble, endoscopia
Laringotraqueal	Inestable → broncoscopia en quirófano Estable → TC (Sen para detectar lesiones glóticas/cartilaginosas)

Traumatismo penetrante del cuello
Definición
- Lesión en el cuello por heridas de bala, puñaladas, objetos de proyectil (metralla/vidrio)

Hallazgos físicos
- Las lesiones laringotraqueales pueden presentar estridor, dificultad respiratoria, hemoptisis, aire subcutáneo, disfonía
- Las lesiones esofágicas pueden incluir disfagia, hematemesis, aire subcutáneo
- Las lesiones vasculares pueden mostrar déficits neurológicos, hematoma/hemorragia expansiva/pulsátil, soplo/frémito, hipotensión (*J Trauma Acute Care Surg* 2008;65(5):1392–1405)

Evaluación
- RxT/(neumotórax/hemotórax), Rx lateral del cuello en el cubículo de trauma, TC, angio-TC
- Labs de traumatología: BH, QS, G&C, TTP/TP, GA

Tratamiento
- Manejo de la vía aérea (puede ser vía aérea difícil), consulta quirúrgica si hay disrupción del platisma, Abx (en caso de ↑ riesgo de contaminación por perforación aerodigestiva)
- Tratar como reanimación de trauma (ABC, transfusión, etc.)

Remisión
- Ingresar si se necesita intervención Qx/observación

Consejos y alertas
- El paro por traumatismo cervical penetrante es indicación de toracotomía en el SU

Estrangulación
Definición
- Traumatismos cervicales por estrangulación manual o intentos de ahorcamiento (3 500 muertes/año)
- El mecanismo de muerte se debe con mayor frecuencia a la anoxia cerebral

Anamnesis
- Estrangulación, pérdida de consciencia, Δ voz, intentar obtener la «altura de la caída» del SMU
- Detectar la violencia de pareja, la ideación suicida y la preocupación por la seguridad del pte/niño

Hallazgos físicos
- Disfonía/disnea, disfagia, estridor, hemorragias petequiales (manchas de Tardieu), hemorragia escleral, marcas de ligadura/dedo, déficits neurológicos/coma

Tratamiento
- Manejo de la vía aérea (puede ser una vía aérea difícil), consulta quirúrgica (si es necesario), considerar angio-TC, Abx (si hay ↑ riesgo de contaminación por perforación aerodigestiva) (*Ann Emerg Med* 2020;75(3):329–338)

Remisión
- Ingresar si se identifican lesiones
- Involucrar a los expertos forenses, de trabajo social y de salud conductual según la necesidad para derivar con seguridad a otras áreas

Consejos y alertas
- ↑ incidencia de SDRA y secuelas neuropsiquiátricas a largo plazo (vulnerabilidad selectiva del hipocampo a la lesión anóxica)
- El ahorcamiento autoinfligido rara vez se asocia con lesiones de la columna cervical; *véase* la fractura del ahorcado
- El reflejo barorreceptor carotídeo puede desencadenar un paro bradicárdico

Lesión cerebrovascular contusa

Definición
- La CTCV se define como una lesión contusa (a menudo un desgarro de la íntima) en las arterias carótidas o vertebrales, que afecta al 1-3% de los ptes con traumatismos contusos; la complicación más temida es el ACV
- Mecanismos: accidentes de tránsito, caídas, agresiones, intentos de suicidio

Anamnesis
- Típica en los ptes con lesiones graves en cabeza, cara, columna vertebral, tórax o abdomen
- La mayoría sin manifestaciones neurológicas en el momento de la presentación

Hallazgos físicos
- Hallazgos sugerentes de CTCV: hemorragia del cuello/boca/nariz/oído, hematoma cervical en expansión, soplo, déficits neurológicos focales (p. ej., hemiparesia, síndrome de Horner, insuficiencia vertebrobasilar)

Factores de riesgo de CTCV: criterios de Denver modificados	
Mecanismo de alta energía	Fractura de la columna cervical, lesión de ligamentos o subluxación
Fractura facial Le Fort II o III	Fractura basilar del cráneo o del cóndilo occipital
Cuasiahorcamiento con lesión cerebral anóxica	Lesión de tipo tendedero o abrasión dolorosa/edematosa del cinturón de seguridad en el cuello
Avulsión del cuero cabelludo	TCE grave con ECoG < 6
TCE con lesiones torácicas	Fracturas de costillas superiores
Rotura cardiaca contusa	Lesión vascular torácica

Derivado de: *J Trauma Acute Care Surg* 2020;88(6):875.

Tratamiento
- Tx antitrombótico con heparina o antiagregantes plaquetarios (p. ej., AAS 325 mg), reparación Qx o Tx endovasculares considerados para las lesiones de mayor grado

Remisión
- La mayoría de los ptes tendrán politraumatismos y requerirán hospitalización; aquellos con CTCV aislados de bajo grado pueden ser dados de alta con seguimiento estrecho

Consejos y alertas
- Debe sopesar los riesgos y beneficios de la prevención del ACV con los riesgos de hemorragia con base en otras lesiones traumáticas del pte
- La angio-TC suele repetirse en 7-10 días para comprobar la resolución del CTCV y determinar la necesidad de un Tx continuo

TRAUMATISMO DE LA COLUMNA CERVICAL

Definición
- Lesión de la estructura ósea/ligamentosa de la columna cervical (C2 24%, C6 20%, C7 19%)

Abordaje
- Mantener la inmovilización de la columna cervical hasta que se haya aclarado clínicamente sin imágenes (*véase* tabla) o radiográficamente

Palpación
- Dolor cervical en la línea media, escalones, déficits neurológicos

Radiología
- TC de la columna cervical: Sen 98% (estándar) → obtener RM si la TC muestra una afección; considerar la RM en caso de obnubilación/sensibilidad persistente en la línea media; Sen del 97% de la RM para lesión ligamentosa (*J Trauma* 2005;58(5):902; *J Trauma* 2008;64:179; *Spine J* 2014;14(11):2546)

- La Rx de la columna cervical (Sen 52%) y la Rx en flexión-extensión ya no se recomiendan debido a la escasa sensibilidad (*J Am Coll Radiol* 2007;4(11):762–775)

Descartar lesiones de la columna cervical	
Criterios de bajo riesgo NEXUS	**Regla canadiense de la columna cervical**
No hay sensibilidad en la línea media posterior No hay déficits neurológicos focales Estado de alerta normal No hay intoxicación No hay lesiones dolorosas que distraigan la atención (fractura de hueso largo, lesión visceral, laceración grande, avulsión, quemaduras, lesión que cause deterioro funcional)	Inclusión: edad ≥ 16 años, ECoG 15 SV normales (FR 10-24, PAS > 90 mm Hg), lesión dentro de las últimas 48 h, traumatismo cerrado Exclusión: parálisis/parestesia, enf vertebral conocida, visita repetida por la misma lesión, embarazada, Qx previa de la columna cervical 1. ¿Factor de alto riesgo que obligue a tomar imágenes? > 65 años, mecanismo peligroso (volcadura/expulsión en AAM/> 96.5 km/h, caída desde ≥ 1 m, accidente de bicicleta, carga axial en la cabeza) o parestesias en las extremidades. En caso AFIRMATIVO, estudios de imagen. Si la respuesta es NO, pase a la pregunta 2 2. ¿Factor de bajo riesgo que permita una evaluación segura de la amplitud de movimiento? Presencia de ≥ 1 hallazgo de bajo riesgo (AAM simple por detrás, pte sentado en el SU, deambulación tras el traumatismo, dolor de cuello de aparición tardía, sin sensibilidad en la línea media). Si la respuesta es AFIRMATIVA, pase a la pregunta 3. Si es NO, estudios de imagen 3. ¿Puede girar el cuello 45° a la izquierda y derecha? Si es NO, estudios de imagen
Sen 90.7%, Esp 36.8% para la lesión significativa de la columna cervical	Sen 99.4%, Esp 45.1% para la lesión significativa de la columna cervical (*NEJM* 2003;349(26):2510–2518)

Fractura de C1 («fractura de Jefferson»)

Definición
- Fractura inestable por estallido del atlas (C1) que provoca un ensanchamiento de las masas laterales (33% asociado con Fx de C2)

Anamnesis
- Carga axial

Hallazgos físicos
- Dolorimiento en C1, déficit neurológico raro (el conducto es ancho en C1)

Evaluación
- TC/angio-TC para evaluar lesiones asociadas de la arteria vertebral, RM para la lesión ligamentosa. La rotura del ligamento transversal determina la inestabilidad

Tratamiento
- Inmovilización de la columna cervical, consulta para Tx quirúrgico de la columna

Remisión
- Ingresar

Luxación facetaria bilateral

Definición
- Anterolistesis de las masas articulares de la vértebra superior con respecto a las superficies articulares de la vértebra inferior, con rotura de todas las estructuras ligamentosas

Anamnesis
- Lesión de flexión-extensión, a menudo resultado de la fuerza de pandeo

Hallazgos físicos
- A menudo se manifiesta con una lesión medular completa con tetraplejia

Evaluación
- TC, RM para lesiones de ligamentos

Tratamiento
- Inmovilización de la columna cervical, consulta con Qx de columna vertebral

Remisión
- Ingresar

Fractura de la odontoides (C2)

Definición
- Fractura a través de la odontoides con estabilidad variable (*véase* tabla)

Anamnesis
- Lesión en flexión-extensión

Hallazgos físicos
• Dolor en C2

Evaluación
• TC, RM por lesión ligamentosa del ligamento transverso

Tratamiento
• Inmovilización de la columna cervical, consulta con Qx de columna vertebral

Remisión
• La hospitalización es probable

Clasificación de las fracturas de la odontoides	
Clasificación	**Hallazgos**
Tipo I	Fractura por avulsión de la parte superior de la apófisis odontoides Estable y no requiere intervención quirúrgica. Collarín rígido
Tipo II	Fractura en la unión de la apófisis odontoides con el cuerpo vertebral Fractura potencialmente inestable No desplazada: a menudo se utiliza el halo para el Tx, alta frecuencia de ausencia de consolidación Desplazada/angulada: con frecuencia Qx
Tipo III	Fractura en la base de la odontoides que se extiende hasta el cuerpo del atlas Inmovilizar con halo o collarín, no suele requerir Qx

Fractura del ahorcado de C2
Definición
• Fractura inestable de los pedículos bilaterales de C2 (↑ riesgo de subluxación anterior de C2/rotura de disco de C2-C3 → alta mortalidad)

Anamnesis
• Hiperextensión
• Denominada así por los ahorcamientos judiciales en los que el nudo está delante del pte y la «altura de la caída» es al menos tan larga como la víctima

Hallazgos físicos
• Dolorimiento en C2, traumatismo de alto impacto, déficit neurológico

Evaluación
• TC/angio-TC, RM para lesiones ligamentosas

Tratamiento
• Inmovilización de la columna cervical, consulta para Tx quirúrgico de la columna

Remisión
• Ingresar

Fractura en forma de lágrima
Definición
• Avulsión inestable del cuerpo vertebral cervical en la inserción del ligamento anterior en la lesión en extensión (C2 frecuente) o del ligamento posterior en la lesión en flexión (C5-C6)

Anamnesis
• Flexión (AAM, zambullida en la piscina) o extensión (caída de adultos mayores sobre la barbilla)

Hallazgos físicos
• Dolorimiento de la columna cervical, síndrome del cordón anterior (flexión), síndrome del cordón central (extensión)

Evaluación
• TC/angio-TC, RM para lesiones ligamentosas

Tratamiento
• Inmovilización de la columna cervical, consulta con especialista de columna vertebral

Remisión
• Ingresar

Consejos y alertas
• Las luxaciones atlantooccipitales y atlantoaxiales son otro patrón de fractura cervical inestable, pero a menudo son inmediatamente mortales
• La mnemotecnia «Jefferson mordió (odontoides) a un ahorcado y lloró» puede utilizarse para recordar los principales patrones de fractura de la columna cervical

TRAUMATISMO TORÁCICO/LUMBAR/SACRO

Definición
- Lesión de la estructura ósea/ligamentosa de la columna vertebral por debajo del nivel del cuello

Abordaje
- Mantener las precauciones de girar en bloque
- Examinar: dolor de la columna vertebral, escalones, déficits neuro, tono rectal
- Escala de clasificación y gravedad de las lesiones toracolumbares (TLICS) utilizada para las decisiones de Tx

Fractura anterior en cuña/por compresión
Definición
- Fractura por compresión del cuerpo vertebral (cuña → solo placa terminal del cuerpo vertebral anterosuperior)
- Puede ser inestable si > 50% de pérdida de altura del cuerpo vertebral, cifosis significativa, deformidad rotacional o múltiples niveles afectados → estudios de imagen del complejo ligamentoso posterior

Anamnesis
- Flexión con carga axial

Hallazgos físicos
- Dolor local, la mayoría de las veces sin déficits neurológicos

Evaluación
- TC, RM si hay preocupación por la inestabilidad ligamentosa asociada

Tratamiento
- Consulta con Qx de columna vertebral → control del dolor, corsé/ortesis o Tx quirúrgico basado en la TLICS

Remisión
- Alta si el patrón es estable y el dolor está controlado

Fractura por estallido
Definición
- Fractura por compresión del cuerpo vertebral anterior y posterior (puede complicarse con fragmentos óseos retropulsados → lesión medular). Déficits neurológicos en el 42-58% de los ptes

Anamnesis
- Carga axial/compresión vertical con flexión

Hallazgos físicos
- Dolorimiento local ± déficit neurológico

Evaluación
- TC, RM para evaluar el complejo del ligamento posterior

Tratamiento
- Consulta con Qx de columna vertebral con corsé/ortesis vs. fijación quirúrgica basada en la TLICS

Remisión
- La hospitalización es probable

Fractura de Chance
Definición
- Fractura por compresión a través de la vértebra con separación en los elementos posteriores; puede incluir fracturas en el cuerpo/pedículos/láminas

Anamnesis
- Dolor de espalda tras un accidente de tránsito frontal cuando se lleva solo el cinturón de seguridad en la cadera por una lesión de flexión-extensión

Hallazgos físicos
- Dolor local, signo del cinturón de seguridad, déficit neurológico raro

Evaluación
- TC; 50% asociado con lesiones intestinales

Tratamiento
- Consulta con Qx de columna vertebral con corsé/ortesis (lesión ósea) vs. cirugía (lesión de ligamentos/déficit neurológico)

Remisión
- Ingresar

Fractura del sacro

Definición

- Fracturas del sacro (pueden ser fracturas de la pelvis si están por encima de S4)
- Clasificación de Denis: zona 1: lateral a los agujeros neurales, 6% de déficit del nervio ciático o de la raíz nerviosa L5; zona 2: a través de los agujeros neurales, 28% de lesiones unilaterales en L5/S1/S2; zona 3: medial a los agujeros neurales, dentro del conducto medular, 76% con disfunción intestinal/vesical/sexual (*J Am Acad Orthop Surg* 2006;14(12):656–665)

Anamnesis

- Dolor en los glúteos/perirrectal/posterior del muslo tras un traumatismo directo en el sacro

Hallazgos físicos

- Dolorimiento local, déficits neurológicos (por arriba de S4), evaluación cuidadosa de la cola de caballo

Evaluación

- TC

Tratamiento

- Consulta con Qx de columna vertebral

Remisión

- Alta si la lesión es aislada y el pte se encuentra estable

Síndrome del cordón anterior

Definición

- Lesión de la médula anterior por un mecanismo contuso o isquémico

Anamnesis

- Flexión/carga axial (traumatismo mayor), traumatismo menor (artritis/estenosis espinal/artrosis/afección de la médula espinal) o infarto/isquemia de la arteria espinal anterior (disección aórtica/Qx)

Hallazgos físicos

- Pérdida bilateral del movimiento/dolor/sensibilidad térmica, columna dorsal intacta (propiocepción/sensibilidad vibratoria) (*véanse* tablas de déficit sensorial y motor)

Evaluación

- RM

Tratamiento

- Consulta con Qx de columna vertebral

Remisión

- Ingresar

Síndrome del cordón central

Definición

- Traumatismo del cordón central → lesión de los tractos motores corticoespinales del MS > tractos del MI (abombamiento del ligamento amarillo)

Anamnesis

- Hiperextensión del cuello, adultos mayores, artritis, artrosis, estenosis espinal, siringomielia

Hallazgos físicos

- Pérdida de función motora en el MS > MI, pérdida sensorial variable (*véanse* tablas de déficit sensorial y motor), pérdida de dolor y temperatura si no es traumática

Evaluación

- RM

Tratamiento

- Consulta con Qx de columna vertebral

Remisión

- Ingresar

Síndrome de Brown-Sequard (síndrome del cordón lateral)

Definición

- Transección del hemicordio por traumatismo penetrante o pérdida funcional por lesión desmielinizante

Anamnesis

- Traumatismos penetrantes (heridas por arma blanca o proyectil de arma de fuego) o esclerosis múltiple

Hallazgos físicos

- Pérdida de motricidad/propiocepción/vibración ipsilateral, pérdida de sensación de dolor/temperatura contralateral; los déficits se producen dos niveles por debajo de la lesión

Evaluación
· RM

Tratamiento
· Consulta con Qx de columna vertebral

Remisión
· Ingresar

Déficit por nivel de lesión medular			
Puntos de referencia de déficit sensorial		**Puntos de referencia de déficit motor**	
C2	Occipucio	C5	Flexión del codo
C4	Región clavicular	C7	Extensión del codo
C6	Pulgar	C8	Flexión de los dedos
C8	Dedo meñique	T1	Abducción de los dedos
T4	Línea del pezón	L2	Flexión de la cadera
T10	Ombligo	L3	Extensión de la rodilla
L1	Región inguinal	L4	Dorsiflexión del tobillo
L3	Rodilla	S1	Flexión plantar del tobillo
S1	Talón		
S5	Zona perineal		

Choque medular
Definición
· Pérdida de tono vascular causada por un traumatismo de la médula espinal que dura 24-48 h; rara vez puede durar varias semanas

Anamnesis
· Traumatismo medular

Hallazgos físicos
· Hipotensión, bradicardia, parálisis flácida, hiporreflexia

Tratamiento
· Fenilefrina (agonista α periférico de la neosinefrina) para el soporte de la PA

Remisión
· Ingresar

Consejos y alertas
· NO hay pruebas que apoyen la administración de corticoides en los traumatismos medulares
· SCIWORA (lesión medular sin hallazgos radiológicos): en ptes pediátricos, si hay déficits focales de sensibilidad/neurológicos → tratar como lesión medular independientemente de las imágenes

TRAUMATISMO TORÁCICO

Definición
· Lesiones en el tórax y sus estructuras causadas por un traumatismo penetrante o contuso (en el 25% de todos los traumatismos sobreviene la muerte. Inmediatas: lesión del corazón/de los grandes vasos; tempranas: obstrucción/taponamiento cardiaco/neumotórax a tensión; tardías: neumonía/EP)

Abordaje
· Evaluar las categorías anatómicas, aunque muchas lesiones no se producen de forma aislada: cardiovascular, pulmonar, esquelético, esofágico, diafragmático

Inspección
· Traumatismo externo: heridas abiertas (no sondar las heridas: desplazamiento de coágulos → hemorragia), heridas de entrada/salida, segmentos inestables (pueden requerir fijación externa o VEPP), marcas de cinturones de seguridad, objetos empalados (estabilización → extracción en quirófano)

Palpación
· Crepitación (neumotórax), pulsos desiguales (traumatismo vascular, hematoma mediastínico), heridas por debajo de la línea del pezón/punta de la escápula ↑ riesgo de traumatismo abdominal (el 25% tiene tanto traumatismo intraabdominal como torácico) (*J Trauma* 1998;45:87)

Radiología
· Véase la tabla

Toracotomía

- Signos de vida (SdV): respuesta pupilar, ventilación espontánea, movimiento de las extremidades, pulso, PA o actividad eléctrica cardiaca (*J Trauma Acute Care Surg* 2015;79(1):159–173)
- Paro torácico penetrante: se recomienda encarecidamente realizar si hay SdV; considerar si la RCP < 15 min sin SdV
- Paro traumático contuso: realizar en caso de SdV o de choque refractario profundo. No llevar a cabo si RCP > 10 min y sin SdV
- Traumatismo extratorácico penetrante: considerar si RCP < 5-15 min con o sin SdV
- Tasa de supervivencia con Hx de toracotomía en pte con traumatismo contuso < 2%, tasa de supervivencia por paro por penetración 15%, herida cardiaca por arma blanca hasta 35% (*J Trauma Acute Care Surg* 2012;73(6):1359)

Recomendaciones terapéuticas de traumatismo torácico	
Traumatismo torácico	**Guías generales**
Traumatismo contuso	Si existen hallazgos de traumatismo torácico: RxT, TC de tórax
Traumatismo penetrante que atraviesa el mediastino	Pte agónico: toracotomía Inestable: colocar sondas torácicas bilaterales Estable: RxT, angio-TC de tórax, esofagoscopia, broncoscopia
Traumatismo penetrante: no atraviesa el mediastino	RxT o TC de tórax por lesión intratorácica o extratorácica

Rotura traumática de la aorta

Definición
- Rotura traumática de la aorta (aorta descendente → unida al tórax) causada por una lesión por desaceleración (caída de altura, AAM de alta velocidad, AAM con colisión lateral)

Anamnesis
- Dolor retroesternal/intraescapular (el 80% muere inmediatamente)

Hallazgos físicos
- La exploración tiene poca sensibilidad para detectar lesiones, debe tener un alto índice de sospecha asociado con un mecanismo de alto riesgo
- Hipotensión, pulsos asimétricos/PA

Evaluación
- RxT (> 8 cm de ensanchamiento del mediastino, desviación del esófago/tráquea, pérdida del cayado aórtico/ventana aortopulmonar, capuchón apical izq., fracturas de la 1.ª costilla/2.ª costilla/esternón, ensanchamiento de la franja paravertebral), angio-TC, ETE

Tratamiento
- Control de frecuencia cardiaca (esmolol/nitroprusiato): FC < 100, sistólica < 100 mm Hg, consulta quirúrgica

Remisión
- Ingresar

Consejos y alertas
- El 90% de los que sobreviven tienen un hematoma contenido cerca del ligamento arterioso
- La RxT no descarta una lesión aórtica

Neumotórax

Definición
- Aire en el espacio pleural (simple: sin desplazamiento/comunicación con el aire exterior; tensión: la lesión actúa como válvula de una vía/aumento de las presiones intrapleurales; abierto: déficit de la pared/colapso en la inspiración/expansión en la espiración/ventilación ineficaz)

Anamnesis
- Traumatismo contuso (simple) o penetrante (tensión/abierto)

Hallazgos físicos
- Disminución de los ruidos respiratorios, hiperresonancia; tensional: desviación traqueal/distensión venosa del cuello/hipotensión; abierto: herida en el pecho con «succión»

Evaluación
- ECO para evaluar el deslizamiento de los pulmones, RxT (tratar el neumotórax antes de obtener las imágenes), TC de tórax

Tratamiento
- O$_2$ al 100%
- Tensional: descompresión con aguja (aguja de gran calibre/catéter i.v. → 2.º espacio intercostal, línea clavicular media), drenaje torácico hasta el 4.º-5.º espacio intercostal, línea axilar media/anterior

- **Abierto:** vendaje oclusivo estéril para pegar en 3 lados → permite la salida pero no la entrada de aire, drenaje torácico
- **Simple:** < 10% → RxT seriada, mod/grande → drenaje torácico dirigido anteriormente/RxT seriada
- **Oculto:** no hay más Tx que el O_2
- Abx profiláctico controvertido en el drenaje torácico en el contexto del traumatismo
  (*Trauma Surg Acute Care Open 2019;4:e000356; Am J Surg 2021;222(5):1017–1022*)

Remisión
- Ingresar

Consejos y alertas
- Debe colocarse un drenaje torácico si se requiere ventilación mecánica

Hemotórax
Definición
- Sangre en el espacio pleural, con mayor frecuencia por laceraciones pulmonares

Anamnesis
- Traumatismos contusos/penetrantes

Hallazgos físicos
- Dolor, disminución de los ruidos respiratorios, matidez a la percusión

Evaluación
- RxT: borramiento del ángulo costofrénico (en posición vertical)/densidad difusa (en posición supina), ECO, TC de tórax

Tratamiento
- Drenaje torácico de gran calibre dirigido inferiormente, consulta con Qx → quirófano si > 1.5 L de salida de sangre inicialmente (> 20 mL/kg)/> 200 mL/h (> 3 mL/kg/h) o si es inestable (↑ probabilidad de lesión de los vasos intercostales/mamarios internos/hiliares)
- Abx profiláctico: uso controvertido en la toracostomía en el contexto de un traumatismo

Consejos y alertas
- Se necesitan ~300 mL para ver el hemotórax en la RxT
- El hemotórax retenido se asocia con empiema y neumonía

Remisión
- Ingresar

Tórax inestable
Definición
- Fractura de 3 o más costillas en 2 o más lugares → segmento discontinuo de la pared torácica → movimiento paradójico con la respiración (5% de los traumatismos torácicos)

Anamnesis
- Traumatismo contuso, disnea

Hallazgos físicos
- Dificultad respiratoria, dolorimiento, crepitación, movimiento paradójico de pared torácica

Evaluación
- RxT, angio-TC de tórax

Tratamiento
- Estabilización externa (almohada), CPAP (1.ª línea si la oxigenación/ventilación es deficiente en un pte despierto/cooperador → tasas de mortalidad/neumonía más bajas vs. la intubación) (*EMJ 2005;22(5):325*), ± colocación de un drenaje torácico, control del dolor (catéter de bloqueo costal/epidural es lo mejor), intubar solo si es necesario (obnubilado, obstrucción de la vía aérea, dificultad respiratoria)

Remisión
- Ingresar

Consejos y alertas
- Mort 35-50% → asociada con lesiones subyacentes y complicaciones (contusión pulm, NM)

Contusión pulmonar
Definición
- Lesión del parénquima pulmonar → hemorragia/edema → desajuste V/Q

Anamnesis
- Traumatismo contuso, disnea

Hallazgos físicos
- Dificultad resp, dolorimiento, taquicardia, hemoptisis, hipoxia ↑ 1-2 días, resolución: 7 días

Evaluación
- RxT: puede ser normal inicialmente o mostrar infiltrados alveolares bilaterales

Tratamiento
- Control del dolor, higiene pulmonar, apoyo con O_2. Restringir los LIV con objetivo de euvolemia. Intubar si es necesario. Las complicaciones incluyen la neumonía y el SDRA

Remisión
- Ingresar

Taponamiento cardiaco
Definición
- Hemopericardio → constricción del corazón → disminución del GC, con mayor frecuencia debido a una lesión penetrante (rara vez un traumatismo contuso)

Anamnesis
- Traumatismo penetrante

Hallazgos físicos
- Triada de Beck (hipotensión/IY/ruidos cardiacos apagados), taquicardia, pulso paradójico

Evaluación
- ECO a pie de cama/formal: derrame pericárdico/colapso diastólico de AD/VD; ECG: bajo voltaje/alternancia eléctrica; RxT: por lo general, no hay nada que destacar

Tratamiento
- LIV en gran cantidad (dependiente de la precarga)
- Hipotensión + derrame pericárdico → quirófano/pericardiocentesis (la sangre suele estar coagulada, si es fresca puede estar en el VD)
- Paro → toracotomía

Remisión
- Ingresar

Consejos y alertas
- La IY es rara en los pacientes traumatizados con hipovolemia

Lesión cardiaca contusa
Definición
- Lesión del miocardio/vasos coronarios/válvulas/tabique

Anamnesis
- Traumatismo torácico (p. ej., impacto contra el volante)

Hallazgos físicos
- DTo, taquicardia ± hipotensión

Evaluación
ECG: nuevo BR, arritmias, Δ ST/conducción anómala/disfunción del VD; enzimas cardiacas: el ECG normal y la troponina negativa tienen un VPN del 100% (*J Trauma Acute Care Surg* 2012;73(5):S301–S306)

Tratamiento
- Reanimación con LIV (daño del VD → dependencia de la precarga), *véase* la tabla

Remisión
- Ingresar en Tele

Consejos y alertas
- Nuevo Δ ECG: considerar 1.er evento cardiaco → traumatismo

Contusión cardiaca	
Asintomático, sin Δ ECG, sin arritmias	Puede ser dado de alta a casa
Δ ECG o arritmia en pte con FH estable	Vigilancia cardiaca por 24 h
Δ ECG o arritmia en pte con FH inestable	Ecografía ± consulta con cardiología
Arritmias que amenazan la vida	Guías ACLS

Lesión esofágica
Definición
- La lesión del esófago suele deberse a un traumatismo penetrante; también es posible con un traumatismo epigástrico importante, a menudo habrá otras lesiones graves con mecanismo contuso

Anamnesis
- Disfagia, dolor de cuello, hinchazón de cuello, hipersalivación, plenitud retroesternal, hematemesis

Hallazgos físicos
- Dificultad respiratoria, crepitación en el cuello y el tórax, hematemesis, enfisema subcutáneo

Evaluación

- RxT: aire mediastínico/cervical profundo
- Radiografías del cuello: lesión esofágica + laríngea → columna de aire en el esófago
- Esofagoscopia flexible (endoscopia): Sen del 96%: se prefiere en ptes estables
- Esofagograma por TC con contraste hidrosoluble si no está claro *(Radiographics 2021;41(2):447-461)*

Tratamiento

- Consulta con cirugía, Abx de amplio espectro (p. ej., piperacilina/tazobactam) ± antimicótico, IBP
- NPO. Insertar la SNG solo bajo visualización directa (durante la endoscopia o en el quirófano)

Remisión

- Ingresar

Desgarro traqueobronquial

Definición

- Desgarro de la tráquea/bronquio, más frecuentemente debido a un traumatismo penetrante

Anamnesis

- Traumatismo penetrante o lesión por desaceleración grave, a menudo se produce la muerte en el sitio

Hallazgos físicos

- Crepitación, crujido mediastínico con el latido cardiaco (signo de Hamman), gran fuga de aire persistente o neumotórax recurrente tras la colocación de un drenaje torácico (si hay lesión cervical, puede no haber fuga de aire)

Evaluación

- RxT: neumotórax/neumomediastino/«signo del pulmón caído», TC de tórax, broncoscopia (es la norma, se pueden pasar por alto lesiones > 2 cm por encima de la carina)

Tratamiento

- Intubación con fibra óptica (en lesiones bronquiales importantes → considerar TET de doble luz), colocación de drenaje torácico (puede requerir > 1 drenaje torácico)

Remisión

- Ingresar

Consejos y alertas

- Puede presentarse con dificultad para pasar el TET/dificultad con la ventilación después de introducir el TET

TRAUMATISMO ABDOMINAL

Definición

- Traumatismos en el abdomen y sus estructuras

Abordaje
Evaluar las áreas principales

- Región toracoabdominal: línea del pezón → margen costal. Abdomen anterior: margen costal → ligamentos inguinales/sínfisis púbica → línea axilar anterior; costado: entre las líneas axilares anterior y posterior de la 6.ª costilla → cresta iliaca; espalda: puntas infraescapulares → cresta iliaca; región glútea: cresta iliaca → pliegue glúteo

Inspección

- Heridas de entrada/salida (comprobar entre las nalgas/muslo/axila/cuello), signo del cinturón de seguridad (↑ del riesgo de desgarro/avulsión mesentérica, perforación intestinal, trombosis de aorta/iliaca, posibilidad de fractura de L1/L2), no extraer objetos, cubrir los órganos eviscerados con gasas empapadas en suero fisiológico

Palpación

- Signos peritoneales (Tx quirúrgico), examen rectal (próstata alta-cabalgada/sangre/tono)

Labs

- BH (Hct puede ser normal inicialmente en caso de hemorragia), GA, lactato, PFH, lipasa, EGO

Radiología

- FAST (Sen 90-100% para el hemoperitoneo, no Esp, requiere > 250 mL de líquido), RxT (aire libre en el abdomen), radiografía de la pelvis (pérdida de la sombra del psoas → lesión retroperitoneal, localización de las balas), TC (prueba definitiva, baja sensibilidad para la lesión pancreática/diafragmática/intestinal temprana)

Lavado peritoneal diagnóstico

- Rara vez se usa dada la exploración FAST/TC, estudio positivo → > 10 mL de sangre macroscópica o contenido entérico, traumatismo cerrado > 100 000 eritrocitos, traumatismo penetrante > 5 000-10 000 eritrocitos

Abordaje de los traumatismos abdominales			
Traumatismo	Ejemplos	Lesiones más comunes	Guías generales
Contuso	Choque de vehículos, caídas, agresiones	Bazo, hígado, intestino, riñón	Inestable → FAST→ quirófano Estable → FAST, TC (solo contraste i.v.) → quirófano o exámenes abdominales en serie
Penetrante: abdomen anterior	HPAF, herida punzocortante	Intestino delgado, colon, hígado y estructuras vasculares (HPAF); hígado, intestino delgado, diafragma	HPAF en el abdomen anterior → quirófano Inestable con traumatismo diferente a HPAF → quirófano Estable con traumatismo diferente a HPAF → exploración local de la herida, TC
Penetrante: en el costado y la espalda	HPAF, herida punzocortante		Inestable → quirófano HPAF estable → triple contraste (i.v., v.o., rectal) Estable diferente a HPAF → exploración local de herida, TC, exámenes seriados

Notas:
(1) El 1.er objetivo es identificar la necesidad de una exploración quirúrgica.
(2) La irritación peritoneal se observa a menudo con la lesión de la víscera hueca, pero no con el hemoperitoneo.
(3) Si se encuentra penetración de la fascia, seguimiento con LPD, TC o laparotomía exploratoria. Si no es así, el pte puede ser dado de alta tras el cuidado de la herida.
(4) Las lesiones de órganos internos se producen en el 20% de las lesiones de costado y en el 5-10% de las lesiones diferentes a HPAF por la espalda.

Laceración hepática
Definición
· Laceración del hígado (órgano lesionado con mayor frecuencia)

Anamnesis
· Traumatismo contuso o penetrante

Hallazgos físicos
· ± dolorimiento en el CSD

Evaluación
· PFH, Hct, FAST, TC

Clasificación de la laceración hepática	
Grado	
Grado I	Hematoma subcapsular < 10% de superficie; laceración del parénquima < 1 cm de profundidad
Grado II	Hematoma subcapsular 10-50% de superficie; hematoma intraparenquimatoso < 10 cm de diámetro. Desgarro de 1-3 cm de profundidad y ≤ 10 cm de longitud
Grado III	Hematoma subcapsular > 50% de superficie; hematoma subcapsular o parenquimatoso roto. Hematoma intraparenquimatoso > 10 cm. Desgarro > 3 cm de profundidad. Cualquier lesión en presencia de una lesión vascular hepática o una hemorragia activa contenida en el parénquima hepático
Grado IV	Disrupción parenquimatosa que afecta al 25-75% de un lóbulo hepático. Hemorragia activa que se extiende más allá del parénquima hepático hacia el peritoneo
Grado V	Disrupción parenquimatosa > 75% del lóbulo hepático. Lesión venosa yuxtahepática, que incluye la vena cava retrohepática y las venas hepáticas principales centrales

Tratamiento
· Consulta con Qx para Tx quirúrgico vs. conservador (FH estable, exámenes seriados/Hct), RI para embolización

Remisión
· Ingresar a la UCI vs. piso

Laceración esplénica
Definición
· Laceración del bazo (el órgano lesionado con mayor frecuencia en traumatismos contusos)

Anamnesis
· Traumatismo contuso o penetrante, dolor en el hombro izq. (signo de Kehr)/dolor en el tórax/costado/cuadrante superior

Hallazgos físicos
· Dolor en el CSI

Evaluación
- FAST, TC: gradación de la laceración (I-V)

Tratamiento
- Consulta con Qx para Tx quirúrgico vs. conservador (FH estable, exámenes seriados/Hct), RI para embolización

Remisión
- Ingresar a la UCI vs. piso

Grados de la laceración esplénica	
Grado	
Grado I	Hematoma subcapsular < 10% de superficie, desgarro capsular < 1 cm de profundidad
Grado II	Hematoma subcapsular 10-50%, hematoma intraparenquimatoso < 5 cm de diámetro, laceración parenquimatosa 1-3 cm que no afecta los vasos
Grado III	Hematoma subcapsular > 50% o en expansión, hematoma subcapsular/intraparenquimatoso roto, hematoma intraparenquimatoso > 5 cm, laceración esplénica > 3 cm o que afecta los vasos trabeculares
Grado IV	Laceración de vasos segmentarios o hiliares → desvascularización > 25%
Grado V	Bazo destrozado, lesión vascular hiliar → desvascularización completa

Lesión del intestino delgado
Definición
- Lesión en el intestino delgado (HPAF > herida de arma blanca > traumatismo contuso)

Anamnesis
- Traumatismo contuso o penetrante, clásicamente lesión con el manubrio

Hallazgos físicos
- Signo del cinturón de seguridad (AAM), signos peritoneales (pueden estar retrasados)

Evaluación
- Inestable → FAST/LPD. Estable → TC (baja sensibilidad, acumulación de líquido/engrosamiento de la pared del intestino/aire libre), RxT (rara vez muestra aire libre), RxT lumbar (fractura de Chance)

Tratamiento
- Consulta con Qx para Tx quirúrgico (perforación o desvascularización), Abx (ceftriaxona/ metronidazol)

Remisión
- Ingresar

Lesión colorrectal
Definición
- Lesión en el colon o el recto (el colon transverso es el más frecuente)

Anamnesis
- Traumatismo penetrante (HPAF), muy rara vez visto en el traumatismo cerrado (< 1%)

Hallazgos físicos
- Intestinos hipoactivos, signos peritoneales, sangre rectal macroscópica

Evaluación
- TC de triple contraste (Gastrografin®, el bario es irritante), RUV (aire que recubre el psoas)
- Las imágenes tienen poca sensibilidad, la evaluación definitiva se lleva a cabo mediante laparotomía exploratoria

Tratamiento
- Consulta con Qx para Tx quirúrgico (perforación o desvascularización), Abx (ceftriaxona/ metronidazol)

Remisión
- Ingresar

Lesión duodenal
Definición
- Lesión en el duodeno (80% de los casos asociados con otra lesión)

Anamnesis
- Traumatismo penetrante, N/V (hematoma obstructivo)

Hallazgos físicos
- Dolorimiento epigástrico, heces con hemo positivo, aspirado de sonda nasogástrica con sangre

Evaluación
- RxT en posición vertical (aire libre), TC (hematoma de la pared duodenal), GI superior («signo del resorte enrollado»)

Tratamiento
- Consulta con Qx para Tx quirúrgico (perforación o desvascularización), Abx (ceftriaxona/ metronidazol), colocación de SNG

Remisión
- Ingresar

Consejos y alertas
- 2.ª porción lesionada con mayor frecuencia (contiene las aberturas de los conductos biliares/pancreáticos)

Lesión gástrica
Definición
- Lesión en el estómago, poco frecuente

Anamnesis
- Traumatismo penetrante

Hallazgos físicos
- Dolor epigástrico, heces con hemo positivo, aspirado de SNG con sangre

Evaluación
- RxT en posición vertical (aire libre)

Tratamiento
- Consulta con Qx para Tx quirúrgico, Abx (ceftriaxona/metronidazol)

Remisión
- Ingresar

Lesión pancreática
Definición
- Lesión del páncreas (poco frecuente, 3-5% de los traumatismos abdominales)

Anamnesis
- Traumatismo penetrante (40%), traumatismo contuso epigástrico (60%, volante, manubrios de bicicleta)

Hallazgos físicos
- Dolor epigástrico mínimo (estructura retroperitoneal)

Evaluación
- TC (baja Sen al inicio), lipasa (puede ser normal), CPRE en busca de lesión ductal

Tratamiento
- Consulta con Qx, las lesiones contusas de bajo grado pueden tratarse de forma no quirúrgica con SNG

Remisión
- Ingresar

Consejos y alertas
- Se asocian con otras lesiones el 90% de las veces

Traumatismo vascular
Definición
- Lesión de la vasculatura del abdomen (10% de las heridas por arma blanca, 25% de las HPAF)

Anamnesis
- Traumatismo penetrante; también en el traumatismo contuso (p. ej., lesión del plexo venoso o iliaca en la Fx de la pelvis)

Hallazgos físicos
- Distensión, hematoma en expansión, signo de Grey Turner (equimosis en el costado)/signo de Cullen (equimosis periumbilical) → hemorragia retroperitoneal

Evaluación
- FAST, angio-TC (si está estable), exploración de la herida

Tratamiento
- Consulta con Qx, inestable → quirófano; considerar REBOA (oclusión endovascular con balón de la aorta) para la temporización

Remisión
- Ingresar

Consejos y alertas
- Evitar el acceso venoso en el MI

Desgarro diafragmático

Definición
- Desgarro en el diafragma por traumatismo contuso, ↑ impacto lateral (grande, lado izq. 2-3× más probable que el der., localizado posterolateralmente) o traumatismo penetrante (pequeño pero aumenta con el tiempo)

Anamnesis
- Traumatismo penetrante/contuso, presentación retrasada; dolor ± obstrucción

Hallazgos físicos
- Ruidos intestinales sobre el tórax

Evaluación
- RxT (Sen 50%): hemotórax/neumotórax (penetrante), sombra diafragmática anómala (contuso), ECO, TC, colocación cuidadosa de SNG (puede verse en el hemitórax)
- La laparoscopia diagnóstica es la norma

Tratamiento
- Dificultad respiratoria → colocación de SNG para descompresión, consulta con Qx para reparación quirúrgica. La RxT puede interpretarse erróneamente como un hemotórax; evitar la colocación de un drenaje torácico

Remisión
- Ingresar

Consejos y alertas
- Rotura diafragmática intrapericárdica/hernia de intestino → taponamiento

TRAUMATISMOS GENITOURINARIOS

Definición
- Traumatismos en las estructuras urogenitales. No es frecuente que pongan en peligro la vida, a menos que haya una lesión renal/vascular importante

Abordaje

Inspección
- Sangre en el meato (traumatismo de la uretra), sangre en la vagina, laceraciones perineales (no sondar → hemorragia), equimosis/laceraciones escrotales, hematomas en el flanco

Palpación
- Exploración rectal (próstata cabalgada/inflamada → lesión uretral membranosa, sangre → laceración rectal), alteración testicular

Labs
- Análisis de orina (hematuria microscópica → sin evaluación, sangre macroscópica → traumatismo GU grave)

Radiología
- Uretrograma retrógrado (UR): hombre con sangre en el meato (para evitar un desgarro uretral completo/un falso paso con sonda de Foley), inyectar 50 mL de contraste en la uretra → Rx pélvica por extravasación
- Cistograma: instilar 400-500 mL de contraste en la vejiga a través de una sonda de Foley → radiografía AP o TC → repetir la imagen después de lavar el contraste (desgarros posteriores de la vejiga)
- TC intraoperatoria (contraste i.v.): evaluación completa de los riñones

Laceración o contusión renal

Definición
- Escala de clasificación de lesiones renales de la AAST
  - Menor: grados I-III: hematoma subcapsular (grado I) con laceración (grado II o III)
  - Mayor: se extiende al sistema colector/lesión vascular (grado IV); implica la avulsión del hilio (también llamado *pedículo*) que desvasculariza el riñón, o el riñón destrozado (V)

Anamnesis
- Traumatismo penetrante o contuso de alta energía

Hallazgos físicos
- Herida de costado, hematuria macroscópica ± hipotensión

Evaluación
- BH, EGO, PC, otras pruebas de trauma según la necesidad, TC con fase retardada

Tratamiento
- Consulta con Qx y urología
- Solo hematuria microscópica → evitar el ejercicio extenuante/repetir el EGO en 2 días o más hasta que esté transparente

- Hematoma subcapsular o laceraciones menores → 24 h de observación/Hct en serie/EGO en serie/reposo en cama
- Hematuria macroscópica en curso y necesidad de transfusión → angioembolización
- Lesión vascular del pedículo renal → reparación (tasa de salvamento del 20%) frente a nefrectomía

Remisión
- Ingresar: hematoma mayor/subcapsular
- Alta: hematuria microscópica
(Ther Adv Urol 2018;10(10):295–303)

Rotura de la pelvis renal
Definición
- Rotura de la pelvis renal

Anamnesis
- Desaceleración de alta velocidad, traumatismo penetrante

Hallazgos físicos
- Equimosis en el costado, hipotensión

Evaluación
- EGO, BH, PC, QS, TC: extravasación de orina en el espacio perirrenal

Tratamiento
- Consulta con urología para la reparación quirúrgica

Remisión
- Ingresar

Consejos y alertas
- ↑ riesgo de infección en la reparación retardada

Lesiones ureterales
Definición
- Lesión del uréter (muy rara), la mayoría de las veces es iatrógena por procedimientos ginecológicos/urinarios

Anamnesis
- Hiperextensión, traumatismo penetrante, flexión forzada de la columna lumbar → rotura por debajo de la UUP, necrosis retardada por lesión microvascular después de HPAF (rara)

Evaluación
- EGO, Hct, TC: extravasación de orina, PIV (sensibilidad limitada)

Tratamiento
- Consulta con urología para ureteroureterostomía quirúrgica

Remisión
- Ingresar

Rotura intraperitoneal de la vejiga urinaria
Definición
- Laceración en la cúpula de la vejiga con comunicación intraperitoneal

Anamnesis
- AAM, traumatismo contuso (lesión por estallido), asociado con fracturas pélvicas

Hallazgos físicos
- Dolorimiento en el abdomen inferior, ↓ diuresis, hematuria

Evaluación
- EGO, Hct, cistograma/TC: extravasación de orina

Tratamiento
- Consulta con urología para una reparación quirúrgica urgente

Remisión
- Ingresar

Rotura extraperitoneal de la vejiga urinaria
Definición
- Rotura la vejiga urinaria con derrame extraperitoneal

Anamnesis
- AAM, traumatismo contuso, asociado con fracturas pélvicas

Hallazgos físicos
- Dolorimiento en el abdomen inferior, ↓ diuresis, hematuria

Evaluación
- EGO, Hct, cistograma solo/con lavado: extravasación de orina

Tratamiento
- Consulta con urología (por lo general, no quirúrgica a menos que se extienda al cuello de la vejiga), sonda de Foley 10-14 días

Remisión
- Ingresar

Lesiones en la uretra masculina
Definición
- Lesión de la uretra posterior (prostatomembranosa) (asociada con lesiones pélvicas, especialmente la Fx de la rama del pubis bilateral o de ambas ipsilaterales y lesiones por disrupción posterior) y de la uretra anterior (bulbo/pene) (por traumatismo directo del pene/Fx del pene/lesiones en silla de montar/caídas/HPAF)

Anamnesis
- Traumatismo contuso o penetrante

Hallazgos físicos
- Sangre en el meato, hematuria macroscópica, incapacidad para orinar

Evaluación
- EGO, Hct, UR (antes de la sonda de Foley)

Tratamiento
- Descompresión suprapúbica de la vejiga urinaria si es necesario, consulta con urología para la reparación de 1°/colocación de una sonda fluoroscópica/cistotomía suprapúbica

Remisión
- Ingresar

Lesiones en la uretra femenina
Definición
- Lesión en la uretra femenina asociada con mayor frecuencia con las fracturas de la pelvis (rara vez lesiones de silla de montar, caídas, heridas de bala, instrumentación)

Anamnesis
- Traumatismos contusos o penetrantes, mucho menos frecuentes que en los varones

Hallazgos físicos
- Sangrado vaginal, incapacidad para colocar la sonda de Foley, edema labial

Evaluación
- El UR no es útil; el paso de la sonda Foley descarta el desgarro completo

Tratamiento
- Descompresión suprapúbica de la vejiga urinaria si es necesario, consulta con urología para la reparación quirúrgica

Remisión
- Ingresar

Contusión/rotura testicular
Definición
- Traumatismo contuso en el testículo que provoca una contusión o una rotura (de la túnica albugínea)

Anamnesis
- Traumatismo contuso, dolor, hinchazón

Hallazgos físicos
- Equimosis, edema, sensibilidad, imposibilidad de palpar el testículo por luxación

Evaluación
- ECO testicular (Sen mod/Esp para rotura)

Tratamiento
- Consulta con urología para reparación quirúrgica/evacuación de coágulos (intervención temprana → ↓ morbilidad)

Remisión
- Ingresar

Fractura de pene
Definición
- Lesión contusa en el pene erecto cuando el pene se dobla con fuerza, lo que provoca la rotura de la túnica albugínea o de los cuerpos cavernosos

Anamnesis
- «Sonido de crujido», por lo general durante la actividad sexual → dolor intenso

Hallazgos físicos
- Hinchazón, cambio de coloración (congestión vascular), equimosis, sangre en el meato (10-20% se asocia con lesiones uretrales)

Evaluación
• UR por lesión uretral (lesión concomitante en el 15-20% de las veces)

Tratamiento
• Consulta con urología para la reparación quirúrgica de la uretra/evacuación de coágulos

Remisión
• Ingresar

Amputación/laceración del pene
Definición
• Amputación/laceración total o parcial del pene

Anamnesis
• Traumatismo penetrante, lesión por cremallera

Evaluación
• UR o ECO testicular si se sospechan lesiones asociadas

Tratamiento
• Amputación: consulta con urología (mejores resultados si se reimplanta antes de 18 h)
• Laceración simple: reparación con sutura absorbible
• Lesión por cremallera: retirar la cremallera con aceite mineral/cortadores de alambre en la barra mediana de la cremallera para romperla
• Considerar el bloqueo del nervio dorsal del pene para la analgesia si se intentan procedimientos de cabecera

Remisión
• Alta a menos que se requiera una reimplantación

Lesiones de los genitales femeninos
Definición
• Lesión de ovario, útero, trompa uterina, vagina (difícil de diagnosticar, normalmente se encuentra al evaluar otras lesiones); se asocia con fracturas de pelvis

Anamnesis
• Traumatismo contuso o penetrante, hemorragia vaginal

Hallazgos físicos
• Sangre en la cúpula vaginal, dolorimiento en el abdomen inferior

Evaluación
• TC, ecografía pélvica (en caso de embarazo, riesgo ↑)

Tratamiento
• Laceraciones vaginales abiertas → Abx (ampicilina, gentamicina, metronidazol), consulta ginecológica
• Laceraciones vaginales simples: reparación con sutura absorbible

Remisión
• Ingresar si es necesario

TRAUMATISMOS DE CADERA/PELVIS

Definición
• Traumatismos de cadera o pelvis

Abordaje
Anatomía de la pelvis
• El sacro, el cóccix y los huesos innominados der./izq. (ilion, isquion y pubis) se fusionan en el acetábulo

Inspección
• Edema perineal/laceraciones/equimosis, sangre en el meato uretral, deformidades (discrepancia en la longitud de las extremidades, rotación interna/externa), laceraciones abiertas

Palpación
• Pulsos, estabilidad pélvica (limitar la manipulación si es inestable → desprendimiento de coágulos), exploración neurológica (fuerza, sensibilidad, RTP), exploración rectal (sangre, próstata elevada, tono), exploración pélvica en mujeres

Radiología
• Pelvis AP (puede pasar por alto las fracturas del sacro/las alteraciones de la articulación SI → vistas de entrada/salida), TC (superior para fracturas acetabulares/lesiones asociadas), radiografía de cadera

Fracturas de pelvis

Definición

- Fracturas de la pelvis por lo general causadas por un mecanismo importante (↑ asociación con otras lesiones)

Anamnesis

- Traumatismo contuso, compresión lateral/AP, cizallamiento vertical (caída)

Hallazgos físicos

- Contusión externa/abrasión/equimosis, precaución con la compresión/distracción manual de la pelvis (puede desprender el coágulo → hemorragia), evaluar la Fx pélvica abierta, ya que tiene un 40-50% de mortalidad, hipotensión (42-50% de mortalidad), sangre en el meato, traumatismo perineal, exploración neurológica anómala (Sx de cola de caballo, plexopatías, radiculopatías)

Evaluación

- FAST, AP de pelvis, TC, evaluar cuidadosamente en busca de trauma intraabdominal, ya que > 15% con Fx pélvica tendrá lesión intraabdominales

Tratamiento

- Inestable: medidas provisionales (inmovilizar con sábanas/fijadores/pinzamientos externos), protocolo de transfusión masiva, consulta inmediata con ortopedia y traumatología (reducción/fijación externa y taponamiento pélvico), RI para control de hemorragia
- Estable: consulta ortopédica

Remisión

- Ingresar

Consejos y alertas

- Tipo A (rama inferior del pubis/avulsión) y tipo B2 (asa de cubo) → más frecuente
- Tipo B3 (libro abierto) y C (el 70% tiene lesiones importantes asociadas) → más mortales

Clasificación de las fracturas pélvicas (sistema de clasificación de Tile)	
Tipo	
Tipo A: fractura estable del anillo pélvico	A1: avulsión del hueso innominado → contracción muscular súbita, fractura del ala iliaca (Duverney) → lateral directa al traumatismo A2: fractura estable o mínimamente desplazada del anillo pélvico (rama/isquion) → caída en los adultos mayores A3: fractura transversal del sacro/cóccix → caída en posición sedente
Tipo B: lesiones del anillo pélvico parcialmente estables (rotacionalmente inestables/verticalmente estables)	B1: libro abierto unilateral (alteración de la sínfisis del pubis + rotación en bisagra de la articulación SI) → compresión AP B2: fracturas en asa de cubo → compresión lateral B3: fractura en libro abierto bilateral → compresión AP grave
Tipo C: fracturas inestables del anillo pélvico	Fracturas verticales con separación del sacro/otras fracturas verticales por cizallamiento → lesiones por cizallamiento vertical

Lesiones vasculares de la pelvis

Definición

- Lesión de las estructuras vasculares de la pelvis con fracturas pélvicas (con mayor frecuencia traumatismo AP o cizallamiento vertical)

Anamnesis

- Traumatismo contuso, compresión lateral/AP, cizallamiento vertical (caída)

Hallazgos físicos

- Pelvis inestable, hipotensión resistente a la reanimación

Evaluación

- FAST, pelvis AP, TC (si es estable), angiografía pélvica, considerar LPD si el FAST es negativo pero el pte está hemodinámicamente inestable

Tratamiento

- Protocolo de transfusión masiva, estabilización de la pelvis con fijador pélvico, consulta con Qx ortopédica y traumatología (fijación externa y taponamiento pélvico para controlar la hemorragia), embolización por RI para la hipotensión continua (menos eficaz para la hemorragia venosa → alta colateralización)

Remisión

- Ingresar

Fracturas acetabulares

Definición

- Fracturas en el acetábulo (AAM → golpe de la rodilla en el tablero o intrusión lateral), caídas en adultos mayores

Anamnesis
• Traumatismo contuso, dolor con el movimiento de la cadera

Hallazgos físicos
• Dolor con el movimiento de la cadera/compresión de la planta del pie o del trocánter mayor

Evaluación
• AP de pelvis, radiografías laterales de cadera (± proyecciones de Judet), TC (si las placas simples no revelan nada)
• Tres tipos (aunque algunos encajan en varias categorías)
• Pared: anterior, posterior, pared/columna posterior, pared transversal/posterior
• Columna: anterior, posterior, ambas, pared posterior/columna, anterior/transversal
• Transversal: transversal, T, pared transversal/posterior, columna anterior/transversal

Tratamiento
• Consulta con ortopedia sobre Tx quirúrgico

Remisión
• Ingresar

Fracturas de cadera
Definición
• Fracturas de cadera (cabeza/cuello de fémur/trocánter)

Anamnesis
• Adultos mayores → caída desde la posición de pie; jóvenes → traumatismo por mecanismo importante (AAM)

Hallazgos físicos
• Rotación externa, acortamiento de la pierna

Evaluación
• AP de pelvis, radiografías laterales de cadera, TC (si no puede soportar peso + radiografías simples negativas)

Tratamiento
• Consulta con ortopedia para Tx quirúrgico (fracturas de cuello del fémur → ↑ riesgo de necrosis avascular de cabeza de fémur, reparación quirúrgica en < 6 h)
• Bloqueo de la fascia iliaca para el control del dolor

Remisión
• Ingresar

Consejos y alertas
• Fractura de cadera en adultos mayores → 25% de mortalidad en 1 año

Fracturas de cadera	
Tipo	
Intracapsular	Cabeza del fémur: rara vez de forma aislada, se asocian con luxaciones posteriores
	Cuello del fémur: ↑ riesgo de necrosis avascular de la cabeza del fémur, más frecuente en mujeres de edad avanzada
Extracapsular	Intertrocantérica: marcada rotación externa/acortamiento, caída en adultos mayores
	Subtrocantérica: ↑ riesgo de hemorragia en el muslo, caída en adultos mayores/AAM

Luxaciones de cadera
Definición
• Luxación de la cabeza femoral del acetábulo (90% posterior)

Anamnesis
• Caída de un adultos mayor con Hx de reemplazo total de cadera, AAM (rodilla que golpea el tablero y otras lesiones), atleta que corre y cae con la cadera flexionada/rotación interna y aducción

Hallazgos físicos
• Cadera flexionada/aducida/rotación interna (posterior)

Evaluación
• AP de pelvis, radiografías laterales de cadera: buscar la interrupción de la línea de Shenton, evaluar la Fx del cuello femoral
• Obtener una TC después de la reducción para evaluar en busca de cuerpos libres, Fx de la cabeza femoral, Fx acetabular

Tratamiento
• Consulta ortopédica si hay fractura o prótesis de cadera, reducción bajo sedación consciente (en < 6 h, ↑ riesgo de necrosis avascular de la cabeza femoral)

Remisión
• Ingresar si es necesario

LESIÓN DE LOS MIEMBROS

Definición
- Lesiones en las extremidades (vasculares/óseas/de tejidos blandos/nerviosas)

Abordaje
Anamnesis
- Última vacuna contra el tétanos (refuerzo si > 5 años), dominancia manual, momento de la lesión, mecanismo (aplastamiento/penetración), déficit neurológico (pérdida de sensibilidad/motor), exposiciones ambientales (quemaduras/frío), estado funcional previo a la lesión

Inspección
- Color (cambio de coloración/equimosis/perfusión), defectos de los tejidos blandos (control de la hemorragia durante la 1.ª exploración), deformidades (angulaciones/acortamiento), hinchazón

Palpación
- Pulsos, todas las articulaciones/huesos (sensibilidad), CEx, crepitación, fuerza, sensación, RTP, amplitud de movimiento de todas las articulaciones, derrames articulares

Radiología
- Radiografías simples guiadas por exploración física

Consulta
- Ortopedia o Qx vascular para fracturas abiertas/amputaciones/lesiones vasculares/Sx compartimental, cirugía de la mano para lesiones importantes de la mano

Lesión vascular de los miembros
Definición
- Lesión de la vasculatura de los miembros

Anamnesis
- Traumatismo cerrado (fractura/luxación → desgarro de vasos) o traumatismo penetrante

Hallazgos físicos
- Compromiso vascular evidente → ausencia de pulso/palidez/dolor/parestesias/frío, indicadores de lesión vascular → hinchazón/dolor/↓ llenado capilar/piel moteada/↓ pulsos

Evaluación
- Radiografías simples (traumatismo cerrado), angio-TC o angiografía (si está estable), índice tobillo/brazo o índice tobillo/tobillo: anómalo si < 0.9

Tratamiento
- Consulta con Qx vascular para reparación quirúrgica inmediata (↓ tasa de salvamento si > 6 h)

Remisión
- Ingresar si es necesario

Lesiones ortopédicas de los miembros
Definición
- Fracturas óseas o luxaciones articulares de las extremidades

Anamnesis
- Traumatismo contuso o penetrante

Hallazgos físicos
- Deformidades, dolor, hinchazón, crepitación, déficits neurológicos, pulsos disminuidos

Evaluación
- Radiografías simples, imagen de la articulación por encima y por debajo en caso de fractura significativa, TC en determinadas lesiones (meseta tibial) o si se sospecha de una Fx oculta (p. ej., imposibilidad de soportar peso)

Tratamiento
- Fracturas abiertas: consulta ortopédica inmediata para lavado/fijación quirúrgica (< 6 h), Abx (cefazolina 1-2 g)
- Fracturas cerradas del MS + exploración neurológica normal: férula, seguimiento al alta (*véase* tabla)
- Fracturas del MI cerradas + exploración neurológica normal: férula, seguimiento al alta si puede usar muletas (*véase* tabla)
- Luxaciones: reducción en el SU, seguimiento del pte

Remisión
- Ingresar si es necesario

Principios de inmovilización y derivación		
Ubicación de la fractura	Técnica de ferulizado/ inmovilización	Guías para la remisión
Fracturas de fémur	Férulas de tracción temporal	Consulta urgente en el SU
Lesiones de rodilla (sin datos de luxación y sin compromiso neurovascular)	Inmovilizador de rodilla/escayola de pierna larga con la pierna flexionada 10°	Seguimiento con ortopedia dentro de 1 sem
Fracturas de tibia (no de meseta tibial)	Férula posterior de la pierna	Seguimiento con ortopedia en 1-2 días
Fracturas de tobillo	Bota o yeso corto para caminar	Si los fragmentos de la fractura están bien alineados, seguimiento con ortopedia en 1 sem. Si hay angulación o distracción, necesita seguimiento al día siguiente
Fracturas de mano	Pulgar e índice: férula en desviación radial Medio, anular y meñique: férula en desviación cubital	Si los fragmentos de la fractura están bien alineados y la fractura está cerrada, seguimiento con el cirujano de mano dentro de 1 sem
Fractura de muñeca	Férula/inmovilizador de muñeca a menos que se trate de una fractura de escafoides, y entonces se le aplica una férula para el pulgar	Seguimiento con ortopedia en 7-10 días a menos que haya desplazamiento de escafoides: entonces seguimiento en 1-2 días
Fracturas distales de radio/cúbito	Yeso corto de brazo	Seguimiento con ortopedia en 1-2 días a menos que la reducción cerrada resulte en buena alineación anatómica: seguimiento en 7-10 días
Fracturas de húmero	Cabestrillo, férula de coaptación rara vez utilizada	Seguimiento con ortopedia en 7-10 días, antes si se encuentra en la superficie articular o la tuberosidad
Luxaciones de hombro	Cabestrillo, AMO temprana para evitar hombro congelado	Seguimiento con ortopedia en 7-10 días

Consejos y alertas
- Las fracturas del 5.° metacarpiano o «fractura de boxeador» tienen una alta tasa de infección secundaria a las roturas de la piel por el diente del adversario. Siempre descartar CEx con radiografías simples y seguimiento en 1-2 días en el SU o en la clínica de mano
- El dolorimiento del escafoides sin fractura radiológica requiere férula y seguimiento ortopédico y radiografías repetidas durante 7 días

Lesión de tejidos blandos de los miembros
Definición
- Lesión de los tejidos blandos de los miembros

Anamnesis
- Traumatismos contusos o penetrantes (politraumatismos, accidentes laborales)

Hallazgos físicos
- Defectos de los tejidos blandos, CEx

Evaluación
- Radiografías simples para CEx/fracturas subyacentes, ECO, CPK (si la lesión es extensa)

Tratamiento
- Irrigar, explorar en busca de CEx (↑ riesgo de infección de la herida → mal resultado estético), consulta con Qx plástica (lesiones extensas), consulta con mano en caso de lesión palmar ya que la exploración puede causar lesión iatrógena, Abx (heridas con contaminación macroscópica)

Remisión
- Ingresar si daño extenso, datos de rabdomiólisis/síndrome compartimental

Lesión nerviosa de los miembros
Definición
- Lesión de los nervios de las extremidades (asociada con fracturas, dislocaciones, laceraciones, isquemia vascular, Sx compartimental)

Anamnesis
- Traumatismo contuso o penetrante

Hallazgos físicos
- Véase la tabla

Evaluación

- Radiografías simples para fracturas/luxaciones

Tratamiento

- Reducir la fractura/luxación (↓ presión sobre el nervio), fasciotomía (Sx compartimental), consulta con Qx ortopédica/plástica

Remisión

- Ingresar si es necesario

Lesiones nerviosas de los miembros			
Nervio	**Motor**	**Sensorial**	**Lesión**
Cubital	Abducción del dedo índice	Punta del dedo meñique	Lesión en el codo
Mediano (distal)	Oposición tenar	Punta del dedo índice	Luxación de la muñeca
Mediano (interóseo anterior)	Flexión de la punta del índice		Fx supracondílea del húmero en niños
Musculocutáneo	Flexión del codo	Antebrazo lateral	Luxación anterior del hombro
Radial	Extensión de los metacarpianos del pulgar y de los dedos	1.er espacio interdigital dorsal	Eje distal del húmero, luxación anterior del hombro
Axilar	Deltoides	Hombro lateral	Fx proximal del húmero, luxación anterior del hombro
Femoral	Extensión de la rodilla	Rodilla anterior	Fx de la rama púbica
Obturador	Aducción de la cadera	Muslo medial	Fx del anillo obturador
Tibial posterior	Dorsiflexión de los dedos del pie	Planta del pie	Luxación de rodilla
Peroneo superficial	Eversión del tobillo	Aspecto dorsolateral del pie	Fx del cuello del peroné, luxación de la rodilla
Peroneo profundo	Dorsiflexión del tobillo/dedos del pie	1.er al 2.° espacio interdigital del pie	Fx del cuello del peroné, Sx compartimental
Ciático	Flexión plantar y dorsal	Pie	Luxación posterior de la cadera
Glúteo superior	Abducción de la cadera		Fx acetabular
Glúteo inferior	Glúteo mayor, extensión de la cadera		Fx acetabular

Síndrome compartimental

Definición

- Afección en la que las presiones de perfusión < presiones tisulares en el espacio cerrado (compartimentos fasciales) → ↓ circulación/función tisular (↑ lesiones de riesgo: fracturas de tibia/antebrazo, lesiones por aplastamiento, quemaduras, lesiones inmovilizadas con vendaje/yeso apretado)

Anamnesis

- Traumatismo contuso o penetrante, dolor > esperado/peor con estiramiento muscular pasivo

Hallazgos físicos

- Dolorimiento, hinchazón tensa; clásicamente: dolor, palidez, parestesias, parálisis, falta de pulso (hallazgo tardío). El dolor con el estiramiento pasivo es un signo temprano pero poco fiable

Evaluación

- Presiones compartimentales (medidas con Stryker o con un catéter i.v. de calibre 18 + transductor de línea arterial) > 30 mm Hg o < 20-30 mm Hg de diferencia entre la PAD y la presión compartimental (si se produce necrosis hipotensiva a presiones ↓), CK

Tratamiento

- Retirar apósitos/yesos restrictivos, elevar la extremidad, corregir la PA, consultar con Qx sobre una fasciotomía (no retrasar la fasciotomía por disponibilidad quirúrgica)

Remisión

- Ingresar

Síndrome de aplastamiento/rabdomiólisis

Definición

- Lesión por aplastamiento → liberación del contenido celular de las células musculares → concentraciones de CK > 5 000 U/L

Anamnesis
- Lesión por aplastamiento

Hallazgos físicos
- Puede tener lesiones externas mínimas, orina marrón oscura/anaranjada

Evaluación
- Concentraciones de CK > 5 000 U/L, ↑ Cr (15-47% asociadas con LRA), ↑ K, EGO (mioglobina [+]); observar de cerca el Sx de reperfusión, sobre todo si se está en el campo

Tratamiento
- LIV para diuresis > 1 mL/g/h, tradicionalmente alcalinización de la orina (bicarbonato sódico, 1 amp/1 L de SSN → pH de la orina > 7 → previene la precipitación tubular de la mioglobina) → no hay diferencia con la SSN en la prevención de la insuficiencia renal, tratar la hiperpotasemia (*J Trauma* 2004;56:1191)

Remisión
- Ingresar

Amputación parcial/total
Definición
- Amputación de un miembro

Anamnesis
- Traumatismos contusos o penetrantes (politraumatismos, accidentes ocupacionales)

Hallazgos físicos
- Documentar la función motora/neurológica/vascular en el miembro restante

Evaluación
- Radiografías simples del muñón + fragmento amputado ± angiografía (si no va directamente al quirófano)

Tratamiento
- Limitar la movilidad, hemostasia con presión directa, consulta inmediata con Qx para reimplantación, Abx (cefazolina 1-2 g i.v.), envolver el muñón con gasa estéril empapada en SSN, envolver la parte amputada en gasa fría empapada en SSN/colocar en hielo (no colocar en contacto directo con hielo o SSN)

Remisión
- Ingresar

Consejos y alertas
- La reimplantación depende de la edad, la ocupación y la gravedad de la lesión

TRATAMIENTO DE LAS HERIDAS

Abordaje
Anamnesis
- Momento del evento (> 12 h → irrigar/sanar por segunda intención o cierre retrasado de 1°, cara/defecto de tejido blando significativo → cierre de 1° en < 24 h), ubicación (selección de sutura/tiempo hasta la retirada), mecanismo (↑ riesgo de CEx/contaminación), tétanos (refuerzo si > 5 años)

Inspección
- CEx, aproximación de la herida

Palpación
- Pulsos, fuerza, sensibilidad distal a la lesión

Laceración
Definición
- Corte o desgarro en la piel y los tejidos blandos

Anamnesis
- Traumatismo penetrante o contuso

Hallazgos físicos
- Defecto de la piel, ↓ pulsos/sensibilidad/movilidad (lesión neurovascular)

Evaluación
- Radiografías simples solo si se sospecha de CEx/fractura

Tratamiento
- Hemostasia: presión directa, lidocaína con epinefrina si es necesario (evitar en los dedos, nariz, orejas, pene), hemostáticos (p. ej., trombina, Surgicel®), torniquete proximal
- Analgesia: utilizar bloqueos regionales si es posible (↓ distorsión de la herida/cantidad de analgésico necesario)

Anestésicos locales de uso frecuente					
Fármaco	**Clase**	**Concentración (%)**	**Dosis máxima segura**	**Inicio**	**Duración**
Lidocaína (+ epinefrina)	Amida	0.5-2	4 mg/kg (7 mg/kg)	~5 min	1-2 h 1-4 h
Bupivacaína (+ epinefrina)	Amida	0.25-0.5	2 mg/kg (3 mg/kg)	~5 min	4-8 h 4-8 h
Procaína (+ epinefrina)	Éster	0.5-1	7 mg/kg (9 mg/kg)	~5 min	15-45 min 30-90 min

- Irrigación: > 500 mL de SSN (sin beneficio sobre el agua del grifo) (*Ann Emerg Med* 1999;34:356), 8 psi de presión (catéter i.v. calibre 18 o protector contra salpicaduras Zerowet® en jeringa de 30-60 mL), precaución en tejidos delicados (párpados)
- Exploración (a través de AMO completa): CEx, tendones (incluyendo en la posición de la lesión), planos de fascia

Elección de la sutura		
Parte del cuerpo	**Tamaño de la sutura**	**Retirar las suturas el día**
Cuero cabelludo	Grapas o 4-0	7
Cara	5-0, 6-0	4-5
Tórax	3-0, 4-0	7-10
Espalda	3-0, 4-0	10-14
Antebrazo	4-0, 5-0	10-14
Dedo/mano	5-0	7-10
MI	4-0, 5-0	10-12

- Usar catgut de absorción rápida (sutura absorbible) para reparar laceraciones en la cara
- Abx: no se requiere de forma rutinaria (mordeduras de humanos y gatos en manos, cara y genitales propensas a infección)

Remisión
- Alta

Consejos y alertas
- Cicatrización: toma hasta 1 año en desarrollarse completamente, aplicar protector solar/ mantener cubierta, aplicar Vit E
- Laceraciones del tendón flexor de la mano: reparación 1.ª urgente por el cirujano de mano, férula (muñeca con 30° de flexión, articulación MCF 70° de flexión, AIFD/AIP 10° de flexión)
- Laceraciones del tendón extensor de la mano: reparación de las zonas IV y VI de 1° en urgencias, férula, seguimiento con cirugía de mano

Cuerpo extraño
Definición
- CEx retenido en la herida (con mayor frecuencia en la mano/pie) → ↑ riesgo de infección retardada/granuloma/formación/compresión local de estructuras/embolización/reacción alérgica (CEx reactivos: madera, materia orgánica, ropa, fragmentos de piel)

Anamnesis
- Conocer el CEx, ↑ riesgo de heridas: pisar un vidrio/golpear una ventana/AAM con exposición al cristal/caída sobre la grava/dolor en el lugar del dispositivo i.v./infecciones persistentes de la herida/falta de cicatrización (41% de las heridas son causadas por vidrio)

Hallazgos físicos
- CEx visible/palpable

Evaluación
- Exploración de la herida (anestesia/hemostasia adecuada/sondaje con instrumento), radiografías simples para CEx radiopacos (vidrio, metal, hueso, dientes, grava), ECO (sumergir la parte en un recipiente con agua para mejorar la resolución e identificar la localización superficial del CEx)

Tratamiento
- No todos los CEx requieren su extracción (profundos, pequeños, inertes, asintomáticos, alejados de estructuras vitales); extirpación (dolor significativo, deterioro funcional, reactivos, contaminación, cerca de estructuras vitales, preocupaciones estéticas): puede requerir extensión de la herida, irrigación, pinzas de punta fina

Remisión
- Alta

Consejos y alertas
- Las heridas plantares a través de la suela del zapato se asocian con infecciones por *P. aeruginosa*

Heridas en la punta de los dedos
Definición
- Amputaciones/laceración/aplastamiento en la yema del dedo (piel/pulpa volar/falange distal/uña/lecho ungueal)

Anamnesis
- Lesión por corte/aplastamiento

Hallazgos físicos
- Amputación, laceraciones del lecho ungueal, hematoma subungueal

Evaluación
- Radiografía simple de los dedos (CEx, fractura)

Tratamiento
- Amputación: distal a la AIFD → cuidado de la herida/segunda intención (puede ser necesario recortar el hueso/debe estar siempre cubierto por tejido blando)/Abx, pérdida significativa de hueso/tejido blando → consulta urgente con cirugía de mano
- Hematoma subungueal: grande → trepanación de la uña, pequeña → sin intervención
- Laceración del lecho ungueal: reparación de 1.ª → retirar la uña, reparar con sutura absorbible 6-0, volver a colocar la uña en el pliegue ungueal (suturar o fijar con cinta) para entablillar el lecho ungueal/mantener el pliegue ungueal (crecimiento de la uña → 70-160 días)

Remisión
- Alta

ABUSO

Abordaje
Anamnesis
- Retrasos en la búsqueda de atención médica, antecedentes incompatibles con la lesión, múltiples lesiones anteriores, lesiones en diversas etapas de curación

Abordaje de equipo
- Trabajo social, servicios de protección de la infancia, enfermeras especializadas en agresiones sexuales, defensores de las o los pacientes

Documentación
- Registrar los hechos/lesiones, evitar los juicios; consentimiento informado para recopilar/revelar información por parte de los forenses; notificación obligatoria de los malos tratos a niños/adultos mayores

Abuso infantil
Anamnesis
- Relato que contradice las lesiones/edad de desarrollo del niño, relatos incoherentes de los cuidadores

Hallazgos físicos
- Negligencia infantil: aplanamiento/alopecia del occipucio (en posición supina durante largos periodos), disminución del tejido SC/costillas prominentes/piel suelta sobre las nalgas (retraso del crecimiento [RC])
- Abuso infantil: equimosis/fracturas en diferentes etapas, moretones en zonas no propensas a traumatismos (parte baja de la espalda, nalgas, muslos, mejillas, pabellón de la oreja), moretones de forma geométrica (cinturones, cordones), quemaduras por escaldadura sin marcas de salpicaduras o en patrón de «inmersión», quemaduras por contacto múltiples y profundas, hinchazón inexplicable de las extremidades (fractura espiral de hueso largo, fracturas metafisarias en astilla, fracturas de fémur en < 3 años), fracturas de costillas posteriores, AEM (niño sacudido), traumatismos bucales/faciales sospechosos (frenillo desgarrado, traumatismos dentales presentes en el 50% de los casos de abuso)
- Agresión sexual infantil: secreción peneana/vaginal (ITS), IU, traumatismos genitales/rectales (hematomas en la cara interna del muslo, desgarros rectales, pérdida de tono rectal), a menudo sin hallazgos físicos si se retrasa la presentación

Evaluación
- Serie ósea (niños < 5 años), TC de cráneo (sospecha de lesión intracraneal), examen ocular con dilatación (desprendimiento de retina/hemorragia → niño sacudido), BH, PC, PFH/lipasa (lesión abdominal), tox, medición de crecimiento, frotis vaginal/rectal/oral

Tratamiento
- Trabajo social/servicios de protección de menores, tratar las lesiones según corresponda

Remisión
- Alta a cargo de servicios de protección de la infancia

Consejos y alertas
- El abuso infantil afecta al 2-3% de los niños. El abuso físico se asocia con una CSE baja

- ↑ riesgo en niños con discapacidades mentales/físicas/problemas médicos crónicos
- Considerar el síndrome de Münchausen por poder en los casos con una eval Dx amplia/negativa
- Lo más importante es sospechar de los abusos y permitir que especialistas formados opinen si se produjeron

Agresión sexual
Anamnesis
- Hora, fecha, número/descripción de los agresores, amenazas proferidas, armas utilizadas, tipo de agresión, drogas utilizadas, PDC, actividad posterior a la agresión (Δ de la ropa, orinar, ducharse, uso de tampones), última relación sexual voluntaria

Hallazgos físicos
- Documentar aspecto de la ropa, arañazos, hematomas, laceraciones (se puede utilizar tinte de toluidina para identificar las laceraciones vaginales)

Evaluación
- Imágenes según la necesidad, hacer que el defensor de la pte esté presente, prueba de embarazo ± prueba de ITS, kit completo de violación si es < 72 h (modificar según sea apropiado), secreciones vaginales/rectales para fosfatasa ácida/glucoproteína p30, toxicol
- Muchas áreas cuentan con servicios de personal especializado en agresión sexual y la pte puede necesitar ser trasladado para una exploración especializada; primero debe ser autorizado por la pte

Tratamiento
- Profilaxis del embarazo (levonorgestrel 0.75 c/12h × 2 dosis si < 72 h desde la agresión; ulipristal si entre 72-120 h o sobrepeso), profilaxis de ITS (gonorrea: ceftriaxona 500 mg i.m. × 1, *Chlamydia*: doxiciclina 100 mg v.o. c/12 h × 7 días, *Trichomonas*: metronidazol 500 mg v.o. c/12 h × 7 días; Hep B: 1.ª de las 2 vacunas, HBIG; profilaxis del VIH dentro de 72 h)

Remisión
- Alta con seguimiento y asesoramiento

Consejos y alertas
- 1/5 de las mujeres son agredidas sexualmente a lo largo de su vida, solo el 7% lo denuncia

Violencia en la pareja
Anamnesis
- Relato que contradice las lesiones, visitas frecuentes al SU, quejas médicas vagas, dolor crónico (> dolor abd), pareja dominante/controladora, lesión durante el embarazo

Hallazgos físicos
- Lesiones en cara, cabeza, cuello, áreas cubiertas por la ropa (más frecuentes)

Evaluación
- Estudios de imagen según la necesidad

Tratamiento
- Fotografías según el caso, determinar la seguridad del hogar/riesgo inmediato (escalada de violencia, amenazas, armas de fuego), idear un plan de seguridad (evitar sedantes/discusiones en habitaciones pequeñas/acceso a armas de fuego, enseñar a los niños a llamar al 911), consulta con trabajo social

Remisión
- Alta a un refugio si el hogar es inseguro

Consejos y alertas
- ↑ riesgo durante el embarazo/intentos de dejar a la pareja
- Preguntar por los niños que puedan estar en riesgo de sufrir abusos
- El cribado universal de todos los pacientes debe hacerse en el SU

Maltrato a personas mayores
Definición
- Incluye abuso físico, abuso sexual, abuso emocional/psicológico, negligencia, abuso/explotación financiera y abandono
- La *falta de autocuidado* es la incapacidad de un adulto mayor para proveer su propio cuidado y protección

Anamnesis
- Presentación retardada, Hx de incumplimiento de la medicación/ausencia a las citas; a menudo vive con el agresor, tiene demencia, depende del agresor para las actividades cotidianas
- FaR del cuidador abusivo: enfermedades mentales, abuso de sustancias, Hx de violencia familiar/estrés financiero/estrés por ser cuidador

Hallazgos físicos
- Falta de higiene, desnutrición, úlceras de decúbito, «exantema de orina», lesiones inexplicables en la cara, cabeza, torso, espalda, nalgas; contracturas en las extremidades (inmovilizadores)/brazos (sujeción brusca)

Evaluación
- Imágenes según la necesidad, BH, QS, CK (rabdomiólisis)

Tratamiento
- Fotografías, según proceda; organizar servicios de apoyo para aliviar el estrés del cuidador, organizar una evaluación de la seguridad en el hogar

Remisión
- Ingresar si no es seguro ir a casa

Consejos y alertas
- Puede presentarse en hasta el 5-10% de los adultos mayores
- Limitación de las denuncias por miedo a la institucionalización

A&EF	Anamnesis y exploración física	**ATS**	American Thoracic Society
AA	Aleteo auricular	**BA**	Brecha aniónica
AAA	Aneurisma aórtico abdominal	**BARC**	Bacteriuria asintomática relacionada con el catéter
AAM	Accidente automovilístico		
AAS	Ácido acetilsalicílico	**BAU**	Brecha aniónica urinaria
AAST	American Association for the Surgery of Trauma	**BAV**	Bloqueo auriculoventricular
		BB	Bloqueador β
AAT	Aneurisma aórtico torácico	**BCC**	Bloqueadores de los canales de calcio
ABC	Vía respiratoria, respiración, circulación sanguínea		
		BCPAO	Balón de contrapulsación aórtica
Abx	Antibiótico	**BZD**	Benzodiacepina
Ac	Anticuerpo	**BEIMA**	Breve episodio idiopático de muerte aparente
ACD	Arteria coronaria derecha		
ADD-RS	Escala de riesgo para la disección aórtica	**BGN**	Bacilos gramnegativos
		BH	Biometría hemática
ACG	Arteritis de células gigantes	**BiPAP**	Bipresión positiva en las vías respiratorias
ACh	Acetilcolina		
AChE	Acetilcolinesterasa	**B/L**	Bilateral
AChR	Receptor de la acetilcolina	**BLEA**	Betalactamasa de espectro ampliado
ACI	Arteria coronaria izquierda		
ACO	Anticonceptivo oral	**BNP**	Péptido natriurético cerebral
ACOD	Anticoagulante oral directo	**BR**	Bloqueo de rama
ACP	Angioplastia coronaria primaria	**BRD**	Bloqueo de rama derecho
ACV	Accidente cerebrovascular	**BRI**	Bloqueo de rama izquierdo
AD	Anemia drepanocítica	**BT**	Bilirrubina total
ADH	Hormona antidiurética	**BVM**	Bolsa-válvula-mascarilla
ADP	Arteria dorsal del pie	**CA**	Carbón activado
AEM	Alteraciones del estado mental	**CAA**	Cetoacidosis alcohólica
AESP	Actividad eléctrica sin pulso	**CAD**	Cetoacidosis diabética
AFD	Anticuerpo fluorescente directo	**Δ**	Cambio
		CAPE	Conducto arterial permeable
AG	Aminoglucósido	**CAT**	Corazón artificial total
AGC	Angioplastia coronaria	**CBMF**	Cirugía bucal y maxilofacial
AGDC	Angioplastia y derivación coronaria	**CC**	Cardiopatía congénita
		CCPT	Concentrado de complejo de protrombina
AGH	Anaplasmosis granulocítica humana		
		CCS	Canadian Cardiovascular Society
AHID	Ácido hidroxiiminodiacético	**CE**	Concentrado de eritrocitos
AHMA	Anemia hemolítica microangiopática	**CEI**	Corticoesteroides inhalados
		CEP	Crisis epilépticas
AI	Angina inestable	**CEx**	Cuerpo extraño
AIF	Anticuerpos para inmunofluorescencia	**CGP**	Cocos grampositivos
		CI	Contraindicación/contraindicado
AIFD	Articulación interfalángica distal	**CIA**	Comunicación interauricular
		CID	Coagulación intravascular diseminada
AINE	Antiinflamatorio no esteroideo		
AIP	Articulación interfalángica proximal	**CID**	Cuadrante inferior derecho
		CII	Cuadrante inferior izquierdo
AIT	Ataque isquémico transitorio	**CIV**	Comunicación interventricular
ALT	Alanina-transaminasa	**CMA**	Complejo *Mycobacterium avium*
AMO	Amplitud de movimiento	**CMV**	Citomegalovirus
AMS	Arteria mesentérica superior	**CN**	Cánula nasal
Angio-TC	Angiotomografía computarizada	**CNEST**	Cambios no específicos del segmento ST
Anticoag	Anticoagulación		
AOP	Agujero oval permeable	**CO**	Monóxido de carbono
APD	Aspiración peritoneal de diagnóstico	**CO₂**	Dióxido de carbono
		CONGO	Cabeza, ojos, nariz, garganta y oídos
APTP	Aglutinación de partículas de *Treponema pallidum*		
		CNAF	Cánula nasal de alto flujo
ARA	Antagonista de los receptores de angiotensina	**CNF**	Cánula nasofaríngea
		CPAP	Presión positiva continua en las vías respiratorias
ARM	Angiorresonancia magnética		
AST	Aspartato-transaminasa	**CPK**	Creatina-fosfocinasa
ATC	Antidepresivos tricíclicos	**CPNE**	Crisis psicógenas no epilépticas
ATM	Articulación temporomandibular	**CPRE**	Colangiopancreatografía retrógrada endoscópica
ATO	Absceso tuboovárico	**CPRM**	Colangiopancreatografía por resonancia magnética
ATR	Acidosis tubular renal		

Cr	Creatinina
CrCl	Depuración de creatinina
CRP	Proteína C reactiva
CSD	Cuadrante superior derecho
CSE	Condición socioeconómica
CT	Centro de toxicología
CTC	Cefalea tensional crónica
CTCV	Contusión cerebrovascular
CU	Colitis ulcerosa
CUM	Cistouretrografía miccional
CV	Costovertebral
CVC	Catéter venoso central
CVCC	Cardioversión con corriente continua
CVO	Crisis vasooclusiva
DAo	Disección aórtica
DABV	Dispositivo de asistencia biventricular
DAD	Dilatación de la aurícula derecha
DAI	Dilatación de la aurícula izquierda
DAI	Arteria coronaria descendente anterior izquierda
DAVI	Dispositivo de asistencia para el ventrículo izquierdo
DAXD	Daño axonal difuso
DC	Dermatitis de contacto
DCI	Desfibrilador cardioversor implantable
DCIA	Desfibrilador cardioversor implantable automático
DDAVP	Acetato de desmopresina
DDD	Marcapasos bicameral (dual chamber pacing)
DE	Disnea de esfuerzo
DECA	Diversos ensayos clínicos aleatorizados
DED	Desviación del eje cardiaco hacia el cuadrante derecho
DEG	Dispositivo extragalvíctico
DEI	Desviación del eje cardiaco hacia la izquierda
Der	Derecha
DH	Dengue hemorrágico
DHE	Dihidroergotamina
DI	Diabetes insípida
DM	Diabetes mellitus
DPA	Daño pulmonar agudo
DPEMS	Distancia del punto E mitral al septo
DPN	Disnea paroxística nocturna
DT	Delirium tremens
DTaP	Vacuna contra la difteria, el tétanos y la tos ferina acelular
DTo	Dolor de tórax
DVP	Derivación ventriculoperitoneal
Dx	Diagnóstico
Dxd	Diagnóstico diferencial
E&P	Evaluación y planificación
EA	Enfermedad actual
EAC	Enfermedad de arterias coronarias
EACG	Efectos adversos cardiacos graves
EAo	Estenosis aórtica
EAP	Enfermedad arterial periférica
EC	Enfermedad de Crohn
ECEH	E. coli enterohemorrágica
ECEI	E. coli enteroinvasiva

ECET	E. coli enterotoxigénica
ECG	Electrocardiograma
ECGA	Edema cerebral a grandes alturas
ECM	Esternocleidomastoideo
ECMO-VA	Oxigenación por membrana extracorpórea venoarterial
ECN	Enterocolitis necrosante
ECO	Ecografía
ECoG	Escala de coma de Glasgow
ECOLA	Ecografía en el lugar de la atención médica
ECOPC	Ecografía a pie de cama
ECRV	Enterococos resistentes a la vancomicina
ECV	Enfermedad cardiovascular
EEG	Electroencefalograma
EEI	Esfínter esofágico inferior
EF	Electrofisiólogo
EFCF	Epifisiólisis de la cabeza femoral
EFNa	Excreción fraccionada de sodio
EGA	Embolia gaseosa arterial
EGD	Esofagogastroduodenoscopia
EGH	Erliquiosis granulocítica humana
EGO	Examen general de orina
EHH	Estado hiperglucémico hiperosmolar
EICH	Enfermedad del injerto contra el hospedero
EII	Enfermedad intestinal inflamatoria
EIU	Embarazo intrauterino
ELA	Esclerosis lateral amiotrófica
EM	Esclerosis múltiple
EMA	Episodio de muerte aparente
EMI	Estenosis mitral
EMSR	Endoprótesis metálica sin revestimiento
Enf	Enfermedad
ENIEI	Estudio no invasivo de la extremidad inferior
EP	Embolia pulmonar
EPFA	Endoprótesis farmacoactiva
EPGA	Edema pulmonar a grandes alturas
EPOC	Enfermedad pulmonar obstructiva crónica
EPI	Enfermedad pélvica inflamatoria
EPP	Equipo de protección personal
ERC	Enfermedad renal crónica
ERET	Enfermedad renal en etapa terminal
Eritro	Eritrocitos
ESC	Escapuloclavicular
ESP	Especificidad
EsPul	Estenosis pulmonar
ETE	Ecocardiografía transesofágica
ETOH	Etanol
ETT	Ecocardiografía transtorácica
ETV	Ecografía transvaginal
Eval	Evaluación/evaluar
Eval Dx	Evaluación diagnóstica
EVMC	Estimulación ventricular monocameral
EVP	Enfermedad vascular periférica
EvW	Enfermedad de Von Willebrand
FA	Fibrilación auricular
FAAo	Foco auscultatorio aórtico
FAE	Fármaco antiepiléptico
FaR	Factor de riesgo

FAST	Evaluación ecográfica rápida de traumatismos
FC	Frecuencia cardiaca
FE	Fracción de eyección
FEM	Flujo espiratorio máximo
FEVI	Fracción de eyección del ventrículo izquierdo
FIN	Fuerza inspiratoria negativa
FMMR	Fiebre maculosa de las Montañas Rocosas
FPI	Fibrosis pulmonar idiopática
FQ	Fibrosis quística
FR	Frecuencia respiratoria
FT-ABS	Absorción de anticuerpos treponémicos fluorescentes
FUM	Fecha de la última menstruación
FvW	Factor de von willebrand
G&C	Grupo y compatibilidad sanguínea
G&O	Ginecoobstetricia
G6PD	Glucosa-6-fosfato-deshidrogenasa
GA	Gasometría arterial
GABA	Ácido gamma-aminobutírico
GC	Gasto cardiaco
GCC	Gonococo/gonocócico
GEP	Gastrostomía endoscópica percutánea
GI	Gastrointestinal
GLC	Glucemia capilar
Glc	Glucosa
GP	Glucoproteína
Gtt	Goteo
GU	Genitourinario
GV	Gasometría venosa
h	Hora
H/H	Hemoglobina/hematocrito
H&P	Huevecillos y parásitos
HACEK	*Haemophilus, Aggregatibacter, Cardiobacterium hominis, Eikenella* y *Kingella*
HAT	Histerectomía abdominal total
HBAI	Hemibloqueo anterior izquierdo
HBPI	Hemibloqueo posterior izquierdo
HBPM	Heparina de bajo peso molecular
HC	Hemocultivo
HCD	Hemicardio derecho
hCG	Gonadotropina coriónica humana
HCN	Hipocinesia
HCNT	Hidrocefalia normotensiva
Hct	Hematocrito
HD	Hemodinámica/hemodinámicamente
HD	Hemorragia digestiva
HDA	Hemorragia digestiva alta
HDB	Hemorragia digestiva baja
HDS	Hemodiálisis
HE	Hemorragia epidural
HELLP	Hemólisis, aumento de enzimas hepáticas y disminución de plaquetas (síndrome)
HEM	Hepatoesplenomegalia
HHF	Hipercalcemia hipocalciúrica familiar
HIC	Hemorragia intracraneal
HICI	Hipertensión intracraneal idiopática
HIP	Hemorragia intraparenquimatosa
HLD	Hiperlipidemia
HNF	Heparina no fraccionada
HPAF	Herida por arma de fuego
HPB	Hiperplasia prostática benigna
HSA	Hemorragia subaracnoidea
HSD	Hemorragia subdural
HSH	Hombres que tienen sexo con hombres
HTA	Hipertensión arterial
HTC	Hepatocarcinoma
HTM	Hipertermia maligna
HVI	Hipertrofia del ventrículo izquierdo
HVD	Hipertrofia del ventrículo derecho
Hx	Anamnesis/antecedentes
HxF	Antecedentes familiares
HxM	Antecedentes médicos
HxS	Antecedentes sexuales/sociales
I&D	Incisión y drenaje
IAChE	Inhibidor de acetilcolinesterasa
IALC	Índice de alcoholemia
IAM	Infarto agudo de miocardio
IBP	Inhibidor de la bomba de protones
IC	Intervalos de confianza
ICAD	Insuficiencia cardiaca aguda descompensada
ICC	Insuficiencia cardiaca congestiva
ICCFE	Insuficiencia cardiaca con conservación de la fracción de eyección
ICRFE	Insuficiencia cardiaca con reducción de la fracción de eyección
ID	Inhalador dosificador
IDSA	Infectious Diseases Society of America
IECA	Inhibidor de la enzima convertidora de la angiotensina
IGAH	Inmunoglobulinas antirrábicas humanas
IGIV	Inmunoglobulinas intravenosas
IGN	Índice de gravedad de la neumonía
IH	Ideas de homicidio
IIV	Infusión intravenosa
I.m.	Intramuscular
IM	Infarto de miocardio
IMAO	Inhibidores de la monoaminooxidasa
IMD	Inmunodepresión
IMEST	Infarto de miocardio con elevación del segmento ST
IMSEST	Infarto de miocardio sin elevación del segmento ST
INR	Índice internacional normalizado
Insuf	Insuficiencia
INTB	Infección necrosante de tejidos blandos
I.o.	Intraóseo
IPAM	Infarto de la pared anterior del miocardio
IQTC	Intervalo QT corregido
IRA	Insuficiencia renal aguda

IRSN	Inhibidor de los receptores de serotonina y noradrenalina		asistencia sanitaria
		NAC	N-acetilcisteína
IS	Ideación suicida	**nACh**	Inhibidor competitivo del receptor nicotínico de la acetilcolina
IsM	Insuficiencia mitral		
ISRP	Insuficiencia suprarrenal primaria	**NAPQI**	N-acetil-p-benzoquinona imina
ISRS	Inhibidor selectivo de la recaptación de serotonina	**NAV**	Nodo auriculoventricular
		NAVM	Neumonía asociada con la ventilación mecánica
ITB	Índice tobillo-brazo		
ITS	Infección de transmisión sexual	**NC**	Nervio craneal
IU	Infección urinaria	**Neg**	Negativo
IUAC	Infección urinaria asociada con catéter	**NEH**	Neumonía extrahospitalaria
		NEM	Neoplasia endocrina múltiple
I.v.	Intravenoso	**NET**	Necrólisis epidérmica tóxica
IVA	Insuficiencia valvular aórtica	**Neuro**	Neurológico
IVRS	Infección de las vías respiratorias superiores	**NEVA**	Neurovascular
		NH	Neumonía hospitalaria
IY	Ingurgitación yugular	**NM**	Neumonía
Izq	Izquierda	**NMO**	Neuromielitis óptica
LA	Linfadenopatía	**NMR**	Neuromuscular
LAM	Lugar de la atención médica	**NNT**	Número de enfermos que es necesario tratar
LCR	Líquido cefalorraquídeo		
LD	Laringoscopia directa	**NPJ**	Neumonía por *Pneumocystis jirovecii*
LDH	Lactato-deshidrogenasa		
LDLBG	Linfoma difuso de linfocitos B grandes	**NPO**	Ayuno absoluto (*nil per os*)
		NT	Neumotórax
LES	Lupus eritematoso sistémico	**NTA**	Necrosis tubular aguda
Leuco	Leucocitos	**NTG**	Nitroglicerina
LII	Lóbulo inferior izquierdo	**O₂**	Oxígeno
LIV	Líquidos por vía intravenosa	**OACR**	Oclusión de la arteria central de la retina
LLAB	Leucemia linfoblástica aguda de linfocitos B		
		OE	Otitis externa
LMP	Leucoencefalopatía multifocal progresiva	**OID**	Obstrucción del intestino delgado
		OM	Otitis media
LNH	Linfoma no hodgkiniano	**OMA**	Otitis media aguda
LPAT	Lesión pulmonar asociada con transfusión	**OMD**	Otitis media con derrame
		OMEC	Oxigenación por membrana extracorpórea
LP	Liberación prolongada		
LPD	Lavado peritoneal diagnóstico	**OMFR**	Organismo multifarmacorresistente
LR	Cociente de verosimilitudes (*likelihood ratio*)		
		OMI	Osteomielitis
LR	Lactato de Ringer	**ORL**	Otorrinolaringología
LRA	Lesión renal aguda	**OTI**	Onda T invertida
LSD	Dietilamida del ácido lisérgico	**OVCR**	Oclusión de la vena central de la retina
MAM	Mal agudo de montaña		
MAP	Médico de atención primaria	**OVG**	Oclusión de vasos grandes
MAV	Malformación arteriovenosa	**PA**	Presión arterial
MC	Motivo de consulta	**PAAN**	Prueba de amplificación de ácidos nucleicos
MCF	Metacarpofalángico		
MCH	Miocardiopatía hipertrófica	**PAD**	Presión arterial diastólica
MCOH	Miocardiopatía obstructiva hipertrófica	**PAM**	Presión arterial media
		PAMP	Plátanos, arroz, puré de manzana, pan tostado
MCP	Miocardiopatía		
MDMA	3,4-metilendioximetanfetamina	**PAS**	Presión arterial sistólica
MEAL	Mezcla eutéctica de anestésicos locales	**PC**	Pruebas de coagulación
		PFC	Plasma fresco congelado
MEO	Músculos extraoculares	**PCM**	Primer contacto médico
MESQ	Musculoesquelético	**PCN**	Penicilina
min	Minutos	**PCR**	Reacción en cadena de la polimerasa
MNI	Motoneurona inferior		
MNS	Motoneurona superior	**PCP**	Presión capilar pulmonar
MP	Marcapasos	**PCT**	Peso corporal total
MPM	Maltrato a personas mayores	**PDC**	Pérdida de la consciencia
MPOR	Mala progresión de la onda r	**PDE**	Fosfodiesterasa
MPP	Marcapasos permanente	**PEEP**	Presión teleespiratoria positiva
MSR	Medicamento de venta sin receta	**PEMB**	Prueba de embarazo
MT	Membrana timpánica	**PEP**	Profilaxis postexposición
MTP	Músculo tibial posterior	**PERC**	Criterios para excluir embolia pulmonar
MTX	Metotrexato		
N/V	Náusea y vómito	**PFH**	Pruebas funcionales hepáticas
NAAS	Neumonía asociada con la		

PGE1	Prostaglandina E₁	**SASM**	*Staphylococcus aureus* sensible a la meticilina
PHS	Púrpura de Henoch-Schönlein	**SCA**	Síndrome coronario agudo
PIC	Presión intracraneal	**SCAT**	Sobrecarga circulatoria asociada con la transfusión
PIO	Presión intraocular	**SCHT**	Síndrome del choque tóxico
PIV	Pielografía intravenosa	**SCT**	Superficie corporal total
PL	Punción lumbar	**SDC**	Síndrome de descompresión
Plaq	Plaquetas	**SDMO**	Síndrome de disfunción multiorgánica
PMR	Polimialgia reumática	**SDRA**	Síndrome de dificultad respiratoria aguda
POC	Productos de la concepción	**SdV**	Signos de vida
PORT	*Pneumonia Patient Outcomes Research Team*	**sem**	Semanas
PPC	Presión de perfusión cerebral	**SEN**	Sensibilidad
PPP	Probabilidad previa a la prueba	**SGB**	Síndrome de Guillain-Barré
PQR	Poliquistosis renal	**SII**	Síndrome del intestino irritable
PQRST	Paliación, calidad, radiación, gravedad, momento	**SIMSN**	Síndrome inflamatorio multisistémico en niños
PRN	Por razón necesaria	**SIR**	Secuencia de intubación rápida
PsA	*Pseudomonas aeruginosa*	**SMD**	Síndrome mielodisplásico
PTDVD	Presión telediastólica del ventrículo derecho	**SMU**	Servicios médicos de urgencia
PTDVI	Presión telediastólica del ventrículo izquierdo	**SNC**	Sistema nervioso central
Pte(s)	Paciente(s)	**SNG**	Sonda nasogástrica
PTI	Púrpura trombocitopénica inmunitaria	**SNM**	Síndrome neuroléptico maligno
PTT	Púrpura trombocitopénica trombótica	**SOP**	Síndrome del ovario poliquístico
PTU	Propiltiouracilo	**SRIS**	Síndrome de respuesta inflamatoria sistémica
PVC	Presión venosa central	**SS**	Síndrome serotoninérgico
PVM	Prolapso de la válvula mitral	**SSJ**	Síndrome de Stevens-Johnson
PVY	Presión venosa yugular	**ST-T**	Segmento ST-onda T
Q	Onda Q	**SU**	Servicio de urgencias
QS	Química sanguínea	**SUH**	Síndrome urémico hemolítico
RAN	Recuento absoluto de neutrófilos	**SV**	Signos vitales
RAO	Reducción abierta y osteosíntesis	**SVUI**	Síntomas de vías urinarias inferiores
RC	Retraso del crecimiento	**SWPW**	Síndrome de Wolff-Parkinson-White
RCE	Retorno de la circulación espontánea	**Sx**	Síndrome
RCIU	Retraso del crecimiento intrauterino	**SxDE**	Síndrome de dermatitis estafilocócica
RCP	Reanimación cardiopulmonar	**TA**	Taquicardia auricular
RGE	Reflujo gastroesofágico	**TAM**	Taquicardia auricular multifocal
RI	Radiología intervencionista	**TAP**	Taquicardia auricular paroxística
RIAP	Respuesta inflamatoria a la apendicitis	**TAPD**	Terapia antiplaquetaria doble
RM	Resonancia magnética	**TB**	Tuberculosis
RMPCI	Retraso mental y parálisis cerebral infantil	**TC**	Tomografía computarizada
RPR	Reagina plasmática rápida	**TCA**	Terapia combinada con artemisinina
RS	Revisión por sistemas	**TCE**	Traumatismo craneoencefálico
RT	Radioterapia	**TCP**	Trombocitopenia
RTG	Rectorragia	**TCSC**	Tomografía cerebral sin contraste
RTP	Reflejos tendinosos profundos	**TDAH**	Trastorno por déficit de atención con hiperactividad
RTUP	Resección transuretral de la próstata	**TdP**	*Torsade de pointes*
RUSH	Ecografía rápida para choque e hipotensión	**Tele**	Telemetría
RUV	Riñón, uréter, vejiga	**TEPT**	Trastorno de estrés postraumático
RVC	Injertos de revascularización coronaria	**TET**	Tubo endotraqueal
RVP	Resistencia vascular periférica	**TEV**	Tromboembolia venosa
RxT	Radiografía de tórax	**TF**	Tetralogía de Fallot
s	Segundos	**TFG**	Tasa de filtración glomerular
SAF	Síndrome antifosfolípidico	**THC**	Trasplante de hemocitoblastos
SAOS	Síndrome de apnea obstructiva del sueño	**TIPS**	Derivación portosistémica intrahepática transyugular
SARM	*Staphylococcus aureus* resistente a la meticilina	**TIV**	Toxicomanía intravenosa

TLICS	Escala de clasificación de la gravedad de las lesiones toracolumbares
TMP-SMX	Trimetoprima-sulfametoxazol
TNA	Traumatismo no debido a un accidente
Tox	Toxicidad/toxicológico
TP	Tiempo de protrombina
TP/TTP	Tiempo de protrombina/tiempo de tromboplastina parcial
tPA	Alteplasa
TPIH	Trombocitopenia inducida con heparina
Tpn1-AS	Troponina I de alta sensibilidad
TQRSA	Taquicardias de complejo QRS ancho
TR	Tacto rectal
Transf	Transfusión
TRNAV	Taquicardia por reentrada del NAV
TRNV	Taquicardia por reciprocidad del NAV
TS	Taquicardia sinusal
TSH	Hormona estimulante de la tiroides
TSV	Taquicardia supraventricular
TTDO	Tratamiento temprano dirigido a objetivos
TUNP	Taquicardia de la unión no paroxística
TV	Taquicardia ventricular
TVNS	Taquicardia ventricular no sostenida
TVP	Trombosis venosa profunda
Tx	Tratamiento
TXA	Ácido tranexámico
UC	Unidad coronaria
UCI	Unidad de cuidados intensivos
UCx	Urocultivo
UGD	Úlcera gastroduodenal
UOSU	Unidad de observación del servicio de urgencias
UR	Uretrograma retrógrado
UUP	Unión ureteropélvica
V.o.	Vía oral
V/D	Vómito y diarrea

V/Q	Ventilación y perfusión
VAo	Válvula aórtica
VAR	Vacuna antirrábica
VC	Volumen corriente
VCI	Vena cava inferior
VCS	Vena cava superior
VD	Ventrículo derecho
VDRL	Estudios de detección para enfermedades venéreas (*Venereal Disease Research Laboratory*)
VEB	Virus de Epstein-Barr
VEF$_1$	Volumen espiratorio forzado en el primer segundo
VEPP	Ventilación con presión positiva
VES	Velocidad de eritrosedimentación
VHS	Virus del herpes simple
VI	Ventrículo izquierdo
VIH	Virus de la inmunodeficiencia humana
VL	Videolaringoscopia
VM	Válvula mitral
VNA	Visiting Nurse Association
VNI	Ventilación no invasiva
VP	Válvula pulmonar
VPA	Valvuloplastia aórtica
VPH	Virus del papiloma humano
VPN	Valor predictivo negativo
VPP	Valor predictivo positivo
VPPB	Vértigo postural paroxístico benigno
VPPNI	Ventilación con presión positiva no invasiva
VR	Virus de la rabia
VRM	Venografía por resonancia magnética
VS	Volumen sistólico
VSR	Virus sincitial respiratorio
VT	Válvula tricúspide
VTC	Venografía por tomografía computarizada
VTDVI	Volumen telediastólico del ventrículo izquierdo
VVZ	Virus de la varicela zóster

SOPORTE VITAL AVANZADO PEDIÁTRICO (PALS)

Dosis de fármacos utilizados en el PALS para el paro cardiaco y las arritmias sintomáticas				
Fármaco	**Vía**	**Dosis normal**	**Dosis incrementales**	**Máxima**
Adenosina (TSV)	Acceso i.v./i.o. rápido seguido por lavado	0.1 mg/kg (hasta 6 mg)	0.2 mg/kg	6 mg 1.ª dosis 12 mg 2.ª dosis
Amiodarona (TVp/FV)	Acceso i.v./i.o. rápido	5 mg/kg		15 mg/kg/día (300 mg máx.)
Atropina (bradicardia)	I.v./i.o./endotraqueal (e.t.)	0.02 mg/kg	0.04 mg/kg	0.5 mg dosis única
Cloruro de calcio	I.v./i.o.	20 mg/kg		
Gluconato de calcio	I.v./i.o.	60-100 mg/kg		
Dobutamina	I.v./i.o.	2-20 µg/kg/min		Ajustar según efecto
Epinefrina (AESP, bradicardia)	I.v./i.o.: 0.01 mg/kg (1:10000) E.t.: 0.1 mg/kg (1:1000)		c/3-5 min durante la RCP	0.1 mL/kg
Glucosa (10% o 20% o 50%)	I.v./i.o.	0.5-1 g/kg		2-4 mL/kg 25%
Lidocaína	I.v./i.o./endotraqueal (e.t.)	1 mg/kg		
Sulfato de Mg (torsade)	I.v./i.o.	25-50 mg/kg		2 g
Naloxona (efecto narcótico)		Si < 5 años o < 20 kg: 0.1 mg/kg Si > 5 años o > 20 kg: 2 mg		Ajustar según efecto
Procainamida (taquicardia)	I.v./i.o.	15 mg		
NaHCO₃	I.v./i.o.	1 mEq/kg por dosis		

Cardioversión en PALS		
Motivo	**Dosis normal**	**Dosis incrementales**
Taquicardia	0.5-1 J/kg	2 J/kg si es ineficaz
FV/TV sin pulso	2-4 J/kg	10 J/kg máximo o dosis para adultos

VENTILACIÓN MECÁNICA

Indicaciones para la ventilación		
Tipo de ventilación		**Indicaciones**
No invasivo (NIV)	CPAP	Edema pulmonar cardiogénico (EPC)
	BiPAP	EPOC con PaCO₂ > 45 mm Hg o pH < 7.35
Invasivo		Protección de las vías respiratorias, ↑ intercambio de gases, aliviar la dificultad respiratoria, ayudar a la cicatrización pulmonar y permitir el bloqueo NMR

Ventilación no invasiva	
CPAP	**BiPAP**
Mecanismo en el EPC → ↓ precarga, ↓ poscarga y prevenir las atelectasias	Mecanismo en la EPOC → CPAP + soporte de la presión → ↓ trabajo respiratorio y mejora la ventilación alveolar
Beneficios en el EPC → ↓ intubación, ↓ mortalidad y ↑ hemodinámica e intercambio de gases	Beneficios en la EPOC → ↓ intubación, ↓ mortalidad (NNT 12)
Indicaciones con posible beneficio del Tx NIV: insuf respiratoria aguda hipóxica no hipercápnica, exacerbación aguda del asma, insuf respiratoria postextubación/operatoria o inducida por traumatismos	
CI: necesidad de intubación (absoluta); AEM, riesgo de aspiración, vómito, HDA/epistaxis, lesiones faciales, letargia que impide el cumplimiento, inestabilidad hemodinámica, necesidad prolongada de ventilación y obstrucción de la vía aérea (relativa)	

Ventilación invasiva		
Modos de ventilación invasivos	**Descripción**	**Comentarios**
Modo asistido controlado (MAC)	Todas las respiraciones totalmente asistidas por ventilación	Más útil en ptes apneicos (p. ej., paralizados químicamente)
Ventilación obligatoria intermitente sincronizada (SIM)	Establece el número de respiraciones asistidas, sincronizadas con el esfuerzo del pte; el resto de las respiraciones iniciadas por el propio pte	Mejoría de la hemodinámica y la comodidad del pte
Ventilación con soporte de la presión (PSV)	Todas las respiraciones desencadenadas por el pte	Útil para destetar a los ptes del ventilador
Volumen dirigido	Poner TV para respiraciones asistidas	Configuración estándar
Presión dirigida	Ajustar la presión inspiratoria para las respiraciones asistidas	Útil para los ptes con riesgo de barotrauma

Otras configuraciones del ventilador	
Configuraciones habituales	MAC, TV 8 mL/kg (IBW), RR 12-20, flujo de 60 L/min, PEEP 5-10 cm H_2O, FiO_2 100% (destete según tolerancia)
Configuraciones de protección pulmonar	MAC, TV 6-8 mL/kg (IBW), RR 14-16, flujo de 60-90 L/min, PEEP 5-10 cm H_2O, FiO_2 100% (destete), Pplat < 30 cm H_2O
PEEP	Presión positiva presente durante la espiración → mantiene los alvéolos permeables → ↓ derivación y ↑ oxigenación (los efectos cardiacos determinan el CO y la oxigenación); 5 cm H_2O = PEEP «fisiológico» Precarga: disminución vía ↑ de presión intratorácica → ↓ retorno venoso Poscarga: disminución vía ↓ de la presión cardiaca transmural (↓ precarga)
Auto-PEEP	Presencia de flujo teleespiratorio debido al «apilamiento de la respiración»: ↓ tiempo de espiración → espiración incompleta → los pulmones «atrapan» el aire → compromiso potencial de la mecánica respiratoria y la hemodinámica (↓ precarga)
Flujo inspiratorio	↑ Velocidad de flujo → ↓ tiempo inspiratorio → ↑ tiempo espiratorio (es decir, ↓ relación I:E) → mejora la ventilación y reduce al mínimo la auto-PEEP en la enf obstructiva (asma, EPOC)
Pplat	Presión de meseta, medida al final de la espiración; determinada por la distensibilidad del sistema respiratorio ↑ Pplat con obesidad, edema pulmonar, SDRA → auto-PEEP, respiración asíncrona
PIP	La presión máxima medida durante la inspiración se ve afectada por la resistencia de las vías respiratorias más la distensibilidad pulmonar y de la pared torácica Si ↑ PIP y la Pplat es normal → causa = resistencia de las vías respiratorias (broncoespasmo, secreciones, etc.)

Cambios en el ventilador	
Mejorar la oxigenación	↑ PEEP, ↑ FiO_2
Mejorar la ventilación	↑ TV, ↑ FR
Reducir el auto-PEEP	↓ FR, ↑ tiempo espiratorio, ↑ flujo inspiratorio.
Hipercapnia permisiva	TV baja (4-6 mL/kg) para ↓ el baro/volutrauma en caso de DPA/SDRA

ANALGESIA Y SEDACIÓN CONSCIENTE

Opiáceos				
Fármaco	**Dosis normal**	**Dosis incrementales**	**Inicio de la acción**	**Duración**
Morfina	0.1 mg/kg	½ dosis normal	5-10 min	3-4 h
Hidromorfona	0.5-2 mg	½ dosis normal	3-5 min	2-4 h
Fentanilo	0.5-1 µg/kg (25-100 µg)	25 µg	1-2 min	10 min-1 h

Benzodiacepinas				
Fármaco	Dosis normal	Dosis incrementales	Inicio de la acción	Duración
Diazepam	5-10 mg	2.5 mg	1-5 min	30 min-2 h
Midazolam	1-5 mg	0.5-1 mg	1-2 min	15-60 min
Lorazepam	1-2 mg	0.5-1 mg	1-3 min	2-6 h

Medicamentos para sedación consciente				
Fármaco	Dosis normal	Dosis incrementales	Inicio de la acción	Duración
Ketamina[a]	1-2 mg/kg i.v.	1 mg/kg	1-2 min	10-30 min
Propofol	1-3 mg/kg i.v.	0.5 mg/kg	< 1 min	8-10 min
Etomidato	0.2-0.5 mg/kg i.v.	0.05 mg/kg	< 1 min	5-8 min
Óxido nitroso	30-50%	Constante	1-2 min	5 min

[a] Considerar la administración de glicopirrolato (0.01 mg/kg) o atropina (0.01 mg/kg) a manera de antisialogogo.

Fármacos para la reversión				
Fármaco	Dosis normal	Intervalos de aumento de dosis	Inicio de la acción	Duración
Naloxona (opiáceos)	0.4-2 mg	0.04 mg	1-2 min	30 min-1 h
Flumazenil (benzo)	1 mg	0.2 mg	1-2 min	30 min-1.5 h

MEDICAMENTOS EN LA UCI

Medicamentos en la UCI		
Fármaco	Clase	Dosis
Vasopresores, inótropos		
Fenilefrina	α_1	50-200 µg/min
Norepinefrina	$\alpha_1 > \beta_1$	0.05-0.5 µg/kg/min, máx. ~5 µg/kg/min
Vasopresina	V_1	0.04 U/min
Dopamina	D	0.5-2 µg/kg/min
	β, D	2-10 µg/kg/min
	α, β, D	>10 µg/kg/min, máx. 50 µg/kg/min
Dobutamina	$\beta_1 > \beta_2$	2-20 µg/kg/min
Epinefrina	α_1, α_2, β_1, β_2	0.05-0.5 µg/kg/min, máx. ~5 µg/kg/min
Vasodilatadores		
Nitroglicerina	NO	5-1000 µg/min
Nitroprusiato	NO	0.1-10 µg/kg/min
Enalapril	IECA	0.625-2.5 mg en 5 min y luego 0.625-5 mg c/6 h
Hidralazina	Vasodilatador	5-20 mg c/20-30 min
Labetalol	Bloqueadores α_1, β_1, β_2	5-20 mg en 2 min y luego 20-80 mg c/10 min o 10-120 mg/h
Nicardipino	NO	2.5-15 mg/h
Antiarrítmicos		
Amiodarona	Clase III	150 mg en 10 min, luego 1 mg/min × 6 h, luego 0.5 mg/min × 18 h
Lidocaína	Clase IB (canal de Na)	1-1.5 mg/kg (100 mg), luego 1-4 mg/min
Procainamida	Clase IA (canal de Na)	17 mg/kg (1 g) durante 60 min, luego 1-4 mg/min
Ibutilida	Clase III (canal de K)	1 mg en 10 min, puede repetirse × 1
Propranolol	BB	0.5-1 mg c/5 min, luego 1-10 mg/h
Esmolol	Bloqueador $\beta_1 >$ bloqueador β_2	500 µg/kg (20-40 mg) durante 1 min, luego 25-300 µg/kg/min (2-20 mg/min)
Verapamilo	BCC	2.5-5 mg en 1-2 min, repetir 5-10 mg en 15-30 min PRN, 5-20 mg/h
Diltiazem	BCC	0.25 mg/kg (20 mg) en 2 min, recarga de 0.35 mg/kg (25 mg) × 1 PRN, luego 5-15 mg/h

Adenosina	Purinérgico	6 mg de pulsación rápida; si no hay respuesta 12 mg de pulsación rápida, repetir × 1 PRN
Sedación		
Morfina	Opiáceos	1 a mg/h ilimitados
Etomidato	Anestesia	0.2-0.5 mg (100-300 mg)
Propofol	Anestesia	1-3 mg/kg (50-200 mg) y luego 0.3-5 mg/kg/h (20-400 mg/h)
Diazepam	Benzodiacepina	1-5 mg c/1-2 h y luego c/6 h PRN
Midazolam	Benzodiacepina	0.5-2 mg c/5 min PRN o 0.5-4 mg, luego 1-10 mg/h
Ketamina	Anestesia	1-2 mg/kg (60-150 mg)
Haloperidol	Antipsicóticos	2-5 mg c/20-30 min
Parálisis		
Succinilcolina	Despolarizante	0.6-1.1 mg/kg (70-100 mg)
Pancuronio	nACh	0.08 mg/kg (2-4 mg) c/30-90 min
Rocuronio	nACH	0.6 mg/kg (60-100 mg)
Vecuronio	nACH	0.08 mg/kg (5-10 mg) en 1-3 min, luego 0.5-0.1 mg/kg/h (2-8 mg/h)
Cisatracurio	nACH	5-10 µg/kg/min
Varios		
Insulina		0.1 U/kg/h
Glucagón		5-10 mg y luego 1-5 mg/h
Octreotida	Análogo de la somatostatina	50 µg y luego 50 µg/h
Fenitoína	Antiepiléptico	20 mg/kg (1-1.5 g) durante 20-30 min
Fosfenitoína	Antiepiléptico	20 mg/kg (1-1.5 g) durante 10 min
Fenobarbital	Barbitúrico	20 mg/kg (1-1.5 g) durante 20 min
Tiopental	Barbitúrico	3-5 mg/kg (200-400 mg) en 2 min
Manitol	Osmótico	1.5-2 g/kg durante 30-60 min, repetir c/6-12 h para mantener la osM en 310-320
Naloxona	Antagonista de opiáceos	0.4-2 mg c/2-3 min hasta un total de 10 mg
Flumazenil	Antagonista de benzodiacepinas	0.2 mg por 30 s, luego 0.3 mg por 30 s; puede repetir 0.5 mg por 30 s hasta un máx. de 3 mg
Fentanilo	Opiáceos	50-100 µg y luego 50 a µg/h ilimitados

ECUACIONES

Metabólico

Brecha aniónica: Na – (Cl + Bicarbonato)

Delta/Delta = (brecha aniónica real – brecha normal)/(HCO$_3$ normal – HCO$_3$ real)

Agua corporal total (ACT) = peso (kg) × 0.6 (0.5 si es mujer/adulto mayor, 0.6 si es bebé)

Na corregido = Na medido + [2.4 × (glucosa medida – 100)]

Osmoles calculados = (2 × Na) + (glucosa/18) + (BUN/2.8) + (EtOH/4.6)

Brecha osmolar = osmoles medidos – osmoles calculados (normales)

$$\text{Depuración de Cr estimada} = \frac{[140 - \text{edad (años)}] \times \text{peso (kg)}}{\text{Cr sérica (mg/dL)} \times 72} \times (0.85 \text{ en las mujeres})$$

Mantenimiento de líquidos en pediatría (regla del 4-2-1):

(4 mL/kg para los primeros 10 kg) + (2 mL/kg para los segundos 10 kg) + (1 mL/kg para los kilogramos restantes)

Hiponatremia:

$$\Delta[\text{Na}]/\text{litro de infusión} = \frac{[\text{Na}]_{\text{infundido}} \times [\text{Na}]_{\text{suero}}}{\text{ACT} + 1}$$

$$\text{Velocidad de infusión (mL/h)} = \frac{1000 \times [\text{ACT} \times (\text{Na deseado} - \text{Na sérico})]}{[\text{Na (mmol/L)}]_{\text{infundido}} \times \text{tiempo (h)}}$$

Hipernatremia:

$$\text{Déficit de agua libre} = \text{agua corporal total} \times [(140/\text{Na sérico}) - 1]$$

$$\Delta[\text{Na}]/\text{litro de infusado} = \frac{([\text{Na}]_{\text{infundido}} + [\text{K}]_{\text{infundido}}) - [\text{Na}]_{\text{suero}}}{\text{ACT} + 1}$$

$$\text{Infusión total (L)} = \frac{[\text{Na (mEq/L)}] \text{ deseado} - [\text{Na (mEq/L)}] \text{ en suero}}{\Delta[\text{Na}]/\text{litro de infusión}}$$

$$\text{Velocidad de infusión (mL/h)} = \text{infusión total (mL)}/24\text{ h}$$

CARDIOPULMONAR

Gradiente A-a = $\text{PAO}_2 - \text{PaO}_2$ (normal ≈ 4 + (edad/4))
Volumen sistólico = gasto cardiaco/frecuencia cardiaca

$$\text{Presión arterial media} = \frac{[\text{PAS}+ (\text{PAD} \times 2)]}{3} \text{ (normal: 70-100 mm Hg)}$$

PROCEDIMIENTOS

Procedimientos frecuentes en urgencias	
(los procedimientos en cursiva se analizan a continuación)	
Tipo	**Procedimientos**
Respiratorios	Tratamiento de la vía aérea (cap. 17), ventilación mecánica (*véase arriba*), *toracocentesis, toracostomía con tubo*
Cardiacos	Estimulación cardiaca, *pericardiocentesis*, toracotomía en urgencias
Vasculares	*Punción/cateterismo arterial*, periférico i.v., *cateterismo venoso central* y monitorización de PVC, corte venoso, *colocación de acceso i.o.*
Anestesia	Sedación consciente, bloqueos nerviosos
Piel y tejidos blandos	Cierre de heridas, eliminación de CEx, I&D
GI	*Intubación nasogástrica*, taponamiento con balón de las várices esofágicas, *paracentesis*, procedimientos anorrectales
Ortopédicos	Reducciones de fracturas/luxaciones, ferulización, artrocentesis, medición de la presión compartimental
GU	Sondaje vesical (uretral, suprapúbico)
OB	Parto de urgencia
Neurológicos	*Punción lumbar*, maniobra de Dix-Hallpike/Epley
Oftalmológicos	Irrigación ocular, extracción de CEx, cantotomía lateral
ORL	Drenaje de abscesos periamigdalinos, extirpación de CEx del conducto auditivo y la nariz, drenaje de hematomas auriculares
Odontológicos	Bloqueos de nervios dentales, drenaje de abscesos, reducción mandibular

---

PUNCIÓN ARTERIAL Y CATETERISMO

Propósito
- Punción para obtener la GA; cateterismo para la monitorización continua de la PA en tiempo real o necesidad de repetir la toma de muestras de sangre arterial

Equipo
- Punción: anestesia local, jeringa de 3 mL, aguja de calibre 22 (o jeringa de insulina)
- Cateterismo: tabla para brazo, cinta adhesiva, angiocatéter (el tamaño depende de la arteria canulada), guía metálica, tubo de presión, transductor de presión, sutura, sistema de infusión s.c., apósito estéril

Colocación
- Lo ideal es colocarlo en la arteria radial o femoral; la braquial y la axilar también son utilizables, pero son terminales (no hay suministro colateral), por lo que el pronóstico es peor si se produce una trombosis. Documentar la prueba de Allen antes y después del cateterismo de la arteria radial

Procedimiento

- Esterilizar el área, usar guantes estériles, pero generalmente no se requieren bata y paño
- Punción: palpar la arteria con la mano no dominante, insertar la aguja distal a la arteria palpada en un ángulo de 30° con respecto a la piel, avanzar hasta ver el destello en la jeringa o angiocatéter, extraer 1-2 mL de sangre, eliminar las burbujas de aire y enviar inmediatamente al laboratorio *en hielo*. La ECO con cubierta estéril puede ser útil
- Cateterismo: inmovilizar la muñeca en ligera dorsiflexión con cinta/tabla para brazo, hacer un habón con lidocaína en el pte despierto, insertar la aguja como se ha indicado hasta que se observe un destello, luego avanzar otros 2-3 mm, retirar la aguja y dejar el catéter, tirar lentamente hacia atrás hasta que se observe el flujo sanguíneo arterial, pasar la guía metálica en la arteria, avanzar el catéter hasta el centro a lo largo de la guía, retirar la guía, evaluar el flujo, conectar al tubo de presión, suturar en su sitio, aplicar un apósito estéril

Complicaciones

- Hematoma, fístula AV, seudoaneurisma, hemorragia, DOLOR. *Rara vez*: infección del catéter, trombosis o estenosis de la arteria, isquemia de la mano/extremidad

---

CATETERISMO VENOSO CENTRAL

Propósito

- Reanimación rápida con volumen, acceso venoso de urgencia, administración de meds específicos (vasopresores, electrolitos de alta concentración), monitorización de la PVC
- A veces se utiliza cuando no se puede obtener un acceso periférico, pero primero hay que considerar el cateterismo de la vena yugular externa, basílica o cefálica, o el acceso i.o.

Elección del sitio

- Cada sitio tiene ventajas y desventajas. En general, no hay pruebas convincentes de que un sitio sea uniformemente superior a los demás, ni una diferencia definitiva en el riesgo de infección. Los CDC recomiendan sopesar el riesgo/beneficio de cada pte, pero evitar el femoral cuando sea posible («*Guidelines for the Prevention of Intravascular Catheter-related Infections*», 2011, CDC: www.cdc.gov)

Comparación de los tipos de cateterismo venoso central		
Sitio	Pros	Contras	Comentarios
Yugular interna	Hemorragias de fácil control Baja tasa de complicaciones mecánicas cuando se realiza con ECO	Puede llevar más tiempo con la ECO Riesgo intermedio de infección	La guía ecográfica es ahora la norma de atención para la YI
Subclavia infraclavicular	Rápido, considerado la de ↓ tasa de infección	↑ riesgo de NT ↓ control del sangrado	± guía ecográfica
Subclavia supraclavicular	Práctico en caso de paro cardíaco	↑ riesgo de NT ↓ control del sangrado	± guía ecográfica
Femoral	Rápido y práctico durante el paro	Se cree que tiene↑ riesgo de infección	± guía ecográfica

Equipo

- Clorhexidina, gorro, mascarilla, paño/guantes/bata estériles, kit de dispositivos para cateterismo (incluye lidocaína al 1% con jeringa de 10 mL y aguja de calibre 25, aguja/jeringa para cateterismo, guía metálica, bisturí, dilatador, catéter, sistema de infusión s.c., tijeras, sutura, apósito estéril

Colocación

- Pte en decúbito supino, Trendelenburg para YI; puede hacer cateterismos subclavios en posición vertical (p. ej., en ICC)
- Yugular interna: se recomienda la guía con ECOPC si está disponible
  - Localizar la vena YI (comprimible) y la arteria carótida (pulsátil, no comprimible) utilizando una sonda ecográfica estéril dentro del triángulo creado por la clavícula y las cabezas esternal y clavicular del esternocleidomastoideo
  - Avanzar la aguja hacia la YI y alejarla de la arteria carótida con la aguja en un ángulo de 30° con respecto a la piel mientras se observa en la ECO que la aguja penetra en la vena hacia el pezón ipsilateral
  - Confirmar la canulación venosa mediante ECO una vez que la guía esté en su lugar
- Infraclavicular: insertar la aguja 2 cm inferior y 2 cm lateral al ángulo de la clavícula (situado a lo largo del tercio medio), apuntar hacia el punto justo superior a la escotadura yugular del esternón y avanzar justo posterior a la clavícula
- Supraclavicular: insertar la aguja en la unión de los tercios medio y medial de la clavícula, justo posterior a la clavícula; apuntar hacia el pezón contralateral
- Femoral: palpar la arteria femoral, luego avanzar la aguja en un ángulo de 45° con respecto a la piel hacia la cabeza justo medial a la arteria palpable

Procedimiento

- La tasa de infección asociada con el CVC ↓ cuando hay un observador y una lista de control (*NEJM* 2006;355:2725)
- Técnica estéril. Conectar la aguja de cateterismo a la jeringa, avanzar mientras aspira
- Retirar la jeringa una vez que haya entrado en la vena y revisar el retorno libre de la sangre no pulsátil
- Colocar el extremo curvo de la guía en la aguja y avanzar; revisar que la guía pase fácilmente y avanzar hasta la ubicación estimada de la VCS
- Retirar la aguja manteniendo la guía en su posición
- Hacer una incisión de 1 cm a través de la dermis en el punto donde la guía se une a la piel
- Avanzar el dilatador sobre la guía varios centímetros, luego retirar el dilatador
- Avanzar el catéter sobre la guía, llegar hasta la ubicación estimada de la VCS, retirar la guía
- Suturar en su lugar, cubrir con un apósito estéril, obtener una RxT para descartar un neumotórax (todas las vías excepto la femoral)

Complicaciones

- Punción arterial (si es punción con aguja/guía y se puede comprimir, aplicar presión prolongada). Si se *dilata* una arteria principal, dejarla en su sitio y consultar con RI y Qx vascular
- Neumotórax: siempre hay que descartarlo con radiografía. Siempre hacer Rx de urgencia si hay disnea durante la colocación de la vía
- Infección de torrente sanguíneo, embolia gaseosa, lesión nerviosa (frénico, plexo braquial, femoral)

Consejos y alertas

- Un CVC de triple luz tiene un flujo de infusión más lento que la mayoría de las vías i.v. periféricas; considere usar un introductor percutáneo si requiere reanimación de gran volumen

INCISIÓN Y DRENAJE

Propósito

- Tx definitivo del absceso de tejidos blandos

Equipo

- Considere realizar una ECOPC antes del procedimiento para confirmar la obtención del líquido. Pinzas hemostáticas, tijeras, pinzas, bisturí, gasa compresiva, lidocaína al 1-2% con jeringa de 10 mL y aguja del 25

Procedimiento

- Anestesiar la piel sobre la zona más móvil. Realizar una única incisión lineal con bisturí sobre la cavidad del absceso
- Disecar la herida utilizando una pinza hemostática y revisar todos los rincones de la cavidad para romper las loculaciones y evaluar si hay un CEx; luego, irrigar la herida
- Colocar suficientes gasas para evitar que la herida se cierre, pero sin apretarlas

CATETERISMO INTRAÓSEO

Propósito

- Acceso vascular temporal rápido. Uso creciente en adultos y casos no urgentes

Equipo

- Aguja i.o. con estilete y jeringa, broca EZ-IO® si está disponible, gasa

Colocación

- Cara anteromedial de la tibia proximal, 1-3 cm distal a la tuberosidad tibial
- Las opciones secundarias incluyen el fémur distal o el húmero proximal

Procedimiento

- Técnica estéril. Avanzar la aguja/estilete i.o. perpendicular al hueso con una presión firme y un movimiento de giro hasta que se penetre en la corteza, retirar el estilete, colocar la jeringa y aspirar para corregir la posición de la aguja. Fijar en su lugar con gasas

Complicaciones

- Infección, hemorragia, fractura, CEx retenido, dolor

PUNCIÓN LUMBAR

Propósito

- Dx de meningitis (en ausencia de PIC elevada), HSA, HTA intracraneal idiopática, otros procesos infecciosos, inflamatorios, neoplásicos

Equipo

- Examen neurológico minucioso de antemano (evitar en cualquier pte con hallazgos neuro-lógicos focales sin imágenes), técnica estéril, aguja espinal de calibre 20-22 o Whitacre, bandeja para PL (con tubos colectores, lidocaína al 1%, manómetro/llave de paso, aguja de calibre 25, jeringa de 10 mL, paños estériles)
- Considerar la ECO en los ptes con obesidad para identificar puntos de referencia no palpables
- Considerar la CTC antes del procedimiento si se teme un efecto de masa o PIC ↑

Colocación

- Decúbito lateral con los hombros/caderas perpendiculares a la cama (preferible y necesario para medir la presión de apertura) o sentado en el borde de la cama
- Pedir al pte que flexione al máximo el cuello, las caderas y las rodillas, y arquee la espalda, en posición fetal
- La apófisis espinosa L4 se encuentra en la intersección de una línea entre la columna verte-bral y las crestas ilíacas; entra a través del espacio intermedio por encima o por debajo de esta ubicación

Procedimiento

- Aplicar anestesia local: lidocaína al 1% utilizando una aguja de calibre 25, luego avanzar la aguja mientras se aspira → inyectar lidocaína en el ligamento interespinoso
- Avanzar la aguja espinal hacia el ombligo con el bisel apuntando hacia el costado del pte (izq. o der.) hasta que se sienta un ligero estallido o una disminución repentina de la resistencia → retirar el estilete
- Una vez que se obtenga un líquido transparente, colocar el manómetro y registrar la pre-sión de apertura
- Si no se encuentra líquido, hay que volver a colocar el estilete, retirar la aguja hasta el nivel del tejido s.c., confirmar que está en la línea media y redirigir la aguja ligeramente
- Obtener al menos 1 mL en cada tubo colector (más si son necesarios estudios numerosos)
- Reemplazar el estilete, retirar la aguja, colocar un apósito estéril sobre la herida
- Pruebas: recuento celular (tubos #1, #4), proteínas/glucosa (#2 o #3), tinción de Gram y cultivo (#2 o #3)

Complicaciones

- Cefalea (5-40%), infección localizada, hematoma epidural (raro), hernia (en casos de PIC alta)
- Puede usarse un parche hemático para tratar la cefalea post-PL

SONDAJE NASOGÁSTRICO

Propósito

- Aspiración del contenido gástrico en los ptes con riesgo de vómito recurrente (p. ej., obs-trucción GI), descompresión gástrica durante un traumatismo o tras una intubación

Equipo

- Sonda nasogástrica de calibre 16 o 18, lubricante, jeringa de 60 mL, vaso de agua con pajita, toalla, cinta, estetoscopio, gel anestésico tópico, vasoconstrictor nasal

Colocación

- Sentado, con la barbilla hacia abajo

Procedimiento

- Colocar la toalla sobre el pecho, calcular la distancia hasta el estómago (desde la nariz hasta el lóbulo de la oreja hasta el xifoides)
- Lubricar la sonda, rociar la nariz con un vasoconstrictor, aplicar el gel anestésico, esperar unos minutos
- Avanzar la sonda posteriormente a lo largo del piso de la nariz hasta que entre en la buco-faringe; luego hacer que el pte sorba continuamente agua a través de la pajita mientras la sonda avanza hacia el esófago; una vez en el esófago, avanzar rápidamente la sonda hasta la distancia deseada
- Confirmar la colocación insuflando la SNG con aire utilizando una jeringa de 60 mL y auscultando por encima del estómago el flujo de aire y la aspiración del contenido GI. Obtener una radiografía vertical
- Fijar la sonda con cinta pegada a la nariz y envuelta alrededor de la sonda de cada lado; la cinta también debe usarse para fijar un segundo segmento de la SNG a la bata

Complicaciones

- Vómito durante la colocación, intubación traqueal, riesgo leve de penetración intracraneal (CI: Fx facial), hemorragia, rotura esofágica (Hx de estenosis esofágica/lesión por álcalis), dolor

PARACENTESIS

Propósito
- Diagnóstico: extracción de líquido peritoneal en un pte con ascitis para (a) diagnosticar la causa de la nueva ascitis; (b) buscar una peritonitis bacteriana espontánea
- Terapéutico: aliviar los síntomas en ptes con ascitis tensa (p. ej., hipoxia por efecto de masa)

Equipo
- Hacer una ECOPC previa para confirmar la ascitis e identificar la gran acumulación de líquido
- Técnica estéril
- Aguja de calibre 25, lidocaína al 1%. Para la punción diagnóstica, solo se necesita una aguja de calibre 20-22 y una jeringa grande para aspirar el líquido. Para la punción terapéutica, se utiliza el kit de paracentesis con aguja de calibre 18, vaina de catéter y frascos de recogida sellados al vacío

Colocación
- En posición supina; identificar el lugar de entrada: por lo general, 4-5 cm en sentido cefálico y medial a la espina ilíaca anterosuperior, lateral a la vaina del músculo recto, teniendo cuidado de evitar cualquier vena visible

Procedimiento
- Comprobar si hay coagulopatía grave antes del procedimiento
- Debe hacerse con ECOPC en tiempo real si es posible. Se usa la sonda abdominal para evaluar la profundidad de la acumulación de líquido. Utilizar la sonda vascular para confirmar que no hay vasos superficiales (p. ej., arterias epigástricas) cerca del lugar de inserción
- Anestesiar localmente con lidocaína al 1% utilizando una aguja calibre 25
- Técnica en «Z»: tirar de la piel 2 cm caudales antes de avanzar la aguja de mayor calibre; luego, colocar la aguja perpendicular a la piel, avanzar la aguja lentamente mientras se aspira ocasionalmente, hasta que se aspire el líquido ascítico, luego soltar la piel
- Después de aspirar el líquido, avanzar el catéter 1-2 cm y retirar la aguja → conectar el catéter a la llave de paso, y recoger el líquido en recipientes estériles
- Líquido: mandar a recuento celular, albúmina, cultivo. Considerar proteínas totales, glucosa, LDH, amilasa, tinción de Gram
- Administrar albúmina después de una paracentesis de gran volumen (si se extraen > 5 L) en los ptes con cirrosis

Complicaciones
- Hipotensión (puede haber desplazamientos graves de líquido en las recolecciones de gran volumen), fuga de líquido ascítico, hematoma de la pared abdominal, infección, hemoperitoneo, perforación de vísceras

---

PERICARDIOCENTESIS

Propósito
- Tx urgente de derrame/taponamiento pericárdico en un pte con paro cardiaco (a menudo AESP) o cerca del paro; el taponamiento hemorrágico se trata mejor con toracotomía

Equipo
- Aguja espinal de calibre 16 o 18 unida a una jeringa de 30 o 60 mL

Colocación
- Pte en posición supina, ángulo de la aguja de 30-45° con respecto a la piel, inserción entre la apófisis xifoides y el margen costal izq.; dirigir la aguja hacia el hombro izq. (técnica paraesternal): ángulo de 90° por encima de la 5.ª/6.ª costilla (borde esternal izq.)

Procedimiento
- Técnica estéril. Se recomienda la guía con ECOPC si está disponible. Avanzar la aguja lentamente mientras se aspira el líquido (la presencia de sangre sugiere una punción ventricular)

Complicaciones
- «Punción seca», neumotórax, laceración miocárdica, laceración de vasos coronarios, hemopericardio, penetración ventricular, lesión visceral

---

TORACOCENTESIS

Propósito
- Evaluación Dx (causa nueva/poco clara) o Tx del derrame pleural

Equipo
- Aguja de calibre 20 o 22 con catéter o kit de toracocentesis

Colocación

- Pte sentado, aguja en ángulo de 90° respecto a la piel, inserción en el espacio intercostal por encima de la costilla (no más abajo del 8.º espacio intercostal) en la línea medioescapular

Procedimiento

- Técnica estéril. Se recomienda la guía con ECOPC para localizar la altura del derrame y la distancia del pulmón a la pleura parietal
- Aplicar anestesia local: lidocaína al 1% utilizando una aguja de calibre 25, luego avanzar la aguja mientras se aspira → inyectar lidocaína → avanzar mientras se aspira más, hasta que se aspira el líquido pleural
- Retirar la aguja, hacer una pequeña incisión de 0.5 cm en el lugar de la inserción y, a continuación, insertar la aguja de calibre 20 o 22 con el catéter → avanzar mientras se aspira
- Después de aspirar el líquido, avanzar el catéter y retirar la aguja
- Conectar el catéter a la llave de paso y recoger el líquido en recipientes estériles
- Objetivo: diagnóstico (50-100 mL), terapéutico (alivio de la disnea, hasta 1500 mL)
- Líquido: mandar para evaluar LDH, proteínas, glucosa, recuento celular, amilasa, citología, Gram, cultivo
- Obtenga una Rx después del procedimiento

Complicaciones

- Neumotórax, hemorragia (precaución si las plaq < 50 000 o TP/TTP > 1.5× lo normal), tos, infección, hemotórax, penetración diafragmática

---

TORACOSTOMÍA

Propósito

- Drenaje de aire (neumotórax), sangre (hemotórax) o líquido (derrame pleural, empiema) en el espacio pleural que amenaza la función cardíaca o pulmonar

Equipo

- Bisturí # 10, pinzas de Kelly, sutura del 0 o 1, tijeras, tubo torácico (28F como mínimo, más grande para hemotórax; puede considerar un catéter en «J» para neumotórax pequeños)

Colocación

- Pte en decúbito supino, con el hombro en abducción (levantado por encima de la cabeza); entrar por la línea axilar media en el 4.º-5.º espacio intercostal (línea del pezón), lateral al pectoral mayor

Procedimiento

- Técnica estéril
- Crear un habón con lidocaína al 1% con epinefrina (1:100 000) y una aguja de calibre 25 o 27; luego avanzar la aguja mientras se aspira e infiltrar ampliamente a través del músculo, el periostio y la pleura parietal, manteniéndose por encima de la costilla; ± bloqueo del nervio intercostal (a nivel, por encima o debajo)
- Realizar una incisión de 3-4 cm paralela y justo por encima de la costilla, a través de la piel y la grasa que recubre la costilla
- Hacer una disección roma con pinzas de Kelly o tijeras hasta la costilla y justo por encima de ella
- Aplicar presión firme con las pinzas de Kelly cerradas para atravesar la pleura parietal
- Mirar/escuchar si hay flujo de líquido o de aire. Hay que dejar las pinzas de Kelly en su lugar y extenderlas para abrir más la pleura
- Introducir el dedo en la pared torácica (con las Kelly todavía en su lugar) para confirmar que es el espacio pleural (sentir el pulmón, confirmar que no hay órganos abdominales)
- Mantener el dedo en su lugar, retirar las Kelly, pasar el tubo sobre el dedo mientras gira suavemente el tubo
- Por lo general, se dirige el tubo superior y posteriormente (puede ir anterior si se sabe que solo hay aire)
- Girar el tubo 360° para evitar que se retuerza y verificar que todos los orificios del tubo se encuentren en el espacio pleural
- Se conecta al sello de agua o a la succión. Nunca se debe pinzar un tubo torácico
- Confirmar la colocación: condensación con la respiración, burbujas en el sello de agua en caso de tos, RxT
- Suturar en su lugar, colocar gasa con vaselina sobre la herida, cubrir con gasa seca y pegar en su lugar

Complicaciones

- Infección, laceración de vasos/nervios intercostales, laceración pulmonar, entrada intraabdominal, colocación de tubos en órganos sólidos, colocación subcutánea

QUADM1122